全国高等卫生职业教育技能紧缺型
人才培养“十二五”规划教材

供临床医学、护理、助产、药学和医学检验技术等专业使用

中医护理技术
（含实训）

主　编　姚万霞　柯　娟

副主编　王萍丽　张林平　胡　芳　王家龙

编　者　(以姓氏笔画为序)

王家龙　清远职业技术学院
王萍丽　陕西中医学院
杨　赟　江西医学高等专科学校
张玉贤　常德职业技术学院
张林平　清远职业技术学院
胡　芳　荆楚理工学院医学院
柯　娟　湖北医药学院附属太和医院
姚万霞　江汉大学护理与医学技术学院

華中科技大學出版社
http://www.hustp.com
中国·武汉

内容提要

本书是全国高等卫生职业教育技能紧缺型人才培养"十二五"规划教材。本书分为三篇:第一篇为中医护理基本理论,主要介绍阴阳五行学说、藏象等基本理论;第二篇为中医护理的原则及方法,主要介绍中医护理原则及临床常见病证的辨证施护等内容;第三篇为常用中医护理技术,重点介绍临床上常用的中医护理操作技术,并配有实训指导。本书可供高等护理(助产)专业本、专科学生使用,也可供广大临床护理人员学习参考。

图书在版编目(CIP)数据

中医护理技术:含实训/姚万霞,柯娟主编.—武汉:华中科技大学出版社,2014.5(2020.1重印)
ISBN 978-7-5609-9983-8

Ⅰ.①中… Ⅱ.①姚… ②柯… Ⅲ.①中医学-护理学-高等职业教育-教材 Ⅳ.①R248

中国版本图书馆 CIP 数据核字(2014)第 086934 号

中医护理技术(含实训) 姚万霞 柯 娟 主编

策划编辑:史燕丽
责任编辑:孙基寿
封面设计:范翠璇
责任校对:张 琳
责任监印:周治超
出版发行:华中科技大学出版社(中国·武汉)
武昌喻家山 邮编:430074 电话:(027)81321913
录 排:华中科技大学惠友文印中心
印 刷:武汉华工鑫宏印务有限公司
开 本:880mm×1230mm 1/16
印 张:16.75
字 数:547 千字
版 次:2020 年 1 月第 1 版第 4 次印刷
定 价:42.00 元

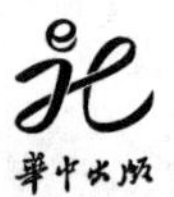

全国高等卫生职业教育技能紧缺型人才培养“十二五”规划教材编委会

总 序

随着我国经济的持续发展和教育体系、结构的重大调整，职业教育办学思想、培养目标随之发生了重大变化，人们对职业教育的认识也发生了本质性的转变。我国已将发展职业教育作为重要的国家战略之一，高等职业教育成为高等教育的重要组成部分。作为高等职业教育重要组成部分的高等卫生职业教育也取得了长足的发展，为国家输送了大批高素质技能型、应用型医疗卫生人才。

我国的护理教育有着百余年的历史，积累了丰富的经验，为培养护理人才做出了历史性的贡献，但在当今的新形势下也暴露出一些问题，急需符合中国国情又具有先进水平的护理人才体系。为了更好地服务于医学职业教育，《“十二五”期间深化医药卫生体制改革规划暨实施方案》中强调：加大护士、养老护理员、药师、儿科医师，以及精神卫生、院前急救、卫生应急、卫生监督、医院和医保管理人员等急需紧缺专门人才和高层次人才的培养。护理专业被教育部、卫生部等六部委列入国家紧缺人才专业，予以重点扶持。根据卫生部的统计，到 2015 年我国的护士数量将增加到 232.3 万人，平均年净增加 11.5 万人，这为护理专业的毕业生提供了广阔的就业空间，也对卫生职业教育如何进行高素质技能型护理人才的培养提出了新的要求。

为了顺应高等卫生职业教育教学改革的新形势和新要求，在认真、细致调研的基础上，在全国卫生职业教育教学指导委员会副主任委员文历阳教授及沈彬教授等专家的指导下，在部分示范院校的引领下，我们组织了全国 20 多所高等卫生职业院校的 200 多位老师编写了符合各院校教学特色的全国高等卫生职业教育技能紧缺型人才培养“十二五”规划教材，并得到参编院校的大力支持。

本套教材充分体现新一轮教学计划的特色，强调以就业为导向，以能力为本位，紧密围绕现代护理岗位人才培养目标，根据整体性、综合性原则，根据护理专业的特点将原有的课程进行有机重组，使之成为具有 21 世纪职业技术人才培养特色，并与护理专业相适应的课程体系。本套教材着重突出以下特点。

1. 突出技能，引导就业　以就业为导向，注重实用性，核心课程围绕技能紧缺型人才的培养目标，设计“基本执业能力＋特色特长”的人才培养模式。构建以护理技术应用能力为主线、相对独立的实践教学体系。

2. 紧扣大纲，直通护考　紧扣教育部制定的高等卫生职业教育教学大纲和护士执业资格考试大纲，按照我国现行护理操作技术规范，辅以系统流程图、必要的解剖图谱和关键操作要点。

3. 创新模式，理念先进　创新教材编写体例和内容编写模式，参照职业资格标准，体现“工学结合”特色。教材的编写突出课程的综合性，淡化学科界限，同时结合各学科特点，适当增加人文科学相关知识，强化专业与人文科学的有机融合。

教材是体现教学内容和教学方法的知识载体，是把教学理念、宗旨等转化为具体教学现实的媒介，是实现专业培养目标和培养模式的重要工具，也是教学改革成果的结晶。本套教材在编写安排上，坚持以“必需、够用”为度，坚持体现教材的思想性、科学性、先进性、启发性和适用性原则，坚持以培养技术应用能力为主线设计教材的结构和内容。在医学基础课程的设置中，重视专业岗位对相关知识、技能的需求，淡化传统的学科体系，以多学科的综合为主，强调整体性和综合性，对不同学科的相关内容进行了融合与精简，使医学基础课程真正成为专业课程学习的先导。在专业课程的设置中，以培养解决临床问题的思路与技能为重点，教学内容力求体现先进性和前瞻性，并充分反映专业领域的新知识、新技术、新方法。在文字的表达上，避免教材的学术著作化倾向，注重循序渐进、深入浅出、图文并茂，以利于学生的学习和发展，使之既与我国的国情相适应，又逐步与国际医学教育相接轨。我们衷心希望这套教材能在相关课程的教学中发挥积极作用，并深受读者的喜爱。我们也相信这套教材在使用过程中，通过教学实践的检验和实际问题的解决，能不断得到改进、完善和提高。

全国高等卫生职业教育技能紧缺型人才培养

“十二五”规划教材编写委员会

前言

《中医护理技术(含实训)》是根据《“十二五”期间深化医药卫生体制改革规划暨实施方案》中所强调的“加大护士、养老护理员、药师、儿科医师，以及精神卫生、院前急救、卫生应急、卫生监督、医院和医保管理人员等急需紧缺专门人才和高层次人才的培养”的有关文件精神，为满足我国高等职业教育教学的需要而编写的教材。本书编写的指导思想是服务高职医学教育改革，密切联系护理临床实际，体现工学结合特色并以就业为导向。

本书编写过程中，我们力求做到紧扣教育部制定的高等卫生职业教育教学大纲和护士执业资格考试大纲，按照我国现行护理操作技术规范要求来编写，使教材具有针对性、可操作性，通俗易懂，利于培养学生学习兴趣，让学生通过本书的学习能较扎实地掌握中医护理基础知识和技能，并在临床护理实践中能进行中医护理技术操作，能对临床常见病证开展辨证施护和健康教育。

本书分为三篇，以护士执业资格考试大纲要求的中医护理基本理论为第一篇，主要介绍阴阳五行学说、藏象等基本理论。第二篇为中医护理的原则及方法，主要介绍中医护理原则及临床常见病证的辨证施护等内容。第三篇为常用中医护理技术，重点介绍临床上常用的中医护理操作技术，并配有实训指导，在实训指导中按我国现行护理操作技术规范要求，配有临床上常用的中医护理技术操作流程图及操作评分标准。主要内容为针灸护理、推拿护理、其他护理等。本书每章前有学习目标，让学生明确每章学习重点；章后有小结，并按执业护士考试题型配有章后自测题，便于学生对学习内容进行总结和巩固。

参加本书编写的作者是从事多年教学、临床工作的教师及护理人员，具有较丰富的教学及临床经验。本书的编写得到了江汉大学护理与医学技术学院、湖北医药学院、陕西中医学院、清远职业技术学院、荆楚理工学院、江西医学高等专科学校、常德职业技术学院的大力支持，谨在此表示衷心的感谢！

本书可供高等护理(助产)专业本、专科学生使用，也可供广大临床护理人员学习参考。

在编写过程中，全体编写人员虽然殚精竭虑，但是由于水平有限，书中难免存在不足之处，恳请广大师生和读者提出宝贵意见，以便及时修改、完善。

姚万霞

目录

第二篇　中医护理的原则及方法

第三篇　常用中医护理技术

绪　论

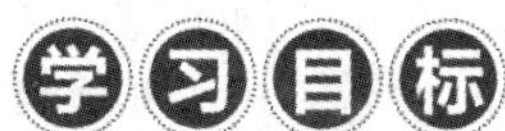

掌握:中医护理学的基本特点。

熟悉:《黄帝内经》学术思想对中医护理的影响。

了解:中医护理学的形成和发展。

中医护理学是中医药学的重要组成部分,它是以中医理论为指导,结合预防、养生、保健、康复等医疗活动,对患者及老、弱、幼、残者加以照料,并施以独特的传统护理技术,以保护人民健康的一门应用学科。

一、中医护理学的发展概况

中医药学历史悠久,数千年来,它以独特而完整的理论体系、丰富的实践经验和卓越的临床疗效为中华民族的繁衍昌盛作出了巨大的贡献。古代医疗与护理是合为一体的,护理是医疗的一部分,并与中医药学一同经历了起源、形成和发展等各个不同阶段。

(一)中医护理学的起源

早在远古时期,原始人类在与自然界和猛兽的长期斗争中,自发地形成了疗伤治病的感性认识,并逐步积累了原始的医药卫生知识。原始社会,人兽杂处,碰撞搏击以及部落之间的械斗时常发生,劳动中常受到意外伤害,甚则造成死亡。原始人用草茎、泥土、树叶等对伤口进行涂裹包扎,在骨折时用树枝固定,这是最早的外科包扎止血法、小夹板固定的方法。人们通过对动物、植物的长期观察,懂得了如何避免雷电和野兽的袭击,减少误食和中毒。《淮南子·修务训》记载:神农……尝百草之滋味,水泉之甘苦,令民知所避就,当此之时,一日而遇七十毒。人们在取暖的过程中,还发现取暖可以减轻潮湿引起的疼痛,这就是原始的热疗法。火的应用,推动了人类由生食走向熟食,不仅改善了饮食卫生,减少了肠胃疾病的发生,还为后世熨法、灸法、汤液等医护手段的产生,提供了必不可少的条件。

(二)中医护理学的形成

夏、商、周至春秋时期,随着经济、思想及文化的发展,这一时期医药卫生有了较大的发展,建立了最早的医学制度。如《周礼·天官》中记载医师下设有士、府、史、徒等专职人员,“徒”就兼有护理职能,负责看护患者。“喜、怒、哀、乐、爱、恶、欲之情,过则有伤”,是关于情志护理的记载;“头有疮则沐,身有疡则浴”,是关于个人卫生护理的记载;《诗经》中曰“洒扫穹室”,《管子》中曰“当春三月……杼井易水,所以去兹毒也”,都是关于环境护理的记载。《周礼·天官》还有关于传染病的记载:四时皆有疠疾,春时有痟首疾,夏时有痒疥疾,秋时有疟寒疾,冬时有嗽上气疾。

战国至东汉时期,随着社会经济、科学文化的发展,《黄帝内经》、《伤寒杂病论》、《神农本草经》等医籍的问世,标志着中医理论体系的初步形成,为中医护理确立了原则和规范。

《黄帝内经》奠定了中医护理学的理论基础。《黄帝内经》简称《内经》,是我国现存最早的医学专著。《内经》由《素问》和《灵枢》两部分组成,它总结了春秋战国以前的医学成就,系统地阐述了人体的解剖、生理、病理,以及疾病诊断、防治等内容,也论述了中医护理学的各个方面,包括生活起居护理、饮食护理、情志护理、养生康复、用药护理等。比如在生活起居方面,《素问·移精变气论》中提出“动作以避寒,阴居以避暑”,意即在寒冷的季节,参加适当的活动,机体就会产生更多的热量以避免寒冷;在暑热的季节,在阴凉处休息,就可以避免暑热。在饮食护理方面,《素问·生气通天论》中提出“膏粱之变,足生大疔,受如持虚……因而饱食,筋脉横解,肠澼为痔”,认为应忌食肥甘厚味之品。在情志护理方面,《素问·举痛论》曰“怒则气上,喜则气缓,悲则气消,恐则气下,惊则气乱,思则气结。”《素问·阴阳应象大论》中提出“怒伤肝”、“喜伤心”、“思伤脾”、“忧伤肺”、“恐伤肾”,强调不良的情志刺激可导致人体气血失调,脏腑功能紊乱,能诱发和加重病情。《素问·汤液醪醴论》中还提出了“精神不进,志意不治,故病不可愈”,认为情志失调不仅导致疾病,而且影响疾病的治疗,同时还提出了以情胜情的情志护理方法,“悲胜怒”、“恐胜喜”、“怒胜思”、“喜胜忧”、“思胜恐”。在用药护理方面,《素问·脏气法时论》曰:“肝苦急,急食甘以缓之……心苦缓,急食酸以收之,脾苦湿,急食苦以燥之……肺苦气上逆,急食苦以泄之……肾苦燥,急食辛以润之,开腠理,致津液,通气也。”以五行生克理论为依据,阐述了五脏疾病用药护理的内容。在护理技术方面,《素问·玉机真脏论》中曰“今风寒客于人……或痹不仁肿痛,当是之时,可汤熨及火灸刺之”,提出了汤熨、火罐、针刺及灸法等护理技术可以治疗风寒湿痹。

《伤寒杂病论》开创了中医辨证施护的先河。《伤寒杂病论》为东汉末年张仲景所著。该书问世之后,因战乱而流失,后经王叔和整理成《伤寒论》和《金匮要略》两本。在护理技术方面,《伤寒杂病论》中有详细的论述,如熏洗法、坐浴法、舌含法、热熨法、艾灸法、外掺法、灌耳法等,尤其是首创了猪胆汁灌肠法,“阳明病……当须自欲大便,宜蜜煎导而通之。若土瓜根及大猪胆汁,皆可为导。”“又大猪胆一枚,泻汁,和少许汁醋,以灌谷道内,如一食倾,当大便出宿食恶物,甚效。”这是关于灌肠法的最早记载。在急救护理方面提出了对自缢、溺水者的抢救措施,具体方法与现代人工呼吸、体外心脏按压法极其相似,被认为是迄今世界上最早关于心肺复苏抢救技术的记载。在服药护理方面,《伤寒杂病论》中对煎药方法、服药注意事项、服药后观察反应及饮食禁忌都有具体的介绍,如服桂枝汤后,“啜热稀粥一升余,以助药力”,并加盖被子,观察汗出要以微有汗为佳,不可大汗淋漓,否则病必不除。在服药后的饮食禁忌方面主张服桂枝汤后要“禁生冷、黏滑、肉面、五辛、酒酪、臭恶等物”。在饮食护理方面,《伤寒杂病论》也有详细论述,如“所食之味,有与病相宜,有与身为害,若得宜则益体,害则成疾。”明确指出了饮食当辨证。在饮食卫生方面要注意“秽饭,馁肉,臭鱼,食之皆伤人”,“猪肉落水浮者,不可食”等。

《神农本草经》详细阐述了用药护理,该书是我国现存最早的药物学专著。它根据药物毒性的大小,把药物分为上、中、下三品,并根据性能不同,分为寒、热、温、凉四性,酸、苦、甘、辛、咸五味,奠定了中药理论体系的基础。该书中还提出了“七情”配伍关系,“有单行者,有相须者,有相使者,有相畏者,有相恶者,有相反者,有相杀者。凡此七情,和合视之。当用相须相使者良,勿用相恶相反者。若有毒宜制,可用相畏相杀者,不尔,勿合用也。”因此,在临床用药时,应当慎重选择。对于有毒性作用的药物,必须从小剂量开始,逐渐增加剂量,以免造成药物中毒的不良后果。此外,该书对服药时间和方法也十分重视。“病在胸膈以上者,先食后服药;病在心腹以下者,先服药而后食;病在四肢血脉者,宜空腹而在旦;病在骨髓者,宜饱满而在夜。”

(三)中医护理学的发展

魏晋南北朝时期,政治、经济、文化的发展有了新的提高,出现了很多名医名著,推动了中医护理学理论体系的发展。晋代葛洪所著的《肘后备急方》是集中医急救、传染病、内科、外科、妇科、五官科、精神科、伤科等的总论述。书中涉及护理的内容广泛,记载了外伤出血的止血方法,如烧灼止血法、压迫止血法、外敷及内服药物止血法等;首创以口对口吹气法抢救猝死患者的复苏技术;首次记载下颌关节脱位的复位方法;腹水患者的护理,提出“勿食盐,常食小豆饭,饮小豆汁,鲤鱼佳也。”

隋唐五代时期,是封建社会的繁荣阶段,隋唐统治者直接参与医学事业的领导和组织,采取了一些促进医学发展的重大措施,如设太医署教授学生,开始医学分科,规定了经考试录用医生等。由于临床医学专科化的发展,中医护理学得到了进一步充实和发展,总结出许多专科护理经验。

隋代巢元方的《诸病源候论》,是一部探讨病源证候学的代表性著作。书中除阐述临床疾病的病因学和证候学外,还论述了各种疾病的调护方法。在外科护理方面,十分重视术后的饮食护理:“当作研米粥饮之,二十余日,稍作强糜食之,百日后乃可进饭耳。饱食者,令人肠痈决漏。”此与现代术后饮食护理原则不谋而合。在妇科方面,强调妇女妊娠期间当注意饮食起居及情志调养,这对保护产妇和胎儿的身心健康,防止流产具有积极的意义。关于乳痈的护理方法,“手助捻去其汁,并令旁人助嗍引。”以使淤积的乳汁排出,这种方法至今沿用。在儿科护理方面,提出“小儿始生,肌肤未成,不可暖衣,暖衣则令筋骨缓弱,宜时见风日，若不见风日，则令肌肤脆软”。主张小儿不可穿着过暖，否则容易生病，且应常在户外活动。

唐代孙思邈的《千金要方》和《千金翼方》详细记载了唐以前医学理论、方剂、诊法、治法、食养等方面的内容，堪称我国最早的医学百科全书。孙思邈尤其重视妇女、儿童疾病的诊治。在妇产科护理方面，强调妊娠妇女应“居处简静”“调心神，和性情，节嗜欲”。对产后护理指出“妇人产后百日以来，极须殷勤，忧畏，勿纵心犯触及即便行房”等，这些护理方法对现代妇产科护理仍有指导意义。在儿科护理方面，对初生婴儿，指出：“先以绵裹指，拭儿口中及舌上青泥恶血……若不急拭，啼声一发，即入腹成百病也。”此与现代护理首先要保持新生儿呼吸道通畅相吻合。在小儿喂养方面，提倡母乳喂养，强调乳母的饮食、精神状态、健康状况与婴儿的身心发育关系密切，应予以重视。同时，孙思邈非常重视医德，《大医精诚》和《大医习业》两篇专门阐述了医德要求和所要达到的境界：“凡大医治病，必当安神定志，无欲无求，先发大慈恻隐之心，誓愿普救含灵之苦。如有疾厄来求救者，不得问其贵贱贫富，长幼妍媸，怨亲善友，华夷愚智，普同一等，皆如至亲之想……”开创了中国医德规范的先河，对后世医护人员的医德实践和医德修养具有重要的指导意义。书中还记载了葱管导尿术，比法国人发明橡皮管导尿术要早1200多年，充分体现了古代中国人的智慧。

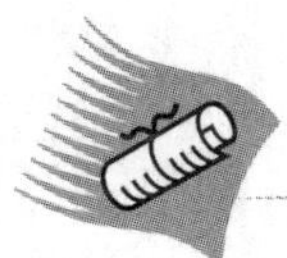

知识链接

孙 思 邈

孙思邈是我国古代一位伟大的医药学家，生于公元581年，卒于公元682年，他的一生经历了西魏、北周、隋、唐四个朝代，十余个皇帝。他的高尚医德和辉煌业绩至今仍在海内外广为流传。而他本人，也是以德养性、以德养生、德艺双馨的代表人物之一，成为历代医家和百姓尊崇的伟大人物。

宋金元时期，随着中医学理论的不断完善和临床治疗的发展，中医护理取得了全面的发展。北宋政府主持编撰《圣济总录》、《太平圣惠方》等，除了对当时有效的验方作了一次系统的聚集外，还广泛收集了内、外、妇、儿、五官等各科的护理经验。如在《太平圣惠方》中记载：“凡煮汤……常令文火小沸，令药味出。”“服饵之法，轻重不同，少长殊途，强羸各异，或宜补宜泻，或可汤可丸，加减不失其宜，药病相投必愈。”阐述了煮药、服药的方法，体现了中医用药护理的特色。钱乙的《小儿药证直诀》中记载“凡小儿始生，肌肤未成，不可暖衣，暖衣则令筋骨缓弱，宜时见风日，不致疾病。若常藏在帏帐之内，重密温暖，譬如阴地之草木，软脆不耐风寒。”强调小儿的起居护理寒热冷暖要适宜。

明清时期是中医学理论的综合汇通和深化发展阶段，出现了很多有重大意义的医学发明与创造，使中医护理学得到了进一步的发展，并取得了突出的成就。著名医药学家李时珍编写的《本草纲目》，是一部重要的药学著作，对我国和世界的医药学作出了杰出的贡献。李时珍亲自采药、炮炙，不但为患者看病，还为患者煎药、喂药，并指导患者家属或弟子对患者实施护理。名医张景岳在《景岳全书》中写道：“凡伤寒饮食有宜忌者……不欲食，不可强食，强食则助邪。”说明饮食护理的重要性。陈实功的《外科正宗》对痈疽的病源、诊断、调治以及其他外科疾病的辨证施护的记述，条理清楚，内容翔实。明清时期，温病肆虐，促进了温病学的发展，在温病的治疗、护理及防疫方面积累了丰富的经验。吴又可著的《瘟疫论》详细论述了温病的护理措施。如“时疫有首尾能食者，此邪不传胃，切不可绝其饮食，但不宜过食耳”“首尾后数日微热不思食者，此微邪在胃，正气衰弱，强与之，即为食复。有下后一日便思食，食之有味，当与之，先于米饭一小杯，加至茶瓯，渐进稀粥，不可尽意，饥则再与。”阐述了温病患者的饮食护理措施。另外，吴鞠通的《温病条辨》中还记载了口腔护理的措施。叶天士的《温热论》详细记载了温病病情观察的内容。

1840年鸦片战争以后，随着西方科技文化的传入，中医学理论的发展呈现出新旧并存的趋势：一是继承、收集和整理前人的学术成果；二是出现了中西汇通和中医学理论科学化的思潮。中西汇通学派认为中西医互有优势，可以殊途同归。在这一时期，出现了部分中医临床专著，部分医籍中涉及中医调护，如“中风口眼歪斜乃经络之病，用生瓜蒌汁和大麦面为饼，炙热熨心头，此治本之法也。”提出了关于中风后遗症的护理。另外,在这一时期,开始创办医学院和中医医院,护士队伍逐渐形成。当时的中医院或中医诊所的护士是在中医师的指导下,运用中医护理技能为患者解除病痛,成为发展中医护理的先驱。

新中国成立后,中医药事业得到了迅速发展,并逐步走向科学化、现代化,尤其近些年来各级政府高度重视中医药的继承和创新工作,积极扶植和支持中医药学术,先后出台了一系列配套的政策和措施,使中医药发展面临着前所未有的机遇和挑战。20 世纪 60 年代初,中医护理培训班在南京首次举办,并出版了第一部系统的中医护理学专著《中医护病学》,继而中医护理学的各种专著相继出版,这标志着中医护理学已经走向新的发展阶段,体现了中医护理理论的充实与临床护理实践的总结已经达到了一定的水平。

随着人口老龄化时代的到来和健康观念的转变,中医护理越来越受到人们的重视。2011 年,国家在《中国护理事业发展规划纲要(2011—2015 年)》中提出:"积极开展辨证施护和中医特色专科护理,加强中医护理在老年病、慢性病防治和养生康复中的作用,提供具有中医药特色的康复和健康指导,加强中西医护理技术的有机结合,促进中医护理的可持续发展。"这为中医护理带来了新的机遇和挑战。因此,发挥中医护理的特色和优势,注重中医护理技术在社区和慢性病管理中的应用,提供具有中医特色的康复和健康指导,是中医护理学科的发展方向。

二、中医护理学的基本特点

(一)整体观念

整体观念是中医学关于人体自身的完整性及人与自然、社会环境的统一性的认识。整体观念认为,人是一个由多层次结构构成的有机整体,脏腑、器官、经络、肌肉、皮毛、筋脉、四肢百骸、气血津液等,在结构上不可分割,功能上相互协调、相互为用,病理上相互影响。人生活在自然界和社会环境中,人的生理功能和病理变化,必然受到自然环境、社会条件的影响,人类在适应和改造自然及社会的过程中维持着机体的生命活动。所以,中医的整体观念主要体现在人体自身的整体性和人与自然、人与社会的统一性三个方面。

1. 人体是一个有机的整体 整体观念认为,人是一个以五脏为中心,通过经络把脏腑、组织、器官联系在一起的有机整体。如心主血脉和神志,其体合脉,其华在面。心主血脉功能正常,则神清气爽,面色红润光泽,脉搏和缓有力。在护理时,可以通过各脏腑与器官、肌肉、皮毛、筋脉、四肢百骸之间的关系,观察病情变化,找出所属脏腑之间的关系,有的放矢地进行护理。

这种整体性也同时表现在病理方面。人体是一个内外紧密相连的整体。因而,内脏有病,可反映于相应的形体官窍。如肝血不足,会导致两眼干涩、视物不清,因"肝开窍于目";心火上炎,可出现口舌生疮或糜烂,因"心开窍于舌";肾精亏虚可出现耳鸣、齿松发落,因"肾开窍于耳""肾主骨,其华在发"。脏腑之间在病理上也相互影响,如肝的疏泄功能失常,不仅会出现本脏的病变,而且会影响到脾胃的运化功能,出现腹胀食少、腹痛腹泻等。因此护理患者时,不能只看局部病证,而要根据脏腑与组织器官之间的关系全面整体地护理,如通过清心泻火治疗口舌糜烂,通过疏肝理气以健脾和胃等。

2. 人与自然环境的统一性 中医学历来重视人和自然环境的联系,对季节、昼夜、地理环境等对人体的影响论述尤多。如《灵枢・邪客》中说:"人与天地相应也。"自然界的任何变化,如季节的交替、地理环境和生活环境的改变等,均可使人产生一定的生理和病理反应。人体为适应自然界的变化,在生理上必须作出适应性的调节。《灵枢・五癃津液别》中说:"天暑衣厚则腠理开,故汗出……天寒则腠理闭,气涩不行,水下流于膀胱,则为溺为气。"指出夏热之时,人腠理开泄而多汗有利于散热,而冬冷之时,人腠理闭塞而少汗有利于保温。所以在护理时应注意夏天解表不可过度发汗,冬季要注意保暖。昼夜的变化,对疾病也有一定的影响。由于阳气在白昼偏盛趋向于表,夜间偏衰趋向于里,故疾病在一日内呈现"旦慧,昼安,夕加,夜甚"的规律,为护理上加强夜间病情观察提供了证据。

地理环境是人类生存环境的要素之一,地域气候的差异、地理环境和生活习惯的不同,在一定程度上也影响着人体的生理活动。如南方地势低平,气候温暖而湿润;西北地区地势高而多山,气候寒冷而干燥。故在护理方面南方应保持居室干燥,慎用辛热之药;北方应保持居室潮湿温暖,慎用寒凉之品。

3. 人与社会关系的统一性 人与社会环境是统一的,相互联系的,这是因为人的一生置身于社会环境之中，社会环境的各种因素必然影响人体的有关活动。一般来说，良好的社会环境和融洽的人际关系，可使人精神振奋，勇于进取，有利于身心健康；而不利的社会环境，可使人精神压抑或紧张、恐惧，从而导致疾病的发生。政治、经济、文化、法律、宗教、婚姻、人际关系等社会因素，都影响着人体的各种心理、生理和病理变化。所以，在护理工作中，不但要做好患者本身的护理，而且要在家庭、社区、社会等方面给予相应的护理，以利于促进疾病的康复。

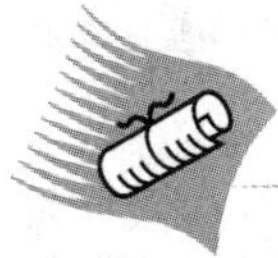

知识链接

整体护理

整体护理是根据目前中国的护理现状与需要提出的，是以现代护理观为指导，以护理工作程序为核心，将护理临床业务和护理管理的各个环节系统化。护理对象是"整体人"，是把疾病与患者视为整体，把生物学的患者与社会心理学的人视为一个整体，把患者与其所处的环境视为一个整体，强调人是由生理、心理、社会、文化等方面组成的不可分割的整体，人的一切均需要护理，护士要关注人的生命全过程。

（二）辨证施护

辨证施护是中医认识疾病和护理疾病的基本原则，是中医对疾病的一种独特研究和处理方法，也是中医护理学的基本特点之一。

"辨"，即审辨、甄别之意。"证"，即证候，它既不是症状，又不是病名，而是疾病过程中某一阶段或某一类型的病理概括。证候的内涵包括病变的部位、原因、性质和邪正盛衰的变化。如脾气虚证、肝血虚证、肾阴虚证、痰湿阻肺证等，都属于证候的概念。

辨证施护是中医护理的精髓。辨证就是将四诊收集的有关疾病发生、发展的资料，加以分析、综合，概括、诊断为某种性质的证候。施护即是根据辨证的结果，确定相应护理措施的过程。辨证是施护的前提和依据，施护是护理疾病的方法，同时也是检验辨证是否正确的手段。辨证施护的过程，就是认识和护理疾病的过程。辨证和施护在诊断护理疾病过程中，既相互联系又相互依赖，是理论和实践相结合的体现，只有辨证准确，才能有效地实施护理。

辨证施护强调根据不同的证候给予相应的护理。如：寒证患者要注意防寒保暖，饮食药物均宜偏热，忌食生冷瓜果，局部给予热敷、艾灸、拔火罐等；热证患者起居要通风凉爽，饮食宜清淡易消化，多给予水果、绿豆汤等清热生津之品，忌热敷、艾灸、拔火罐等。以胃痛为例，首先要辨清寒、热、虚、实、气滞、血瘀、食滞等不同证候，方可实施对应的护理。胃寒证宜食温热之性的食物，如桂圆、生姜等，忌食生冷寒凉之品，胃脘部可进行热敷、艾灸等；胃热证患者宜食清热泻火之物，如苦瓜、豆腐等，忌辛辣刺激之品；食滞胃脘证患者饮食宜清淡，少量多餐，可进食山楂、萝卜、芹菜等理气消食之品，忌食壅滞气机、难以消化的食物。

辨证施护既不同于"辨病护理"，也不同于"对症护理"。其主要特点就是能辩证地看待病和证的关系。一种病发生在不同人的身上，由于个体差异，病因病机不同，就会表现出不同的证。即使一种病在同一个人身上，在不同的发展阶段也可能出现不同的证，因而护理的方法也不同，这就是所谓的"同病异护"。如感冒，因发病季节、致病因素不同可表现为风寒证和风热证，只有把风寒证和风热证辨别清楚才能正确施护。不同的人患不同的病，也可以在发展过程中出现相同的证，由于病机相同可采用同一护理方法，这就是"异病同护"。如子宫脱垂和脱肛是不同的病，但均表现为中气下陷证，都可采用提升中气的护理方法，既要注意休息，避免过劳，又要同时服用补中益气的药物。在临床上要辩证地认识病与证之间的关系，一种病可包括几种不同的证，不同的病又可出现相同的证，因此在临床护理中，常采用"同病异护"或"异病同护"的护理方法。根据不同的证，用不同的护理措施，这就是辨证施护的实质。

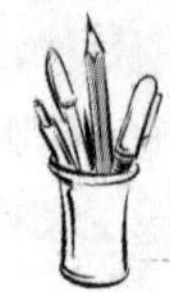

本章小结

本章主要介绍了中医护理学的发展简史及中医护理学的基本特点，中医护理学源远流长，是中华民族长期医疗实践经验的总结，是中医学的一个重要组成部分。随着中医药事业的不断发展，中医护理学逐步系统化、具体化，内容更加丰富，从而成为一门独立的学科。

中医护理学的基本特点是整体观念和辨证施护。整体观念认为人体是一个有机整体，人与自然环境和社会环境相统一。辨证施护是中医护理的精髓，辨证施护的过程，就是确立证候并实施护理措施的过程。

(姚万霞　王萍丽)

能力检测

1. 下列哪部著作的成书奠定了中医护理学的理论基础？(　　)

A.《伤寒杂病论》　B.《黄帝内经》　C.《千金要方》　D.《中藏经》　E.《诸病源候论》

2. 我国现存医学文献中最早的一部典籍是(　　)。

A.《难经》　B.《伤寒杂病论》　C.《黄帝内经》　D.《神农本草经》　E.《中藏经》

3. 开创了中医辨证施护的先河的著作是(　　)。

A.《针灸甲乙经》　B.《伤寒杂病论》　C.《小儿药证直诀》
D.《黄帝内经》　E.《难经》

4. 中医护理学的基本特点是(　　)。

A. 整体观念、辩病施护　B. 整体护理、辨证施护　C. 整体护理、辨病施护
D. 整体观念、辨证施护　E. 整体观念、对症施护

5. 人体是一个有机的整体，其中(　　)。

A. 以五脏为中心　B. 以六腑为中心　C. 以经络为中心　D. 以五体为中心　E. 以五官为中心

6. “同病异护”，“异病同护”的根本依据在于(　　)。

A. 辨病施护　B. 辨证施护　C. 对症施护　D. 因人而异　E. 因病而异

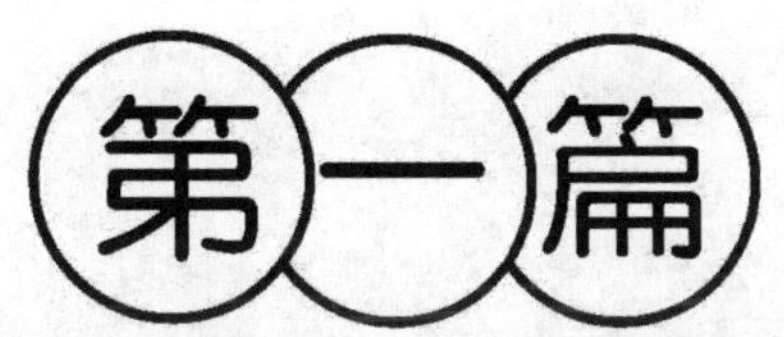

第一篇

中医护理基本理论

第一章 阴阳五行学说

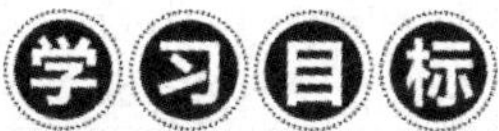

掌握:阴阳五行学说的基本概念及基本内容。

熟悉:阴阳五行学说在中医学中的运用。

了解:阴阳五行学说在中医学中的地位。

阴阳五行学说,是中国古代朴素的唯物论和自发的辩证法思想,它认为世界是物质的,物质世界是在阴阳二气的相互作用下不断地变化、发展着的。并认为木、火、土、金、水五种最基本的物质之间的相互滋生、相互制约的运动变化而构成了物质世界。阴阳五行学说渗透到医学领域,成为中医学理论的重要组成部分。指导着中医临床各科的诊断和治疗,对中医理论体系的形成和发展有着深远的影响。

第一节 阴阳学说

阴阳学说认为,物质世界是通过阴阳二气交合感应而产生的。正如《素问·阴阳应象大论》说:“阴阳者,天地之道也,万物之纲纪,变化之父母,生杀之本始,神明之府也。”

阴阳学说作为中医学特有的思维方法,用来阐释人体的生命活动,疾病发生的原因和病理变化,指导疾病的防治及护理,是中医理论体系中重要的组成部分。

一、阴阳的基本概念和特征

(一)阴阳的概念

阴阳,是对自然界相关联的某些事物或现象对立双方属性的概括。

《说文》曰:“阴,暗也。水之南,山之北也。”“阳,高明也。”朝向日光者为阳,背向日光者为阴,这是阴阳的最初始的含义。而后加以引申和扩大,把自然界所有的事物和现象都区分为阴阳两大类。凡是光明、温暖的事物和现象,归于阳;凡是黑暗、寒冷的事物归于阴。这时的阴阳不再特指日光的向背,而成为一个概括自然界具有对立属性的事物和现象的抽象概念。《素问·阴阳应象大论》提出:“水火者,阴阳之征兆也。”阴阳虽是抽象的概念,但是我们可以根据具体而明显的水与火这对矛盾特征,将自然界中的一切事物或现象划分为阴阳两大类。一般地说,凡是剧烈、外向、上升、温热、明亮、兴奋、机能亢进的,都属于阳的范畴;凡是静止、下降、晦暗、寒冷、黑暗、抑制、机能减退的,都属于阴的范畴。

(二)阴阳的特征

1. 相关性 用阴阳来概括或区分事物的属性,必须是相互关联的一对事物,或是一个事物内部的两个方面。如以时间而言,则昼为阳,夜为阴;以人体的气与血而言,气为阳,血为阴。如果两者互不关联,不是统一体的对立双方,也就不能用阴阳来区分其相对属性及其相互关系。

2. 普遍性 阴阳属性普遍存在于自然界各种事物和现象之中,凡是具有相互对立而又相互联系的两个方面,均可用阴阳进行概括。阴阳既可以代表两个相互对立的事物,如水与火,气候的冷暖,也可以代表同一事物内部所存在的相互对立的两个方面,如人体中的气和血,物质和功能。阴阳是一个高度抽象的哲学概念,适用范围很广,几乎可以延伸到一切事物或现象的研究之中。

3. 相对性 事物的阴阳属性不是绝对的,而是相对的,其相对性有两个方面的内容。

(1)阴阳的无限可分性:两种相互关联而性质相反的事物可分阴阳,而其中的任何一方又可再分为阴阳两个方面,即所谓阴阳之中复有阴阳。如以昼夜为例,昼为阳,夜为阴。昼夜之中还可再分阴阳,即白天上午为阳中之阳,下午为阳中之阴;黑夜的前半夜为阴中之阴,后半夜为阴中之阳。故《素问·阴阳离合论》说:"阴阳者,数之可十,推之可百,数之可千,推之可万,万之大,不可胜数,然其要一也。"

(2)阴阳两方在一定的条件下可以各自向相反的方面转化:在一定的条件下,属性阴可以转化为阳性,属性阳可以转化为阴性。如自然界中属阴的水,通过加热可以转化为属阳的蒸汽,即属性由阴转化为阳;反之属阳的蒸汽遇冷后可以转化为属阴的水,即属性由阳转化为阴。在临床上,属阴的寒证在一定的条件下,可以转化为属阳的热证;属阳的热证在一定的条件下,可以转化为属阴的寒证。

二、阴阳学说的基本内容

阴阳学说的基本内容,主要包括阴阳相互间密切联系的四个方面:阴阳的对立制约、互根互用、消长平衡和相互转化。

(一)阴阳的对立制约

阴阳对立制约是指自然界的一切事物和现象中的阴阳两个方面都存在着相互斗争和相互抑制的关系。如上与下、左与右、天与地、动与静、升与降、出与入、昼与夜、明与暗、热与寒、水与火都是以对立的形式存在的。相互对立的阴阳双方,其中的任何一方均可起到抑制、约束和排斥另一方的作用。如夏季本应炎热,但夏至以后阴气却渐次以生,用以制约炎热之阳;而冬季本应严寒,但冬至以后则阳气渐宣,用以制约严寒的阴。

阴阳的对立斗争,贯穿于一切事物发展过程的始终,并体现于生物体生长化收藏和生长壮老已的全部过程中。

(二)阴阳的互根互用

阴阳的互根互用是指阴阳互相依存、互为根本,阴或阳任何一方都不能脱离对方而单独存在。每一方都以对方的存在作为自己存在的条件和依据。如上为阳,下为阴,没有上,就无所谓下,没有下,也无所谓上;左为阳,右为阴,没有左,就无所谓右,没有右,也无所谓左;热为阳,寒为阴,没有热,就无所谓寒,没有寒,也无所谓热。

在人体的生命活动过程中,阴阳互根互用也体现得十分普遍。如构成人体和维持人体生命活动的气和血,气属于阳,血属于阴,气能生血、行血和摄血,故气的正常,有助于血的生成和运行正常;而血能载气、养气,故血的充盈又可资助气正常发挥其生理功能;两者是互根互用的。阴阳必须保持相对平衡协调,才能维持人体正常生理活动,其中任何一方都不能脱离另一方而单独存在。人体的机能活动(阳)和营养物质(阴)是相互依存的,如《素问·阴阳应象大论》言:"阴在内,阳之守也;阳在外,阴之使也。"若双方失去了相互依存的条件,就会出现有阴无阳或有阳无阴,而最终导致阴阳均无,即所谓的"孤阴不生,独阳不长",甚者"阴阳离决,精气乃绝"。

(三)阴阳的消长平衡

阴阳消长是指事物或现象中对立着的阴阳两个方面,始终处于此消彼长或此长彼消的不断运动变化中。"消"即损耗、减少,"长"即增添、增加。阴阳消长,是指阴阳的盛衰变化。阴阳双方不是处于静止不变的状态,而是始终处于不断地运动变化之中。

在阴阳双方彼此对立制约的过程中,阴阳之间可以出现某一方增长而另一方消减,或某一方消减而另一方增长的互为消长的变化。如疾病过程中的热盛伤阴,或阴虚发热。由于阴阳双方互根互用的关系,阴阳之间又会出现某一方增长而另一方亦增长,或某一方消减而另一方亦消减的皆长皆消的运动变化。如人体内营养物质增加,功能也随之强盛。还有临床上常见血虚引起气虚、气虚引起血虚等。

阴阳的消长稳定在一定范围内称为平衡,阴阳之间的平衡不是静止和绝对的平衡,而是在一定的限度、一定时间内的阴阳消长之中维持着相对的平衡。消长是绝对的,平衡是相对的。事物就是在消长和平衡中得到发生和发展的。如:四时气候的变化,从冬及春至夏,气候由寒冷逐渐转暖变热,即是阴消阳长的过程；由夏及秋至冬，气候由炎热逐渐转凉变寒，即是阳消阴长的过程。如果这种消长运动超出一定的限度，就将出现阴阳某一方面的偏胜或偏衰，平衡被破坏，在自然界会形成灾害，在人体则导致疾病。

（四）阴阳相互转化

阴阳转化是指阴阳对立的双方，在一定的条件下可以各自向其相反的方向转化，即阴可以转化为阳，阳可以转化为阴。阴阳的转化必须具备一定的条件。阴阳学说认为，阴阳之间相互转化，一般都表现在事物发展变化到物极阶段，即“物极必反”。也就是说属阳的事物发展到极点，可以转化为属阴的事物；属阴的事物发展到极点，可以转化为属阳的事物。

从四时气候的变迁来看，由春温发展到夏热的极点，就是向寒凉转化的起点；由秋凉发展到冬寒之极点，就是逐渐向温热转化的起点。《素问·阴阳应象大论》说：“重阴必阳，重阳必阴”，“寒极生热，热极生寒”。“重”和“极”就是促进转化的条件，阴或阳有了“重”这个条件，就会转化为阳或阴，寒或热在“极”的条件下，就可转化为热或寒。如邪热壅肺，表现为高热、面红、咳嗽、脉数有力等，属于阳热实证。由于热毒极重，大量耗伤机体元气，在持续高热的情况下，可突然出现体温下降、面色苍白、四肢厥冷、脉微欲绝等一派虚寒的阴证。即属于阳证转化为阴证。再如寒饮中阻的患者本为阴证，但由于某些原因，寒饮可以化热，阴证即转化为阳证。

阴阳对立制约、互根互用、消长平衡及其相互转化的关系是阴阳学说的基本规律，它们之间不是孤立的，而是互相联系，互相影响，互为因果的，理解了这些基本观点，才能理解阴阳学说在中医学中的运用。

三、阴阳学说在中医学中的运用

阴阳学说贯穿于中医学术理论体系的各个方面，它既说明组织结构、生理功能和病理变化之间的关系，又指出了诊断和治疗的一般规律。

（一）概括人体的组织结构

阴阳学说认为，人体是由阴阳构成的有机整体。人体各部的组织结构，既相互联系，又可划分为相互对立的阴阳两个部分。如《素问·金匮真言论》说：“夫言人之阴阳，则外为阳，内为阴。言人生之阴阳，则背为阳，腹为阴；言人身之脏腑中阴阳，则脏者为阴，腑者为阳。肝、心、脾、肺、肾，五脏皆为阴，胆、胃、大肠、小肠、膀胱、三焦、六腑皆为阳。”

人体组织结构的上下、内外、表里、前后各部分之间，以及内脏之间，无不包含着阴阳的对立统一。就人体部位来说，上为阳，下为阴；背为阳，腹为阴；体表为阳，体内为阴。以经络循行的路线来说，经络循行于肢体外侧的为阳经，循行于肢体内侧的为阴经。精有形属阴，气无形属阳。以五脏来分，五脏属里，藏精气而不泻，故为阴；六腑属表，传化物而不藏，故为阳。由于阴阳无限可分，故五脏中心、肺居于上部属阳，肝、脾、肾位于下部属阴。具体到每一脏，又有阴阳之分，如心阴、心阳；肾阴、肾阳等。

（二）阐明人体的生理功能

人体各部的生理功能，以及整体生命活动的正常进行，是阴阳对立统一协调平衡的结果。就功能与物质来说，功能属阳，物质属阴，即组织结构和气血津液等物质属于阴，它们所发挥的功能属于阳。两者之间的关系，是阴阳消长平衡的关系。人体的生理活动是以物质为基础的，没有物质，就无法产生生理功能，而生理功能的结果，又不断促进物质的新陈代谢。从整体而言，如果阴阳不能相互为用而分离，人体生理功能就会出现异常，甚至使生命终止。正如《素问·生气通天论》说：“阴平阳秘，精神乃治，阴阳离绝，精气乃绝”。

（三）解释人体的病理变化

阴阳平衡协调，是人体生命活动的基础。当这种平衡协调的关系被打破使阴阳失去平衡时，就会产生病理改变。阴阳失调的病理变化，可概括为阴阳偏胜、阴阳偏衰和阴阳转化。

1. 阴阳偏胜　阴阳偏胜是阴邪或阳邪偏胜，引起阴或阳任何一方高于正常水平的病理状态。《素问·阴阳印象大论》指出：“阴胜则阳病，阳胜则阴病，阳胜则热，阴胜则寒。”阳胜多指阳邪致病，邪并于阳而致阳亢盛，表现出一派热象，患者可出现高热、烦躁、面赤、脉数等证，故曰“阳胜则热”。阳偏胜可损伤阴液，故曰“阳胜则阴病”。阴胜多指阴邪致病，邪并于阴而致阴偏盛，表现出一派寒象，患者可出现形寒面白、脘腹冷痛、脉沉迟或紧等证。故曰“阴胜则寒”。阴寒胜，最易耗伤阳气，故曰“阴胜则阳病”。

2. 阴阳偏衰 阴阳偏衰是阴精或阳气虚衰，而致阴或阳某一方低于正常水平的病理状态。《素问·调经论》指出“阳虚则外寒，阴虚则内热。”由于阳虚，温煦功能低下，不能制约阴寒，而出现虚寒证，患者表现为面色苍白、畏寒肢冷、神疲、自汗、脉沉迟无力等证。由于阴虚，无力制约阳热，而出现虚热证，患者表现为潮热、盗汗、五心烦热、口干、脉细数等证。阴虚到一定程度时，因阴虚不能滋养阳气，进一步会导致阳气也虚；阳虚到一定程度时，因阳虚不能化生阴液，进一步会导致阴精也虚。阴阳偏衰所形成的病证是虚证，故《素问·通评虚实论》说：“精气夺则虚。”

3. 阴阳转化 阴阳转化是指人体阴阳失调可以在一定的条件下相互转化的病理变化。如阳热至极，可以转化为阴寒证；阴寒至极，亦可转化为阳热证。

(四)用于疾病的诊断

不论疾病多么复杂，但都可以用阴阳来加以概括。正如《素问·阴阳应象大论》所说：“善诊者，察色按脉，先别阴阳。”

根据阴阳理论，可以确定四诊所收集资料的阴阳属性。色泽鲜明的属阳，色泽晦暗的属阴。语声高亢洪亮、言多而躁动，呼吸有力，声高息粗者，为阳证；语声低微无力、少言而沉静，呼吸微弱，为阴证。疾病部位在表、在外、在上者属阳，在里、在内、在下者属阴。

临床辨证时，首先要分清阴阳，才能抓住疾病的本质，执简驭繁。八纲辨证时，以阴阳为总纲，表、实、热属阳，里、虚、寒属阴。

(五)指导疾病的防治及护理

由于阴阳失调是疾病发生发展的根本原因，因此，防治疾病和护理的总原则就是调整阴阳，促使阴阳恢复相对平衡。

1. 确定治疗及护理原则 调整阴阳，补其不足，泻其有余，使阴阳重新恢复平衡是治疗护理的基本原则。如阳胜则热的实热证，宜用寒凉药以制其阳，治热以寒，即“热者寒之”；阴胜则寒的实寒证，宜用温热药以治其阴，治寒以热，即“寒者热之”。护理上对热盛的患者给予冷敷，药物冷服等；对于寒盛的患者给予保温，药物热服等护理。

2. 指导养生 人体的阴阳，是生命的根本。注重养生是保持健康无病的重要手段，而养生的根本就是善于调理阴阳。中医学认为，顺应自然界阴阳消长规律来调节机体之阴阳变化，保持人与自然的协调统一，可以却病延年。

3. 归纳药物的性能 药物的寒、热、温、凉“四气”中，寒、凉为阴，温、热为阳。辛、甘、酸、苦、咸“五味”中辛、甘发散为阳，酸、苦、咸为阴。升降浮沉中，具有升阳发表、祛风散寒、涌吐、开窍等功效的药物，多上行向外，其性升浮属于阳；有泻下、清热、利尿、重镇安神、潜阳熄风、消导积滞、降逆、收敛等功效的药物，多下行向内，其性皆沉降属阴。

第二节 五行学说

五行学说认为木、火、土、金、水五种物质构成了整个世界，自然界各种事物和现象的发展和变化，都是这五种物质不断运动和相互作用的结果。

五行学说应用于医学领域，阐释人体的生理、病理及其与外环境的相互关系，指导临床诊断与治疗，是中医学理论体系中的一个重要组成部分。

一、五行的概念、特性与归类推演

(一)五行的概念

五行，是木、火、土、金、水五类基本物质及其运动变化。“五”指木、火、土、金、水五种物质，“行”指运动变化。

五行最初的含义与“五材”有关，即木、火、土、金、水为人类生活和生产最为常见的五种基本物质。但五行是一个抽象的哲学概念，它不再特指木、火、土、金、水五种物质本身，而是指这五种物质的性质和作用。因而宇宙中的万事万物可以用这五种物质的性质和作用为理论根据而分别归属五行之中，并以五行之间的生、克关系来阐释事物之间的相互关系。

（二）五行的特性

五行的特性是古人在对木、火、土、金、水五种物质的朴素认识基础上，进行抽象概括而逐渐形成的理论概念，用以分析各种事物的五行属性和研究事物之间的相互关系。

1. 木的特性　“木曰曲直”。“曲直”是指木生长的形态，枝干有曲有直，向上向外，自由舒展。因而引申为凡具有生长、生发、条达舒畅等作用或性质的事物，均属于木。

2. 火的特性　“火曰炎上”。“炎上”是指火具有温热、上升的特性。因而引申为具有温热、升腾性质和作用的事物和现象，均属于火。

3. 土的特性　“土爰稼穑”。“稼穑”是指土具有播种和收获农作物的作用。因而引申为具有生化、承载、受纳性质和作用的事物和现象，均属于土。故有“土为万物之母”之说。

4. 金的特性　“金曰从革”。“从革”是指金是通过变革而产生的。因而引申为具有清洁、沉降、肃杀、收敛等性质和作用的事物和现象，均属于金。

5. 水的特性　“水曰润下”。“润下”是指水具有滋润和向下的特性。因而引申为具有寒凉、滋润、向下运行性质和作用的事物和现象，均属于水。

（三）五行归类和推演

五行学说是以五行特性为标准，来推演和归纳事物的五行属性。古人运用取象比类法和推演络绎法，将自然界各种事物和现象，以及人体脏腑组织生理、病理现象分别归属于木、火、土、金、水五行中。

中医学在天人相应思想指导下，以五行为中心，以空间结构的五方、时间结构的五季、人体结构的五脏为基本框架，将自然界和人体有关事物或现象进行五行归类（表 1-1），形成了联系人体内外环境的五行结构系统，以此说明人体本身以及人与环境之间的统一性。

表 1-1　事物属性五行归类

自然界						五行	人体								
五味	五色	五化	五气	五方	五季		五脏	五腑	五官	五体	五志	五液	五神	五脉	五华
酸	青	生	风	东	春	木	肝	胆	目	筋	怒	泪	魂	弦	爪
苦	赤	长	暑	南	夏	火	心	小肠	舌	脉	喜	汗	神	洪	面
甘	黄	化	湿	中	长夏	土	脾	胃	口	肉	思	涎	意	缓	唇
辛	白	收	燥	西	秋	金	肺	大肠	鼻	皮	悲	涕	魄	浮	毛
咸	黑	藏	寒	北	冬	水	肾	膀胱	耳	骨	恐	唾	志	沉	发

二、五行学说的基本内容

五行学说主要是以五行的相生、相克来说明事物之间的相互资生和相互制约关系，以五行之间的相乘、相侮来说明事物之间的协调平衡被破坏后的相互影响。

（一）五行的相生相克

1. 五行相生　相生即有资生、助长、促进之意。五行相生，是指木、火、土、金、水之间存在着有序的资生、助长和促进关系。

五行相生的次序是，木生火，火生土，土生金，金生水，水生木。在五行相生关系中，任何一行都具有“生我”和“我生”两方面的关系。“生我”者为母，“我生”者为子。因此五行相生关系又称为母子关系。以木为例，由于水生木，故“生我”者为水，所以水为木之母；木生火，故“我生”者为火，所以火为木之子。

2. 五行相克　相克即有制约、克制、抑制之意。五行相克，是指木、火、土、金、水之间存在着有序的克制、制约关系。

五行相克的次序是，木克土，土克水，水克火，火克金，金克木。在五行相克关系中，任何一行都具有“克我”和“我克”两方面的关系。“克我”者为我所不胜，“我克”者为我所胜。因此五行相克关系又称为所胜、所不胜关系。以木为例，由于金克木，故“克我”者为金，所以金为木所不胜；由于木克土，故“我克”者为土，所以土为木所胜。

在五行学说中，相生和相克，是自然界的正常现象；对人体来说属于正常生理功能。没有生，就没有事物的发生和成长；没有克，就不能维持正常的变化和发展。五行之间就是通过这种生克制化关系，防止各行的太过和不及，使任何一事物受到整体性调节，以维持和促进事物的平衡协调和发展变化。

(二)五行的相乘相侮

1. 五行相乘 乘，即乘虚侵袭之意。相乘，指五行中某一行对其所胜一行的过度制约或克制。五行之间相乘的顺序与相克的顺序是一致的，只是相克为正常现象，相乘为异常现象。导致五行相乘的原因有“太过”和“不及”两个方面。

(1)太过导致相乘　五行中任何一行本身过度亢盛，而原来它克制的那一行仍处在正常水平，它就会对被它克制的一行相克太过。如木过度亢盛，而土处于正常水平，仍会出现木亢乘土的相乘现象，导致土虚弱，称“木旺乘土”。

(2)不及导致相乘　五行中任何一行本身不足，难以抵御其所不胜一行的正常限度的克制，从而导致其更加不足。如土自身不足时，木虽然属正常水平，土难以承受木的克制，仍会出现木乘土的相乘现象，导致土更虚，称“土虚木乘”。

2. 五行相侮 侮，即欺侮，有恃强凌弱之意。相侮，指五行中任何一行如果出现太过，使原来克它的一行不能克制它，反而被它所克制，即变相克为反克。相侮的规律以反克推之。导致五行相侮的原因，有“太过”和“不及”两个方面。

(1)太过导致相侮　五行中某一行过于强盛，使原来克制它的一行不仅不能克制它，反而受到它的反向克制。如木过度亢盛，金处于正常水平，这时金不能克木，反而受到木的欺侮。出现“木反侮金”的逆向克制现象，这种现象称为“木亢侮金”。

(2)不及导致相侮　五行中某一行过于虚弱，不仅不能制约其所胜的一行，反而受到其所胜一行的“反克”。如当木过度虚弱时，不仅不能制约所胜的土，反而被土欺侮。

相克是正常情况下的克制关系，相乘和相侮均为异常相克，而且对于某一行来说可以同时出现。相乘是按相克的次序过度克制，相侮是相克次序的反向相克。

三、五行学说在中医学中的应用

五行学说在中医学中的应用，主要是用五行学说来分析归纳脏腑等组织器官的特点和属性，说明脏腑的生理功能，研究各脏腑系统生理功能之间的相互关系，阐释疾病发生的规律，从而指导临床诊断和治疗。

(一)说明脏腑的生理功能及其相互关系

1. 说明五脏的生理功能 五行学说将人体的内脏分别归属于五行，以五行的特性来说明五脏的生理功能。

(1)肝属木　木性曲直，枝叶条达，具有生发、条达的特性；肝喜条达而恶抑郁，具有疏泄功能。故肝属木。

(2)心属火　火性温热，上炎；心阳具有温煦之功。故心属火。

(3)脾属土　土性敦厚，生化万物；脾主运化，为气血生化之源。故脾属土。

(4)肺属金　金性肃降，收敛；肺具有清肃之性，肺气以清肃下降为顺。故肺属金。

(5)肾属水　水性润下，闭藏；肾具有藏精、主水的功能。故肾属水。

2. 说明五脏之间的相互关系 用五行的生克制化规律说明五脏之间的内在联系，即相互资生和制约的关系。

(1)五脏相互资生的关系　肝生心，肝藏血可以济心；心生脾，心阳可以助脾运；脾生肺，脾的健运可以益肺；肺生肾，肺气清肃下行，通调水道以助肾水；肾生肝，肾藏精以滋养肝血。

(2)五脏相互制约的关系　肾制约心,肾水上济于心,可以防止心火之亢烈;心制约肺,心火的温煦可以抑制肺气的过于肃降;肺制约肝,肺气清肃下降可抑制肝气的过分升发;肝制约脾,肝木条达可以疏泄脾土之壅滞;脾制约肾,脾主运化水湿可防止肾水的泛滥。

(二)说明五脏病变的相互影响

1. 相生关系的传变　主要表现为“母病及子”,“子病及母”。

(1)母病及子　病变由母脏累及子脏。肾属水,肝属木,水生木,肾为母脏,肝为子脏。如因肾精不足不能资助肝血而致肝肾精血亏虚证,为肾病传肝,即母病及子的传变。

(2)子病及母　病变由子脏累及母脏。心属火,肝属木,木生火,心为子脏,肝为母脏。如因心血不足累及肝血亏虚而致的心肝血虚证,因心火旺盛引动肝火而形成心肝火旺证,为心病传肝,即子病及母的传变。

2. 相克关系的传变　包括“相乘”和“相侮”两个方面。

(1)相乘　相克太过为病称为相乘。既可见某脏过盛,而致被克之脏受到过分克伐;又可见某脏过弱,不能耐受“克我”之脏的正常克制,而出现相对克伐太过。肝的功能过旺,可出现肝气横逆犯胃的病变,这叫肝木乘脾土;脾虚而被肝乘,可出现肝脾不和的证候。

(2)相侮　反克为病称为相侮。可见太过相侮和不及相侮两种情况。太过相侮,如肺金本能克制肝木,暴怒而致肝火亢盛,肺金不仅不能克制肝木,反遭肝火反向克制,称为“木火刑金”。又如脾土虚衰不能制约肾水,反被肾水欺侮,称为“土虚水侮”。

在临床上,有时病证的传变并不完全按照五行生克的次序进行,因此,不能机械地套用五行生克关系来认识病理,需从实际出发,具体问题具体分析。

(三)指导疾病的诊断

人体是一个有机的整体,所以当内脏有病时,可以通过众多途径反映到体表的相应组织器官。由于五脏与五色、五音、五味等都归属于五行,临床上诊断疾病时可根据四诊所得的资料,联系五行所属及其生克乘侮的变化规律,来推断病情。如:面色青、喜食酸、脉见弦,可能与肝病有关;面色赤、口苦、脉洪数,可诊断为心火亢盛。脾虚患者,如面色兼见青色,多为木旺乘土;心病患者,如面色偏黑,多为水乘火。同时,以色脉合参结合五行的生克规律,可以判断疾病的预后。如肝病色青而见弦脉,为色脉相符,如果不得弦脉反见浮脉,则属克色之脉(金克木),为逆,预后多不佳;若得沉脉,则属生色之脉(水生木),为顺,预后多良好。

(四)指导疾病的治疗

1. 确定治则与治法　五行学说可帮助确定治疗原则和制定治疗方法。它分为根据相生规律和相克规律确定相应的治疗原则和方法。

(1)根据相生规律确定治疗原则和方法　运用五行相生规律来治疗疾病,基本原则是,“虚则补其母”,“实则泻其子”。

虚则补其母:一脏虚衰,不仅可补本脏,还可依照五行相生关系,补其母脏,通过相生作用促其康复。常用的方法有滋水涵木法、益火补土法、培土生金法、金水相生法等。

实则泻其子:一脏的实证,不仅要泻本脏,还可依照五行相生次序泻其子脏,通过子气含母的机理,以泻除其母脏的实邪。如肝旺泻心法,则是通过清心泻火以治疗肝火旺的方法。

(2)根据相克规律确定治疗原则和方法　运用五行相克规律来治疗疾病,基本治疗原则是抑强扶弱。引起相乘相侮的原因,不外乎一方面过强,表现为机能亢进,另一方面过弱,表现为机能不足。抑强,即抑制功能过亢之脏。扶弱,即扶助虚弱之脏。如:抑木扶土、培土治水、佐金平木、泻南补北等。

2. 控制疾病传变　病变过程中,一脏之病常可波及他脏而使疾病发生传变。在治疗时,既要治疗本脏病变,同时还要依据五行生克乘侮规律,治疗其他脏腑,以防止其传变。如肝气太过,木亢乘土,此时应先健脾胃以防其传变,脾胃得健,则肝病不得传于脾。正如《难经·七十七难》所说:“见肝之病,则知肝病当传脾,故先实其脾气。”

3. 指导情志疗法　以五行相克为理论依据,在临床上可用一种情志纠正另一种情志所致疾病的治疗及护理方法。如《素问·阴阳应象大论》说:“怒伤肝,悲胜怒;喜伤心,恐胜喜;思伤脾,怒胜思;忧伤肺,喜胜忧;恐伤肾,思胜恐。”

知识链接

以怒胜思的典型案例

又有一郡守病,佗以为其人盛怒则差,乃多受其货而不加治,无何弃去,留书骂之。郡守果大怒,令人追捉杀佗。郡守子知之,属使勿逐。守嗔恚既甚,吐黑血数升而愈。本案例出自《华佗传》。

4. 指导脏腑用药 按照五行归属,药物的五色、五味与五脏有一定的联系。即青色、酸味入肝,赤色、苦味入心,黄色、甘味入脾,白色、辛味入肺,黑色、咸味入肾。

5. 指导针灸取穴 在针灸治疗上,十二经四肢末端的井、荥、俞、经、合“五输穴”分属于五行。临床上可根据不同的病情以五行生克乘侮规律进行选穴治疗。

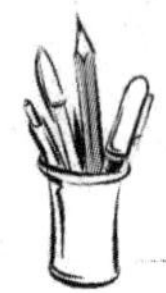

本章小结

阴阳学说和五行学说是中国古代朴素的唯物论和自发的辩证法思想,阴阳学说的基本内容包括阴阳的对立制约、互根互用、消长平衡和相互转化等。阴阳学说可以阐释人体组织结构,概括人体生理功能,用于疾病诊断和治疗,并指导养生与护理。

“五”,是指木、火、土、金、水五种物质;“行”,是指运动变化,“五行”即指木、火、土、金、水五种物质的运动变化。五行之间存在着相生、相克、相乘和相侮关系。五行学说可以说明脏腑的生理功能及其相互关系,阐释五脏病变的相互影响,指导临床疾病的诊断和治疗及护理。

(姚万霞)

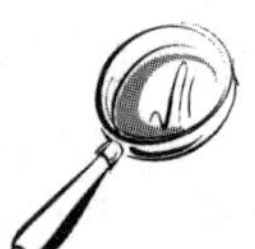

能力检测

1. 阴阳的属性是(　　)。

A. 绝对的　B. 不变的　C. 相对的　D. 量变的　E. 质变的

2. 心为(　　)。

A. 阳中之阳　B. 阳中之阴　C. 阴中之阳　D. 阴中之阴　E. 阴中之至阴

3. 五行学说中“土”的特性是(　　)。

A. 炎上　B. 稼穑　C. 润下　D. 从革　E. 曲直

4. 脾病传肾属于(　　)。

A. 相克　B. 相侮　C. 母病及子　D. 相乘　E. 子病及母

5. 从阴阳学说来说,下列属阴的是(　　)。

A. 运动的　B. 明亮的　C. 温热的　D. 下降的　E. 外向的

6. “阴在内,阳之守也”说明了阴阳之间的关系是(　　)。

A. 阴阳交感　B. 阴阳互根　C. 阴阳对立　D. 阴阳消长　E. 阴阳转化

7."阴阳离决,精神乃绝"是指(　　)。

A.阴阳平衡关系的破坏　　B.阴阳对立关系的破坏　　C.阴阳互根关系的破坏

D.阴阳消长关系的破坏　　E.阴阳转化关系的破坏

8.可用阴阳相互转化解释的是(　　)。

A.寒极生热　　B.阴损及阳　　C.寒者热之　　D.阴病治阳　　E.阴中求阳

9.火是水的(　　)。

A.母　　B.子　　C.所胜　　D.所不胜　　E.以上均非

10.面见青色,脉见弦象的是(　　)。

A.肝病　　B.心病　　C.脾病　　D.肺病　　E.肾病

第二章 藏象

学习目标

掌握：藏象的基本概念，五脏的生理功能、生理特性及与形、窍、志、液、时的联系。气血津液的概念及生理功能。

熟悉：六腑的生理功能和生理特性。气血津液相互之间的关系。

了解：脑和女子胞的生理功能。

"藏象"一词，首见于《素问·六节藏象论》。藏，指隐藏于体内的脏器，包括五脏（心、肺、脾、肝、肾）、六腑（胆、胃、大肠、小肠、膀胱、三焦）和奇恒之府（脑、髓、骨、脉、胆、女子胞）。象，是显现于外的生理现象及与自然界相应的事物和现象。"象"是"藏"的外在反映，"藏"是"象"的内在本质，两者结合起来就是"藏象"。藏象是人体系统现象与本质的统一体，是人体脏腑的生理活动及病理变化反映于外的征象。

藏象学说是通过对人体生理和病理现象的观察，研究人体各个脏腑的生理功能、病理变化及其相互关系的学说。藏象学说是中医理论体系的核心，是辨证论治和施护的基础。

脏腑是人体内视之可见、触之可及的实体脏器，它是在古代的历史条件下，运用解剖学的方法，实际观察、测量而来的。如《灵枢·骨度》对人体骨骼的计量，以及《灵枢·肠胃》和《灵枢·平人绝谷》等对人体器官的计量。《灵枢·肠胃》关于人体食管与大小肠总长度比为1：35.5，与现代解剖学所定长度比例1：37基本吻合。可见，当时解剖学记载是符合实际的，其计量也是很精细的。但中医学研究脏腑主要不是从解剖学的脏腑实体器官出发，而是以人体是一个有机整体为基础，以显现于外的功能现象和联系来确定脏腑的概念。因此，脏腑是一个形态与功能的综合概念，不仅具有解剖学意义，而且更重要的是一个功能模型。

心、肝、脾、肺、肾合称五脏。五脏共同的生理特点是化生和贮藏精气。"五脏者，藏精气而不泻也，故满而不能实"（《素问·五脏别论》）。满，指精气盈满；实，指水谷充实。满而不能实，就是说五脏贮藏的都是精气，而不是水谷或废料。胆、胃、小肠、大肠、膀胱、三焦合称六腑。六腑共同的生理特点是受盛和传化物，即受纳和腐熟水谷，传化和排泄糟粕。"六腑者，传化物而不藏，故实而不能满也"（《素问·五脏别论》）。六腑传导、消化饮食物，经常充盈水谷，而不贮藏精气。脑、髓、骨、脉、胆、女子胞六者合称奇恒之府。奇者异也，恒者常也。奇恒之府，形多中空，与腑相近，内藏精气，又类于脏，似脏非脏，似腑非腑，故称之为"奇恒之府"。

藏象学说认为，人体是一个极其复杂的有机整体，人体各组成部分之间，在形态结构上密不可分，在生理功能上相互为用，在病理上互相影响。藏象学说是以五脏为中心，通过经络系统"内属于脏腑，外络于肢节"，将六腑、五体、五官、九窍、四肢百骸等全身脏腑形体官窍联结成一个有机整体。

藏象学说应用五行学说将自然界的五时、五方、五气、五化与人体五大功能系统密切联系，构成了人体内外环境相应的统一体。五脏之气的虚实强弱与四时气候变化有密切联系。如肝气旺于春，肺气旺于秋，故春季多发肝病，秋季多发肺病。因此，养生调摄，治疗用药，春天应有利于肝之疏泄，秋季应有利于肺之宣肃。

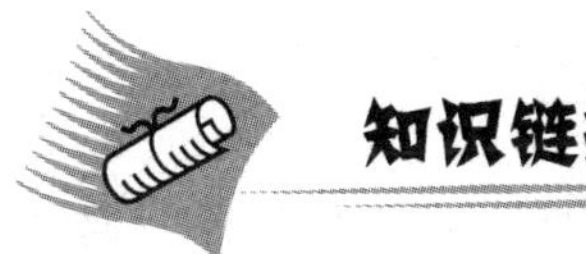

知识链接

中医脏腑与西医脏腑的区别

由于中医学重视“形而上”的思维方法，所以，藏象学说主要以阐述功能为特点，立足解剖，但不拘泥于解剖。中医研究藏象除注重人体本身的整体性外，同时还重视内脏与所通应的外界环境息息相关的联系。中医学中的心、肝、脾、肺、肾等五脏名称虽与西医人体解剖学的脏器名称相同，但在生理、病理中的含义却不完全相同；现代医学的心、肝、脾、肺、肾是解剖器官，中医学中五脏是人体功能系统的综合单位。

第一节　脏　　腑

一、五脏

心、肺、脾、肝、肾称为五脏，加上心包络又称六脏。但习惯上把心包络附属于心，称五脏即概括了心包络。五脏均具有化生和贮藏精气的生理功能，同时又各有专司，且与躯体官窍有着特殊的联系，形成了以五脏为中心的特殊系统。

（一）心

心位于胸腔偏左，膈肌之上，肺之下，圆而下尖，形如莲蕊，外有心包卫护。心与小肠、脉、面、舌等构成心系统。心，在五行属火，为阳中之阳脏，与小肠相表里。心的主要生理功能：主血脉，主神志。心与四时之夏相通应。

1. 心的生理功能

（1）心主血脉　心主血脉，指心有主管血脉和推动血液循行于脉中的作用，包括主血和主脉两个方面。血就是血液。脉就是脉管，又称经脉，为血之府，是血液运行的通道。心脏和脉管相连，形成一个密闭的系统，成为血液循环的枢纽。心脏不停地搏动，推动血液在全身脉管中循环无端，周流不息，成为血液循环的动力。心脏、脉和血液所构成的这个相对独立系统的生理功能，都属于心所主，都有赖于心脏的正常搏动。在正常生理情况下，心脏的功能正常，气血运行通畅，全身的机能正常，则脉搏节律调匀，和缓有力。否则，脉搏便会出现异常改变。若心脏发生病变，则会通过心脏搏动、脉搏、面色等方面反映出来。如心气不足，血液亏虚，脉道不利，则血液不畅，或血脉空虚，而见面色无华，脉象细弱无力等，甚则发生气血瘀滞，血脉受阻，而见面色灰暗，唇舌青紫，心前区憋闷和刺痛，脉结、代、促、涩等。

（2）心主神志　心主神志，即心主神明，又称心藏神。在中医学中，神的含义主要有三。其一，指自然界物质运动变化的功能和规律。所谓“阴阳不测谓之神”（《素问·天元纪大论》）。其二，指人体生命活动的总称，一般称之为广义的神。整个人体生命活动的外在表现，如整个人体的形象以及面色、眼神、言语、应答、肢体活动姿态等，无不包含于神的范围。换言之，凡是机体表现于外的“形征”，都是机体生命活动的外在反映。其三，是指人们的精神、意识、思维活动。即心所主之神志，一般称之为狭义的神。

心主神志的生理作用体现在两个方面：其一，主思维、意识、精神。在正常情况下，神明之心接受和反映客观外界事物，进行精神、意识、思维活动。这种作用称之为“任物”。任，是接受、担任、负载之意，即是心具有接受和处理外来信息的作用。有了这种“任物”的作用，才会产生精神和思维活动，对外界事物作出判断。其二，主宰生命活动。神明之心为人体生命活动的主宰。五脏六腑必须在心的统一指挥下，才能进行统一协调的正常的生命活动。心为君主而脏腑百骸皆听命于心。心藏神而为神明之用。“心者，五脏六腑之大主也，精神之所舍也”（《灵枢·邪客》）。

2. 联属功能

(1)在体合脉,其华在面　脉的生理功能可概括为两个方面:一是气血运行的通道,即血脉对血的运行有一定的约束力,使之循着一定方向、一定路径而循环贯注,流行不止;二是运载水谷精微,以布散周身,滋养脏腑组织器官。这些功能全赖于心主血脉的生理功能。其华在面,是指心的生理功能是否正常,以及气血的盛衰,可以从面部色泽的变化而显露出来。如心气旺盛,血脉充盈,则面部红润光泽;如心气不足,则可见面色发白、晦滞。

(2)在志为喜　指心的功能与情志活动的喜有关。《素问·阴阳应象大论》说:"在脏为心……在志为喜。"喜,一般说来,是对外界信息的良性反应,有益于心主血脉等生理功能,故《素问·举痛论》说:"喜则气和志达,营卫通利。"但是喜乐过度,则可使心气耗损而弛缓,渐至神气狂乱等病理表现。

(3)在窍为舌　舌为心之苗窍。舌的功能是主司味觉,表达语言。而味觉的功能正常和语言的正确表达,则有赖于心主血脉和心主神志功能的正常。如心的功能正常,则舌质红润,舌体柔软,语言清晰,味觉灵敏。如心神志功能异常,则见舌强语謇,或失语等。

(4)在液为汗　汗液,是体内津液通过阳气的蒸腾气化,从皮肤汗孔(玄府)排出的液体。《素问·阴阳别论》说:"阳加于阴谓之汗。"心之液为汗,是由于汗为津液所化生,而津液与血液同出一源,故有"血汗同源"的说法。而血液又为心所主。在病理上,血与汗也相互影响,就汗与血的关系而言,出汗过多,可以伤津耗血;反之,津亏血少,就会汗源不足。就汗与心的关系而言,汗出过多,耗伤心的气血,每见心悸怔忡等症;大汗淋漓,势必阳随汗泄,伤人阳气。反之心的阴阳气血不足时,也会引起病理性出汗,如心气虚,气不固摄则自汗;心阴亏虚,阴不敛阳则盗汗。此外,与心相关的尚有精神性汗出,即指人在紧张或受惊时出汗。而心主神志,因而精神情志引起出汗亦与心有关。

3. 心的生理特性

(1)心为阳脏而主阳气　心为阳中之太阳,以阳气为用。心的阳气能推动血液循环,维持人的生命活动,使之生机不息,故喻之为人身之"日"。心脏阳热之气,不仅维持了心本身的生理功能,而且对全身又有温养作用。凡脾胃之腐熟运化,肾阳之温煦蒸腾,以及全身的水液代谢、汗液的调节等,心阳皆起着重要作用。

(2)心气与夏气相通应　自然界在夏季以火热为主,在人体则心为火脏而阳气最盛,同气相求,故夏季与心相应。一般来说,心脏疾病,特别是心阳虚的患者,其病情往往在夏季缓解,其自觉症状也有所缓解。心与夏季、南方、热、火、苦味、赤色等有着内在联系。

(二)肺

肺,位居胸中,左右各一,呈分叶状,质疏松。与心同居膈上,上连气管,开窍于鼻,与自然界之大气直接相通。与大肠、皮、毛、鼻等构成肺系统。在五行属金,为阳中之阴脏,与大肠相表里。肺的主要生理功能:主气司呼吸;主宣发肃降;通调水道;朝百脉,主治节。在五脏六腑中,位居最高。肺与四时之秋相应。

1. 肺的生理功能

(1)肺主气司呼吸　肺主气的功能包括主呼吸之气和一身之气。

肺主呼吸之气是指肺通过呼吸运动,吸入自然界的清气,呼出体内的浊气,实现体内外气体交换的功能。因此,肺为体内外气体交换的场所。通过呼浊吸清,吐故纳新,促进气的生成,调节着气的升降出入运动,从而保证了人体新陈代谢的正常进行。

肺主一身之气是指肺有主持、调节全身各脏腑之气的作用,即肺通过呼吸而参与气的生成和调节气机的作用。肺主一身之气的生理功能具体体现在两个方面。①气的生成方面:肺参与一身之气的生成,特别是宗气的生成。由肺吸入的自然界的清气和由脾转输而来的水谷精气在肺内结合,积聚于胸中的上气海(上气海,指膻中,位于胸中两乳之间,为宗气汇聚、发源之处)称为宗气。宗气上出喉咙,以促进肺的呼吸运动;贯通心脉,以行血气而布散全身,以温养各脏腑组织和维持它们的正常功能活动,在生命活动中占有重要地位,故起到主一身之气的作用。因此,肺呼吸功能健全与否,不仅影响宗气的生成,而且也影响着全身之气的生成。②对全身气机的调节方面:所谓气机,泛指气的运动,升降出入为其基本形式。肺的呼吸运动,是气的升降出入运动的具体体现。肺的一呼一吸,对全身之气的升降出入运动起着重要的调节作用。肺主一身之气的功能正常,则各脏腑之气旺盛。反之,肺主一身之气的功能失常,会影响宗气的生成和全身之气的升降出入运动，表现为少气不足以息、声低气怯、肢倦乏力等气虚之候。

(2)肺主宣肃　肺主宣发：宣即宣发，是宣通和发散之意。肺主宣发是指肺气向上升宣和向外布散的功能。其生理作用主要体现在三个方面。其一，呼出体内浊气。其二，输布津液精微。肺将脾所转输的津液和水谷精微上输头面诸窍，外达于皮肤肌腠。其三，宣发卫气。肺借宣发卫气，调节腠理之开阖，并将代谢后的津液化为汗液，由汗孔排出体外。

肺主肃降：肃即肃降，是清肃、下降之意。肺主肃降是指肺气向内向下清肃和通降的功能。其生理作用主要体现在三个方面。其一，吸入清气。肺通过宣发呼出体内浊气，通过肃降吸入自然界的清气，共同完成吸清呼浊、吐故纳新的作用。其二，输布津液精微。肺将吸入的清气和由脾转输于肺的津液和水谷精微向下向内布散，以濡养脏腑组织。其三，清洁呼吸道。肺的形质是“虚如蜂窠”，清轻肃净而不容异物。肺气肃降，则能清肃肺和呼吸道内的异物，以保持呼吸道的洁净。

肺的宣发和肃降，是相反相成的矛盾运动。生理上相互协调和相互制约；病理上又常常相互影响。宣发和肃降协调，则呼吸均匀通畅，水液得以正常输布代谢，所谓“水精四布，五经并行”。宣发和肃降失调，则见肺气不宣和肺失肃降。

(3)通调水道　通，是疏通；调，是调节。肺主通调水道，是指肺的宣发和肃降对体内水液输布、运行和排泄具有推动和调节作用。由于肺为华盖，其位最高，又参与调节体内水液代谢，所以说“肺为水之上源，肺气行则水行”。

通过肺的宣发作用：一是将水液迅速向上向外输布，上达头目，外达皮毛，“若雾露之溉”以充养、润泽、护卫各个组织器官；二是将输送到皮毛肌腠的水液在卫气的推动作用下化为汗液，并有节制地排出体外。通过肺的肃降作用，将脾转输至肺的水液和水谷精微中的较稠厚部分，向内向下输送到其他脏腑以濡养之，并将脏腑代谢所产生的浊液下输到肾。如果肺气宣降失常，则可出现水液输布和排泄障碍，如痰饮、水肿等。

(4)肺朝百脉，主治节　朝，聚会的意思，肺朝百脉是指全身的血液都通过血脉流经于肺，经肺的呼吸，进行体内外清浊之气的交换，然后再通过肺的宣降功能，将富含清气的血液输送到全身。

治节，是治理、调节。肺主治节是指肺具有治理、调节气血津液运行的作用。它主要体现在四个方面：一是吐故纳新，调节呼吸运动；二是调节气的升降出入，保持全身气机通畅；三是辅佐心脏，推动和调节全身血液的运行；四是治理调节全身水液的输布与排泄。因此，肺主治节，实际上是对肺的主要生理功能的高度概括。

2. 肺的联属功能

(1)在体合皮，其华在毛　皮毛包括皮肤、汗腺、毫毛等组织，是一身之表，依赖于卫气和津液的温养和润泽，成为抵御外邪侵袭的屏障。肺合皮毛是说肺能输布津液、宣发卫气于皮毛，使皮肤润泽，肌腠致密，抵御外邪的能力增强。如果肺气虚则体表不固，常自汗出，抵抗力下降则易于感冒。

(2)在志为悲　《素问·阴阳应象大论》说：“在脏为肺……在志为忧。”《素问·宣明五气》又说：“精气……并于肺则悲。”说明忧和悲的情志变化与肺的功能活动密切相关，同属肺志。悲和忧虽略有不同，但其对人体生理活动的影响是大致相同的，二者均属于非良性刺激的情绪反应。过度的悲忧，可导致肺气的消耗。如《素问·举痛论》说：“悲则气消。”临床表现为情绪消沉，少气懒言，肢体乏力等。

(3)在窍为鼻，喉为肺之门户　鼻为呼吸之气出入的通道，与肺相连，所以鼻为肺之窍。鼻的通气和嗅觉功能，依赖于肺气的作用。肺气宣畅，则鼻窍通利，呼吸平稳，嗅觉灵敏。肺失宣发，则鼻塞不通，呼吸不利，不闻香臭。喉为呼吸之门户、发音之器官。喉由肺津滋养，其发音需由肺气推动。肺津充足，喉得滋养，肺气充沛，则声音洪亮。若肺之气津不足，则喉失滋养，发音失常，临床上可见声音嘶哑、低微、重浊等。

(4)在液为涕　涕，是鼻黏膜的分泌液，为肺津所化，有润泽鼻窍的作用。《素问·宣明五气》说：“五脏化液……肺为涕。”肺的功能状况亦常能从涕的变化中得到反映，正常情况下，鼻涕润泽鼻窍而不外流；寒邪袭肺，则鼻流清涕；肺热壅盛，则鼻流黄浊涕；燥邪袭肺，则鼻窍干燥。

3. 肺的生理特性

(1)肺为华盖　盖，即伞。华盖，原指古代帝王的车盖。肺位于胸腔，居五脏的最高位置，有覆盖诸脏的作用，故称肺为华盖。

(2)肺为娇脏　肺为娇脏是指肺脏清虚娇嫩而易受邪侵的特性。肺为清虚之体，且居高位，外合皮毛，开窍于鼻，与天气直接相通，六淫外邪侵犯人体，不论是从口鼻而入，还是侵犯皮毛，皆易于犯肺而致病。他脏之寒热病变，亦常波及肺，因其不耐寒热，易于受邪，故称娇脏。

(3)肺气与秋气相应　肺为清虚之体，性喜清润，与秋季气候变凉，草木皆凋，清肃的特性相通应，故肺气在秋季最旺盛。秋季也多见肺的病变，此时燥邪极易耗伤肺津，出现干咳，皮肤和口鼻干燥等症状。

(三)脾

脾位于中焦，膈肌之下，与胃以膜相连，"形如犬舌，状如鸡冠"，与胃、肉、唇、口等构成脾系统。脾在五行属土，为阴中之至阴，与胃相表里。脾的主要生理功能：主运化，主统血，主升清。人体生命活动的继续和精气血津液的化生与充实，均有赖于脾胃运化的水谷精微，故称脾胃为"后天之本"。脾与四时之长夏相应。

1. 脾的生理功能

(1)脾主运化　运，是转运、输送；化，是消化、吸收。脾主运化，是指脾具有将水谷化为精微和津液，并将其转输至全身各脏腑组织的功能，包括运化水谷和运化水湿两个方面。

①运化水谷　脾气促进食物的消化和吸收并转输其精微的功能。饮食入胃后，对饮食物的消化和吸收，实际上是在胃和小肠内进行的。但必须依赖脾的磨谷消食作用，才能将水谷化生为精微。食物经过消化吸收后，其水谷精微又靠脾的转输和散精作用而上输心肺，布达全身。由于饮食水谷是人出生之后维持生命活动所必需的营养物质的主要来源，也是生成气血的物质基础。所以说"脾为后天之本，气血生化之源"。

②运化水湿　运化水湿又称运化水液，是指脾气吸收、转输津液，配合肺、肾等脏腑调节水液代谢的功能。脾运化水液的功能表现在两个方面：一是将胃和小肠消化吸收的津液，以及大肠吸收的水液、肾气蒸化的水液，经脾气的转输作用上输于肺，再由肺的宣发肃降作用输送于全身；二是将多余的水液，由肺宣发排出为汗液，由肾气化排出为尿液，从而维持体内水液代谢的平衡。因此，脾运化水湿的功能健旺，既能使体内各组织得到水液的充分濡润，又不致使水湿过多而潴留。反之，如果脾运化水湿的功能失常，必然导致水液在体内的停滞，而产生水湿、痰饮等病理产物，甚则形成水肿。故曰"诸湿肿满，皆属于脾"。

(2)脾主统血　脾具有统摄血液，使之在经脉中运行而不溢出于脉外的功能。脾统血的作用是通过气摄血作用来实现的。脾的运化功能健旺，气血生化有源，气旺则固摄作用亦强，血液也不会逸出脉外而发生出血现象。反之，脾的运化功能减退，气血亏虚，气虚则统摄无权，血离脉道，从而导致出血。

(3)脾主升清　脾具有将水谷精微等营养物质，吸收并上输于心、肺等脏，再通过心肺的作用化生气血，以营养濡润全身。脾的升清功能正常，水谷精微等营养物质才能正常吸收和输布，气血充盛，人体生机盎然。脾胃升降为人体气机之枢纽，脾气主升维持内脏位置之恒定而不下垂。若脾气虚弱不能升清，则水谷不能运化，气血生化无源，出现脘腹胀闷、头晕目眩、四肢疲倦等；若脾气虚弱，无力升举，则出现久泄脱肛甚至内脏下垂等。

2. 联属功能

(1)在体合肌肉，主四肢　全身的肌肉丰满健壮和四肢的正常活动，皆有赖于脾运化的水谷精微及津液的营养滋润。脾气健旺，则肌肉丰满，四肢有力；若脾失健运，则四肢肌肉瘦削，甚至萎废不用。

(2)在志为思　思为脾之志。思是正常的精神思维活动，一般来说，对机体的正常生理活动并无不良的影响。但若思虑过度或所思不遂，影响气机，导致气机郁结，影响脾气的运化和升清，则出现不思饮食，脘腹胀闷，日久则暗耗心血，出现面色萎黄，头目眩晕，心悸，气短，健忘等心脾两虚的症状。故《素问·阴阳应象大论》说"思伤脾"。

(3)在窍为口，其华在唇　饮食口味及食欲的正常与否与脾的运化功能有密切关系。脾气健运，则口味和食欲正常。若脾失健运，则出现食欲的减退或口味的异常，如口淡无味、口甜、口腻等。口唇的色泽是否红润与全身的气血是否充盈有关，而脾胃为气血生化之源，所以口唇的色泽是否红润，实际是脾运化功能状态的外在体现。

(4)在液为涎　涎为口津，为唾液中较清稀的部分。它能润泽口腔，保护口腔黏膜，并将咀嚼之食物润软，便于吞咽和消化。若脾胃不和，则导致涎液化生异常增多，涎自口角流出的现象。

3. 脾的生理特性

(1)脾宜升则健　脾胃居中,在中者能升能降。脾升胃降,为人体气机上下升降的枢纽。脾性主升,是指脾的气机运动形式以升为要。脾升则脾气健旺,生理功能正常。

(2)脾喜燥恶湿　脾为太阴湿土之脏,胃为阳明燥土之腑。脾喜燥恶湿,与胃喜润恶燥相对而言。脾能运化水湿,以调节体内水液代谢的平衡。脾虚不运则最易生湿,而湿邪过胜又最易困脾。湿邪伤脾,导致脾失健运而水湿为患者,称为"湿困脾土",可出现头重如裹、脘腹胀闷、口黏不渴等症。若脾气虚弱,健运无权而水湿停聚者,称为"脾病生湿"(脾虚生湿),可见肢倦、纳呆、脘腹胀满、痰饮、泄泻、水肿等。

(3)脾气与长夏相应　脾主长夏,脾气旺于长夏,脾脏的生理功能活动,与长夏的阴阳变化相互通应。长夏之季,天阳下迫,地气上腾,湿为热蒸,蕴酿生化,万物华实,合于土生万物之象,而人体的脾主运化,化生精气血津液,类似于"土爰稼穑",故脾与长夏相应。长夏之湿太过,可导致脾失健运。故长夏之时,处方遣药,常加藿香、佩兰等芳香化浊、醒脾燥湿之品。

(四)肝

肝位于腹部,横膈之下,右胁下而偏左。肝与胆、目、筋、爪等构成肝系统。肝在五行属木,为阴中之阳,喜条达而恶抑郁,与胆相表里,与自然界春气相应。肝的主要生理功能:主疏泄和主藏血。肝与四时之春相应。

1. 肝的生理功能

(1)肝主疏泄　疏,即疏通、疏导。泄,即升发、发泄。肝主疏泄是指肝气具有疏通、畅达全身气机的作用。肝气的疏泄功能,可调畅全身气机,对各脏腑、经络之气升降出入之间的平衡协调,起着重要的疏通调节作用。

①促进血液与津液的运行输布　血液的运行和津液的输布代谢,有赖于气机的调畅。肝的疏泄功能,能调畅气机,使全身脏腑经络之气的运行通畅有序,能促进血液、津液的运行输布。若肝失疏泄,气机郁滞,则血运不畅,血液瘀滞停积而为瘀血;肝失疏泄还可导致津液的输布代谢障碍,形成水湿痰饮等病理产物。

②调畅情志　肝的疏泄功能还可调节人的情志活动。肝的疏泄功能正常,则气机调畅,气血调和,心情舒畅,情志活动正常。若肝疏泄不及,肝气郁结,则可见抑郁寡欢、多愁善虑等;肝郁化火,则可见烦躁易怒、亢奋激动等。

③促进脾胃的运化功能和胆汁的分泌排泄　脾气以升为健,胃气以降为和,肝气疏泄,调畅气机,有助于脾胃之气的升降协调,从而促进脾胃的运化功能。肝失疏泄,可导致脾胃升降失常,临床上既可出现胃气不降的嗳气脘痞、恶心呕吐等肝胃不和症状,又可出现脾气不升的腹胀、纳呆、便溏等肝脾不调的症状。胆附于肝,内藏胆汁,胆汁具有促进消化的作用。肝的疏泄功能正常,则胆汁能正常地分泌和排泄,从而有助于脾胃的消化吸收功能。如果肝失疏泄,影响胆汁的分泌和排泄,可导致脾胃的消化吸收障碍,出现胁痛、口苦、纳食不化,甚至黄疸等。

④调理冲任　妇女经、带、胎、产等特殊的生理活动,关系到许多脏腑的功能,其中肝脏的作用甚为重要,故有"女子以肝为先天"之说。妇女一生以血为重,由于行经耗血,妊娠血聚养胎、分娩出血等,无不涉及血,以致女子有余于气而不足于血。冲为血海,任主胞胎,冲任二脉与女性生理机能相关。冲任二脉与足厥阴肝经相通,而隶属于肝。肝主疏泄可调节冲任二脉的生理活动。肝的疏泄功能正常,足厥阴肝经之气调畅,冲任二脉得其所助,则任脉通利,太冲脉盛,月经应时而下,带下分泌正常,妊娠孕育,分娩顺利。若肝失疏泄而致冲任失调,气血不和,从而可形成月经、带下、胎产之疾,以及性功能异常和不孕等。

⑤调节精室　精室为男子藏精之处。男子随肾气充盛而天癸(促进性成熟并维持生殖功能的物质)至,则精气溢泻,具备了生殖能力。男性精室的开合、精液的藏泄,与肝肾的功能有关。肝之疏泄与肾之闭藏协调平衡,则精室开合适度,精液排泄有节,使男子的性与生殖机能正常。肝之疏泄失常,可致开合疏泄失度。

(2)肝藏血　肝藏血是指肝脏具有贮藏血液、防止出血和调节血量的功能。故有肝主血海之称。

①贮藏血液　肝脏贮藏血液充足,可以濡养肝脏及形体官窍,使其发挥正常的生理功能。肝之阴血,能化生和滋养肝气,制约肝阳,使之冲和调达,从而既可防止疏泄太过或不及,又可防止出血。因此,肝不

藏血,不仅可以出现肝血不足,阳气升腾太过,而且还可能导致出血。

②调节血量　肝脏贮藏血液充足,可根据生理需要调节人体各部分血量的分配。人体各部分的血液,常随着不同的生理情况而改变其血量。当机体活动剧烈或情绪激动时,人体各部分的血液需要量相应地增加,肝脏所贮藏的血液向机体的外周输布,以供机体活动的需要。当机体安静休息及情绪稳定时,全身各部分的活动量减少,机体外周的血液需要量也相应地减少,部分血液便归藏于肝。所谓"人动则血运于诸经,人静则血归于肝脏"。因肝脏具有贮藏血液和调节血量的作用,故肝有"血海"之称。

2. 联属功能

(1)在体合筋,其华在爪　肝主筋是指筋的功能有赖于肝血的濡养。肝血充足,筋得其养,运动灵活有力,能耐受疲劳。肝血不足,筋失濡养,可导致动作迟缓、运动不灵活,甚至手足震颤、肢体麻木、屈伸不利等表现。"爪"即爪甲,乃筋之延续,所以有"爪为筋之余"之说。爪甲亦依赖肝血的濡养。肝血充足,则指甲红润、坚韧;肝血不足,则爪甲枯槁、软薄,或凹陷变形。

(2)在志为怒　怒,是人体精神情志活动之一,主要以肝之气血为基础,与肝的疏泄、升发密切相关。《素问·阴阳应象大论》曰:"在脏为肝……在志为怒。"肝血充足,肝气平和,一般表现为怒而不过,有所节制;若肝血不足,或肝气升发太过,则易急躁易怒。而大怒、多怒也易伤肝,以致肝气上逆,所谓"怒伤肝",《素问·举痛论》云:"怒则气上";"怒则气逆,甚至呕血、飧泄,故气上矣"。

(3)在窍为目　肝的经脉上连目系,目的视物辨色功能依赖于肝之阴血的濡养和肝气的疏泄。肝的阴血充足,肝气调和,目才能发挥其功能。若肝之阴血不足,则视物模糊、两目干涩、目眩等;肝经风热,则目赤肿痛等。

(4)在液为泪　泪自目出,具有濡润、保护眼睛的功能。肝开窍于目,故泪也与肝的功能密切相关。肝血充足,则目有所养,泪液分泌正常。若肝血不足,则可致泪液分泌减少,出现两目干涩等;若肝经湿热或风热,则可致泪液分泌增加,出现迎风流泪、目眵多等症。

3. 肝的生理特性

(1)肝喜条达　肝为风木之脏,肝气升发,喜条达而恶抑郁。肝气宜保持柔和舒畅、升发条达的特性,才能维持其正常的生理功能,宛如春天的树木生长那样条达舒畅,充满生机。肝气升发不及,郁结不舒,就会出现胸胁满闷、胁肋胀痛、抑郁不乐等症状。如肝气升发太过,则见急躁易怒、头晕目眩、头痛头胀等症状。

(2)肝为刚脏　肝为风木之脏,喜条达而恶抑郁,内寄相火,刚强躁急,故称"刚脏"。

(3)肝体阴而用阳　肝"体"是指肝脏之本体,肝"用"言肝脏之活动。肝属五脏之一,脏为阴,肝主藏血,血属阴,故言"体阴"。肝之功能主疏泄,以气为用,性喜条达而恶抑郁,主升主动,内寄相火,故言"用阳"。"体阴"与"用阳"之间即相互为用,又相互影响。生理上,肝藏血养肝,肝体柔和则肝气疏泄、升发得宜;肝疏泄正常、气机调畅,则气血调达而归藏于肝,肝体得以柔和。病理情况下,肝之病证以阴血不足、气阳偏亢为多见,故有"肝体常不足,肝用常有余"之说。

(4)肝气与春气相应　春季为一年之始,阳气始生,万物以荣,一派欣欣向荣的景象。人体之肝脏主疏泄,喜条达而恶抑郁。天人相应,同气相求,肝气与春气相应。故肝气在春季最旺盛,反应最强,素体肝旺之人或脾胃虚弱之人在春季容易发病。

(五)肾

肾,位于腰部脊柱两侧,左右各一,右微下,左微上,外形椭圆弯曲,状如豇豆。与膀胱、骨髓、脑、发、耳等构成肾系统。肾在五行属水,为阴中之阴,与膀胱相表里,与自然界冬气相通应。肾的主要生理功能:主藏精,主水,主纳气。由于肾藏先天之精,主生殖,为人体生命之本源,故称为"先天之本"。肾精化肾气,肾气分阴阳,肾阴与肾阳资助、促进、协调全身脏腑之阴阳,故又称肾为"五脏阴阳之本"。

1. 肾的生理功能

(1)肾藏精　肾藏精是指肾具有贮存、封藏精气的作用。精,又称精气,是构成人体和维持人体生命活动的基本物质。精就来源而言,有先天之精和后天之精之分。先天之精,来源于父母的生殖之精,是禀受于父母的生命物质,与生俱来,藏于肾中,所以称为"先天之精"。出生之后,"先天之精"得到后天之精的不断充实,成为人体生长发育和生殖的物质基础,故又称为"生殖之精"。后天之精,来源于脾胃化生的水谷精微。人出生以后，水谷入胃，机体通过脾胃运化的作用摄取的营养物质，称为“后天之精”。先天之精和后天之精，其来源虽然不同，但却同藏于肾，两者相互依存，相互为用。先天之精为后天之精准备了物质基础，后天之精不断地供养先天之精。先天之精只有得到后天之精的不断培育和滋养，才能充分发挥其生理效应；后天之精也只有得到先天之精的资助，才能源源不断地化生，以输布全身，营养脏腑及其形体官窍。即所谓“先天生后天，后天养先天”，两者相辅相成，在肾中密切结合而组成肾中所藏的精气。

肾中精气不仅能促进机体的生长、发育和繁殖，而且还能参与血液的生成，提高机体的抗病能力。

①主生殖　肾精是胚胎发育的原始物质，又能促进生殖机能的成熟。肾精的生成、贮藏和排泄，对繁衍后代起着重要的作用。人体生殖器官的发育及其生殖能力，均有赖于肾。人出生以后，由于先天之精和后天之精的相互滋养，从幼年开始，肾的精气逐渐充盛，发育到青春时期，便产生了一种促进生殖器官发育成熟和维持生殖功能的物质，称为天癸。于是，男子出现排精现象，女子月经按时来潮，生殖器官发育成熟，具备了生殖能力。随着年龄的增长，人从中年进入老年，肾精也由充盛而逐渐趋向亏虚，天癸的生成亦随之而减少，甚至逐渐耗竭，生殖能力亦随之而下降，最终天癸竭绝，生殖能力消失。所以说，男子“二八，肾气盛，天癸至，精气溢泻，阴阳和，故能有子”，“七八……天癸竭，精少，形体皆极”。女子“二七而天癸至，任脉通，太冲脉盛，月事以时下，故有子”，“七七，任脉虚，太冲脉衰少，天癸竭，地道不通，故形坏而无子”（《素问·上古天真论》）。若肾中精气亏虚，则会产生生殖器官发育不良，性功能减退，出现男女不育病证。

②促进生长发育　肾藏精，精化气，肾精所化为肾气，肾精足则肾气充，肾精亏则肾气衰。因而人体的生、长、壮、老、已的生命过程，取决于肾精及肾气的盛衰。人出生后，到幼年期，肾精及肾气逐渐充盛，表现出头发生长较快而渐稠密，更换乳齿，骨骼逐渐生长，身体增高；青年期，肾精及肾气充盛至极，表现出筋骨坚强，头发黑亮，身体壮实，精力充沛；老年期，肾精及肾气逐渐衰减，表现出头发脱落，牙齿松动等。因此，肾精及肾气在人体生长发育过程中起着十分重要的作用。

③化生血液，生髓，充脑　精与血，互相滋生，精充则血旺，精亏则血虚。肾藏精，精生髓。髓有骨髓、脊髓和脑髓之分。脊髓上通于脑，脑为髓聚而成，所以又称“脑为髓之海”。精亏则影响骨的正常发育。因此，肾精充足，髓海得养，脑的发育健全，则思维敏捷，精力充沛；反之，肾精不足，髓海空虚，脑失所养，则见记忆力减退，思维迟钝，头晕耳鸣等。

(2)肾主水液　肾主水液是指肾具有主持和调节全身水液代谢的功能。肾主水的功能是靠肾阳对水液的气化来实现的。肾脏主持和调节水液代谢的作用，称为肾的“气化”作用。

在正常情况下，水饮入胃，由脾的运化和转输而上输于肺，肺的宣发和肃降而通调水道，使清者（有用的津液）以三焦为通道而输送到全身，发挥其生理作用；浊者（代谢后的津液）则化为汗液、尿液和气等分别从皮肤汗孔、尿道、呼吸道排出体外，从而维持体内水液代谢的相对平衡。在这一代谢过程中，肾的蒸腾气化使肺、脾、膀胱等脏腑在水液代谢中发挥各自的生理作用。被脏腑组织利用后的水液（清中之浊者）从三焦下行而归于肾或膀胱，经肾的蒸腾气化作用分为清浊两部分。清者，再通过三焦上升，归于肺而布散于周身；浊者变成尿液，下输膀胱，在肾与膀胱之气的推动作用下从尿道排出体外。如此循环往复，以维持人体水液代谢的平衡。

肾的开阖作用对人体水液代谢的平衡有一定的影响。“开”就是输出和排出，“阖”就是关闭，以保持体液相对稳定的贮存量。在正常生理状态下，由于人的肾阴、肾阳是相对平衡的，肾的开阖作用也是协调的，因而尿液排泄也就正常。

综上所述，人体的水液代谢与肺、脾胃、小肠、大肠、膀胱、三焦等脏腑有密切关系，而肺的宣肃，脾的运化和转输，肾的气化则是调节水液代谢平衡的中心环节。其中，以肺为标，以肾为本，以脾为中流砥柱。肾的气化作用贯穿于水液代谢的始终，居于极其重要的地位，所以有“肾者主水”、“肾为水脏”之说。

在病理上，肾主水功能失调，气化失职，开阖失度，就会引起水液代谢障碍。气化失常，关门不利，阖多开少，小便的生成和排泄功能就会发生障碍而引起尿少、水肿等病理现象；若开多阖少，则又可出现尿多、尿频等症状。

(3)肾主纳气　纳，固摄、受纳的意思。肾主纳气，是指肾有摄纳肺所吸入的自然界清气而调节呼吸的作用。人体的呼吸运动，虽为肺所主，但吸入的清气，必须下归于肾，由肾气为之摄纳，呼吸才能通畅、调匀。正常的呼吸运动是肺肾之间相互协调的结果。所以说“肺为气之主，肾为气之根，肺主出气，肾主纳气,阴阳相交,呼吸乃和。"

肾的纳气功能,实际上是肾气的封藏作用在呼吸运动中的具体体现。肺吸入的清气必须下达于肾,实际上是强调肺的呼吸在肾气的封藏作用下才能维持一定的深度,有利于清浊之气的交换。肾精充沛,肾气充足,摄纳有权,则呼吸均匀、调畅。若肾精亏虚,肾气不足,摄纳无权,吸入之气不能归纳于肾,就会出现呼多吸少、吸气困难、动则喘甚等肾不纳气之象。

(4)主一身阴阳　化生肾阴与肾阳:从阴阳属性的角度,可把肾中精气的生理功能概括为肾阴和肾阳两个方面。肾阴,为人体阴液的根本,对机体各脏腑组织起着滋养、濡润作用。肾阳,为人体阳气的根本,对机体各脏腑组织起着推动、温煦作用。肾阴和肾阳为人体脏腑阴阳的根本,故又称元阴和元阳,或真阴和真阳。肾阴和肾阳,两者之间,相互制约、相互依存、相互为用,维持着人体生理上的动态平衡。平衡失调时,则会产生肾阴虚或肾阳虚的病理状态。肾阴虚,则表现为五心烦热、眩晕耳鸣、腰膝酸软、男子遗精、女子梦交等症状;肾阳虚,则表现为精神疲惫、腰膝冷痛、形寒肢冷、小便不利或遗尿失禁,以及男子阳痿、女子宫寒不孕等性功能减退和水肿等症状。

肾阴和肾阳为脏腑阴阳之本:肾为五脏六腑之本,为水火之宅,寓真阴而涵真阳,五脏六腑之阴,非肾阴不能资助;五脏六腑之阳,非肾阳不能温养。肾阴充则全身诸脏之阴亦充,肾阳旺则全身诸脏之阳亦旺盛。所以说,肾阴为全身诸阴之本,肾阳为全身诸阳之根。

2. 肾的联属功能

(1)肾在体合骨,其华在发　肾藏精,精生髓,髓藏于骨腔中以营养骨骼,称为"肾主骨","肾生骨髓"。肾精充足,则骨髓充盈,骨骼得到骨髓的充分滋养,则坚固有力。如果肾精虚少,骨髓的化源不足,不能营养骨骼,便会出现骨骼软弱无力,甚至发育不良,小儿出现囟门迟闭、骨软无力,老人出现骨质疏松,易于骨折。

牙齿与骨一样,也是由肾精所充养,称为"齿为骨之余"。故凡小儿牙齿生长迟缓、成人牙齿松动或早期脱落,均与肾精不足有关。

发的生长,赖血以养,故称"发为血之余"。但其生机却根源于肾。肾藏精,精化血,精血旺盛,则毛发致密而润泽,即所谓"其华在发"。凡病久而见头发稀疏、枯槁、脱落,或未老先衰、早脱、早白者,多属肾精不足和血虚。

(2)在志为恐　恐,是指恐惧、害怕,与肾的关系密切。《素问·阴阳应象大论》说:"在脏为肾……在志为恐。"恐的情志活动主要以肾中精气为物质基础。肾精充足,蛰藏有度,则人在接受外界相应刺激时,就可表现为恐而不过、有所节制;倘若肾的精气不足,蛰藏失司,则往往稍有刺激,即易出现畏惧、惶恐不安等。反过来,大恐、多恐则能伤肾,导致肾气下陷等病变,如《素问·举痛论》说"恐则气下"。临床上常表现为二便失禁、骨酸或遗精等病证。

(3)开窍于耳及二阴　耳的听觉功能依赖于肾精的充养。肾精充足,则听觉灵敏;肾精不足,则出现耳鸣、听力减退等。二阴是前阴与后阴的总称。前阴包括尿道和生殖器。尿液的贮存和排泄虽为膀胱的功能,但须依赖肾的气化作用才能完成。因此,凡尿频、遗尿或尿少、尿闭多与肾的功能失常有关。后阴指肛门。粪便的排泄,虽由大肠所主,但亦与肾的气化功能有关。如肾气不足,则推动无力而致气虚便秘;或固摄无权而致泄泻,甚至久泄滑脱。

(4)在液为唾　唾即口津,为唾液中较为稠厚的部分。唾为肾精所化,由舌下金津、玉液二穴分泌而出,有润泽口腔,滋润食物及滋养肾精的作用。《素问·宣明五气》说:"五脏化液……肾为唾。"由于唾出于肾,所以古代导引家多主张以舌抵上腭,让舌下唾液缓缓泌出,待口中津满,而后咽下,有补养肾精的作用。倘若肾精不足,则唾液分泌减少。反之,多唾、久唾,则可耗损肾中精气。

3. 肾的生理特性

(1)肾主封藏　封藏,亦曰闭藏,封固闭藏之谓。肾主封藏是指肾贮藏五脏六腑之精的作用。封藏是肾的重要生理特性。肾为先天之本,生命之根,藏真阴而寓元阳,为水火之脏。肾主闭藏的生理特性体现在藏精、纳气、主水、固胎等各方面。如精藏于肾,气纳于肾,以及月经的应时而下,胎儿的孕育,二便的正常排泄等,均为肾封藏之职的功能所及。肾主封藏的理论对养生具有重要的指导意义,养生学非常强调收心神、节情欲、调七情、省操劳以保养阴精,使肾精充盈固秘而延年益寿。

(2)与冬气相应　冬季是一年中气候最寒冷的季节，一派霜雪严凝，冰凌凛冽之象。自然界的物类，静谧闭藏以度冬时。人体中肾为水脏，有润下之性，藏精而为封藏之本。同气相求，故以肾应冬。因此，肾阳不足之病多在冬季发作或加重。

二、六腑

六腑，是胆、胃、小肠、大肠、膀胱、三焦的总称。饮食物入口，通过食管入胃，经胃的腐熟，下传于小肠，经小肠的分清泌浊，其清者(精微、津液)由脾吸收，转输于肺，而布散全身，以供脏腑经络生命活动之需要；其浊者(糟粕)下达于大肠，经大肠的传导，形成大便排出体外；而废液则经肾之气化而形成尿液，渗入膀胱，排出体外。饮食物在消化、吸收、排泄过程中，须通过消化道的七个要冲，即“七冲门”，意为七个重要门户，“唇为飞门，齿为户门，会厌为吸门，胃为贲门，太仓下口为幽门，大肠小肠会为阑门，下极为魄门，故曰七冲门也”(《难经・四十四难》)。

六腑的生理特性是受盛和传化水谷，具有通降下行的特性。“六腑者，传化物而不藏，故实而不能满也。所以然者，水谷入口，则胃实而肠虚。食下，则肠实而胃虚”(《素问・五脏别论》)。每一腑都必须适时排空其内容物，才能保持六腑通畅，功能协调，故有“六腑以通为用，以降为顺”之说。突出强调“通”、“降”两字，若通和降太过与不及，均属于病态。

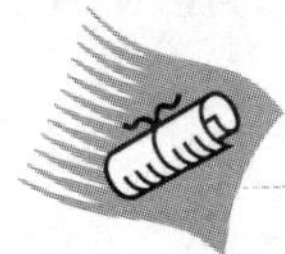

知识链接

六腑不藏精气

在古代，腑写作“府”，“府”是中空的，是盛放物品之处，有出有入。六腑的生理功能主要是“传化”，有传导变化之意，就是说，六腑的功能主要是将饮食物受纳、腐熟、消化、传化，经常充盈水谷，处于连续不断的虚实交替之中，故而不贮藏精气。

(一)胆

胆居六腑之首，又隶属于奇恒之府，其形呈囊状，若悬瓠，附于肝之短叶间。胆属阳属木，与肝相表里。胆的生理功能主要是贮藏、排泄胆汁和主决断。

1. 胆的生理功能

(1)贮藏和排泄胆汁　胆汁，别称“精汁”，来源于肝脏。“肝之余气，泄于胆，聚而成精”(《脉经》)。胆汁由肝脏形成和分泌出来，然后进入胆腑贮藏、浓缩，依赖肝的疏泄作用而注入小肠，以助食物的消化。若肝失疏泄，胆的分泌与排泄受阻，就会影响消化功能，出现胁痛、厌食油腻、腹胀、腹泻等消化不良症状。若湿热蕴结肝胆，以致肝失疏泄，胆汁外溢，浸渍肌肤，则发为黄疸，以目黄、身黄、小便黄为特征。胆气以下降为顺，若胆气不利，气机上逆，则可出现口苦，呕吐黄绿苦水等。

(2)主决断　指胆在精神意识思维活动过程中，具有判断事物并作出决定的作用。胆主决断对于防御和消除某些精神刺激(如大惊大恐)的不良影响，以维持和控制气血的正常运行，确保脏器之间的协调关系有着重要的作用。故曰“胆者，中正之官，决断出焉”(《素问・灵兰秘典论》)。胆气豪壮者，剧烈的精神刺激对其所造成的影响不大，且恢复也较快。胆气虚弱的人，在受到精神刺激的不良影响时，则易于形成疾病，表现为胆怯易惊、善恐、失眠、多梦等精神情志病变。

2. 胆的生理特性

(1)胆气主升　胆为阳中之少阳，属木，主少阳春升之气，故称胆气主升。胆气主升，实为胆的升发条达之性，与肝喜条达而恶抑郁同义。胆气升发疏泄正常，则脏腑之气机升降出入正常，从而维持其正常的生理功能。

(2)性喜宁谧　胆为清净之府，喜宁谧而恶烦扰。宁谧而无邪扰，胆气不刚不柔，禀少阳温和之气，则得中正之职,胆汁疏泄以时,临事自有决断。邪在胆,或热,或湿,或痰,或郁之扰,胆失清宁而不谧,失其少阳柔和之性而壅郁,则呕苦、虚烦、惊悸、不寐,甚则善恐如人将捕之状。

(二)胃

胃是腹腔中容纳食物的器官。其上连食管,下通小肠。胃与脾通过经脉相互络属,构成表里关系。胃以降为和,主要生理功能是受纳和腐熟水谷,主通降。

1. 胃的生理功能

(1)主受纳水谷　这是指胃具有接受和容纳水谷的作用。饮食入口,经过食管,进入胃中,由胃接受和容纳,并暂存于胃腑,这一过程称之为受纳,故胃又被称为"太仓"、"水谷之海"。"人之所受气者,谷也,谷之所注者,胃也。胃者水谷之海也。"(《灵枢·玉版》)"胃司受纳,故为五谷之府"(《类经·藏象类》)。机体精气血津液的化生,都依赖饮食中的营养物质,所以又称胃为"水谷气血之海"。胃主受纳功能是胃主腐熟功能的基础,也是整个消化功能的基础。若胃不受纳,就会出现纳呆、厌食、胃脘胀闷等症状。

(2)主腐熟水谷　这是指胃气将食物经过初步消化,形成食糜的过程。胃接受由口摄入的饮食物并使其在胃中短暂停留,进行初步消化,依靠胃的腐熟作用,将水谷变成食糜,其精微物质经脾之运化而营养周身,未被消化的食糜则下行于小肠。如果胃的腐熟功能障碍,就会出现胃脘疼痛、嗳腐吞酸等症状。

胃主受纳和腐熟水谷的功能,必须和脾的运化功能相配合,才能顺利完成,才能将水谷化为精微,以化生精气血津液,供养全身,故脾胃合称为"后天之本,气血生化之源"。饮食营养和脾胃的消化功能,对人体生命和健康至关重要。所以说"人以水谷为本,故人绝水谷则死"(《素问·平人气象论》)。

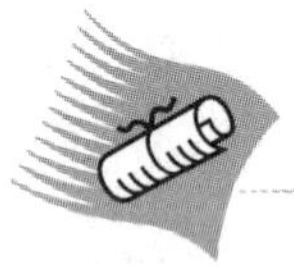

知识链接

有胃气则生,无胃气则亡

胃气是指脾胃对饮食的消化功能。胃为仓廪之官,主化主升;胃为水谷之海,主纳主降,脾胃升降适宜,则阴阳冲和,疾病可愈。胃气之盛衰有无,直接关系到人体的生命活动和盛衰存亡,而且胃气强弱与人体正气盛衰有着极为密切的关系,所以中医临床诊治疾病,十分注意保护胃气,常把保护胃气作为重要的治疗原则。

2. 胃的生理特性

(1)胃主通降　胃主通降与脾主升清相对。胃主通降,是指胃具有将食糜和食物残渣下输小肠和大肠的功能。饮食物入胃,经过胃的腐熟,必须下行入小肠,再经过小肠的分清泌浊,其浊者下移于大肠,然后变为大便排出体外,从而保证了胃肠虚实更替的状态。这是由胃气通畅下行作用完成的。胃贵乎通降,以下行为顺。胃的通降作用,还包括小肠将食物残渣下输于大肠和大肠传化糟粕的功能在内。脾升则健,胃降则和,脾升胃降,彼此协调,共同完成饮食物的消化吸收。

胃之通降是降浊,降浊是受纳的前提条件。所以,胃失通降,可以出现纳呆脘闷、胃脘胀满或疼痛、大便秘结等胃失和降之证;或恶心、呕吐、呃逆、嗳气等胃气上逆之候。脾胃居中,为人体气机升降的枢纽。所以,胃气不降,不仅直接导致中焦不和,影响六腑的通降,甚至影响全身的气机升降,从而出现各种病理变化。

(2)喜润恶燥　这是指胃喜滋润而恶燥烈的特性。胃之受纳腐熟,不仅赖于胃阳的蒸化,更需胃液的濡润。胃中津液充足,方能消化水谷,维持其通降下行之性。胃喜润恶燥之性,主要体现在两个方面:一是胃气下降必赖于胃阴的濡养;二是胃之喜润恶燥与脾之喜燥恶湿,阴阳互济,从而保证了脾升胃降的动态平衡。

(三)小肠

小肠居腹中,其上口与胃在幽门相接,下口与大肠在阑门相连。小肠与心通过经脉相互络属,构成表里关系。小肠主要生理功能是受盛化物和泌别清浊。

1. 小肠的生理功能

(1)主受盛化物　受盛,接受,以器盛物之意。化物,变化、消化、化生之谓。小肠的受盛化物功能主要表现在两个方面:一是小肠接受由胃腑下传而来的食糜而受纳之,起到容器的作用,即受盛作用;二指食糜在小肠内必须停留一定的时间,由脾气和小肠的共同作用对其做进一步的消化,化为精微和糟粕两部分,即化物作用。若小肠受盛化物功能失调,则表现为腹痛、腹胀、腹泻、便溏等。

(2)主泌别清浊　泌,即分泌。别,即分别。泌别清浊,是指小肠对食糜在做进一步消化的同时分清别浊。清者,即水谷精微和津液,由小肠吸收,通过脾气的转输作用,上输心肺,输布全身。浊者,即食物的残渣和部分水液,经胃和小肠之气的作用通过阑门传送到大肠。小肠分清别浊的功能正常,则水液和糟粕各走其道而二便正常。若小肠功能失调,清浊不分,水液归于糟粕,即可出现水谷混杂,便溏泄泻等。

2. 小肠的生理特性

小肠具升清降浊的生理特性:小肠化物而泌别清浊,将水谷化为精微和糟粕,精微赖脾之升而输布全身,糟粕靠小肠之通降而下传入大肠。否则,清浊不分,则现腹胀、便溏、泄泻等症状。

(四)大肠

大肠居腹中,其上口在阑门处接小肠,其下端紧接肛门。大肠与肺通过经脉相互络属,构成表里关系。大肠的主要生理功能是主传化糟粕和主津。

1. 大肠的生理功能

(1)传化糟粕　这是指大肠接受由小肠下传的食物残渣,吸收其中多余的水液,使之形成粪便,经肛门排出体外。故大肠有"传导之官"之称。大肠传导糟粕功能失常,则出现便秘或泄泻。

(2)主津　大肠接受由小肠下传的食物残渣和剩余水分之后,将其中的部分水液吸收,即所谓燥化作用。大肠吸收水分,参与体内水液代谢,称为"大肠主津"。若大肠虚寒,无力吸收水分,则水谷杂下,出现肠鸣、腹痛、泄泻等。若大肠实热,消烁津液,肠液干枯,肠道失润,则会出现大便秘结不通之症。

2. 大肠的生理特性

大肠在脏腑功能活动中,始终处于不断地承受小肠下移的食物残渣并形成粪便而排泄糟粕的功能状态,表现为积聚与输送并存,实而不能满的状态,故以降为顺,以通为用。六腑以通为用,以降为顺,尤以大肠为最。所以通降下行为大肠的重要生理特性。大肠通降失常,以糟粕内结,壅塞不通为多,故有"肠道易实"之说。

(五)膀胱

位于下腹部,在脏腑中,居最下处。其上有输尿管与肾相通,其下有尿道,开口于前阴。膀胱与肾通过经脉相互络属,构成表里关系。膀胱主要生理功能是贮存尿液及排泄尿液。

1. 膀胱的生理功能

(1)贮存尿液　在人体水液代谢过程中,水液通过肺、脾、肾三脏的作用,布散全身,发挥濡润机体的作用。它被人体利用之后,即是"津液之余"者,下归于肾。经肾气的蒸腾气化作用,浊者变成尿液,由膀胱贮存。

(2)排泄尿液　膀胱中尿液的按时排泄,由肾气及膀胱之气的激发和固摄作用调节。肾气与膀胱之气的作用协调,则膀胱开合有度,尿液及时地从溺窍排出体外。

2. 膀胱的生理特性

膀胱具有司开合的生理特性。膀胱为人体水液汇聚之所,故称之为"津液之腑"、"州都之官"。膀胱赖其开合作用,以维持其贮尿和排尿的协调平衡。

肾开窍于二阴,膀胱的贮尿和排尿功能,赖于肾的固摄和气化功能。若肾气的固摄和气化功能失常,则膀胱的气化失司,开合失权,可出现小便不利或癃闭,以及尿频、尿急、遗尿、小便不禁等,故曰"膀胱不利为癃,不约为遗尿"(《素问·宣明五气篇》)。

(六)三焦

三焦是上焦、中焦、下焦的合称,为六腑之一,属脏腑中最大的腑,又称外腑、孤脏。三焦的主要生理功能是主升降诸气和通行水液。

1. 三焦的生理功能

(1)通行元气　元气(又名原气)是人体最根本的气,根源于肾,由先天之精所化,赖后天之精以养,为人体脏腑阴阳之本,生命活动的原动力。元气通过三焦而输布到五脏六腑,充沛于全身,以激发、推动各个脏腑组织的功能活动。所以说,三焦是元气运行的通道。气化运动是生命的基本特征。三焦能够通行元气,元气为脏腑气化活动的动力。因此,三焦通行元气的功能,关系到整个人体的气化作用。故曰"三焦者,人之三元之气也……总领五脏六腑营卫经络,内外上下左右之气也。三焦通,则内外上下皆通也。其于周身灌体,和调内外,营左养右,导上宣下,莫大于此者也。"(《中藏经》)

(2)疏通水道　"三焦者,决渎之官,水道出焉"(《素问·灵兰秘典论》)。三焦能"通调水道"(《医学三字经》),调控体内水液代谢过程,在水液代谢过程中起着重要作用。人体水液代谢是由多个脏腑参与、共同完成的一个复杂的生理过程。其中,上焦之肺,为水之上源,以宣发肃降而通调水道;中焦之脾胃,运化并输布津液于肺;下焦之肾、膀胱,蒸腾气化,使水液上归于脾肺,再参与体内代谢,其代谢后的废水下行则成为尿液排出体外。三焦为水液的生成敷布、升降出入的道路。三焦气治,则脉络通而水道利。三焦在水液代谢过程中的协调平衡作用,称之为"三焦气化"。三焦通行水液的功能,实际上是对肺、脾、肾等脏腑参与水液代谢功能的总括。

(3)运行水谷　"三焦者,水谷之道"(《难经·三十一难》)。三焦具有运行水谷,协助输布精微,排泄废物的作用。其中:"上焦开发,宣五谷味,熏肤,充肌,泽毛"(《灵枢·决气》),有输布精微之功;中焦"泌糟粕,蒸津液,化其精微,上注于肺脉"(《灵枢·营卫生会》),有消化吸收和转输之用;下焦则"成糟粕而俱下入大肠,循下焦而渗入膀胱"(《灵枢·营卫生会》),有排泄粪便和尿液的作用。三焦运化水谷协助消化吸收的功能,是对脾胃、肝肾、心肺、大小肠等脏腑完成水谷消化吸收与排泄功能的概括。

2. 三焦的生理特性

(1)上焦如雾　这是指上焦主宣发卫气,敷布水谷精微和津液的作用。上焦接受来自中焦脾胃的水谷精微,通过心肺的宣发敷布,布散于全身,发挥其营养和滋润作用,若雾露之溉。故称"上焦如雾"。因上焦接纳精微而布散,故又称"上焦主纳"。

(2)中焦如沤　这是指脾胃运化水谷,化生气血的作用。胃受纳腐熟水谷,由脾之运化而形成水谷精微,以此化生气血,并通过脾的升清转输作用,将水谷精微上输于心肺以濡养周身。因为脾胃有腐熟水谷、运化精微的生理功能,如酿酒一样,故喻之为"中焦如沤"。因中焦运化水谷精微,故称"中焦主化"。

(3)下焦如渎　这是指肾、膀胱、大小肠等脏腑主泌别清浊、排泄废物的作用。下焦将饮食物的残渣糟粕传送到大肠,变成粪便,从肛门排出体外,并将体内剩余的水液,通过肾和膀胱的气化作用变成尿液,从尿道排出体外。这种生理过程具有向下疏通,向外排泄之势,故称"下焦如渎"。因下焦疏通二便,排泄废物,故又称"下焦主出"。

综上所述,三焦关系到饮食水谷受纳、消化、吸收、输布和排泄的全部过程,所以三焦是通行元气,运行水谷的通道,是人体脏腑生理功能的综合,为"五脏六腑之总司"(《类经附翼·求正录》)。

六腑的生理功能虽然不同,但它们都是化水谷,行津液的器官。饮食物的消化吸收、津液的输布、废物的排泄等一系列过程,就是六腑在既分工又合作的情况下,共同完成的。六腑之间必须相互协调,才能维持其正常的"实而不满",升降出入的生理状态。由于六腑传化水谷,需要不断地受纳排空,虚实更替,故有"六腑以通为用"的说法。

三、奇恒之腑

脑、髓、骨、脉、胆、女子胞,总称为奇恒之腑。奇恒,异于平常之谓。奇恒之腑的形态似腑,多为中空的管腔性器官,而贮藏精气,功能似脏。它们似脏非脏,似腑非腑,故称奇恒之腑。脑、髓、骨、脉、胆、女子胞六者之中,胆既属于六腑,又属于奇恒之腑,已在六腑中述及。本节只叙述脑、髓、女子胞三者。

(一)脑

脑,又名髓海、头髓。在气功学上,脑又称泥丸、昆仑、天谷。脑深藏于头部,位于人体最上部,其外为头面,内为脑髓,是精髓和神明高度汇集之处,为元神之府。脑的生理功能有主宰生命活动、主精神意识和主感觉运动。

1. 主宰生命活动 《本草纲目》中说“脑为元神之府”，是生命的枢机，主宰人体的生命活动。人出生之前随形具而生之神，即为元神。元神藏于脑中，为生命的主宰。得神则生，失神则死。因为脑为元神之府，元神为生命的枢机。

2. 主精神意识 人的精神活动，包括思维意识和情志活动等，都是客观事物反映于脑的结果。思维意识是精神活动的高级形式，是“任物”的结果。脑具有精神、意识、思维功能，为精神、意识、思维活动的枢纽。脑主精神意识的功能正常，则精神饱满，意识清楚，思维灵敏，记忆力强，语言清晰，情志正常。

3. 主感觉运动 脑为元神之府，主管人体的视、听、嗅等感觉功能，统领肢体的运动。髓海充盈，主管感觉运动功能正常，则视物精明，听力正常，嗅觉灵敏，语言流利，感觉正常，运动自如，矫健有力。若髓海不足，则功能失常，出现视物不明，听力失聪，嗅觉不灵，感觉异常，语言障碍，运动不能等。

（二）髓

髓是骨腔中的一种膏样物质，为脑髓、脊髓和骨髓的合称。髓由先天之精所化生，由后天之精所充养。髓的主要生理功能有充养脑髓、滋养骨骼和化生血液。

1. 充养脑髓 髓以先天之精为主要物质基础，赖后天之精的不断充养，分布骨腔之中，由脊髓而上引入脑，成为脑髓。故曰脑为髓海，“诸髓者，皆属于脑”（《素问·五脏生成篇》）。脑得髓养，脑髓充盈，脑力充沛，则元神之功旺盛，耳聪目明，体健身强。先天不足或后天失养，以致肾精不足，不能生髓充脑，可以导致髓海空虚，出现头晕耳鸣、两眼昏花、腰膝酸软、记忆减退，或小儿发育迟缓、囟门迟闭、身体矮小、动作迟钝等症状。

2. 滋养骨骼 髓藏骨中，骨赖髓以充养。精能生髓，髓能养骨。肾精充足，骨髓生化有源，骨骼得到骨髓的滋养，则生长发育正常，才能保持其坚刚之性。若肾精亏虚，骨髓失养，就会出现骨骼脆弱无力，或发育不良等。

3. 化生血液 精血可以互生，精生髓，髓亦可化血。“肾生骨髓，髓生肝”（《素问·阴阳应象大论》）。“骨髓坚固，气血皆从”（《素问·生气通天论》）。可见，中医学已认识到骨髓是造血器官，骨髓可以生血，精髓为化血之源。

（三）女子胞

女子胞，又称胞宫、子宫、血脏，位于小腹正中部，在膀胱之后，直肠之前，是女性的内生殖器官。女子胞的主要生理功能有主持月经和孕育胎儿。

1. 主持月经 月经，又称月信、月事、月水，是女子生殖细胞发育成熟后周期性子宫出血的生理现象。健康的女子，到 14 岁左右，肾中精气旺盛，天癸至，女子胞发育成熟，子宫发生周期性变化，任脉通，太冲脉盛，月经开始来潮。到 49 岁左右，肾中精气渐衰，天癸竭绝，冲、任二脉的气血逐渐衰少，月经停止来潮。月经的产生，是脏腑气血及天癸作用于胞宫的结果。胞宫的功能正常与否直接影响月经的来潮，所以胞宫有主持月经的作用。

2. 孕育胎儿 胞宫是女性孕产的器官。女子在发育成熟后，月经应时来潮，便有了受孕生殖的能力。此时，两性交媾，两精相合，就构成了胎孕。“阴阳交媾，胎孕乃凝，所藏之处，名曰子宫”（《类经·藏象类》）。受孕之后，月经停止来潮，脏腑经络气血皆下注于冲任，到达胞宫以养胎。胎儿在胞宫内生长发育，约达 10 个月左右，就从胞宫娩出，呱呱坠地，一个新的生命便诞生了。

附：精室

女子之胞名曰子宫，具有主持月经，孕育胎儿的功能，是女性生殖器官之一。而男子之胞名为精室，具有贮藏精液，生育繁衍的功能。精室是男性生殖器官，亦属肾所主，与冲任相关。故曰“女子之胞，男子为精室，乃血气交会，化精成胎之所，最为紧要”（《中西汇通医经精义·下卷》）。精室包括解剖学所说的睾丸、附睾、精囊腺和前列腺等，具有化生和贮藏精子等功能。精室的功能与肾之精气盛衰密切相关。睾丸，又称外肾，“睾丸者，肾之外候”（《类证治裁·卷之首》）。“外肾，睾丸也”（《中西医粹》）。

四、脏腑之间的关系

(一)脏与脏之间的关系

1. 心与肺的关系 心肺同在上焦,心主血,肺主气;心主行血,肺主呼吸。这就决定了心与肺之间的关系,实际上就是气和血的关系。

心与肺,血与气,是相互依存的。气行则血行,血至气亦至。所以,若血无气的推动,则血失统帅而瘀滞不行;气无血的运载,则气无所依附而涣散不收。因此,在病理上,肺的宣肃功能失调,可影响心主行血的功能,而致血液运行失常。反之,心的功能失调,导致血行异常时,也会影响肺的宣发和肃降,从而出现心肺亏虚,气虚血瘀之候等。

2. 心与脾的关系 心主血而行血,脾主生血又统血,所以心与脾的关系,主要是主血与生血、行血与统血的关系。心与脾的关系主要表现在血的生成和运行,以及心血养神与脾主运化方面的关系。

因此,心与脾在病理上的相互影响,主要表现在血液的生成和运行功能失调,以及运化无权和心神不安等,可形成心脾两虚之候。

3. 心与肝的关系 心主血,肝藏血;心主神志,肝主疏泄,调节精神情志。所以,心与肝的关系,主要是主血和藏血,主神明与调节精神情志之间的相互关系。

心与肝在病理上的相互影响,主要反映在阴血不足和神志不安两个方面,表现为心肝血虚和心肝火旺之候等。

4. 心与肾的关系 心居上焦,属阳,在五行属火;肾在下焦,属阴,在五行属水。心肾之间相互依存,相互制约的关系,称之为心肾相交,又称水火相济、坎离交济。

在病理状态下,心与肾之间的水火、阴阳、精血的动态平衡失调,称之为心肾不交,表现为水不济火,肾阴虚于下,而心火亢于上之心肾阴虚,或水气凌心、心肾阳虚之候等。

5. 肺与脾的关系 脾主运化,为气血生化之源;肺司呼吸,主一身之气。脾主运化,为胃行其津液;肺主行水,通调水道,所以脾和肺的关系,主要表现在气和水之间的关系。

肺脾二脏在病理上的相互影响,主要在于气的生成不足和水液代谢失常两个方面,常表现为脾肺两虚、痰湿阻肺之候等。

6. 肺与肝的关系 肝主升发,肺主肃降,肝升肺降,气机调畅,气血流行,脏腑安和,所以两者关系到人体的气机升降运动。

在病理情况下,肝与肺之间的生理功能失调,主要表现在气机升降失常和气血运行不畅方面,如肝火犯肺(又名木火刑金)之候等。

7. 肺与肾的关系 肺属金,肾属水,金生水,故肺肾关系称之为金水相生,又名肺肾相生。肺为水上之源,肾为主水之脏;肺主呼气,肾主纳气。所以肺与肾的关系,主要表现在水液代谢和呼吸运动两个方面。

肺肾之间在病理上的相互影响,主要表现在呼吸异常、水液代谢失调和阴液亏损等方面,出现肺肾阴虚和肺肾气虚等肺肾两虚之候,往往须肺肾同治而获效。故又有"肺肾同源"、"金水同源"之说。

8. 肝与脾的关系 肝主疏泄,脾主运化;肝藏血,脾生血统血。因此,肝与脾的关系主要表现为疏泄与运化、藏血与统血之间的相互关系。

肝与脾在病理上的相互影响,也主要表现在饮食水谷的消化吸收和血液方面,这种关系往往通过肝与脾之间的病理传变反映出来。如肝病及脾,肝木乘脾(又名木郁乘土)而肝脾不调,肝胃不和;或为脾病传肝,土反侮木,而土壅木郁。

9. 肝与肾的关系 肝藏血,肾藏精;肝主疏泄,肾主闭藏。因肝肾之间,阴液互相滋养,精血相生。肝肾之间的关系称之为肝肾同源,又称乙癸同源。

肝与肾之间的病理影响,主要体现于阴阳失调、精血失调和藏泄失司等方面。临床上,肝或肾不足,或相火过旺,常以肝肾同源为理论依据进行治疗,或用滋水涵木,或补肝养肾,或泻肝肾之火的方法。

10. 脾与肾的关系 脾为后天之本,肾为先天之本,脾与肾的关系是后天与先天的关系。后天与先天是相互资助、相互促进的。

脾与肾在病理上相互影响,互为因果。如肾阳不足,不能温煦脾阳,致脾阳不振或脾阳久虚,进而损及肾阳，引起肾阳亦虚，两者最终均可导致脾肾阳虚。临床上主要表现在消化机能失调和水液代谢紊乱方面。

（二）脏与腑的关系

脏与腑的关系，实际上就是脏腑阴阳表里配合关系。由于脏属阴，腑属阳；脏为里，腑为表，一脏一腑，一表一里，一阴一阳，相互配合，并有经脉相互络属，从而构成了脏腑之间的密切关系。

1. 心与小肠的关系 心为脏，故属阴，小肠为腑，故属阳。两者在五行都属火。由于手少阴心经属心络小肠，手太阳小肠经属小肠络心，心与小肠通过经脉的相互络属构成脏腑表里关系。心主血脉，为血液循行的动力和枢纽；小肠为受盛之府，承受由胃腑下移的饮食物进一步消化，分清别浊。心火下移于小肠，则小肠受盛化物，分别清浊的功能得以正常地进行。小肠在分别清浊过程中，将清者吸收，通过脾气升清而上输心肺，化赤为血，使心血不断地得到补充。病理上，心与小肠相互影响，心火可下移于小肠，小肠实热亦可上熏于心。

2. 肺与大肠的关系 肺为脏，属阴，大肠属腑，属阳，由于手太阴肺经属肺络大肠，手阳明大肠经属大肠络肺，通过经脉的相互络属，构成脏腑表里关系。肺与大肠之气化相通，故肺气降则大肠之气亦降，大肠通畅则肺气亦宣通。肺气和利，呼吸调匀，则大肠腑气畅通。反之，大肠之气通降，肺气才能维持其宣降之性。肺与大肠在病理上的相互影响，主要表现在肺失宣降和大肠传导功能失调方面。

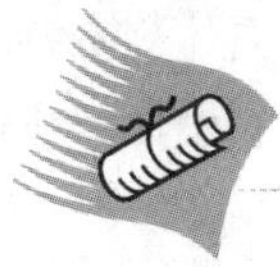

知识链接

宣肺降气治疗老年人习惯性便秘

肺与大肠相表里，老年习惯性便秘多是因肺气虚而引起的，治疗上以补肺气为主，以促进大肠蠕动功能，气足则便得以通。研究证明，肺之肃降与大肠传导息息相关，所以采用宣肺降气治疗老年性便秘疗效甚佳。

3. 脾与胃的关系 脾与胃在五行属土，位居中焦，以膜相连，经络互相联络而构成脏腑表里配合关系。脾胃为后天之本，在饮食物的受纳、消化、吸收和输布的生理过程中起主要作用。脾与胃之间的关系，具体表现在纳与运、升与降、燥与湿几个方面。因此，脾胃在病变过程中，往往相互影响，主要表现在纳运失调、升降反常和燥湿不济方面。

4. 肝与胆的关系 肝位于右胁，胆附于肝叶之间。肝与胆在五行均属木，经脉又互相络属，构成脏腑表里关系，生理上肝气化生胆汁贮存于胆，胆汁排泄依赖肝气疏泄的调节。肝主谋虑，胆主决断，肝与胆之间的关系主要表现在消化功能和精神情志活动方面。因此，肝与胆在病变过程中主要表现在胆汁疏泄不利和精神情志异常两个方面。

5. 肾与膀胱的关系 肾为水脏，膀胱为水腑，在五行同属于水。两者密切相连，又有经络相互络属，构成脏腑表里相合的关系。肾司开合，为主水之脏，主津液，开窍于二阴，膀胱贮存尿液，排泄小便；而为水腑。膀胱的气化功能，取决于肾气的盛衰，肾气促进膀胱气化津液，司关门开合以控制尿液的排泄。肾气充足，固摄有权，则尿液能够正常地生成，并下注于膀胱贮存之而不漏泄，膀胱开合有度，则尿液能够正常地贮存和排泄。肾与膀胱密切合作，共同维持体内水液代谢。肾与膀胱在病理上的相互影响，主要表现在水液代谢和膀胱的贮尿和排尿功能失调方面。

（三）腑与腑之间的关系

胆、胃、大肠、小肠、膀胱、三焦六腑的生理功能虽然不同，但它们都是传化水谷，行津液的器官。饮食物的消化吸收、津液的输布、废物的排泄等一系列过程，就是六腑在既分工又合作的情况下，共同完成的。胃、胆、小肠密切协作共同完成饮食物的消化、吸收，并将糟粕传入大肠，经过大肠再吸收，将废物排出体外。膀胱的贮尿、排尿，与三焦的气化也是相互联系着的。三焦的功能则包括它所参与的消化、吸收与排泄等方面的功能。因此,六腑之间必须相互协调,才能维持其正常的“实而不满”,升降出入的生理状态。由于六腑传化水谷,需要不断地受纳排空,虚实更替,故有“六腑以通为用”或“六腑以通为顺”的说法。

病理上,某一腑有病可影响到其他相关的腑,如胃有实热,津液被灼,必致大便燥结,大肠传导不利。而大肠传导失常,肠燥便秘也可引起胃失和降,胃气上逆,出现嗳气、呕恶等症状。又如胆火炽盛,常可犯胃,可现呕吐苦水等胃失和降之症,而脾胃湿热,熏蒸于胆,胆汁外溢,则现口苦、黄疸等症状。

第二节　气、血、津液

一、气

(一)气的基本概念

中医学从天地大宇宙,人身小宇宙的天人统一观出发,用气的范畴论述了天地自然和生命的运动变化规律。因此,在中医学中,气的概念,既有哲学含义,又有医学科学含义,其内涵错综复杂,不可作单一、片面的理解。

中医学认为气是构成人体的最基本物质,也是维持人体生命活动的最基本物质。生命的基本物质,除气之外,尚有血、津液、精等,但血、津液和精等均是由气所化生的。因此,气是构成人体和维持人体生命活动的最基本物质。由于气具有不断运动变化的特性,对人体的生命活动具有温煦和推动作用,故中医学中以气的运动变化来阐述人体的生命活动。

(二)气的生成

人体之气,来源有两方面:一是先天之精所化生的先天之气;二是后天之精气,包括水谷精微所化生的水谷之气和肺吸入的自然界的清气。这些物质必须通过肺、脾胃和肾等脏腑生理活动才能生成人体的气。

先天之精禀受于父母,由父母生殖之精所化生。先天之精所化生的先天之气,成为人体之气的根本,是人体生命活动的原动力;来源于饮食物的水谷精微之气,依赖于脾胃的运化功能而生成,布散全身之后成为人体之气的重要组成部分;存在于自然界的清气通过肺的呼吸功能和肾的纳气功能吸入体内,参与气的生成,并不断吐故纳新,维持人体的生命活动。因此,气的生成,一方面有赖于肾中精气、水谷精气和自然界清气供应充足;另一方面有赖于肺、脾、肾三脏功能的正常发挥。当来源不足或者脏腑生理功能异常时,就会影响到气的生成,从而形成气虚等证。

(三)气的功能

1. 推动作用　气的推动作用是指气具有激发和推动作用。气是活力很强的精微物质,能激发和促进人体的生长发育、脏腑经络及组织器官的生理功能调节、精的生成、血液的生成和运行,以及津液的生成、输布和排泄等。若气的推动作用减弱,则影响人体的生长发育,或出现早衰,脏腑功能减退,血液和津液的生成不足或运行迟缓,输布、排泄障碍。

2. 温煦作用　气的温煦作用是指气有温煦、熏蒸作用,故曰“气主煦之”。气是机体热量的来源,是体内产生热量的物质基础。人体正常体温的恒定,需要气的温煦作用来维持;各脏腑、经络及组织器官的生理活动,需要在气的温煦作用下进行;血和津液等物质,依赖气的温煦作用才能正常循行。若气的温煦作用减退,则可出现四肢不温,脏腑功能减退,血和津液的运行迟缓等虚寒症状。

3. 防御作用　气的防御作用是指气护卫肌肤、抗御邪气的作用。人体机能总称正气。气的防御作用主要体现在如下几个方面。

(1)护卫肌表,抵御外邪　皮肤是人体的藩篱,具有屏障作用。肺合皮毛,肺宣发卫气于皮毛,卫气行于脉外,达于肌肤,而发挥防御外邪侵袭的作用。

(2)正邪交争,驱邪外出　邪气侵入机体之后,机体的正气奋起与之抗争,正盛邪去,邪气迅即被驱除体外,如是疾病便不能发生。“太阳之为病,脉浮,头项强痛而恶寒”(《伤寒论·辨太阳病脉证并治》)。太阳主一身之表,功能固护于外,外邪侵袭人体,从表而入,必先犯之。脉浮、恶寒,或已发热或未发热,为卫气与邪气相争的反映。如正气战胜邪气，则脉浮、恶寒自罢，而病愈。

(3)自我修复，恢复健康　在疾病之后，邪气已微，正气未复，此时正气足以使机体阴阳恢复平衡，则使机体病愈而康复。总之，气的盛衰决定正气的强弱，正气的强弱则决定疾病的发生发展与转归。

4. 固摄作用　固摄作用是指气对脏器、精、血、津液等具有统摄作用。气可以保持脏器位置相对稳定；统摄血液防止其溢于脉外；控制和调节汗液、尿液、唾液的分泌和排泄，防止体液流失；固藏精液以防遗精滑泄。如果气的固摄作用减弱，则可以出现脏器下垂，各种出血、自汗、多尿、小便自遗、遗精、滑精及早泄等。

5. 营养作用　气的营养作用是指水谷精微之气对脏腑、经络及组织器官的营养作用。人以水谷为本，水谷通过脾胃的运化功能，转化为精微，上输于肺，布达全身，为脏腑、经络及组织器官提供营养。

6. 气化作用　气化是指气的正常运动而产生的各种生理变化。气化是在气的作用下，脏腑的功能活动，精、气、血、津液等不同物质之间的相互化生，以及物质与功能之间的转化，包括体内物质的新陈代谢，以及物质转化和能量转化等过程。气化的过程包括形化、气化及形气转化。在这一过程中，既有有形物质向气的转化，如食物经脾胃腐熟运化之后化为营气，又有气向有形物质的转化，如营气在心肺的作用下而化为血液。人体是一个不断发生气化作用的机体。阳化气，阴成形。阳主动，阴主静。阴阳动静的相互作用是气化作用的根源。如果气的气化作用失常，则能影响整个物质代谢过程，如影响饮食物的消化吸收；影响气、血、津液的生成及输布，影响汗液、尿液和粪便的排泄等。

(四)气的运动

气的运动称为气机。运动是气的根本属性。气的运动是自然界一切事物发生发展变化的根源。人体的气处于不断的运动之中，它流行于全身各脏腑、经络等组织器官，无处不有。气的运动，可以归纳为升、降、出、入四种基本形式，时刻推动和激发着人体的各种生理活动。同时，气的升降出入运动，只有通过脏腑、经络等的生理功能才能具体表现出来。故“升降出入，无器不有。故器者，生化之宇。器散则分之，生化息矣。故无不出入，无不升降”(《素问・六微旨大论》)。一旦气的升降出入运动失去平衡，就会出现“气机失调”的病理状态。而气机升降出入运动一旦止息，则生命活动也就终止了。“出入废则神机化灭，升降息则气立孤危。”(《素问・六微旨大论》)

(五)气的分类

人体的气，从整体上来说，是由肾中精气、脾胃化生的水谷精气和肺吸入的清气组成的。根据气所在的部位、功能及来源的不同，气可分为元气、宗气、营气和卫气四种。

1. 元气　元气又称原气，是人体生命活动的原动力，是人体最重要、最根本的气。元气由先天之精气所化生，并受后天水谷精气不断补充和培养。元气根源于肾，通过三焦，沿经络循行于全身，内至脏腑，外达肌肤腠理，作用于机体的各个部分。元气的生理功能体现在两个方面：一是推动人体的生长发育和生殖，是人体生长发育的根本；二是温煦和激发脏腑、经络、组织器官的生理活动，是维持生命活动最基本的物质基础和原动力。

2. 宗气　宗气是积于胸中之气。宗气是由肺吸入的自然界的清气和脾胃运化的水谷精气结合而生成。宗气分布于胸中，贯注于心脉。其向上者出于肺，循喉咙而走息道；其向下者蓄于丹田，注入足阳明之气街而下行于足。宗气的生理功能体现在两个方面：一是上走息道以司呼吸，凡语言、声音、呼吸的强弱，均与宗气的盛衰有关；二是贯注心脉以行气血，宗气横贯于心脉，促进心气推动血液运行，故脉搏的强弱、肢体的温度和活动能力均与宗气的盛衰有关。

3. 营气　营气又称荣气，是运行于脉中、具有营养作用的气。营气来源于脾胃运化的水谷精微。营气存在于血脉中，成为血液的组成部分，内入五脏，外达肢节，周而复始，如环无端。营气的生理功能体现在两个方面：一是化生血液，营气经肺注入脉中，成为血液的组成成分之一，是化生血液的主要物质基础；二是营养全身，营气随着血液流行全身各处，为脏腑、经络及组织器官的生理活动提供营养物质。

4. 卫气　卫气是行于脉外、具有护卫、防御作用的气。卫气主要由脾胃运化的水谷精气所化生。卫气经肺的宣发，运行于脉外，与运行于脉内的营气相伴而行，环周不休。另外，部分卫气布散于周身，外达皮肤之中，筋骨、分肉之间，内达胸、腹、脏腑等处，无所不至。卫气的生理功能体现在三个方面：一是护卫肌表,防御外邪入侵;二是温养脏腑、肌肉、皮毛;三是调节腠理的开合和汗液的排泄,以维持体温的恒定。

二、血

(一)血的基本概念

血,即血液,是循行于脉中的富有营养和滋润作用的红色液态物质,是构成人体和维持人体生命活动的基本物质之一。血主于心,藏于肝,统于脾,布于肺,根于肾,有规律地循行脉管之中,在脉内营运不息,充分发挥灌溉一身的生理效应。

脉是血液循行的管道,具有阻碍血液溢出的功能,又称“血府”。在某些因素的作用下,血液在脉中运行迟缓涩滞,停积不行,则成瘀血;血液不能在脉内循行而溢出脉外时,称为出血,即“离经之血”。由于瘀血及离经之血离开了脉道,失去了其发挥作用的条件,所以,就丧失了血的生理功能。

(二)血的生成

血液由营气和津液组成。营气和津液都来自于脾胃运化生成的水谷精微。《灵枢·决气》曰“中焦受气取汁,变化而赤,是谓血。”由于脾胃化生的水谷精微是血液生成的最基本物质,所以有脾胃为“气血生化之源”的说法。饮食营养的优劣,脾胃运化功能的强弱,直接影响着血液的化生。若长期饮食营养摄入不足,或脾胃的运化功能失调,均可导致血液的生成不足而形成血虚的病理变化。另外,肾精也是化生血液的基本物质。肾藏精,精生髓,精髓化生血液,血亦能生精,精与血之间存在着相互转化的关系。所以,肾中精气充盈,则血有所充,精有所资,故有“精血同源”之说。

(三)血的循行

血液在脉管中运行不息,流布于全身,环周不休,以营养人体的周身内外上下。脉为血之府,脉管是一个相对密闭,如环无端,自我衔接的管道系统。在正常情况下,血液不会溢出脉外。脉管系统的完整和通畅,则是维持血液正常运行的必要条件。

血液的正常运行,还与心、肺、肝、脾等脏腑的生理功能密切相关。心主血脉,心气是推动血液运行的根本动力。肺主气而朝百脉,调节着全身的气机,能辅助心脏推动和调节血液运行。脾主统血,可统摄血液在脉中运行,防止血液溢出脉外。肝藏血,可调节血量,根据人体动静情况的不同,调节血流量,满足机体的需要;肝又主疏泄,条畅气机,不仅可以维持肝藏血功能的正常,又可促进血液通畅、循行。由上可见,心主血脉、肺朝百脉、肝的疏泄是推动和促进血液运行的因素,脾的统血和肝的藏血是固摄血液运行的因素。这两种力量的平衡,维持着血液的正常循行。任何一个脏腑的功能失调,都会导致血行失常。如推动力不足则出现血液运行迟滞不畅,甚至形成血瘀;固摄力量不足,则可导致血液溢出脉外,形成出血。

(四)血的生理功能

1. 营养滋润全身　血沿脉管循行于全身,内至脏腑,外达皮肉筋骨,如环无端,不断对全身脏腑组织起着营养和滋润的作用,以维持其正常的生理功能。《难经·二十二难》将血的这一作用概括为“血主濡之”。全身各部(内脏、五官、九窍、四肢、百骸)无一不是在血的濡养作用下而发挥功能的。如鼻能嗅,眼能视,耳能听,喉能发音,手能摄物等都是在血的濡养作用下完成的。血的濡养作用可以从面色、肌肉、皮肤、毛发等方面反映出来。血的濡养作用正常,则面色红润,肌肉丰满壮实,肌肤和毛发润泽,感觉灵敏,运动自如;当血液生成不足或过度消耗,或濡养作用减弱时,均可引起全身或局部血虚的病理变化,如心悸怔忡、头晕目眩、面色不华或萎黄、肌肉瘦削、肌肤干燥、毛发干枯、肢体或肢端麻木、运动不灵活等症状。

2. 神志活动的物质基础　血富于营养,能充养脏腑,是五脏之神正常活动的主要物质基础。人的精力充沛、神志清楚、感觉灵敏、活动自如,均有赖于血气的充盛、血脉的调和与流利。血的这一作用也可通过大量的临床观察而得到,无论何种原因形成的血虚或运行失常,均可以出现不同程度的神志方面的症状如惊悸、失眠、多梦等神志不安的表现,失血甚者还可出现烦躁、恍惚、癫狂、昏迷等神志失常的症状。可见血液与神志活动有着密切的关系,所以说“血者,神气也”(《灵枢·营卫生会》)。

三、津液

（一）津液的概念

津液是人体一切正常水液的总称。津液包括各脏腑组织的正常体液和正常的分泌物，是构成人体和维持人体生命活动的基本物质。在体内，除了藏于脏腑中的精和运行于脉管内的血液之外，其他所有正常的液体均属于津液范畴，如胃液、肠液、唾液、关节液等。习惯上也包括代谢产物中的尿、汗、泪、涕等。津液以水分为主体，含有大量营养物质，是构成人体和维持人体生命活动的基本物质。在体内，除血液之外，其他所有正常的水液均属于津液范畴。

津与液虽同属水液，但在性状、功能及其分布部位等方面又有一定的区别。一般地说，性质较清稀，流动性较大，主要布散于体表皮肤、肌肉和孔窍等部位，并渗入血脉，起滋润作用者，称为津；其性较稠厚，流动性较小，灌注于骨节、脏腑、脑、髓等组织器官，起濡养作用者，称之为液："津液各走其道，故三焦出气，以温肌肉，充皮肤，为其津；其流而不行者，为液"（《灵枢・五癃津液别》）。一般情况下，由于两者同属一类物质，且可以相互转化，故津和液常并称。

（二）津液的代谢

津液在体内的代谢，包括津液的生成、输布和排泄，是一系列生理活动的复杂过程，这一过程涉及多个脏腑，是多个脏腑相互配合的结果。"饮入于胃，游溢精气，上输于脾，脾气散精，上归于肺，通调水道，下输膀胱，水精四布，五经并行"（《素问・经脉别论》），这是对津液代谢过程的简要概括。

1. 津液的生成　津液来源于饮食水谷，以脾为主导，通过脾、胃、小肠和大肠消化吸收饮食物中的水分和营养而生成。津液的生成取决于充足的水饮类食物以及脏腑功能正常，特别是脾、胃、大肠、小肠的功能正常。其中任何一方面因素的异常，均可导致津液生成不足，引起津液亏乏的病理变化。

2. 津液的输布　津液的输布主要依靠脾、肺、肾、肝和三焦等脏腑生理功能的协调配合作用而完成。

（1）脾气散精　脾主运化水谷，通过其运化功能，一方面将津液上输于肺，通过肺的宣发和肃降，使津液输布全身而灌溉脏腑、形体和诸窍；另一方面，又可直接将津液向四周布散至全身，即脾有"灌溉四旁"之功能，所谓"脾主为胃行其津液"（《素问・厥论》）的作用。

（2）肺主行水　肺主行水，通调水道，为水之上源。肺接受从脾转输而来的津液之后，一方面，通过宣发作用将津液向人体上部和体表布散；另一方面，通过肃降作用，将津液向身体下部和内部脏腑布散，以发挥津液的滋润和濡养作用。

（3）肾主津液　"肾者水脏，主津液。"（《素问・逆调论》）肾对津液输布起着主宰作用，主要表现在两个方面：一方面，肾中阳气的蒸腾气化作用，是胃"游溢精气"、脾的运化和散精、肺的宣发肃降和通调水道，以及小肠泌别清浊等作用的主宰和原动力，推动着津液的输布；另一方面，由肺下输至肾的津液，在肾的气化作用下，清者蒸腾，经三焦上输于肺而布散于全身，浊者化为尿液，注入膀胱而排出体外。

（4）肝主疏泄　津液的输布有赖于气机的升降出入运动。肝主疏泄，使气机调畅，能疏通三焦水道，气行则津行，从而促进津液的正常代谢。

（5）三焦决渎　决渎，是疏通水道的意思。三焦有通调水道、运行水液的作用，故又称"决渎之官"。三焦气化功能正常，则水道通利，津液输布正常；若三焦水道不利，则会导致水液积聚而出现水肿、尿少等症状。

3. 津液的排泄　津液的排泄与津液的输布一样，主要依赖于肺、肾、膀胱、大肠等脏腑的生理功能，通过发汗、排尿、呼吸及排便等方式进行排泄。

（1）肾　尿液为津液代谢的最终产物，其形成虽与肺、脾、肾等脏腑密切相关，但尤以肾为最。尿液在膀胱内贮存，有赖于肾气的固摄作用。当尿液达到一定量时，在肾司开合作用下排出体外。因此，肾在维持人体津液代谢平衡中起着关键作用，所以说"水为至阴，其本在肾"。

（2）肺　肺气宣发，将体内的一部分津液输布到体表皮毛，在阳气的蒸腾作用下形成汗液，由汗孔排出体外。同时，在呼气时也带走一部分水液。肺的肃降作用可以将津液向下输送到肾和膀胱，化为尿液排出体外。

(3)膀胱　具有贮尿、排尿的作用。

(4)大肠　在排出水谷糟粕所形成的粪便中亦带走一些津液。

综上所述,津液代谢的过程,需要多个脏腑生理活动的综合调节,其中尤以肺、脾、肾三脏为要,故曰"盖水为至阴,故其本在肾;水化于气,故其标在肺;水惟畏土,故其制在脾"(《景岳全书・肿胀》)。若三脏功能失调,则可影响津液的生成、输布和排泄等过程,破坏津液代谢的平衡,导致津液生成不足,形成伤津、脱液等病证;或水液停聚,内生湿、水、饮、痰等病理变化。

(三)津液的功能

1. 滋润濡养　津液以水为主体,富含多种营养物质,具有很强的滋润和濡养作用。津、液、精、血四者在人之身:津之质最轻清,液则清而晶莹,厚而凝结;血为最多,精为最重,而津液之用为最大。内而脏腑筋骨,外而皮肤毫毛,莫不赖于津液以濡养。分布于体表的津液,能滋润皮肤,濡养肌肉,使肌肉丰润,毛发光泽;分布于体内的津液,能滋养脏腑组织器官,维持其正常的生理功能;注入孔窍的津液,使口、眼、鼻等孔窍滋润;流入关节的津液,能滑利关节;渗入骨髓的津液,能充养骨髓、脊髓和脑髓。

2. 充养血脉　水谷精微所化生的津液是血液的基本成分之一。津液经孙络渗入血脉之中,充盈血液,发挥濡养和滑利血脉的作用,促进血液运行。故曰"中焦出气如露,上注溪谷,而渗孙脉,津液和调,变化而赤为血"(《灵枢・痈疽》),"水入于经,其血乃成"(《脾胃论・用药宜忌论》)。

3. 调节阴阳　在正常情况下,人体内部以及人体与自然界之间处于相对的动态平衡。津液对人体的阴阳调节发挥着重要的作用;同时,人体通过自我调节来保持与自然界的协调统一。如寒冷时,皮肤汗孔闭合,汗少尿多,夏季出汗较多,而排尿明显减少。

4. 排泄废物　津液在其自身的代谢过程中,能把机体的代谢产物通过汗、尿等方式不断地排出体外,使机体保持清净,维持机体和脏腑的正常气化活动。若这一作用受到损害和发生障碍,就会使代谢产物潴留于体内,而产生痰、饮、水、湿等多种病理产物,导致脏腑功能失调。

四、气、血、津液之间的关系

气、血、津液等均是构成人体和维持人体生命活动的基本物质,均赖于脾胃运化产生的水谷精微。人体是一个有机的整体,在人体的气化过程中,这些物质之间又相互依存、相互促进、相互制约。因此,无论是在生理上还是在病理上,气、血、津液之间均存在着密切的关系。

(一)气与血的关系

气属阳,主动,主煦之;血属阴,主静,主濡之。这是气与血在属性和生理功能上的区别。但两者都源于脾胃化生的水谷精微和肾中精气,在生成、输布(运行)等方面关系密切,可概括为"气为血之帅","血为气之母"。

1. 气对血的作用　气对血的作用即"气为血之帅",包括三方面的含义,即气能生血,气能行血,气能摄血。

(1)气能生血　这是指血的组成及其生成过程均离不开气和气的运动变化。一方面,营气和津液是血液的主要组成部分,气是血液化生的物质基础;另一方面,从饮食物转化为水谷精微,从水谷精微转化成营气和津液进而化生为赤色的血液,每一个过程都离不开气的运动变化,而气化又是通过脏腑功能表现出来的。因此,气的运动变化能力旺盛,则脏腑的功能活动旺盛,化生血液的功能亦强;气的运动变化能力减弱,则脏腑功能活动衰退,化生血液的功能亦弱。气旺则血充,气虚则血少。

(2)气能行血　这是指气的推动作用是血液循行的动力。气一方面可以直接推动血行,如宗气,另一方面气又可以促进脏腑的功能活动,通过脏腑的功能活动推动血液运行。血液的循行,有赖于心气的推动,肺气的宣发,肝气的疏泄等。故气行则血行,气止则血止。如气虚或气滞,推动作用减弱,则血行迟缓,甚至发生淤滞,称为"气虚血瘀""气滞血瘀"。

(3)气能摄血　气对血具有统摄作用,使血液正常循行于脉中而不溢出脉外。气摄血主要取决于脾气的统摄作用。若脾气虚弱,失去统摄作用,则会出现多种出血症状。治疗时,必须用补气摄血之法,方能达到止血的目的。

2. 血对气的作用 血对气的作用，即“血为气之母”。主要包括血能生气和血能载气两个方面。

(1)血能生气 气存于血中，血不断地为气的生成和功能活动提供营养，使气保持充盛。血盛则气旺，血衰则气少。

(2)血能载气 血是气的载体，必须依赖于血而布散全身。血不载气，则气将飘浮不定，无所归附。所以在临床上，每见大出血之时，气亦随之而涣散，形成气随血脱之候。

综上所述，气与血，一阳一阴，互相维系，气为血之帅，血为气之母。“一身气血，不能相离，气中有血，血中有气，气血相依，循环不已”(《不居集》)。若血气不和，则百病丛生。

(二)气与津液的关系

气属阳，津液属阴，这是气和津液在属性上的区别，但两者均源于脾胃所化生的水谷精微，在其生成和输布过程中有着密切的关系。

1. 气对津液的作用 气对津液的作用表现为气能生津、气能行津、气能摄津三个方面。

(1)气能生津 气是津液生成与输布的物质基础和动力。津液源于水谷精气，而水谷精气赖于脾胃之腐熟运化而生成。气化过程推动和激发脾胃的功能活动，使中焦气机旺盛，运化正常，则津液充足。由此可见，津液的生成离不开气的气化过程所发挥的作用。所以气旺则津充，气弱则津亏。

(2)气能行津 这是指气的运动变化是津液输布和排泄的动力。气的升降出入运动作用于脏腑，表现为脏腑的升降出入运动。脾、肺、肾、肝、三焦等脏腑的升降出入运动完成了津液在体内的输布、排泄过程。当气的升降出入运动异常时，津液输布、排泄过程也随之受阻。即“气行水亦行”(《血证论·阴阳水火气血论》)。反之，由于某种原因，使津液的输布和排泄受阻而发生停聚时，则气的升降出入运动亦随之而不利。由气虚、气滞而导致的津液停滞，称作“气不行水”；由津液停聚而导致的气机不利，称作“水停气滞”。两者互为因果。

(3)气能摄津 这是指气的固摄作用能控制津液的排泄，防止体内津液无故流失，维持体内的津液量相对恒定。若气的固摄作用减弱，则体内津液无故流失，出现多汗、自汗、多尿、遗尿等病理现象。

2. 津液对气的作用 津液对气的作用表现为津能化气、津能载气两个方面。

(1)津能化气 津液在输布过程中受到各脏腑阳气的蒸腾温化，可以化生为气，促进脏腑的正常生理活动；同时，津液有滋润和营养作用，各脏腑组织器官得其营养才能维持正常的功能活动，气的活力才能得到发挥。所以津足气旺，津不足气亦不足。

(2)津能载气 津液是气运行的载体之一，气必须依附于津液而存在，否则将涣散不定而无所归附。因此，津液的丢失，必导致气的耗损。如暑病伤津耗液，不仅口渴喜饮，而且气亦随汗液外泄，而见少气懒言、肢倦乏力等气虚之候。当大汗、大吐、大泻太过，使津液大量丢失时，则气亦随之而外脱，形成“气随津脱”之危候，故曰“吐下之余，定无完气”(《金匮要略心典》)。

(三)血与津液的关系

血与津液均是液态物质，均有滋润和濡养作用，与气相对而言，两者均属于阴，在生理上相互补充，病理上相互影响。

运行于脉中的血液，渗于脉外便化为有濡润作用的津液。当血液不足时，可导致津液的亏少。如失血过多，不但不能化为津液，脉外之津液反而渗入脉中以补偿血容量的不足，从而导致脉外的津液不足，出现口渴、尿少、皮肤干燥等表现。所以，《灵枢·营卫生会》有“夺血者无汗”，《伤寒论》中也有“衄家不可发汗”“亡血者，不可发汗”之说。

输布于肌肉、腠理等处的津液，不断地渗入脉中，与营气相会，成为血液的组成成分。所以，有“津血同源”之说。汗为津液所化，汗出过多则耗津，津耗则血少，故又有“血汗同源”之说。如果津液大量损耗，不仅渗入脉内之津液不足，甚至脉内之津液还要渗出于脉外，形成血脉空虚、津枯血燥的病变。所以，对于因多汗、吐泻而丢失大量津液的患者，不可用破血逐瘀之峻剂，故《灵枢·营卫生会》有“夺汗者无血”之说。

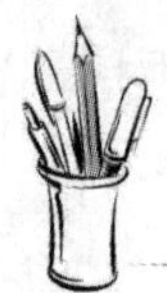

本章小结

藏象学说是通过对人体生理、病理现象的观察，研究人体脏腑组织的生理功能、病理变化及其相互关系的学说，是中医基础理论的核心组成部分。藏象学说认为，人体脏腑可通过经络系统与体表的组织器官相互联系而能被观察到：内脏有病，与之相应的体表组织器官可出现异常反应，出现各种症状和体征；临床上，通过观察这些病理现象，根据它们与脏腑之间的联系，可推断脏腑的病变，为治疗用药提供理论依据。气、血、津液，是维持人体生命活动的物质基础，有的禀受于先天，有的化源于后天之水谷精微，它们与脏腑经络和其他组织器官密不可分，从而形成一个统一的整体。脏腑经络只有依赖于这些物质的滋养和补充，方能发挥其正常的生理功能，同时，脏腑经络的协调活动，又不断地产生和消耗这些物质，以维持新陈代谢的正常进行，维持物质代谢的相对稳定和动态平衡。

(张林平)

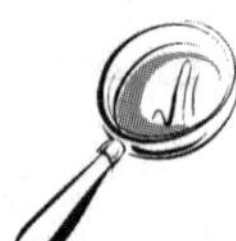

能力检测

1. 自汗、多尿、小便失禁，是气的哪项功能减弱？(　　)

A. 温煦与凉润作用　B. 推动与调控作用　C. 防御作用　D. 固摄作用

2. 聚于胸中的气是(　　)。

A. 卫气　B. 营气　C. 宗气　D. 真气

3. 生成血液的最基本的物质是(　　)。

A. 水谷精微　B. 精　C. 津液　D. 营气

4. 临床上治疗血虚病证，一般应配伍使用(　　)。

A. 补气药　B. 行气药　C. 降气药　D. 理气药

5. 下列不属于津液范畴的是(　　)。

A. 涕　B. 泪　C. 肠液　D. 痰饮

6. 天癸的产生主要取决于(　　)。

A. 肾中精气的充盈　B. 冲任的调节　C. 脾气健运　D. 肝主疏泄

7. 藏象学说研究的中心是(　　)。

A. 脏腑的生理功能　B. 脏腑的病理变化

C. 脏腑组织器官的结构形态　D. 脏腑的生理功能及病理变化

8. 六腑的生理功能特点可概括为(　　)。

A. 藏而不泻，满而不实　B. 藏而不泻，实而不满　C. 泻而不藏，满而不实　D. 泻而不藏，实而不满

9. 肺在志为(　　)。

A. 惊　B. 忧　C. 怒　D. 思

10. 卫气得以布散的基本动力是(　　)。

A. 肺的肃降　B. 脾的升清　C. 肝的疏泄　D. 肺的宣发

11. 肝调节血量功能正常发挥的前提是(　　)。

A. 防止出血　B. 脾统血　C. 心主血　D. 肝贮藏血液

12. 五脏中以升为健的脏是(　　)。

A. 心　B. 肝　C. 脾　D. 肺

13.“筋之余”是(　　)。

A. 爪　　B. 齿　　C. 发　　D. 脉

14. 与大肠构成表里的脏是(　　)。

A. 心　　B. 肝　　C. 肺　　D. 肾

15. 心在液为(　　)。

A. 汗　　B. 涎　　C. 涕　　D. 泪

16. 藏与象的关系哪项是错误的?(　　)

A. 藏决定象　　B. 藏变决定象变　　C. 象反映藏　　D. 象变决定藏变

17. 行气利水并用于治疗水肿的依据是(　　)。

A. 气能生津　　B. 气能行津　　C. 气能摄津　　D. 津能载气

18. 机体精神活动的物质基础是(　　)。

A. 精　　B. 气　　C. 血　　D. 津

19. 下列哪项不属气的固摄作用?(　　)

A. 固摄血液　　B. 固摄尿液　　C. 控制汗液　　D. 控制痰液

20. 人体是一个有机的整体,其生理病理以何为中心?(　　)

A. 五脏　　B. 六腑　　C. 气血　　D. 精

21. 与人体水液代谢关系最密切的脏腑是(　　)。

A. 肺　　B. 脾　　C. 肾　　D. 肝

22. 血的生成与哪个脏腑关系最密切?(　　)

A. 肝　　B. 心　　C. 脾　　D. 肺

23. 肾开窍于(　　)。

A. 耳　　B. 目　　C. 舌　　D. 鼻

24. 具有推动呼吸和血行功能的气是(　　)。

A. 心气　　B. 肺气　　C. 宗气　　D. 元气

第三章 经络

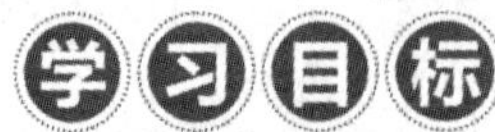

掌握:经络学说的概念;十二经脉的名称、走向交接、分布规律;十二经脉的表里关系及流注次序。

熟悉:经络系统的各个组成部分及经络的生理功能。

了解:奇经八脉的概念及其特点;督、任、冲、带、阴跷、阳跷、阴维、阳维脉的循行分布及主要生理功能。

经络学说是研究人体经络系统的组成、循行分布、生理功能、病理变化,以及与脏腑、气血等相互关系的学说,是中医学理论体系的重要组成部分,也是针灸学及推拿学的理论核心。

经络学说是在阴阳五行学说指导下形成的,它与藏象、气血津液等学说互为补充,深刻地阐明了人体生理活动和病理变化规律,对临床疾病诊断、拟定治则、处方遣药,特别是针灸、推拿以及气功等,具有重要的指导作用。故有“学医不明经络,开口动手便错”之说。

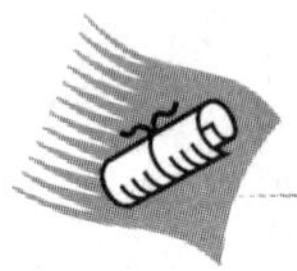

知识链接

《针灸甲乙经》

《针灸甲乙经》为晋代皇甫谧撰于259年左右,全书共10卷,后改编为12卷,128篇。它将经络理论与针灸临床相结合,明确了经络与腧穴的关系,是中国现存最早的一部针灸学专著,距离今天已经有1700多年的历史了。

第一节 经络的概念、组成及生理功能

一、经络的概念

经络是人体运行气血,联络脏腑肢节,沟通内外上下的路径。经络,是经脉和络脉的总称。经,有路径之意,经脉是经络系统中纵行的主干。故曰“经者,径也”。络,有网络之意,络脉是经脉别出的分支,较经脉细小,故曰“支而横出者为络”。

经络相贯,遍布全身,形成一个纵横交错的联络网,通过有规律的循行和复杂的联络交会,组成了经络系统,把人体五脏六腑、肢体官窍及皮肉筋骨等组织紧密地联结成统一的有机整体,从而保证了人体生命活动的正常进行。

二、经络系统

经络系统是由经脉、络脉及其连属部分构成的。经脉和络脉是它的主体。

(一)经脉系统

1.十二经脉

(1)正经　正经有十二,即手三阴经、足三阴经、手三阳经、足三阳经,共四组,每组三条经脉,合称十二经脉。

(2)十二经别　十二经别是十二正经离合出入的别行部分,它们分别起于四肢,循行于体内,联系脏腑,上出颈项浅部。阳经的经别从本经别出而循行体内,上达头面后,仍回到本经;阴经的经别从本经别出而循行体内,上达头面后,与相为表里的阳经相合。十二经别不仅可以加强十二经脉中相为表里的两经之间的联系,而且因其联系了某些正经未循行到的器官与形体部位,从而补充了正经之不足。

(3)十二经筋　十二经筋是十二经脉之气"结、聚、散、络"于筋肉、关节的体系,是十二经脉的附属部分,是十二经脉循行部位上分布于筋肉系统的总称,它有联缀百骸、维络周身、主司关节运动的作用。

(4)十二皮部　十二皮部是十二经脉在体表一定部位上的反应区。全身的皮肤是十二经脉的功能活动反映于体表的部位,所以把全身皮肤分为十二个部分,分属于十二经,称为"十二皮部"。

2.奇经　奇经有八,即督脉、任脉、带脉、阴跷脉、阳跷脉、阴维脉、阳维脉,合称奇经八脉。奇经八脉有统率、联络和调节全身气血盛衰的作用。

(二)络脉系统

络脉有别络、孙络、浮络之分。

1.十五别络　别络有本经别走邻经之意,共有十五支,包括十二经脉在四肢各分出的络,躯干部的任脉络、督脉络及脾之大络。十五别络的功能是加强表里阴阳两经的联系与调节作用。

2.孙络　孙络是络脉中最细小的分支。

3.浮络　浮络是浮行于浅表部位而常浮现的络脉。

三、经络的生理功能

中医把经络的生理功能称为"经气"。其生理功能主要表现在沟通表里上下,联系脏腑器官;通行气血,濡养脏腑组织;感应传导;调节脏腑器官的机能活动四个方面。

1.沟通表里上下,联系脏腑器官　人体由五脏六腑、四肢百骸、五官九窍、皮肉筋骨等组成,它们各有其独特的生理功能。只有通过经络的联系作用,这些功能才能达到相互配合、相互协调,从而使人体形成一个有机的整体。

2.通行气血,濡养脏腑组织　气血是人体生命活动的物质基础,必须通过经络才能输布周身,以温养濡润各脏腑、组织和器官,维持机体的正常生理功能。

3.感应传导　经络有感应刺激、传导信息的作用。当人体的某一部位受到刺激时,这个刺激就可沿着经脉传入人体内有关脏腑,使其发生相应的生理或病理变化。而这些变化,又可通过经络反映于体表。针刺中的"得气"就是经络感应、传导功能的具体体现。

4.调节脏腑器官的机能活动　经络能调节人体的机能活动,使之保持协调、平衡。当人体的某一脏器功能异常时,可运用针刺等治疗方法来进一步激发经络的调节功能,从而使功能异常的脏器恢复正常。

第二节　十二经脉

一、十二经脉的名称

十二经脉根据各经所联系的脏腑的阴阳属性以及在肢体循行部位的不同,具体分为手三阴经、手三阳经、足三阴经、足三阳经四组。

十二经脉的名称是,手太阴肺经、手厥阴心包经、手少阴心经、手阳明大肠经、手少阳三焦经、手太阳小肠经、足太阴脾经、足厥阴肝经、足少阴肾经、足阳明胃经、足少阳胆经、足太阳膀胱经(表 3-1)。

表 3-1　十二经脉名称分类表

	阴经(属脏)	阳经(属腑)	循行部位(阴经行于内侧,阳经行于外侧)	
手	太阴肺经 厥阴心包经 少阴心经	阳明大肠经 少阳三焦经 太阳小肠经	上肢	前线 中线 后线
足	太阴脾经 厥阴肝经 少阴肾经	阳明胃经 少阳胆经 太阳膀胱经	下肢	前线 中线 后线

二、十二经脉的走向和交接规律

(一)十二经脉的走向规律

手三阴经循行的起点是从胸部始,经臑(上臂内侧肌肉)臂走向手指端;手三阳经从手指端循臂指(经穴名)而上行于头面部;足三阳经从头面部下行,经躯干和下肢而止于足趾间;足三阴经从足趾间上行而止于胸腹部。“手之三阴,从胸走手;手之三阳,从手走头;足之三阳,从头走足;足之三阴,从足走腹。”这是对十二经脉走向规律的高度概括。

(二)十二经脉的交接规律

十二经脉走向与交接规律之间有密切联系,两者结合起来,则是:手三阴经,从胸走手,交手三阳经;手三阳经,从手走头,交足三阳经;足三阳经,从头走足,交足三阴经;足三阴经,从足走腹(胸),交手三阴经。构成一个“阴阳相贯,如环无端”的循行路径,这就是十二经脉的走向和交接规律。

三、十二经脉的分布和表里关系

(一)十二经脉的分布规律

十二经脉在体表的分布是有一定规律的。具体从以下三方面叙述。

1. 头面部　手三阳经止于头面,足三阳经起于头面,手三阳经与足三阳经在头面部交接,所以说:“头为诸阳之会”。

十二经脉在头面部分布的特点:手足阳明经分布于面额部;手太阳经分布于面颊部;手足少阳经分布于耳颞部;足太阳经分布于头顶、枕项部。另外,足厥阴经也循行至顶部。

十二经脉在头面部的分布规律:阳明在前,少阳在侧,太阳在后。

2. 躯干部　十二经脉在躯干部分布的一般规律:足三阴与足阳明经分布在胸、腹部(前),手三阳与足太阳经分布在肩胛、背、腰部(后),手三阴、足少阳与足厥阴经分布在腋、胁、侧腹部(侧)。

3. 四肢部　十二经脉在四肢的分布规律:阴经分布在四肢的内侧,阳经分布在四肢的外侧;阴经在四肢内侧分布的次序为太阴在前,厥阴在中,少阴在后(在小腿下半部和足背部是厥阴肝经在前,太阴脾经在中,至内踝上八寸处交叉之后,太阴脾经在前,厥阴肝经居中);阳经在四肢外侧排列的次序为阳明在前,少阳在中,太阳在后。

(二)十二经脉的表里关系

十二经脉通过经别和别络相互沟通,组成六对“表里相合”关系,即手太阴肺经属肺络大肠,故手太阴肺经与手阳明大肠经相表里;手厥阴心包经属心包络三焦,故手厥阴心包经与手少阳三焦经相表里;手少阴心经属心络小肠,故手少阴心经与手太阳小肠经相表里;足太阴脾经属脾络胃,故足太阴脾经与足阳明胃经相表里;足厥阴肝经属肝络胆,故足厥阴肝经与足少阳胆经相表里;足少阴肾经属肾络膀胱,故足少阴肾经与足太阳膀胱经相表里。

十二经脉的表里关系,不仅由于相互表里的两经的衔接而加强了联系,而且由于相互络属于同一脏腑,因而使互为表里的一脏一腑在生理功能上互相配合,在病理上可相互影响。

四、十二经脉的流注次序

经络是人体气血运行的通道，而十二经脉则为气血运行的主要通道。气血在十二经脉内流动不息，循环灌注，分布于全身内外上下，构成了十二经脉的气血流注，又名十二经脉的流注。其流注次序见图 3-1。

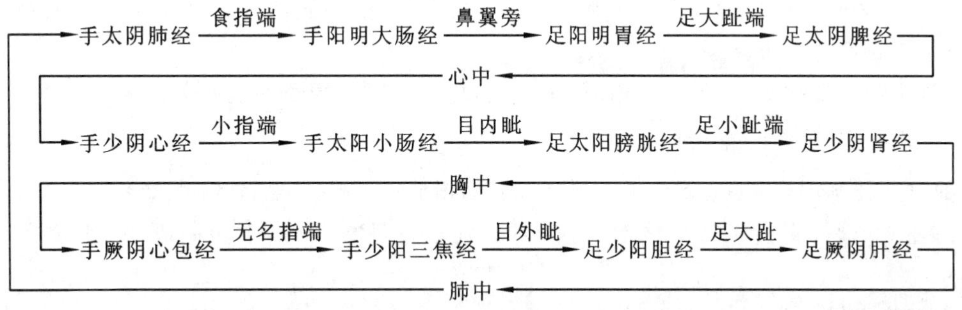

图 3-1　十二经脉流注次序

第三节　奇经八脉

一、奇经八脉的概念和生理特点

（一）奇经八脉的概念

奇经八脉是指十二经脉之外的八条经脉，包括任脉、督脉、冲脉、带脉、阴跷脉、阳跷脉、阴维脉、阳维脉。奇者，异也。因其异于十二正经，故称“奇经”。它们既不直属脏腑，又无表里配合。其生理功能，主要是对十二经脉的气血运行起着蓄溢、调节作用。

（二）奇经八脉的生理特点

奇经八脉的生理特点：一是奇经八脉与脏腑无直接络属关系；二是奇经八脉之间无表里配合关系；三是奇经八脉的分布不像十二经脉的分布遍及全身，人体的上肢无奇经八脉的分布。奇经八脉的走向也与十二经脉不同，除带脉外，余者皆由下而上循行。

奇经八脉的共同生理功能如下。

（1）进一步加强十二经脉之间的联系　如督脉总督一身之阳经，任脉总任一身之阴经，带脉约束纵行诸脉，二跷脉主宰一身左右的阴阳，二维脉维络一身表里的阴阳。即奇经八脉进一步加强了机体各部分的联系。

（2）调节十二经脉的气血　十二经脉气血有余时，则蓄藏于奇经八脉；十二经脉气血不足时，则由奇经“溢出”及时给予补充。

（3）奇经八脉与肝、肾等脏及女子胞、脑、髓等奇恒之腑有十分密切的关系，相互之间在生理、病理上均有一定的联系。

二、奇经八脉的循行及其生理功能

（一）督脉的循行及其生理功能

1. 循行部位　督脉起于小腹内，下出会阴，向后至尾骶部的长强穴，沿脊柱上行，经项部至风府穴，进入脑内，属脑，沿头部正中线，上至巅顶的百会穴，经前额下行鼻柱至鼻尖的素髎穴，过人中穴，至上齿正中的龈交穴。

2. 分支　第一支，与冲、任二脉同起于胞中，出于会阴部，在尾骨端与足少阴肾经、足太阳膀胱经的脉气会合，贯脊，属肾。第二支，从小腹直上贯脐，向上贯心，至咽喉与冲、任二脉相会合，到下颌部，环绕口唇，至两目下中央。第三支，与足太阳膀胱经同起于眼内角，上行至前额，于巅顶交会，入络于脑，再别出下项，沿肩胛骨内，脊柱两旁，到达腰中，进入脊柱两侧的肌肉，与肾脏相联络。

3. 生理功能

(1)调节阳经气血，为“阳脉之海” 督脉循身之背，背为阳，说明督脉对全身阳经脉气具有统率、督促的作用。另外，六条阳经都与督脉交会于大椎穴，督脉对阳经有调节作用，故有“总督一身阳经”之说。

(2)反映脑、肾及脊髓的功能 督脉属脑，络肾。肾生髓，脑为髓海。督脉与脑、肾、脊髓的关系十分密切。

(3)主生殖功能 督脉络肾，与肾气相通，肾主生殖，故督脉与生殖功能有关。

(二)任脉的循行及其生理功能

1. 循行部位 任脉起于胞中，下出于会阴，经阴阜，沿腹部正中线上行，经咽喉部(天突穴)，到达下唇内，左右分行，环绕口唇，交会于督脉之龈交穴，再分别通过鼻翼两旁，上至眼眶下(承泣穴)，交于足阳明经。

2. 分支 由胞中贯脊，向上循行于背部。

3. 生理功能

(1)调节阴经气血，为“阴脉之海” 任脉循行于腹部正中，腹为阴，说明任脉对一身阴经脉气具有总揽、总任的作用。另外，足三阴经在小腹与任脉相交，手三阴经借足三阴经与任脉相通，因此任脉对阴经气血有调节作用，故任脉有“总任诸阴”之说。

(2)调节月经，妊养胎儿 任脉起于胞中，具有调节月经，促进女子生殖功能的作用，故有“任主胞胎”之说。

(三)冲脉的循行及其生理功能

1. 循行部位 起于胞宫，下出于会阴，并在此分为两支。上行支：其前行者(冲脉循行的主干部分)沿腹前壁挟脐(脐旁五分)上行，与足少阴经相并，布散于胸中，再向上行，经咽喉，环绕口唇；其后行者沿腹腔后壁，上行于脊柱内。下行支：出会阴下行，沿股内侧下行到大趾间。

2. 生理功能

(1)调节十二经气血 冲脉上至于头，下至于足，贯串全身，为总领诸经气血的要冲。当经络脏腑气血有余时，冲脉能加以涵蓄和贮存；当经络脏腑气血不足时，冲脉能给予灌注和补充，以维持人体各组织器官正常生理活动的需要。故有“十二经脉之海”“五脏六腑之海”和“血海”之称。

(2)主生殖功能 冲脉起于胞宫，又称“血室”“血海”。冲脉有调节月经的作用。冲脉与生殖功能关系密切，女性“太冲脉盛，月事以时下，故有子。”“太冲脉衰少，天癸竭，地道不通。”这里所说的“太冲脉”，是指冲脉。另外，男子或先天冲脉未充，或后天冲脉受伤，均可导致生殖功能衰退。

(3)调节气机升降 冲脉在循行中并于足少阴，隶属于阳明，又通于厥阴，及于太阳。冲脉有调节某些脏腑(主要是肝、肾和胃)气机升降的功能。

(四)带脉的循行及其生理功能

1. 循行部位 带脉起于季胁，斜向下行，交会于足少阳胆经的带脉穴，绕身一周，并于带脉穴处再向前下方沿髋骨上缘斜行到少腹。

2. 生理功能 约束纵行的各条经脉，司妇女的带下。

(五)阴跷脉的循行及其生理功能

1. 循行部位 阴跷脉起于足跟内侧足少阴经的照海穴，通过内踝上行，沿大腿的内侧进入前阴部，沿躯干腹面上行，至胸部入缺盆，上行于喉结旁足阳明经的人迎穴之前，到达鼻旁，连属眼内角，与足太阳、阳跷脉会合而上行。

2. 生理功能 控制眼睛的开合和肌肉的运动。

(六)阳跷脉的循行及其生理功能

1. 循行部位 阳跷脉起于足跟外侧足太阳经的申脉穴，沿外踝后上行，经下肢外侧后缘上行至腹部。沿胸部后外侧，经肩部、颈外侧，上挟口角，到达眼内角。与足太阳经和阴跷脉会合，再沿足太阳经上行与足少阳经会合于项后的风池穴。

2. 生理功能 控制眼睛的开合和肌肉运动。

（七）阴维脉的循行及其生理功能

1. 循行部位 阴维脉起于足内踝上五寸足少阴经的筑宾穴，沿下肢内侧后缘上行，至腹部，与足太阴脾经同行到胁部，与足厥阴肝经相合，再上行交于任脉的天突穴，止于咽喉部的廉泉穴。

2. 生理功能 维脉的“维”字，有维系、维络的意思。阴维脉具有维系阴经的作用。

（八）阳维脉的循行及其生理功能

1. 循行部位 阳维脉起于足太阳的金门穴，过外踝，向上与足少阳经并行，沿下肢外侧后缘上行，经躯干部后外侧，从腋后上肩，经颈部、耳后，前行到额部，分布于头侧及项后，与督脉会合。

2. 生理功能 维系阳经。

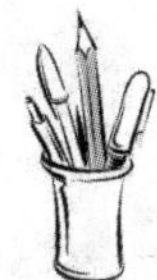

本章小结

经络学说，是研究人体经络系统的生理功能、病理变化，及其与脏腑、气血津液相互关系的学说，是中医学理论体系的重要组成部分。经络相贯，遍布全身，形成一个纵横交错的联络网，通过有规律的循行和复杂的联络交会，组成了经络系统。经络的生理功能主要表现在运行全身气血以营养脏腑组织，联络脏腑器官以沟通内外上下，感应传导信息以调节人体各脏腑组织机能使之协调平衡等方面。

（张林平）

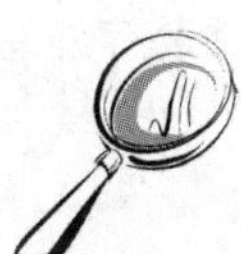

能力检测

1. 十二经脉之气结、聚、散、络于筋肉关节的体系是（　　）。

A. 奇经八脉　B. 十二经别　C. 十五别络　D. 十二经筋

2. 循行于头侧部的经脉是（　　）。

A. 阳明经　B. 太阳经　C. 少阳经　D. 太阴经

3. 手三阴经的走向是（　　）。

A. 从头走手　B. 从手走头　C. 从胸走手　D. 从手走胸

4. 按十二经流液次序手太阳小肠经上接（　　）。

A. 手少阴心经　B. 手厥阴心包经　C. 足太阳膀胱经　D. 手阳明大肠经

5. 足太阳膀胱经所络的内脏是（　　）。

A. 心　B. 三焦　C. 肾　D. 肝　E. 小肠

6. 具有“主胞胎”功能的奇经是（　　）。

A. 冲脉　B. 任脉　C. 督脉　D. 带脉　E. 阴维脉

7. 关于奇经八脉的名称，下列哪项说法不正确？（　　）

A. 督有统率、总管之意　B. 任有总任、担任及妊养之意　C. 跷有轻健、矫捷之意

D. 维有维系、连接之意　E. 带指妇女白带

第四章 病因病机

学习目标

掌握：六淫、七情的概念及致病特点；饮食失宜致病的规律和特点；痰饮、瘀血的概念、形成原因及致病特点。

熟悉：疫疠的致病特点，疠气的形成和疫病流行的原因。

了解：中医的基本病机。

中医学认为，人体是一个有机的整体，各脏腑组织之间及其与外界环境之间始终保持着既对立又统一的相对动态平衡状态，从而维持着机体的正常生命活动。如果因某种原因使这种平衡状态遭到破坏，且又不能自行调节得以及时恢复，机体就会发生疾病。病因病机，主要探讨导致破坏这种平衡状态的原因，以及疾病发生、发展与变化的机制。

病因，是指破坏人体自身及其与外界环境之间的相对平衡状态而引发疾病的原因。中医认识病因，除了客观的致病因素外，主要以病证的临床表现为依据，通过分析疾病的症状、体征来推求病因，这种方法称为审证求因。学习和研究中医病因学，须掌握各种病因的性质和致病特点，以及病证特征，以便更好地指导临床诊断、治疗和护理。致病因素有多种多样，诸如气候异常、疠气侵袭、精神刺激、饮食失宜、劳逸不当、跌仆损伤及虫兽所伤等，均能导致疾病发生。常见的致病因素有外感致病因素、内伤致病因素和其他致病因素。

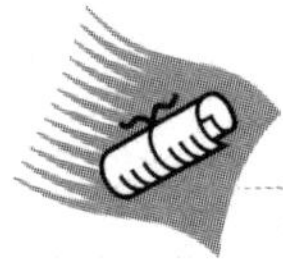

知识链接

病因的分类

《黄帝内经》将病因分为阴阳两类："生于阳者，得之风雨寒暑"；"生于阴者，得之饮食、居处、阴阳、喜怒"。汉代张仲景在《金匮要略》中将病因分为三类："经络受邪入脏腑，为内所因也"，"四肢九窍，血脉相传，壅塞不通，为外皮肤所中也"，"房事、金刃、虫兽所伤"。宋代陈无择提出"三因学说"：六淫、疫疠所感为外因；五脏七情所伤为内因；饮食、劳倦、跌仆、金刃、虫兽伤为不内外因。

第一节 六　淫

六淫，是指风、寒、暑、湿、燥、火六种外感病邪的统称。"淫"有太过、浸淫之意。风、寒、暑、湿、燥、火本来是自然界六种不同的气候，在正常情况下，称为"六气"。六气的不断运动变化，决定了一年四季气候的不同，即春风、夏暑、长夏湿、秋燥、冬寒。人们在生活中，不但体验到六气变化特点，而且通过自身调节机制产生了一定适应能力，从而使人体的生理活动与六气的变化规律相适应，所以六气一般不会使人致病。但当气候变化异常，如六气的太过和不及，或非其时而有其气（如春天应暖而反寒，冬天应寒而反温），或气候变化过于急骤（如骤冷、暴热等），超过了人体的适应能力；或人体抗病能力下降，不能适应气候变化，这时六气才成为致病因素，导致疾病的发生。此时的"六气"，便称为"六淫"。六淫是指反常的六气，属不正之气，故又称其为"六邪"。

六淫致病具有以下共同特点。

外感性：六淫邪气侵犯人体，多从肌表、口鼻而入，或上述两个途径同时受邪而发病，因六淫之邪多从外受，故称"外感六淫"，所致疾病，称为"外感病"。

季节性：六淫致病具有明显的季节性，如春季多风病，夏季多暑病，长夏多湿病，秋季多燥病，冬季多寒病等。因六淫致病常有一定的季节性，故习惯地称为"时令病"。

地域性：六淫致病常与生活地域密切相关，不同的地域，有不同的发病特点，如西北地区多寒病、燥病，东南沿海地区多湿病、温病。

环境性：六淫致病与所处环境的关系十分密切，如久居潮湿环境易患湿邪致病，高温作业者常见燥邪或火邪致病等。

相兼性：六淫邪气既可外邪单独侵袭人体而致病，又可两邪或两邪以上相合侵袭人体而致病，如风寒感冒、湿热泄泻、风寒湿痹等。

转化性：六淫致病后，在一定条件下，其证候可发生转化。如感受风寒之邪可以从表寒证转化为里热证。这些寒或热的产生都与机体的体质密切相关。

值得一提的是，有一些因脏腑功能失调或气血津液失调所产生的化风、化寒、化燥、化湿、化热（火）等病理反应，临床上常出现类似风、寒、湿、燥、火的证候，因其非外来之邪，不属于六淫的范畴，故称为"内生五邪"。

六淫病因，除了气象因素外。还包括细菌、病毒等多种致病因素在内。气候因素为细菌和病毒的生长、繁殖、传播创造了条件。

一、风邪的性质及其致病特点

风是春季的主气，因四季皆有风，故风邪致病虽以春季为多，但又不限于春天，其他季节亦可发生。风邪侵犯人体多从皮毛而入，是六淫中最主要的致病因素，常为寒、湿、燥、火（热）等邪的先导，故称"六淫之首"。风邪是外感发病中一种较重要和广泛的致病因素。风邪的性质与致病特点如下。

1. 风为阳邪，其性开泄，易袭阳位 风性善动而不居，具有轻扬升发、向上、向外的特性，故属阳邪。开泄，是指风易使腠理疏泄而开张，气液外泄，出现出汗、恶风等症。易袭阳位，是指风邪常易侵犯人体的上部（头面）、阳经和肌表等阳位，常出现恶风寒、发热、头痛、鼻塞咽痒、身背项痛等症状。

2. 风性善行而数变 善行，是指风具有善动不居、易行而无定处的特征。风邪致病，病位游移而行无定处。如"行痹"（又称风痹），症见游走性关节痛、痛无定处。数变，是指风邪致病具有发病急、变化快的特点。如荨麻疹的皮疹，皮肤瘙痒，发无定处，此起彼伏，就反映了风性数变的特点。

3. 风为百病之长 长者，始也，首也。风为百病之长，一是指风邪常夹带他邪合而伤人，为外邪致病的先导。因风性开泄，其余寒、暑、湿、燥、火诸邪多依附于风而侵及人体致病，如风寒、风热、风湿、风燥等。二是指风邪致病极为广泛，风邪四季均有，风邪侵入无孔不入，其致病最多、变化最快，可导致多种病证。古人甚至把风邪当作外感病致病因素的总称。

4. 风性主动 风主动，是指风具有使物体摇动的特性，故其致病具有类似摇动的症状，如头目眩晕、震颤、抽搐等均与风邪有关。

二、寒邪的性质及其致病特点

寒为冬季的主气。冬季气温寒冷，且常有气温骤降，若人体防寒保暖不当，易感受寒邪；其他季节也可感受寒邪，如气温骤降，汗出当风、淋雨冒雪或饿冻露宿、过饮寒凉等。感寒有伤寒、中寒之别：寒邪伤及肌表，郁遏卫阳，称为"伤寒"；寒邪直中于里，伤及脏腑阳气，称为"中寒"。寒邪的性质与致病特点如下。

1. 寒为阴邪，易伤阳气 "阴盛则寒"，是指寒为阴气盛的表现，故其性属阴。寒邪阴盛可困遏阳气，体内阳气与之抗争，势必损耗阳气；阳气受损，失其正常的温煦气化作用，则表现出寒证。如寒邪袭表，卫阳被遏,可见发热、恶寒、无汗等症;寒邪直中太阴,损伤脾阳,则见脘腹冷痛、呕吐、腹泻等症。

2. 寒性凝滞 寒邪犯体,阴盛阳损,可使经脉失于温煦,气血凝滞不通,不通则痛,故见疼痛症状。如头项强痛、骨节疼痛之太阳伤寒证,关节疼痛剧烈的痛痹等,均与寒性凝滞相关,故有"寒主疼痛"之说。

3. 寒主收引 收引即收缩、牵引之意。寒邪袭体,可使体内气机收敛,腠理、经络、筋脉收缩而挛急。如寒邪袭表,使皮肤腠理收缩,汗孔闭塞,可见恶寒、发热、无汗等;寒客经络关节,筋脉牵引拘急而见关节屈伸不利、拘挛作痛等症。

4. 寒性清澈 分泌物或排泄物出现清稀状,多属寒邪所致。如风寒感冒初起,鼻流清涕;寒邪束肺,咯痰清稀等。

三、暑邪的性质及其致病特点

暑是夏季的主气,为火热之气所化。暑与火热虽属同类,但暑邪致病有明显的季节性,主要发生于夏至以后,立秋以前。暑邪纯属外邪,只有外感而没有内生,故无内暑之说,这是暑邪与六淫中其余五种邪气的不同点。暑邪的性质与致病特点如下。

1. 暑为阳邪,其性炎热 暑为夏季火热之气所化,其性炎热,故属阳邪。由于夏季气候炎热,暑与其他季节之温热邪气相比,其势炽盛,更具独特的炎热性。因此,暑邪犯人可迅速出现壮热、面赤、目红、心烦、脉洪数等一派热势弛张上炎的症状。

2. 暑性升散,扰神耗气伤津 暑为阳邪,主升主散,故侵犯机体可上扰心神及头目,出现心烦闷乱而不宁、头昏、目眩等症;暑邪多直入气分,使腠理开泄而为多汗,汗多则易耗伤津液,可见口渴喜饮、尿少短赤等;大量汗出则气随津泄而耗气,常见气短、乏力;严重者可致气随津脱而突然昏倒、不省人事等气津两伤或气脱症状。

3. 暑多夹湿 暑季炎热,且多雨而潮湿,天暑下逼,地湿上蒸,故暑邪多兼夹湿邪犯机体。临证除有发热、烦渴等暑热证外,常兼见四肢困倦、胸闷呕恶、便溏不爽等湿阻证。应当指出,暑虽多夹湿,但不是"暑必兼湿"。

四、湿邪的性质及其致病特点

湿为长夏主气。长夏,正值夏秋之交,为一年中湿气最盛的季节,故长夏多湿病。其他季节也可感受湿邪,如气候潮湿、涉水淋雨、久处潮湿环境或汗出衣里、受湿渐渍等,均可感受湿邪而为病。脾主运化水湿,脾失健运,水湿内停,亦易招致湿邪为病。湿邪的性质与致病特点如下。

1. 湿为阴邪,易阻气机,损伤阳气 湿为有形之邪,最易阻滞气机,使气机升降失常;湿性类水,其性属阴,阴胜则阳病,故湿邪易损人之阳气;湿喜归脾,脾喜燥恶湿,所以湿邪常先困伤脾阳,从而影响脾胃的运化和气机升降功能,出现胸闷、胃纳呆滞、脘痞腹胀;水湿停聚,则出现腹泻、尿少、水肿、腹水等症。

2. 湿性重浊 重,指湿邪的临床表现具有沉重、重着的特点,如湿袭肌表,则周身困重、四肢酸沉怠惰;湿困于头,则头重如裹、昏昏欲睡;湿留关节,则肌肤不仁、关节疼痛重着,沉重不举,故又称"着痹"。浊,指湿邪为病,其排泄物和分泌物具有秽浊不清的特点,如湿浊在上,则面垢眵多、苔腻厚;湿阻中焦,则便溏不爽、下痢黏稠脓血、小便混浊;湿浊下注,在妇人则见带下黄白黏稠有秽臭;湿在皮肤则湿疹破溃,流脓渗水等。

3. 湿性黏滞 湿为重浊有形之邪,具有黏腻停滞的特点,主要表现在两个方面。一是湿病症状的黏滞性,如湿留大肠,则大便黏腻不爽或里急后重;湿阻膀胱,则小便涩滞不畅或频急涩痛;湿浊内盛,则舌苔黏腻。二是湿病病程的缠绵性,如湿痹、湿疹、湿温等病,均有病程长、反复发作或时起时伏、缠绵难愈的特点。

4. 湿性趋下,易袭阴位 湿性类水,水性趋下,故湿邪有趋下之特性,其致病易伤机体下部。如湿邪为病的水肿,多以下肢较明显;湿邪下注之病,有淋病、尿浊、带下、痢疾等均为湿性趋下之表现。

五、燥邪的性质及其致病特点

燥是秋季主气,秋天气候干燥,故多燥病。其他季节也可感受燥邪,如久晴无雨、骄阳久曝、火热烘烤等均可感受燥邪而为病。燥邪多从口鼻、皮毛袭入，侵袭肺卫。燥邪为病有温燥、凉燥之分：初秋有夏热之余气，或久晴无雨，秋阳以曝，燥热相合，易发为温燥；深秋因有近冬之寒气，燥寒相合，易发为凉燥。燥邪的性质与致病特点如下。

1. 燥性干涩，易伤津液 燥邪干燥而涩滞，易耗伤阴液。故燥邪为病，可见鼻燥咽干、口唇皴裂、舌上少津、干咳少痰、大便干结或皮肤干燥、毛发不荣等。

2. 燥易伤肺 肺为娇脏，喜润而恶燥，外合皮毛，开窍于鼻。燥邪多从口鼻、皮毛而入，最易伤肺。肺津耗伤，宣降失司，甚则伤及肺络，可见干咳或痰黏而难咯出，或痰中带血、咽干痛、呼吸不畅、喘息胸痛等症。燥邪由肺影响到大肠，可见大便干燥不畅等症。

六、火（热）邪的性质及其致病特点

热为夏季主气。热邪引起的病证，称温热病。但温热病，不只限于夏季，其他季节均可发生。如春有春温，暑有暑温，秋有温燥，冬有冬温等。温、热、火三者属同一性质的病邪，均为阳盛所化，虽常混称温热或火热之邪，但三者之间却有程度之不同，一般认为热为温之渐，火为热之极；就致病邪气而论，热多指外邪，属“六淫”之一，如风热、燥热、湿热之类；而火多由内生，如“内生五邪”的心火、肝火等。火邪的性质与致病特点如下。

1. 火（热）为阳邪，其性炎上 火热之性燔灼、升腾上炎，故属阳邪。阳胜则热，常见高热、恶热、面赤、脉洪等症；火热之邪侵犯人体，症状多现于人体上部，如头痛、面赤、咽喉红肿热痛、齿衄、龈肿或口舌糜烂等。

2. 火（热）易扰心神 心在五行属火，火热之邪伤人易扰心神，轻者心神不宁而见烦躁、失眠等症，重者神不守舍可见狂躁不安、神昏谵语等症。

3. 火（热）易耗气伤津 火属阳邪，阳胜则阴病：一是热迫津外泄而致大汗，使津液化汗耗伤；二是热邪消灼煎熬阴津，可出现口渴引饮、咽干舌燥、小便短赤、大便秘结等津伤液耗之症。当热迫津外泄的同时，气随津泄，故又易导致津伤气耗，轻者见体倦乏力、少气懒言等气虚征象；重者出现气脱亡阴、阴损及阳，亦可见亡阳之危象。

4. 火（热）易生风动血 热盛生风，又称热极生风，是由火热之邪燔灼肝经，劫灼阴液，使筋脉失其滋养濡润而致肝风内动，出现高热神昏、四肢抽搐、颈项强直、角弓反张、两目上视等症。热盛动血，是由热入营血，火热之邪可迫血妄行，甚则灼伤脉络，而致各种出血证。如吐血、衄血、妇女月经过多、崩漏等。

5. 火（热）易致肿疡 火热之邪侵犯人体血分，可聚于局部，腐蚀血肉而发为疮疡痈肿，可见局部红肿热痛，久则化脓等。

第二节 疠　　气

疠气，即疫疠之气，是一类具有强烈传染性的外邪。又称为瘟疫、疫毒、疫气、毒气、异气、时气、乖戾之气等。《瘟疫论》说：“夫瘟疫之为病，非风、非寒、非暑、非湿，乃天地间别有一种异气所感。”指出疠气是外来的致病因素之一，而又不同于六淫。疠气致病为疫病，用西医术语来讲，它就是传染病。

一、疠气的致病特点

1. 发病急骤，病情危重 疠气致病，潜伏期较短，甚至可“触之者即病”，且病情凶险，发展变化快，死亡率高。如白喉、疫痢、霍乱、天花等，均发病急骤、来势凶猛、病情危笃。病情急重者，若抢救不及时，可于发病后数小时死亡。

2. 传染性强，易于流行 传染性强是疠气致病最主要的特点。疠气主要通过空气传染，从口鼻等传播途径，侵入人体而致病。此外，还有随饮食、接触、蚊虫叮咬及其他形式接触病原体，使其在人群中发生传播，甚至出现流行。当然，如果预防治疗措施得力，亦可为散发性的，而不会发生广泛流行。

3. 一气一病，症状相似 疠气不同于六淫、痰饮、瘀血等病邪，如风邪可引起“伤风”，还可导致“风疹”

“痹证”“眩晕”等多种疾病，症状表现各不相同。疠气种类繁多，但一种疠气仅引起一种疫病发生，并且每一种疫病，其临床症状基本一致。

二、疠气形成和疫病流行的因素

疫病的发生与流行，除与人群的正气强弱有关外，还与下列因素有关。

1. 气候因素 自然界气候急骤或持久的反常变化，如久旱、酷热、淫雨、洪涝、湿雾、山岚瘴气等均可助长疠气滋生、传播而导致疫病的流行。

2. 环境与饮食因素 环境卫生不良，如水源或空气污染易滋生疠毒；动物尸体未及时掩埋，秽恶杂物处理不善，日久腐败，亦有利于疫毒的滋生；食物污染、饮食不洁等也易引起疫病的发生和流行。

3. 预防因素 预防和隔离是防止疫病发生、控制其流行蔓延的有效措施。因为疠气具有强烈的传染性，发现疫病患者，应立即隔离治疗，防止疠气蔓延。对易接触感染者，应服食或注射预防药物，并注意饮食起居，保养正气，提高机体抵抗力。

4. 社会因素 疫病的发生和流行与社会制度和社会状态密切相关。社会动荡不安、战乱不停、天灾、贫穷落后等因素，均能造成抗御自然灾害能力低下，而易使疫病流行，使疠气肆虐。若国家安定，经济繁荣，民众安居乐业，又注重卫生防疫工作，疫病发生率会显著下降，并不易流行。

第三节 七 情

七情是指人的喜、怒、忧、思、悲、恐、惊七种情志活动，是人对外界事物和现象的七种情志反应，一般情况下属正常情志活动，不会致病。但当人受到突然、强烈或持久的情志刺激，并超过了人体自身生理调节范围与耐受能力，造成气机紊乱、脏腑气血阴阳失调时，就会导致疾病的发生。因七情异常能直接影响内脏，病自内生，故又称为“内伤七情”。

一、七情与脏腑气血的关系

情志活动是以五脏的精气作为物质基础的，即七情为五脏精气所化生。人的不同情志活动与五脏有相对应的规律，如心在志为喜、肝在志为怒、脾在志为思、肺在志为忧、肾在志为恐。其中“喜、怒、思、忧、恐”，简称为“五志”，分属于五脏，而七情中的悲和惊，分属于肺和肾。脏腑气血的功能变化会影响情志的变化，而不同情志的变化，也会对脏腑气血产生不同的影响。

二、七情致病的特点

1. 直接伤及内脏 七情内伤不同于六淫之邪从口鼻或皮毛入侵机体，而是直接影响内脏，导致脏腑气血紊乱而发病。因心主神明，为五脏六腑之大主，所以七情内伤均可伤及心神，再影响到其他脏腑，故在七情内伤中“心”起主导作用。不同的情志刺激，对各脏腑有不同的伤害，如喜伤心、怒伤肝、悲伤肺、思伤脾、恐伤肾。从临床上看，七情内伤又以心、肝、脾三脏功能失调为多见。如过喜、惊吓、思虑劳神均可伤心，致心神不宁，症见心悸、失眠、健忘，甚则精神失常。郁怒伤肝，肝气郁结，证见两胁胀痛、善太息或咽中似有异物梗阻；妇女可致月经不调、痛经、经闭等；或癥瘕、积聚等亦常发生。思虑、忧愁伤脾，脾失健运，见食欲不振、脘腹胀满、大便溏泻等症。若思虑劳神，同时损伤心脾时，则可导致心脾两虚，而同时出现上述心神不宁及脾失健运的兼证。

2. 影响脏腑气机 七情内伤主要影响脏腑气机，使气机升降失常、气血运行紊乱而发病。不同的情志内伤，对气机的影响也不相同，具体表现如下。

(1)怒则气上 大怒可致肝气上逆，血随气逆并走于上，可见头目胀痛、面红目赤或呕血，甚则昏厥猝倒等症。

(2)喜则气缓 一是喜可缓和精神紧张，使营卫通利；二是喜乐过度，可导致心神涣散，神不守舍，可见注意力不集中，甚则出现失神狂乱等症。

(3)悲(忧)则气消　过度悲忧,可使肺气抑郁,意志消沉,继而耗伤肺气,出现气短声低、倦怠乏力、精神萎靡不振等症。

(4)恐则气下　恐惧过度,可使肾气不固,气泄于下,血亦随之下行而见面色苍白、头昏,甚则昏厥;肾气下陷不固常见尿频或二便失禁、遗精,孕妇流产等;恐伤肾精可见骨酸痿厥等。

(5)惊则气乱　突受惊吓,可使心气紊乱,而致心无所倚,神无所归,虑无所定,而见心悸、惊慌失措等症。

(6)思则气结　思虑劳神过度,可导致脾气郁结,脾失运化,可见食欲减退、脘腹胀满、便溏等症。思虑劳神不但使脾胃气机结滞,还可暗耗心血,而成心脾两虚证。

3. 影响病情转归　在疾病演变过程中,若遇异常剧烈的情志变动,往往使病情加重、恶化,甚至加速死亡。如素有肝阳上亢之人,再遇事恼怒,可致肝阳暴涨,亢极化风,而出现眩晕欲仆,甚则昏厥不省人事、半身不遂等病情加重的症状。胸痹患者,暴喜暴怒,可致怔忡、心痛欲绝、大汗淋漓、面色青紫、四肢厥冷等心阳暴脱之危证,甚至会导致猝然死亡。

第四节　饮食劳逸

饮食是人体赖以生存和维持生命活动的必需物质。良好的饮食习惯,要求定时、定量、有规律和有节制,讲究饮食卫生和合理的食谱。每人的饮食量依年龄、性别、体质、工种、健康状况和食品种类等不同而有异。饮食失宜,是指饮食失节、饥饱失常、饮食不洁,或饮食偏嗜,损伤脾胃运化功能,使其升降失常,导致聚湿、生痰、化热或变生他病等。主要包括饮食不节、饮食不洁和饮食偏嗜三个方面。

一、饮食

(一)饮食不节

饮食不节是指饮食无一定规律,失其常度而致病,主要有过饥和过饱两个方面。

1. 过饥　过饥是指摄食量不足,或食不接续,导致气血生化乏源,久之使气血得不到足够的补充而衰少,症见面色不华、气短心悸、神疲乏力、消瘦等。亦可因正气亏虚,抗病能力降低而变生或易感他病。

2. 过饱　过饱是指长期过量进食,或暴饮暴食,从而加重脾胃负担,或超出脾胃的受纳、腐熟和运化能力,导致饮食停积,损伤脾胃,初见嗳腐吞酸、厌食、矢气、脘腹胀满或吐泻,甚则可突然气逆上壅,厥逆昏迷,口不能言,肢不能举,称为"食中"或"食厥";久则因饮食停滞,郁而化热,聚湿生痰,变生其他病证。如婴幼儿,因脾胃功能尚未健全,自控力较弱,极易发生过饱损伤,食积日久可酿成疳积,见面黄肌瘦、腹胀、五心烦热、易哭易惊等症;过食肥甘,易生内热,导致痈疽疮毒等。在疾病初愈阶段,由于脾胃尚虚,若饮食过饱或吃不消化食物,或热病后,食热量过盛的食物,常可引起疾病复发,此称"食复"。

(二)饮食不洁

饮食不洁是指因食用了不清洁、不卫生、陈腐变质有毒或被污染的食物,引发疾病的发生,多损伤胃肠,出现腹痛、吐泻等症,如痢疾、霍乱等;亦可引起各种肠道寄生虫病,表现为时有腹痛、嗜食异物、面黄肌瘦,甚至蛔厥等;若误服腐败变质、有毒食物,可引起食物中毒,出现剧烈腹痛、吐泻,重者可致昏迷、死亡。

(三)饮食偏嗜

饮食偏嗜是指饮食嗜好丁某些食物,可因食物营养不均衡,一方面出现部分营养物质吸纳不足,另一方面又会导致某些物质吸收太过,久之会导致阴阳失调而发病,主要有饮食的寒热偏嗜,五味偏嗜及偏嗜饮酒、肥甘厚味三个方面。

1. 寒热偏嗜　饮食之寒热,一般指食品性质的寒性或热性,也包括饮食温度的寒热。寒热食品可致体内阴阳不平衡,如饮食偏嗜寒,过食生冷寒凉之品,易损脾胃阳气,遂致寒湿内生,可见脘腹冷痛、喜暖喜按、泄泻等症;饮食偏热,偏嗜辛燥温热之品,易致胃肠积热,出现口渴、口臭、腹满胀痛、便秘或痔疮等。

2. 五味偏嗜　五味,即酸、苦、甘、辛、咸五种食味。由于五味与五脏各有其亲和性,若长期偏嗜某种味道的食物,可造成与之相应的脏腑功能偏亢,久之亦损伤其他脏腑,产生疾病。如过食咸味,可致肾盛乘心,而见胸闷气短、面色无华、血脉瘀滞等。所以饮食内容要多样化,不应偏嗜,这也是保健防病的重要内容之一。

3. 偏嗜饮酒、肥甘厚味 偏嗜饮酒可损伤脾胃,生湿酿热,可出现脘腹胀满、胃纳减退、口苦口腻、舌苔厚腻等症;而偏嗜肥甘厚味,易使机体产生内热,亦可致脘腹胀满等症,或发生疔疮、消渴、中风等病证。

二、劳逸

正常的劳作,必要的体育锻炼,有助于体内气血流畅,增强体质;适当的休息,可以消除疲劳,恢复体力与脑力,均有利于人体正常生理活动。若长期过度劳累或过度安逸,则会使脏腑气血、筋骨肌肉功能失调,导致疾病的发生。

(一)过劳

过劳是指过度劳累,积劳成疾。包括劳力过度、劳神过度和房劳过度三个方面。

1. 劳力过度则伤气 长期劳力过度,体力劳动负担过重,或剧烈运动,时间过长,得不到应有的休息,均能损耗机体之气,而积劳成疾。初期可见全身酸痛、少气懒言、四肢困倦、精神疲惫等症,日久常见形体消瘦、气短自汗、便溏纳呆等;此外,劳力过度还可损伤相关的组织器官,导致腰膝、筋骨酸软等一类病证。

2. 劳神过度则伤心脾 长期思虑用脑太过,暗耗心血,损伤脾气,可见心悸、心烦、健忘、失眠、多梦等心神失养之证;兼见纳呆、腹胀、便溏等脾不健运之证,久则出现血气日消、肌肉消瘦、神疲乏力等。

3. 房劳过度耗伤肾精 性生活不节,如性生活过于频繁,早婚及手淫等,房事过度,可损伤肾中精气,症见腰膝酸软,眩晕耳鸣,精神萎靡,性功能减退或遗精、早泄、阳痿,月经不调或不孕不育等。

(二)过逸

过逸是指过度安闲,即长期不劳动,又不进行体育锻炼,或好逸恶劳,致气血运行不畅,脾胃功能减弱而生病,可致腹胀、食少;过逸还可影响气血化生,出现乏力,精神不振,肢体软弱,动则出现心悸、气短汗出等症,尚可见食后反倦,卧起反疲,闲暇则病,小劳转健,有事则病等现象;脾失健运则湿痰内生,病多丛生。"久卧伤气,久坐伤肉"(《素问·宣明五气》),就是指过逸致病。

第五节 痰饮瘀血

痰饮和瘀血均是可致病的病理产物,它既是在疾病过程中形成的病理产物,也是能引起其他疾病的病因,为致病因素之一。

一、痰饮

(一)痰饮的含义

痰饮是机体水液代谢障碍所形成的病理产物,其清稀者称饮,稠浊者称痰,两者同出一源,故并称痰饮。

痰分为有形、无形两种。有形之痰,指咯吐出来有形可见之痰液;而有些痰,如瘰疬、痰核,以及停滞于脏腑经络等组织中未被排出的痰,临床上主要通过它所表现出来的证候来确定,此称"无形之痰"。饮,因其所停留的部位及症状不同而有不同的名称,如"痰饮""悬饮""溢饮""支饮"等。

(二)痰饮的形成

痰饮的形成可从邪正两方面理解:邪是指六淫或饮食、劳逸、七情内伤等,它们是痰饮形成的病因;正是指上述邪气导致肺、脾、肾、三焦等脏腑气化功能失常,水液代谢障碍,水津停滞所致。

(三)痰饮的病证特点

痰饮病证常随痰饮停留的部位不同,表现出不同的病证特点。

1. 痰的病证特点 如痰浊上犯于头，见眩晕，昏冒；痰气凝结咽喉，见咽中梗阻，吞之不下，吐之不出之症；痰滞在肺，肺失宣肃，见胸闷喘咳、咯痰；痰阻于心，心血不畅，见胸闷心悸；痰迷心窍，而见神昏，痴呆；痰火扰心则作癫狂；痰停于胃，胃失和降，见恶心呕吐，胃脘痞满；痰在经络筋骨，见瘰疬、痰核，肢体麻木，或半身不遂，或成阴疽流注等。

2. 饮的病证特点 饮在肠胃，称为狭义之“痰饮”，见肠鸣有声；饮在胸胁，称为“悬饮”，而见胸胁胀满，咳唾引痛；饮在胸膈，称为“支饮”，见胸闷、咳喘，不能平卧，其形如肿；饮溢肌肤，称为“溢饮”，见肌肤水肿、无汗、身体疼重等症。

（四）痰饮的致病特点

痰饮为有形之邪，属阴邪。其致病特点如下。

1. 阻滞气机，阻碍气血运行 痰饮为有形的病理产物，一旦形成，既可阻滞气机，影响脏腑气机的升降，又可以流注经络，阻碍气血的运行。

2. 致病广泛，变化多端 痰饮停留于体内，可产生许多病证。尤其是痰可随气升降，全身各部无处不到，影响多个脏腑，症状表现各异，故有“百病多由痰作祟”。痰饮致病的表现变化多端，如癫痫，平时无事，一旦发作，痰浊内动，则突然昏倒，四肢抽搐，牙关紧闭，口吐白沫，故有“怪病多痰”之说。

3. 病势缠绵，病程较长 痰饮为水液代谢失调聚积而成，故具有湿性重浊黏滞的特性，表现为病势缠绵，病程较长，如梅核气、阴疽流注等病证。

4. 易扰乱神明 痰浊内停，影响及心，扰乱神明，出现一系列神志失常的病证。如痰迷心窍所致的胸闷心悸、痴呆、癫痫等。

5. 多见滑腻舌苔 水湿痰饮内停，舌苔一般多为腻苔和滑苔，脉滑或弦等。

二、瘀血

（一）瘀血的含义

瘀血是指血液停滞，包括离经之血积存体内，或血运不畅，阻滞于经脉及脏腑内。

（二）瘀血的形成

一因外邪入侵、情志所伤、饮食、劳逸等导致气虚、气滞、血寒等，使血行不畅而凝滞；二由内外伤、气虚失摄或邪热迫血妄行等，造成出血，血虽离经脉，但积存体内而形成瘀血。

此外，中医学尚有“久病从瘀”的说法，是指病证久治不愈，由浅入深，可影响血液运行，导致瘀血发生。

（三）瘀血的致病特点及临床表现

瘀血所致的病证极为广泛，常因瘀血阻滞部位不同而异。瘀阻于心，见心悸、胸痛、心痛、口唇指甲青紫；瘀阻于肺，见胸痛、咯血；瘀阻胃肠，见呕血或大便色黑如漆；瘀阻于肝，见胁痛痞块；瘀血攻心，可致发狂；瘀阻胞宫，见少腹疼痛、月经不调、痛经、闭经或崩漏；瘀阻肢体末端，可成脱疽病；瘀阻肢体肌肤局部，可见局部肿痛、青紫。瘀血之病证虽然繁多，但临床上都有以下共同特点。

（1）疼痛 多为刺痛，痛处固定不移、拒按、夜间痛甚。

（2）肿块 外伤局部见青紫肿胀；积于体内者，久聚不散，可成癥积，按之痞硬，固定不移。

（3）出血 血色紫暗或血块。

（4）望诊 久瘀见面色黧黑、肌肤甲错、唇甲青紫、舌质紫暗或有瘀点、瘀斑，舌下脉络曲张。

（5）脉象 多见细涩、沉弦或结代。

第六节 病 机

病机是指疾病发生、发展与变化的机制，它是疾病的临床表现、发展转归和诊断治疗的内在根据。病证种类虽然繁多，其临床表现亦千差万别，但从整体来说，大多数的病证都有某些共同的病机过程，如正邪相争、阴阳失调、气机失常等。

一、正邪盛衰

正邪盛衰，是指在疾病的发生、发展过程中，致病邪气与机体抗病能力之间的相互斗争所发生的正邪盛衰变化。一般而言，邪气侵犯人体后，正气与邪气即相互发生作用，一方面是邪气对机体的正气起着破坏和损害作用，另一方面正气对邪气的损害起着抗损害及驱除邪气，并消除其不良影响的作用。因此，邪正斗争，及其在斗争中邪正双方力量的盛衰变化，不仅关系着疾病的发生和发展，影响到病机、病证的虚实变化，而且直接影响到疾病的转归。所以，从一定意义上来说，疾病的发展过程，就是邪正斗争及其盛衰变化的过程。

（一）正邪盛衰与发病

正，指人体的功能（包括脏腑、经络、气血等功能）活动和抗病、康复能力，是正气的简称。邪，泛指各种致病因素，为邪气的简称。疾病的发生和变化，是在一定条件下邪正斗争的反映。

1. 正气不足是发病的内在因素　正气旺盛，脏腑功能正常，气血充盈，卫外固密，则病邪难以侵入，病无以发生，正所谓“正气存内、邪不可干”（《素问・刺法论》）。只有在正气相对虚弱，抗邪无力的情况下，邪气方能乘虚而入，使人体阴阳失调，脏腑经络功能紊乱，才能发生疾病，正如《素问・评热病论》所说：“邪之所凑，其气必虚。”

2. 邪气侵袭是发病的重要条件　邪气可引起疾病的发生，在一定的条件下，有时甚至可能起主导作用。如烧伤、冻伤、疫疠、毒蛇咬伤、食物中毒等，此时即使正气强盛亦难逃伤害。

3. 正邪斗争的胜负　正邪相争决定发病与不发病，正胜邪去则不发病，一则正气强盛，抗邪有力，其病邪难以侵入；二则即使邪气已侵入，正气能及时消除或排出邪气，不产生病理改变，也不会发病。邪胜正负则发病，一为正虚抗邪无力，邪气得以乘虚侵入，造成阴阳气血失调而发病；二为邪气毒烈、致病作用强，正气相对不足，亦能损害机体而导致疾病的发生。

（二）正邪盛衰与病邪出入

当疾病发生时，正邪斗争及其消长盛衰的变化，会直接影响疾病的发展趋势，表现为表邪入里，或里邪出表。

1. 表邪入里　外邪侵入机体，首先伤及肌肤卫表层次，而后内传入里，转为里证的病理传变过程，称为表邪入里。多因邪气过盛，或因失治、误治，正气受损，抗邪无力，正不胜邪，使疾病向纵深发展。如外感风温，初见发热恶寒、头痛鼻塞、咽喉肿痛、脉浮数等邪气在表的症状，失治或误治，继而见发热不恶寒、口渴汗出、咳嗽胸痛、咯痰黄稠、脉滑数等邪热壅肺的症状，这是表热证转化为里热证的表现。

2. 里邪出表　病变原在脏腑等属里层次，正邪斗争，病邪由里透达于外的病理转变过程称为里邪出表。多是护理得当，治疗及时，正气渐复，邪气日衰，正气驱邪外出，预示病势好转和向愈。如温病内热炽盛，出现汗出热退，或斑疹透发于外等，均属里邪出表的病理转变过程。

（三）正邪盛衰与虚实变化

正邪相争的运动变化，贯穿于疾病过程的始终。而邪正双方力量对比的盛衰，又决定着患病机体的虚与实两种不同的病理状态，正如《素问・通评虚实论》所说：“邪气盛则实，精气夺则虚。”

1. 实证　邪气过盛，脏腑功能活动亢盛或障碍，或气血壅滞而瘀结不通等所表现的证候称为实证，主要表现为致病邪气比较亢盛，而机体正气未衰尚能与病邪抗争，正邪相搏剧烈，反应明显，可出现一系列病理反应比较剧烈的证候。常见于外感六淫致病的初、中期，或因痰、食、水、血等滞留体内引起的病证。

2. 虚证　正气不足，脏腑功能低下、气血生化不足或气化无力，以及气机升降不及等证候称为虚证，主要表现为精、气、血、津液等亏少和功能衰弱，脏腑经络生理功能减退，抗病能力低下，因而正邪斗争难以出现较剧烈的反应，可出现一系列虚弱、衰退和不足的证候。常见于先天禀赋不足；或后天失养，精、气、血、津液等生化不足；或外感、内伤病后期及多种慢性病证损耗，如大病、久病，或大汗、吐利、大出血等。

3. 虚实转化　在疾病过程中，由于实邪久留而损伤正气，或正气不足而致实邪积聚等所导致的虚实病理转化过程称为虚实转化，主要有由实转虚和因虚致实两种情况。如肝胆湿热证初见黄疸、胁痛、脘闷等症，之后影响脾胃运化，逐步演变为面色苍白、神疲乏力、纳少腹胀的脾气虚证，此为由实证转化为虚证；又如初见面白神疲、少气乏力、舌淡、脉虚无力的气虚患者，日久失治或误治，气虚推动无力以致瘀血蓄积，逐步演变为面色黧黑、肌肤甲错、脘腹痞块、舌质紫黯、脉细涩的血瘀证，此为因虚致实的转化过程。

4. 虚实真假 在疾病的某些特殊情况下，疾病的现象与本质不完全一致，而出现某些与疾病本质不符的假象的病理状态。所以在临床上必须透过现象看本质，不被假象所迷惑，才能真正把握住疾病的虚实变化。

（四）正邪盛衰与疾病转归

在疾病发展过程中，邪正斗争所产生的邪正消长盛衰的变化，对于疾病发展的趋势与转归起着决定性的作用。

1. 正胜邪退 在疾病过程中，正气奋起抗邪，正气日盛，邪气日衰，疾病向好转和痊愈方面转归的一种结局，称为正胜邪退。

2. 邪胜正衰 邪气亢盛，正气虚弱，机体抗邪无力，疾病向恶化甚至死亡方面转归的一种趋势，称为邪胜正衰。

此外，若邪正双方力量对比势均力敌，则出现邪正相持或正虚邪恋，或邪去而正未复等情况。这常常是某些疾病由急性转为慢性，或留下后遗症，或成为慢性病持久不愈的主要原因。

二、阴阳失调

阴阳失调，是阴阳之间失去平衡协调之简称。由于各种致病因素作用于人体，主要是引起机体内部的阴阳失调才能发生疾病，故阴阳失调是疾病发生、发展与变化的内在根据。

（一）阴阳失调与发病

正常情况下，人体阴阳保持相对的动态平衡和协调。当机体在某致病因素作用下，脏腑经络、气血津液等发生异常改变，导致整体或局部的阴阳失调时，就会发生疾病，并出现相应的临床症状。

（二）阴阳盛衰与寒热变化

阴阳盛衰也可导致虚实证候的产生。如阳或阴的偏盛，可致“邪气盛则实”的实证，阴或阳的偏衰，可致“精气夺则虚”的虚证。

寒热是阴阳偏盛、偏衰的具体表现。寒热证候的形成，主要是阴阳消长盛衰的结果。其病机大致可概括为：阳胜则热，致实热证；阴虚则热，致虚热证；阴胜则寒，致实寒证；阳虚则寒，致虚寒证。

在疾病发展过程中，寒热证的属性不是一成不变的，常随机体阴阳两方消长盛衰的变化而变化，主要有阴阳盛衰病位转移，或阴阳互损所致的寒热错杂，阴阳转化所致的寒热转化，阴阳格拒所致的寒热真假等。

（三）阴阳盛衰与疾病转归

阴阳盛衰消长变化，不仅是疾病发生、发展与变化的内在依据，也是疾病好转或恶化，痊愈或死亡的根本机制。

一般情况下，失调的阴阳经调整得以重新恢复平衡，疾病则好转和痊愈。

当出现亡阴、亡阳，则是阳或阴的功能严重衰竭，疾病恶化，甚至死亡。亡阳，是机体阳气发生突然性脱失，而致全身属于阳的功能突然严重衰竭的一种病理状态，主要表现为突发而极重的虚寒证。亡阴则是机体阴气发生突然性的大量损耗或丢失，而致全身属于阴的功能出现严重衰竭的一种病理状态，主要表现为极重的虚热证，两者均属疾病发展过程中的危重阶段。根据阴阳互根原理，阳亡则阴无以化生而耗竭；阴亡则阳无所依附而散越，最终导致“阴阳离决，精气乃绝”的病理状态。

三、气机失常

气机失常，又称气机失调，是疾病在其发展过程中，由于致病因素的影响，导致气机运行不畅或升降出入功能失去平衡协调的病理变化。一般而言，气机失常主要有气滞、气逆、气陷、气闭和气脱等方面。

（一）气滞

气滞，是指气机郁滞而流通不畅的病理状态。气滞的发生多与情志抑郁不畅，或痰饮、水湿、食积、瘀血、结石等有形之邪阻滞有关，亦可因气虚，运行无力所致。气机郁滞的临床表现以闷、胀、痛为主，如气滞于机体某一局部，可出现该处的胀满、疼痛；气滞还可致血行滞涩，形成瘀血；或致水湿停滞，形成痰饮；或使某些脏腑功能失调而形成脏腑气滞。脏腑气滞中以肺气、肝气和脾胃气滞为最常见。肺气壅滞，常见咳喘、胸膺胀满疼痛；肝气郁滞，常见胁肋或少腹胀痛、善太息；脾胃气滞，常见脘腹胀痛，时作时止，得矢气、嗳气则舒，完谷不化等症。

(二)气逆

气逆，指气的上升过度，或下降不及，而致脏腑之气上逆的病理状态。气逆的发生，多由情志内伤，或饮食寒温不适，或痰浊壅阻及外邪侵袭等所致，亦有因虚而致。气逆多见于肝、肺、胃等脏腑。因肝主疏泄，升泄太过，肝气上逆，可见头痛而胀、目赤面红、烦躁易怒等症状，甚则导致血随气逆，出现咯血、吐血、中风、昏厥等症。肺主肃降，肺失肃降而致肺气上逆，则见咳嗽、气喘诸症。胃主降，胃失和降，则胃气上逆，而见恶心、呕吐、嗳气、呃逆等症状。

(三)气陷

气陷，指在气虚的情况下，以气的上升不及和升举无力为主要特征的病理状态。气陷多发生于脾脏，故又称“中气下陷”。气陷多由气虚病变发展所致，如素体虚弱、久病耗伤或思虑劳倦等可致脾气虚损不足，见疲乏无力、气短声低、少气懒言、面色不华、脉弱无力等症；脾不升清，一方面不能上输水谷精微于头目清窍，而见头晕、眼花、耳鸣等症，另一方面不能托举、维系人体内脏器官位置的相对恒定，而引起某些内脏的下垂，如胃下垂、子宫下垂、脱肛等；还可兼见脘腹或腰腹胀满重坠、便意频频等症。

(四)气闭

气闭，指气之出入障碍，气不能外达，闭郁结聚于内，而出现气机突然闭厥的病理状态。气闭多因情志刺激而气郁之极，或痰饮、外邪、秽浊之气阻闭气机所致。如因感受秽浊之气而致气机闭厥，外感热病过程中的热盛闭厥，突然遭受巨大的精神刺激所致的气厥，因强烈疼痛刺激所致的痛厥等。气闭于内，多为气机不利的表现，如气闭于心胸，闭塞清窍，可见突然昏倒、不省人事；阳气内郁，不能外达，则见四肢逆冷、拘挛、两掌握固、牙关紧闭；肺气闭郁，气道阻滞，则见呼吸困难、气急鼻煽、面青唇紫；气闭于内，腑气不通，则见二便不通。

(五)气脱

气脱，指气不内守，大量向外逸脱，从而导致全身性严重气虚不足，出现功能突然衰竭的病理状态。气脱多由正不敌邪，正气骤伤，或正气长期持续耗损而衰弱，以致气不内守而外脱所致；气脱也可因大出血、大汗出、频繁吐泻等，使气随血脱或气随津泄所致。临床上，气脱多表现为面色苍白、汗出不止、目闭口开、手撒肢冷、脉微欲绝等危象。

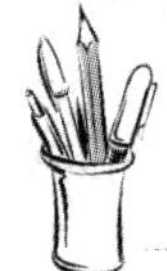

本章小结

病因病机是中医学理论体系中的重要组成部分，它不但研究病因的性质和致病特点，同时还探讨各种致病因素所致病证的临床表现。病因，是指破坏人体自身及其与外界环境之间的相对平衡状态而引发疾病的原因。一般分为“外感致病因素”“内伤致病因素”和“其他致病因素”。病机是指疾病发生、发展与变化的机制，其中邪正斗争是疾病过程中的基本矛盾，阴阳失调是疾病发生、发展与变化的内在根据，气机失常是人体各种生理功能及其相互关系出现紊乱的概括。

(胡　芳)

能力检测

1. 只有外感没有内生的六淫邪气是（　　）。

A. 风邪　B. 寒邪　C. 暑邪　D. 湿邪　E. 火邪

2. 暑邪与火邪共同的致病特点是（　　）。

A. 性质重浊　B. 易生风动血　C. 多夹湿邪致病　D. 易耗气伤津　E. 易致肿疡

3. 下列最易导致疼痛的邪气是（　　）。

A. 寒邪　B. 风邪　C. 暑邪　D. 湿邪　E. 火邪

4. 致病后可出现各种秽浊症状的邪气是（　　）。

A. 风邪　B. 寒邪　C. 火(热)邪　D. 湿邪　E. 燥邪

5. 异气是指（　　）。

A. 六淫邪气　B. 异常气候　C. 情志变化　D. 气机失常　E. 乖戾之气

6. 疠气的致病特点是（　　）。

A. 发病急骤　B. 病情危笃　C. 症状相似　D. 传染性强　E. 以上均是

7. 疠气形成和疫病流行的原因有（　　）。

A. 气候反常　B. 社会因素　C. 环境污染，饮食不洁

D. 预防隔离工作未做好　E. 以上均是

8. 瘟疫属于（　　）。

A. 外感致病因素　B. 内伤致病因素　C. 病理产物　D. 其他致病因素　E. 不内不外因素

9. 大怒主要损伤的脏腑是（　　）。

A. 肝　B. 心　C. 脾　D. 肺　E. 肾

10. 悲忧过度主要损伤的脏腑是（　　）。

A. 肝　B. 心　C. 脾　D. 肺　E. 肾

11. 七情内伤首先影响（　　）。

A. 肝魂　B. 心神　C. 脾意　D. 肺魄　E. 肾志

12. 七情内伤可影响脏腑气机，其中恐则（　　）。

A. 气上　B. 气下　C. 气缓　D. 气结　E. 气消

13. 七情内伤可影响脏腑气机，其中思则（　　）。

A. 气乱　B. 气结　C. 气缓　D. 气上　E. 气消

14. 饮食因素致病，易致聚湿、化热、生痰的是（　　）。

A. 饮食过饥　B. 饮食过饱　C. 饮食不洁　D. 五味偏嗜　E. 寒热偏嗜

15. 易致人体阴阳失调的饮食因素是（　　）。

A. 饮食过饥　B. 饮食过饱　C. 五味偏嗜　D. 寒热偏嗜　E. 饮食不洁

16. 劳力过度，易损伤的脏腑是（　　）。

A. 心肺　B. 心脾　C. 脾肺　D. 脾肾　E. 肝肾

17. 劳神过度，易损的脏腑是（　　）。

A. 心肺　B. 心脾　C. 脾肺　D. 脾肾　E. 肝肾

18. 房劳过度，最易损伤的脏腑是（　　）。

A. 心　B. 脾　C. 肝　D. 肺　E. 肾

19. 与痰饮形成密切相关的脏腑是（　　）。

A. 心脾肝肾　B. 心肺脾肾　C. 肝胆脾肾　D. 肺脾肝肾　E. 心肝肺肾

20. 下列哪一项不属于病理性产物？（　　）

A. 瘀血　　B. 痰饮　　C. 结石　　D. 积食　　E. 血瘀

21. 下列哪项不是瘀血致病的共有临床表现？(　　)

A. 刺痛　　B. 肿块　　C. 出血　　D. 恶心呕吐　　E. 面色黧黑

22. 气滞的发生多与下列哪些因素有关？(　　)

A. 情志抑郁不畅　　B. 痰饮　　C. 食积　　D. 瘀血　　E. 以上均是

23. 梅核气的病机是(　　)。

A. 痰迷心窍　　B. 痰浊上犯头目　　C. 痰气凝结于咽喉

D. 痰留经络筋骨　　E. 痰阻于肺

24. 下列病理状态，除哪项外均表现为症状与本质不符？(　　)

A. 至虚有盛候　　B. 格阴　　C. 大实有羸状　　D. 格阳　　E. 悬饮

第五章 诊法

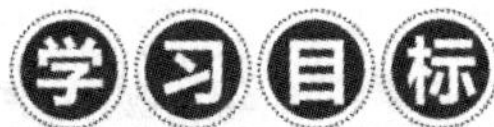

掌握：四诊的内容及临床意义；正常舌象、脉象的特点。

熟悉：异常舌象、病脉的特点及主病；四诊的基本诊察技巧。

了解：四诊的注意事项。

第一节 望诊

望诊，是医生运用视觉观察患者的神色、形态、局部表现、舌象、分泌物和排泄物等色与质的变化等来诊察病情的方法。

人体是一个有机整体，内在的病变可反映于外表，局部会影响整体，故观察患者的外部异常表现，可以诊察其内部病变。

望诊应在充足的自然光线下进行，如无自然光线，也应在日光灯下进行，必要时白天再进行复诊，应避开有色光线，并注意诊室内温度应适宜。诊察时应充分暴露受检部位，以便清楚地进行观察。

一、望神

望神是通过观察患者表现于外的精神状态及意识思维活动，判断其精气的盛衰、病情的轻重和疾病预后的好坏。

神有多种含义，此处所说的神是指机体脏腑组织功能活动和精神意识状态的综合，包括精神意识、思维活动、面色眼神、形体动态、语言呼吸和对外界的反应等各个方面。因此，也可以说神是对人体生命现象的高度概括。

望神的重点是神情、眼神、气色等。其中眼神最为重要。

(一)望神的主要内容

1. 两目 两目系通于脑，活动直接受心神支配，故眼神是心神的外在反映，故《灵枢·大惑论》说：“目者，心使也。”故神藏于心，外候在目。一般而言，凡两目黑白分明，精彩内含，神光充沛，运动灵活，有眵有泪，视物清晰者为有神，是脏腑精气充足的表现。凡两目晦暗呆滞，失去精彩，运动不灵，无眵无泪，视物模糊，或浮光外露者是脏腑精气虚衰的表现。

2. 神情 指人的精神意识和面部表情，是心神和脏腑精气盛衰的外在表现。心神为人体的主宰，在人体生命活动中具有重要的作用。心神功能正常，则人神志清晰，思维有序，表情爽朗，反应灵敏；反之，如神识昏蒙，表情淡漠，思维混乱，反应迟钝，则为心神已衰，多属病重。

3. 气色 指人的周身表肤和体表组织的色泽。皮肤和体表组织的色泽荣润或枯槁，是脏腑精气盛衰的重要表现。

4. 体态 指人的形体动态。形体丰满或瘦削，动作自如或艰难，也是机体功能强弱的主要标志。

(二)对神气的判断

神的表现，按神的旺、衰和病情的轻、重可划分为得神、少神、失神、假神四种。此外，还有以神志失常为主的神乱。

1. 得神　得神又称有神，是精充、气足、神旺的表现；在病中，虽病而正气未伤，是病轻的表现，预后良好。

得神的表现：神志清楚，语言清晰，面色荣润含蓄，表情丰富自然；目光明亮，精彩内含；反应灵敏，动作灵活，体态自如；呼吸平稳，肌肉不削。

2. 少神　少神又称神气不足，是轻度失神的表现，与失神状态相比，只是程度上的区别。它介于有神和无神之间，常见于虚证患者，所以更为多见。少神的临床表现：精神不振，健忘困倦，声低懒言，怠惰乏力，动作迟缓等。多属心脾两亏，或肾阳不足。

3. 失神　失神又称无神，是精损、气亏、神衰的表现。病至此，已属重笃，预后不良。失神的表现：精神萎靡，言语不清，或神昏谵语，循衣摸床，撮空理线，或卒倒而目闭口开；面色晦暗，表情淡漠或呆板；两目晦暗，反应迟钝，动作失灵，强迫体位；呼吸气微或喘；形体羸瘦。

4. 假神　假神是垂危患者出现的精神暂时好转的假象。假神的表现：久病重病之人，本已失神，但突然精神转佳，目光转亮，言语不休，想见亲人；或病至语声低微断续，忽而响亮起来；或原来面色晦暗，突然颧赤如妆；或本来毫无食欲，忽然食欲增强。

假神与病情好转的区别在于：假神的出现比较突然，其“好转”与整个病情不相符，只是局部的和暂时的。由无神转为有神，是整个病情的好转，有一个逐渐变化的过程。假神之所以出现，是由于精气衰竭已极，阴不敛阳，阳虚无所依附而外越，以致暴露出一时“好转”的假象。这是阴阳即将离绝的危候，古人比做“残灯复明”“回光反照”。得神、少神、失神、假神的鉴别见表 5-1。

表 5-1　得神、少神、失神、假神的鉴别

观察项目	得神	少神	失神	假神
两目	精彩	乏神	晦暗	突然目光转亮，浮光外露
呼吸	平稳	少气	气微或喘促	
面色形体	面色荣润，肌肉不削	面色少华，倦怠乏力，肌肉松软	面色无华，形体羸瘦	面色无华，两颧泛红如妆
动作反应	动作自如，反应灵敏	动作迟缓	动作艰难，反应迟钝，或烦躁不安，四肢抽搐，或循衣摸床，撮空理线，或两手握固，牙关紧咬	
神志语言	神志清楚、语言清晰	精神不振，懒言	精神萎靡，语言错乱或神昏谵语，或卒然昏仆	突然神识清醒，言语不休，想见亲人
饮食				突然饮食增进

二、望色

望色，又称“色诊”，是通过观察患者全身皮肤的色泽变化来诊察病情的方法。可按此了解脏腑的虚实、气血的盛衰、病性的寒热、病情的轻重和预后。可分为望色和望泽。颜色就是色调变化，光泽则是明度变化。

(一)望色的原理和意义

心主血脉，其华在面，手、足三阳经皆上行于头。面，尤以多气多血的足阳明胃经分布于面为荣，故面部的血脉丰盛，为脏腑气血之所荣。故脏腑的虚实、气血的盛衰，皆可通过面部色泽的变化而反映于外。加之面部皮肤薄嫩而外露，故将面部作为望色的主要部位。

(二)色与泽的意义

望面色应观察面部皮肤的颜色和光泽。

面部皮肤颜色属血、属阴，能反映血液盛衰和运行的情况，在病理状态下可反映疾病的性质。前人根据五行和藏象学说中五色与五脏的相应理论还认为，五色分属于五脏，五脏之气外发，五脏之色可隐现于皮肤色泽之中;当脏腑有病时,则可显露出相应的五色异常。故面色的变化在一定程度上还能反映出不同脏腑的疾病。

面部皮肤光泽属气、属阳,是脏腑精气外荣的表现,可反映脏腑精气的盛衰,对判断病情的轻重和预后有重要意义。凡面色荣润光泽者,为脏腑精气未衰,属无病或轻病,凡面色晦暗枯槁,则为脏腑精气已衰,属病重。泽与色相比较,气的盛衰有无,对判断病情轻重和预后比色更为重要。而临床诊断时,还应将色与泽两者综合进行判断。

(三)常色与病色

面色可分为常色与病色两类。

1. 常色 常色是人在正常生理状态时的面部色泽。中国人常见的健康面色是“红黄隐隐,明润含蓄”。常色又有主色、客色之分。所谓主色,是指人终生不改变的基本肤色、面色。由于民族、禀赋、体质不同,每个人的肤色不完全一致。我国人民属于黄色人种,一般肤色都呈微黄,所以古人微黄为正色。在此基础上,可有略白、较黑、稍红等差异。客色,由于生活条件的变动,人的面色、肤色也相应变化叫做客色。例如,随四时、昼夜、阴晴等天时的变化,面色发生改变。还有随年龄、饮食、起居、寒暖、情绪等变化,导致面色变化,也属于客色。总之,常色有主色、客色之分,其共同特征是明亮润泽、隐然含蓄。

2. 病色 病色是指人在疾病状态时的面部颜色与光泽,可以认为除上述常色之外,其他一切反常的颜色都属病色。病色有青、黄、赤、白、黑五种。

(四)五色主病

1. 青色 主寒证、痛证、瘀血证、惊风证。

青色为经脉瘀阻,气血不通之象。寒主收引、主凝滞,寒盛而留于血脉,则气滞血瘀,故面色发青。经脉气血不通,不通则痛,故痛也可见青色。肝病气机失于疏泄,气滞血瘀,也常见青色。肝病血不养筋,则肝风内动,故惊风(或欲作惊风),其色亦青。

面色青黑或苍白淡青,多属阴寒内盛;面色青灰,口唇青紫,多属心血瘀阻,血行不畅;小儿高热,面色青紫,以鼻柱、两眉间及口唇四周明显,是惊风先兆。

2. 赤色 主热证,亦可见于戴阳证。

气血得热则行,热盛而血脉充盈,血色上荣,故面色赤红。

热证有虚实之别。实热证,满面通红;虚热证,仅两颧嫩红。此外,在病情危重之时,面红如妆者,多为戴阳证,是精气衰竭,阴不敛阳,虚阳上越所致。

3. 黄色 主湿证、虚证。

黄色是脾虚湿蕴表现。因脾主运化,若脾失健运,水湿不化;或脾虚失运,水谷精微不得化生气血,可使肌肤失于充养而见黄色。

面色淡黄憔悴称为萎黄,多属脾胃气虚,营血不能上荣于面部所致;面色发黄而且虚浮,称为黄胖,多属脾虚失运,湿邪内停所致;黄而鲜明如橘皮色者,属阳黄,为湿热熏蒸所致;黄而晦暗如烟熏者,属阴黄,为寒湿郁阻所致。

4. 白色 主虚寒证、血虚证。

白色为气血虚弱不能荣养机体的表现。阳气不足,气血运行无力,或耗气失血,可使气血不充,血脉空虚而见白色。

面色㿠白而虚浮,多为阳气不足;面色淡白而消瘦,多属营血亏损;面色苍白,多属阳气虚脱,或失血过多。

5. 黑色 主肾虚证、水饮证、寒证、痛证及瘀血证。

黑为阴寒水盛之色。由于肾阳虚衰,阴寒内盛,血失温养,经脉拘急,气血不畅,致面色黧黑。

面黑而焦干,多为肾精亏耗,虚火灼阴,妇女目眶周围色黑,多为寒湿带下;面色青黑,且剧痛者,多为寒凝瘀阻。

(五)望色的注意事项

望色过程中,应注意病色与常色的比较,注意非疾病因素如光线、情绪、饮酒、饥饱、温度等客观因素对面色的影响而导致的面色变化。

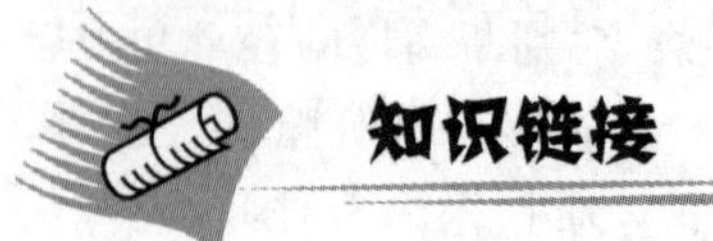

知识链接

望　色

看相之人认为，印堂发黑就一定是有厄运。祖国医学认为，通过印堂看健康确实有一定道理。据《黄帝内经·灵枢·五色篇》中所述，印堂可以反映肺部和咽喉疾病。到了现代，对于印堂的研究已不再局限于肺部，而是反映五脏的兴衰和全身的健康。印堂发黑说明人体心脏功能不佳，脑部供血不足，心、脑缺氧，甚至有心肌坏死的情况。另外，急性腰扭伤也可以导致印堂发黑。

三、望形态

(一)望形体

望形体即望人体的体型特征、躯干四肢、皮肉筋骨等。人的形体组织内合五脏，故望形体可以测知内脏精气的盛衰。内盛则外强，内衰则外弱。

1. 形体强弱　形体壮实，发育良好，是体质强壮的表现；形体消瘦，发育不良，是体质虚弱的表现。

2. 形体胖瘦　肥而食少为形盛气虚，多肤白无华，少气乏力，精神不振。故有“肥人多痰(湿)”之说。如瘦而食少为脾胃虚弱。形体消瘦，皮肤干燥不荣，并常伴有两颧发红，潮热盗汗，五心烦热等症者，多属阴血不足，内有虚火之证，故又有“瘦人多火”之说。

(二)望姿态

患者的动静姿态和体位与疾病密切相关。患者仰卧伸足，面常朝外向光，辗转反侧，卧而不安者，多属阳证、热证、实证。踡卧缩足，面常朝里背光，身重懒动，嗜卧喜静者，多属阴证、寒证、虚证。

四肢抽搐或拘挛，项背强直，角弓反张，属于痉病，常见于肝风内动之热极生风、小儿高热惊厥、温病热入营血，也常见于气血不足筋脉失养。此外，痫证、破伤风、狂犬病等，亦致动风发痉。战栗常见于疟疾发作，或外感邪正相争欲作战汗之兆。手足软弱无力，行动不灵而无痛，是为痿证。关节肿大或痛，以致肢体行动困难，是为痹证。四肢不用，麻木不仁，或拘挛，或痿软，皆为瘫痪。若猝然昏倒，而呼吸自续，多为厥证。

四、望局部情况

(一)望头与发

1. 望头部　主要是观察头之外形、动态及头发的色质变化及脱落情况。以了解脑、肾的病变及气血的盛衰。小儿头形过大或过小，伴有智力低下者，多因先天不足，肾精亏虚。头形过大，可因脑积水引起。若小儿囟门凹陷，称为囟陷，是津液损伤，脑髓不足之虚证，囟门高突，称自填，多为热邪亢盛，见于脑髓有病；若小儿囟门迟迟不能闭合，称为解颅，是为肾精不足，发育不良的表现。无论大人或小儿，头摇不能自主者，皆为肝风内动之兆。

2. 望发　头发稀疏不长，是肾气亏虚；发黄干枯，久病落发，多为精血不足。若突然出现片状脱发，为血虚受风所致。青少年落发，多因肾虚或血热。青年白发，伴有健忘，腰膝酸软者，属肾虚；若无其他病象者，不属病态。小儿患疳积病，常见发结如穗。

(二)望五官

1. 望目　望目主要是望目的神、色、形、态。人之两目有无神气，是望神的重点。如目眦赤，为心火；白睛赤为肺火；白睛现红络，为阴虚火旺；眼胞皮红肿湿烂为脾火；目赤肿痛，迎风流泪，为肝经风热。白睛变黄，是黄疸之征。目眶周围见黑色，为肾虚水泛之水饮病，或寒湿下注的带下病。老年人下睑浮肿，多为肾气虚衰。目窝凹陷，是阴液耗损之征，或因精气衰竭所致。眼球突起而喘，为肺胀；眼突而肿为瘿肿。目睛上视，不能转动，称戴眼反折，多见于惊风、痉厥或精脱神衰之重证。

2. 望鼻 望鼻主要是观察鼻的外形及其鼻内分泌物。鼻色明润，是胃气未伤或病后胃气来复的表现。鼻头色赤，是肺热之征；色白是气虚血亏；色黄是里有湿热；色青多为阴寒腹痛；色黑多为肾虚寒水内停；鼻红生疮，多属胃热或血热；鼻端生红粉刺（称为“酒糟鼻”），鼻孔干燥，为阴虚内热，或燥邪犯肺；若鼻燥衄血，多因阳亢于上所致。鼻孔内赘生小肉，撑塞鼻孔，气息难通，称为鼻痔，多因肺经风热凝滞而成。鼻翼煽动频繁呼吸喘促者，称为“鼻煽”。如久病鼻煽，是肺肾精气虚衰之危证；新病鼻煽，多为肺热。鼻流清涕，为外感风寒；鼻流浊涕，为外感风热；鼻流浊涕而腥臭，是鼻渊，多因外感风热或胆经蕴热所致。

3. 望耳 望耳应注意耳的色泽、形态及耳内的情况，耳廓上的一些特定部位与全身各部有一定的联系，其分布大致象一个在子宫内倒置的胎儿，头颅在下，臂足在上。当身体的某部有了病变时，在耳廓的某些相应部位，就可能出现充血、变色、丘疹、水疱、脱屑、糜烂或明显的压痛等病理改变，可供诊断时参考。全耳色白多属寒证；色青而黑多主痛证；耳轮焦黑干枯，是肾精亏极，精不上荣所致；耳背有红络，耳根发凉，多是麻诊先兆。耳廓厚大，是形盛；耳廓薄小，乃形亏。耳轮甲错多见于久病血瘀。耳轮萎缩是肾气竭绝之危候。耳内流脓，是为“脓耳”。耳道局部红肿疼痛，为耳疖。

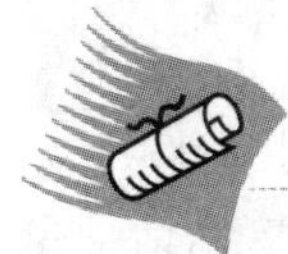

知识链接

耳朵大小与寿命的关系

民间一向把耳朵大作为有福和长寿的象征。现代医学观察表明，耳大与长寿确实有一定关系。医学工作者对256名60～90岁的老年人和344名90～104岁的长寿老人进行了测定，结果显示：长寿老人组耳长平均值为男7.13 cm，女6.89 cm；60～69岁老年人组耳长平均值为男6.93 cm，女6.50 cm。显然，长寿老人组耳长平均值明显超过老年人组，在长寿老人组中耳朵最长的达8.8 cm。因此有专家认为，耳廓长而大是长寿老人的特征之一。

4. 望口与唇 望唇要注意观察唇口的色泽和动态变化。唇以红而鲜润为正常。若唇色淡白，多属血虚或失血；唇色深红，属实、属热；唇色深红而干焦者，为热极伤津；唇色嫩红为阴虚火旺；唇色青紫者常为阳气虚衰、血行郁滞的表现。口唇干枯皴裂，是津液已伤，唇失滋润。唇口糜烂，多由脾胃积热、热邪灼伤所致。唇内溃烂，其色淡红，为虚火上炎。唇边生疮，红肿疼痛，为心脾积热。小儿口角流涎，多属脾虚湿盛，成人口角流涎，可见于中风等。

5. 望齿与龈 望齿龈应注意其色泽、形态和润燥的变化。牙齿干燥，是胃津受伤；齿燥如石，是胃肠热极，津液大伤；齿燥如枯骨是胃阴或肾精枯竭，牙齿松动稀疏，齿根外露，多属肾虚或虚火上炎。龈色淡白，是血虚不荣；红肿或兼出血多属胃火上炎。龈微红，微肿而不痛，或兼齿缝出血者，多属肾阴不足，虚火上炎；龈色淡白而不肿痛，齿缝出血者，为脾虚不能摄血。牙龈腐烂，流腐臭血水者，是牙疳病。

6. 望咽喉 咽喉疾病的症状较多，主要反映肺、胃、肾的病变。如咽喉红肿而痛，多属肺胃积热；红肿而溃烂，有黄白腐点是热毒深极；若鲜红娇嫩，肿痛不甚者，是阴虚火旺。如咽部两侧红肿突起如乳突，称为乳蛾，是肺胃热盛，外感风邪凝结而成。如咽间有灰白色假膜，擦之不去，重擦出血，随即复生者，是白喉。

五、望躯体

躯体的望诊包括颈项、胸、腹、腰、背，及前、后二阴的诊察。

（一）望颈项部

颈项是联接头部和躯干的部分，其前部称为颈，后部称为项。颈项部的望诊，主要观察其外形及动态变化。颈前颌下结喉之处,有肿物和瘤,可随吞咽移动,皮色不变也不疼痛,缠绵难消,且不溃破,为颈瘿,俗称“大脖子”。颈侧颌下,肿块如豆,累累如串珠,皮色不变,初觉疼痛,谓之瘰疬。颈项软弱无力,谓之项软。后项强直,前俯及左右转动困难者,称为项强。如睡醒之后,项强不便,称为落枕。颈项强直、角弓反张,多为肝风内动。

(二)望胸部

望胸部主要注意外形变化。正常人胸部外形两侧对称,呼吸时活动自如。胸部扁平,多见于肺肾阴虚或气阴两虚的患者;胸如桶状,见于久病咳喘,肺肾气虚患者;如小儿胸廓向前向外突起,变成畸形,称为鸡胸,多因先天不足,后天失调,骨骼失于充养。如肋部硬块突起,连如串珠,是佝偻病,因肾精不足,骨质不坚,骨软变形。

(三)望腹部

望腹部主要观察腹部形态变化。如腹皮绷紧,胀大如鼓者,称为臌胀。其中,立、卧位腹部均高起,按之不坚者为气臌。若立位腹部膨胀,卧位则平坦,摊向身侧的,属水臌。患者腹部凹陷如舟者,称为腹凹,多见于久病之人,脾胃元气大亏,或新病阴津耗损,不充形体。婴幼儿脐中有包块突出,皮色光亮者谓之脐突,又称脐疝。

(四)望腰背部

望背部主要观察其形态变化。如脊骨后突,背部凸起的称为充背,常因小儿时期,失天不足,后天失养,发育不良或脊柱疾病所致。若患者病中头项强直,腰背向前弯曲,反折如弓状者,称为角弓反张,常见于破伤风或痉病。痈、疽、疮、毒,生于脊背部位的统称发背,多因火毒凝滞肌腠而成。如腰部疼痛,活动受限,称为腰部拘急,可因寒湿外侵,经气不畅,或外伤闪挫,血脉凝滞所致。腰部皮肤生有水疮,如带状簇生,累累如珠的,叫缠腰火丹。

(五)望四肢

望四肢主要是诊察手足、掌腕、指趾等部位的形态色泽变化。

1. 四肢活动不利　手足拘急,屈伸不利者,多因寒凝经脉。

2. 四肢肌肉萎缩　多因脾气亏虚,营血不足,四肢失荣之故。足痿不行,称为下痿证。

3. 四肢肿胀　胫肿或跗肿,指压留痕,都是水肿之征。足膝肿大而股胫瘦削,是鹤膝风。指趾关节肿大变形,屈伸不便,多系风湿久凝,肝肾亏虚所致。

4. 青筋暴露　小腿青筋怒张形似蚯蚓,见于寒湿内侵或络脉瘀阻。

六、望皮肤

观察皮肤色泽形态和皮肤病证,可了解脏腑气血盛衰情况。

1. 色赤　皮肤发赤,皮肤忽然变红,如染脂涂丹,名曰“丹毒”。可发于全身任何部位,发于头面者称“抱头火丹”,发于躯干者称“丹毒”,发于胫踝者称“流火”。属心火偏旺,又遇风热恶毒所致。

2. 色黄　皮肤发黄,皮肤、面目、爪甲皆黄,是黄疸。

3. 润燥　皮肤干瘪枯燥,多为津液耗伤或精血亏损。皮肤干燥粗糙,状如鳞甲称为肌肤甲错,多因瘀血阻滞,肌失所养而致。

4. 斑疹　色红,点大成片,平摊于皮肤下,摸不应手为斑。形如粟粒,色红而高起,摸之碍手为疹。

七、望舌

舌诊以望舌为主,望舌是通过观察舌象进行诊断的一种望诊方法。舌象是由舌质和舌苔两部分的色泽形态所构成的形象。

所以望舌主要是望舌质和舌苔。

(一)望舌方法与注意事项

1. 伸舌姿势　望舌时要求患者把舌伸出口外,充分暴露舌体。口要尽量张开,伸舌要自然放松,毫不用力，舌面应平展舒张，舌尖自然垂向下唇。

2. 顺序 望舌应遵循一定顺序进行，一般先看舌苔，后看舌质，按舌尖、舌边、舌中、舌根的顺序进行。

3. 光线 望舌应以充足而柔和的自然光线为好，面向光亮处，使光线直射口内，要避开有色门窗和周围反光较强的有色物体，以免舌苔颜色产生假象。

4. 饮食 饮食对舌象影响也很大；常使舌苔形、色发生变化。由于咀嚼食物反复摩擦，可使厚苔转薄；刚刚饮水，则使舌面湿润；过冷、过热的饮食以及辛辣等刺激性食物，常使舌色改变。此外，某些食物或药物会使舌苔染色，出现假象，称为“染苔”。这些都是因外界干扰导致的一时性虚假舌质或舌苔，与患者就诊时的病变并无直接联系，不能反映病变的本质。因此，临床上遇到舌质与病情不符，或舌苔突然发生变化时，应注意询问患者近期尤其是就诊前一段时间内的饮食，服药等情况。

（二）望舌的内容

望舌内容可分为望舌质和望舌苔两部分。舌质又称舌体，是舌的肌肉和脉络等组织。望舌质又分为望神、色、形、态四个方面。舌苔是舌体上附着的一层苔状物，望舌苔可分望苔色和望苔质两个方面。

正常舌象，简称“淡红舌、薄白苔”：其舌体柔软，运动灵活自如，颜色淡红而红活鲜明；其胖瘦老嫩大小适中，无异常形态；舌苔薄白润泽，颗粒均匀，薄薄地铺于舌面，揩之不去，其下有根与舌质如同一体，干湿适中，不黏不腻等。总之，将舌质、舌苔各基本因素的正常表现综合起来，便是正常舌象。

1. 望舌质

（1）舌神　舌神主要表现在舌质的荣润和灵动方面。察舌神之法，关键在于辨荣枯。荣者，荣润而有光彩，表现为舌的运动灵活，舌色红润，鲜明光泽，富有生气，是谓有神，虽病亦属善候。枯者，枯晦而无光彩，表现为舌的运动不灵，舌质干枯，晦暗无光，是谓无神，属凶险恶候。

（2）舌色　色，即舌质的颜色。一般可分为淡白、淡红、红、绛、紫、青几种。除淡红色为正常舌色外，其余都是主病之色。

①淡红舌　舌色白里透红，不深不浅，淡红适中，此乃气血上荣之表现，说明心气充足，气血调和，见于正常人，或表证初起之人。

②淡白舌　舌色较淡红舌浅淡，甚至全无血色，称为淡白舌。舌质淡白瘦小，多属气血亏虚；舌质淡白而胖嫩，多属阳气虚衰。

③红舌　舌色鲜红，较淡红舌为深，称为红舌。因热盛致气血沸涌、舌体脉络充盈，则舌色鲜红，故主热证。可见于实证，或虚热证。

④绛舌　绛为深红色，较红舌颜色更深浓之舌，称为绛舌。主病有外感与内伤之分。在外感病为热入营血。在内伤杂病，为阴虚火旺。

⑤青紫舌　舌色淡紫或青为青舌，舌色深绛而暗为紫舌；青紫舌主要由血液运行不畅而瘀滞所致。故紫舌主病，不外寒热之分。热盛伤津，气血壅滞，多表现为绛紫而干枯少津。寒凝血瘀或阳虚生寒，舌淡紫或青紫湿润。

（3）舌形　舌形是指舌体的形状，包括老嫩、胖瘦，胀瘪、芒刺、裂纹、齿痕等异常变化。

①苍老舌　舌质纹理粗糙，形色坚敛，谓苍老舌。不论舌色苔色如何，舌质苍老者都属实证。

②娇嫩舌　舌质纹理细腻，其色娇嫩，其形多浮胖，称为娇嫩舌，多主虚证。

③胀大舌　分胖大和肿胀。舌体较正常舌大，甚至伸舌满口，或有齿痕，称胖大舌。舌体肿大，胀塞满口，不能缩回闭口，称肿胀舌、胖大舌。多因水饮痰湿阻滞所致。肿胀舌，多因热毒致气血上壅所致，多主热证或中毒病证。

④瘦薄　舌体瘦小枯薄者，称为瘦薄舌，多由气血阴液不足，不能充盈舌体所致，主气血两虚或阴虚火旺。

⑤芒刺　舌面上有软刺（即舌乳头），是正常状态，若舌面软刺增大，高起如刺，摸之刺手，称为芒刺舌，多因邪热亢盛所致。芒刺越多，邪热愈甚，根据芒刺出现的部位，可分辨热之所在：舌尖有芒刺，多为心火亢盛；舌边有芒刺，多属肝胆火盛；舌中有芒刺，主胃肠热盛。

⑥裂纹　舌面上有裂沟，而裂沟中无舌苔覆盖者，称裂纹舌。多因精血亏损，津液耗伤、舌体失养所致。故多主精血亏损。此外，健康人中大约有0.5%的人在舌面上有纵横向深沟，称先天性舌裂，其裂纹

中多有舌苔覆盖,身体无其他不适,与裂纹舌不同。

⑦齿痕　舌体边缘有牙齿压印的痕迹,称为齿痕舌。其成因多由脾虚湿盛,以致湿阻于舌而舌体胖大,受齿缘压迫形成齿痕。

(4)舌态　舌态指舌体运动时的状态。正常舌态是舌体活动灵敏,伸缩自如。病理舌态有强硬、痿软、舌纵、短缩、麻痹、颤动、歪斜、吐弄等。

①强硬　舌体板硬强直,运动不灵,以致语言着涩不清,称为强硬舌。多因热扰心神、舌无所主或高热伤阴、筋脉失养,或痰阻舌络所致。多见于热入心包,高热伤津,痰浊内阻,中风或中风先兆等证。

②痿软　舌体软弱、无力屈伸,痿废不灵,称为痿软舌。多因气血虚极,阴液失养筋脉所致。可见于气血俱虚,热灼津伤,阴亏已极等证。

③舌纵　舌伸出口外,内收困难,或不能回缩,称为舌纵。多因舌之肌肉经筋舒纵所致。可见于实热内盛,痰火扰心及气虚证。

④短缩　舌体紧缩而不能伸长,称为短缩舌。可因如下原因所致:寒凝筋脉,舌收引挛缩;内阻痰湿,引动肝风,风邪挟痰,梗阻舌根;热盛伤津,筋脉拘挛;气血俱虚,舌体失于濡养温煦。无论因虚因实,皆属危重证候。

⑤麻痹　舌有麻木感而运动不灵的,称为舌麻痹。多因营血不能上营于舌而致。若无故舌麻,时作时止,是心血虚;若舌麻而时发颤动,或有中风症状,是肝风内动之候。

⑥颤动　舌体震颤抖动,不能自主,称为颤动舌。多因气血两虚,筋脉失养或热极伤津而生风所致。可见于血虚生风及热极生风等证。

⑦歪斜　伸舌偏斜一侧,舌体不正,称为歪斜舌。多因风邪中络,或风痰阻络所致,也有风中脏腑者,但总因一侧经络、经筋受阻,病侧舌肌弛缓,故向健侧偏斜。多见于中风证或中风先兆。

⑧吐弄　舌常伸出口外者为“吐舌”;舌不停地舐上下左右口唇,或舌微出口外,立即收回,皆称为“弄舌”。二者合称为吐弄舌,皆因心、脾二经有热,灼伤津液,以致筋脉紧缩频频动摇。弄舌常见于小儿智力发育不全。

2. 望舌苔　正常的舌苔是由胃气上蒸所生,故胃气的盛衰,可从舌苔的变化上反映出来。望舌苔,应注意苔质和苔色两方面的变化。

(1)苔质　苔质指舌苔的形质。包括舌苔的厚薄、润燥、腐腻、剥落、有根无根等变化。

①厚薄　厚薄以“见底”和“不见底”为标准。凡透过舌苔隐约可见舌质的为见底,为薄苔。由胃气所生,属正常舌苔,有病见之,多为疾病初起或病邪在表,病情较轻。不能透过舌苔见到舌质的为不见底,为厚苔。多为病邪入里,或胃肠积滞,病情较重。舌苔由薄而增厚,多为正不胜邪,病邪由表传里,病情由轻转重,为病势发展的表现;舌苔由厚变薄,多为正气胜邪,病情由重转轻,病势退却的表现。

②润燥　舌面润泽,干湿适中,是润苔,表示津液未伤;若水液过多,扪之湿而滑利,甚至伸舌涎流欲滴,为滑苔。是有湿有寒的反映,多见于阳虚而痰饮水湿内停之证。若望之干枯,扪之无津,为燥苔,由津液不能上承所致。多见于热盛伤津、阴液不足,阳虚水不化津,燥气伤肺等证。舌苔由润变燥,多为燥邪伤津或热甚耗津,表示病情加重;舌苔由燥变润,多为燥热渐退,津液渐复,说明病情好转。

③腐腻　苔厚而颗粒粗大疏松,形如豆腐渣堆积舌面,揩之可去,称为“腐苔”。因体内阳热有余,蒸腾胃中腐浊之气上泛而成,常见于痰浊、食积,且有胃肠郁热之证。苔质颗粒细腻致密,揩之不去,刮之不脱,似腊浮涂于舌面者,称为“腻苔”,多因脾失健运,湿浊内盛,阳气被阴邪所抑制而造成,多见于痰饮、湿浊内停等证。

④剥落　患者舌本有苔,忽然全部或部分剥脱,剥处见底,称剥落苔。若全部剥脱,不生新苔,光洁如镜,称镜面舌、光滑舌。由于胃阴枯竭、胃气大伤、毫无生发之气所致。

总之,观察舌苔的厚薄可知疾病的深浅;舌苔的润燥,可知津液的盈亏;舌苔的腐腻,可知湿浊等情况;舌苔的剥落和有根、无根,可知气阴的盛衰及病情的发展趋势等。

(2)苔色　苔色,即舌苔之颜色。一般分为白苔、黄苔、灰苔、黑苔等变化。由于苔色与病邪性质有关,所以观察苔色可以了解疾病的性质。

①白苔　一般常见于表证、寒证。由于外感邪气尚未传里,舌苔往往无明显变化,仍为正常之薄白苔。

若舌淡苔白而湿润,常是里寒证或寒湿证。但在特殊情况下,白苔也主热证。如舌上满布白苔,如白粉堆积,扪之不燥,称为“积粉苔”,是由外感秽浊不正之气,毒热内盛所致。

②黄苔　一般主里证、热证。由于热邪熏灼,所以苔现黄色。淡黄热轻,深黄热重,焦黄热结。外感病,苔由白转黄,为表邪入里化热的征象。若苔薄淡黄,为外感风热表证或风寒化热。或舌淡胖嫩,苔黄滑润者,多是阳虚水湿不化。

③灰苔　灰苔即浅黑色苔。主里证,常见于里热证,也见于寒湿证。苔灰而干,舌质红绛,多属热炽伤津,或阴虚火旺。苔灰而润,见于痰饮内停,或为寒湿内阻。

④黑苔　黑苔多由焦黄苔或灰苔发展而来,一般来讲,所主病证无论寒热,多属危重。

八、望排出物

望排出物是观察患者的分泌物和排泄物,如痰涎、呕吐物、二便、涕唾、汗、泪、带下等。一般排出物色泽清白,质地稀,多为寒证、虚证;色泽黄赤,质地黏稠,形态秽浊不洁,多属热证、实证;如色泽发黑,挟有块物者,多为瘀证。

(一)望痰涎

痰涎是机体水液代谢障碍的病理产物,其形成主要与脾肺两脏功能失常关系密切。痰黄黏稠,坚而成块者,属热痰。痰白而清稀,或有灰黑点者,属寒痰。痰白滑而量多,易咯出者,属湿痰。痰少而黏,难以咳出者,属燥痰。痰中带血,或咳吐鲜血者,为热伤肺络。口常流稀涎者,多为脾胃阳虚证。口常流黏涎者,多属脾蕴湿热。

(二)望呕吐物

胃中之物上逆自口而出为呕吐物。胃气以降为顺,或胃气上逆,使胃内容物随之反上出口,则成呕吐。若呕吐物清稀无臭,多是寒呕。多由脾胃虚寒或寒邪犯胃所致。呕吐物酸臭秽浊,多为热呕。因邪热犯胃,胃有实热所致。呕吐痰涎清水,量多,多是痰饮内阻于胃。呕吐未消化的食物,腐酸味臭,多属食积。若呕吐频发频止,呕吐不消化食物而少有酸腐,为肝气犯胃所致。呕吐黄绿苦水,是因肝胆郁热或肝胆湿热所致。呕吐鲜血或紫暗有块,夹杂食物残渣,多因胃有积热或肝火犯胃,或素有瘀血所致。

(三)望大便

望大便,主要是察大便的颜色及便质、便量。

大便清稀,完谷不化,或稀溏者,多属寒泻。如大便色黄稀清如糜有恶臭者,属热泻。大便色白,多属脾虚或黄疸。

大便燥结者,排出困难,数日一行,为便秘。大便如黏冻而夹有脓血且兼腹痛,里急后重者,是痢疾。便黑如柏油,是胃络出血。小儿便绿,多为消化不良的征象。大便下血,有两种情况,如先血后便,血色鲜红,为近血,多见于痔疮出血;若先便后血,血色褐暗,为远血,多见于胃肠病。

(四)望小便

观察小便要注意颜色,尿质和尿量的变化。

如小便清长量多,伴有形寒肢冷,多属寒证。小便短赤量少,排尿时灼热疼痛,多属热证。尿浑如膏脂或有滑腻之物,多是膏淋;尿有砂石,小便困难而痛,为石淋。尿中带血,为尿血,多属下焦热盛,热伤血络;尿血,伴有排尿困难而灼热刺痛者,是血淋。尿混浊如米泔水,见于尿浊或膏淋。

九、望小儿指纹

观察小儿食指掌侧前缘的脉络形色变化来诊察疾病的方法,称为“指纹诊法”,仅适用于三岁以下的幼儿。指纹是手太阴肺经的一个分支,故与诊寸口脉意义相似。

指纹分“风”“气”“命”三关,即食指近掌部的第一节为“风关”,第二节为“气关”,第三节为“命关”。

(一)望指纹的方法

将患儿抱到向光处,医者用左手的食指和拇指握住患儿食指末端,以右手大拇指在其食指掌侧,从命关向气关、风关直推几次,用力要适当,使指纹更为明显,便于观察。

(二)望指纹的临床意义

正常指纹,络脉色泽浅红兼紫,隐于风关之内,大多不浮露,甚至不明显,多是斜形、单枝、粗细适中。

1. 纹位 纹位是指纹出现的部位。根据指纹在手指三关中出现的部位,以测邪气的浅深,病情的轻重。指纹显于风关附近者,表示邪浅,病轻;指纹过风关至气关者,为邪已深入,病情较重;指纹过气关达命关者,是邪陷病深之兆;若指纹透过风、气、命三关,一直延伸到指甲端者,是所谓"透关射甲",揭示病情危重。

2. 纹色 纹色的变化,主要有红、紫、青、黑、白色的变化。纹色鲜红多属外感风寒。纹色紫红,多主热证。纹色青,主风证或痛证;纹色青紫或紫黑色,是血络闭郁;纹色淡白,多属脾虚。

3. 纹形 纹形,即指纹的浅、深、细、粗等变化。指纹浮而明显,则病在表;指纹沉隐不显,则病在里。纹细而色浅淡的,多属虚证;纹粗而色浓滞的,多属实证。

总之,望小儿指纹的要点就是:浮沉分表里,红紫辨寒热,淡滞定虚实,三关测轻重,纹形色相参,留神仔细看。

第二节 闻诊

闻诊包括听声音和嗅气味两个方面的内容,是医者通过听觉和嗅觉了解由病体发出的各种异常声音和气味,以诊察病情。

一、听声音

听声音,主要是听患者言语气息的高低、强弱、清浊、缓急等变化,以及咳嗽、呕吐、呃逆、嗳气等声响的异常,以分辨病情的寒热虚实。

(一)正常声音

健康的声音,虽有个体差异,但发声自然、音调和畅,刚柔相济,此为正常声音的共同特点。

(二)病变声音

1. 发声异常 在患病时,若语声高亢洪亮,多言而躁动,多属实证、热证。若感受风、寒、湿诸邪,声音常兼重浊。若语声低微无力,少言而沉静,多属虚证、寒证或邪去正伤之证。

语声低而清楚称音哑,发音不出称失音。临床上发病往往先见音哑,病情继续发展则见失音,故两者病因病机基本相同,当先辨虚实。新病多属实证,因外感风寒或风热袭肺,或因痰浊壅肺,肺失清肃所致。久病多属虚证,因精气内伤,肺肾阴虚,虚火灼金所致。

2. 语言异常 "言为心声",故语言异常多属心的病变。一般来说,沉默寡言者多属虚证、寒证;烦躁多言者,多属实证、热证。语声低微,时断时续者,多属虚证;语声高亢有力者多属实证。

(1)谵语与郑声 谵语与郑声均是患者在神志昏迷或朦胧时,出现的语言异常,为病情垂危,失神状态的表现。谵语多因邪气太盛,扰动心神所致,而郑声多是正气大伤,心神失养所致。

谵语表现为神志不清,胡言乱语,声高有力,往往伴有身热烦躁等,多属实证、热证。尤以急性外感热病多见。

郑声表现为神志昏沉,语言重复,低微无力,时断时续。多因心气大伤、神无所依而致,属虚证。

(2)独语与错语 独语和错语是患者在神志清醒,意识思维迟钝时出现的语言异常,以老年人或久病之人多见,为心之气血亏虚,心神失养,思维迟钝所致,多见于虚证患者。

独语表现为独自说话,喃喃不休,首尾不续,见人便止。多因心之气血不足,心神失养,或因痰浊内盛,上蒙心窍,神明被扰所致。

错语表现为语言颠倒错乱,或言后自知说错,不能自主,又称为"语言颠倒""语言错乱"。多因肝郁气滞,痰浊内阻,心脾两虚所致。

3. 呼吸异常与咳嗽 呼吸异常与咳嗽是肺病常见的症状。肺主呼吸，肺功能正常则呼吸均匀，不出现咳嗽、咯痰等症状。当外邪侵袭或其他脏腑病变影响于肺时，就会使肺气不利而出现呼吸异常和咳嗽。

(1)呼吸异常主要表现为喘、哮、上气、短气、少气、气粗、气微等现象。

①喘 又称“气喘”，是指呼吸急促困难，甚至张口抬肩，鼻翼煽动，端坐呼吸，不能平卧等现象。可见于多种急慢性肺脏疾病。发病急骤，呼吸困难，声高息涌气粗，唯以呼出为快，甚则仰首目突，脉数有力，多因外邪袭肺或痰浊阻肺所致，为实喘。发病缓慢，呼吸短促，似不相接续，但得引一长息为快，活动后喘促更甚，气怯声低，形体虚弱，倦怠乏力，脉微弱，多因肺之气阴两虚，或肾不纳气所致，是虚喘。

②哮 以呼吸急促，喉中痰鸣如哨为特征。多反复发作，不易痊愈。往往在季节转换、气候变动突然时复发，哮证要注意区别寒热。寒哮，多在冬春季节，遇冷而作，因阳虚痰饮内停，或寒饮阻肺所致。热哮常在夏秋季节，气候燥热时发作。因阴虚火旺或热痰阻肺所致。

③上气 以呼吸气急，呼多吸少为特点，可兼有气息短促，面目浮肿，为肺气不利，气逆于喉间所致。有虚证和实证之分。实证以痰饮阻肺或外邪袭肺多见。虚证以阴虚火旺多见。

④短气 以呼吸短促，不相接续为特点，其症似虚喘而不抬肩，喉中无痰鸣音。多因肺气不足所致。此外，若胸中停饮也可见短气，为水饮阻滞胸中气机，肺气不利而致。

⑤少气 以呼吸微弱，语声低微无力为特点。患者多伴有倦怠懒言，面色不华，为全身阳气不足之象。

⑥气粗、气微 患者呼吸时鼻中气息粗糙或微弱，气息粗糙多属实证，为外感六淫之邪或痰浊内盛，气机不利所致；气息微弱多属虚证，为肺肾气虚所致。

(2)咳嗽是肺病中最常见的症状，是肺失肃降，肺气上逆的表现。

咳嗽一症，首当鉴别外感内伤：一般来说，外感咳嗽，起病较急，病程较短，必兼表证，多属实证；内伤咳嗽，起病缓慢，病程较长或反复发作，以虚证居多。

咳嗽之辨证，要注意咳声的特点，如咳声紧闷多属寒湿，咳声清脆多属燥热等。如咳嗽昼甚夜轻者，常为热为燥；夜甚昼轻者，多为肺肾阴亏。若无力作咳，咳声低微者，多属肺气虚。

此外，对咳嗽的诊断，还须参考痰的色、量等不同表现和兼见症状以鉴别寒热虚实。

4. 呕吐、嗳气与呃逆 呕吐、嗳气与呃逆均属胃气上逆所致。

(1)呕吐 又可分为呕吐、干呕。有声有物称为呕；有物无声称为吐，如吐酸水、吐苦水等；干呕是指欲吐而无物有声，或仅呕出少量涎沫。临床上统称为呕吐。

由于导致胃气上逆的原因不同，故呕吐的声响形态亦有区别，从而可辨病证的寒、热、虚、实。如吐势徐缓，声音微弱者，多属虚寒呕吐；而吐势较急，声音响亮者，多为实热呕吐。虚证呕吐多因脾胃阳虚和胃阴不足所致。实证呕吐多是邪气犯胃、浊气上逆所致，多见于食滞胃脘、外邪犯胃、痰饮内阻、肝气犯胃等证。

(2)嗳气 气从胃中上逆出咽喉时发出声音称为嗳气。饱食之后，偶有嗳气不属病态。嗳气亦当分虚实。虚证嗳气，其声多低弱无力，多因脾胃虚弱所致。实证嗳气，其声多高亢有力，嗳后腹满得减，多为食滞胃脘、肝气犯胃、寒邪客胃而致。

(3)呃逆 胃气上逆，从咽部冲出，发出一种不由自主的冲击声，称为呃逆。一般呃声高亢，响亮有力的多属实、属热；呃声低沉，气弱无力的多属虚、属寒。实证往往发病较急，多因寒邪直中脾胃或肝火犯胃所致。虚证多因脾肾阳衰或胃阴不足所致。正常人在刚进食后，或遇风寒，或进食过快均可见呃逆，往往是暂时的，大多能自愈。

5. 叹息 患者自觉胸中憋闷而长吁、短叹，叹后胸中略舒的一种表现，称为叹息，是肝气郁结所致。

二、嗅气味

(一)病体气味

1. 口臭 口臭是指患者张口时，口中发出臭秽之气。多见于口腔本身的病变或胃肠有热之人。口腔疾病致口臭的，可见于牙疳、龋齿或口腔不洁等。胃肠有热致口臭的，多见于胃火上炎，宿食内停或脾胃湿热之证。

2. 汗气 因引起出汗的原因不同，汗液的气味也不同。外感六淫邪气，如风邪袭表，或卫阳不足，肌表不固，汗出多无气味。气分实热壅盛，或久病阴虚火旺之人，汗出量多而有酸腐之气。痹证若风湿之邪久羁肌表化热，也可汗出色黄而带有特殊的臭气。阴水患者若出汗伴有“尿臊气”则是病情转危的险候。

3. 鼻臭　鼻臭是指鼻腔呼气时有臭秽气味。其原因有三个方面：一是鼻涕，如鼻流黄浊黏稠腥臭之涕、缠绵难愈、反复发作，是鼻渊。二是鼻部溃烂，如梅毒、疠风或癌肿可致鼻部溃烂，而产生臭秽之气。三是内脏病变，如鼻呼出之气带有烂苹果味，是消渴病之重症。若呼气带有尿臊气，则多见于阴水患者病情垂危的险证。

4. 身臭　身体有疮疡溃烂流脓水或有狐臭、漏液等均可致身臭。

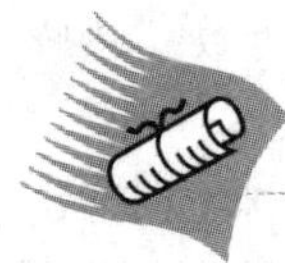

知识链接

烂苹果味

糖尿病患者病情严重时，大量脂肪在肝脏里氧化而产生酮体，并扩散到血液中，致使呼出的气息中带有丙酮，这时患者呼出的气体就会带有烂苹果味，烂苹果味为糖尿病酮症酸中毒的特征之一。

（二）排出物气味

排出物的气味，患者也能自觉。因此，对于排出物如痰涎、大小便、妇人经带等的异常气味，通过问诊，可以得知。

一般而言，湿热或热邪致病，其排出物多混浊而有臭秽难闻的气味；寒邪或寒湿邪气致病，其排出物多清稀而无特殊气味。

（三）病室气味

病室的气味由病体本身及其排出物等发出。室内有血腥味，多是失血证；室内有腐臭气味，多有疮疡化脓；室内有尸臭气味，是脏腑败坏；室内有尿臊气，多见于水肿病晚期；室内有烂苹果气味，多见于消渴病。

第三节　问　　诊

问诊，是医者通过询问患者或陪诊者，了解疾病的发生、发展、治疗经过、现在症状和其他与疾病有关的情况，以诊察疾病的方法。

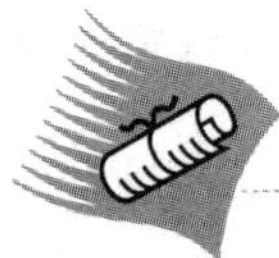

知识链接

十　问　歌

一问寒热二问汗，三问头身四问便，五问饮食六问胸，七聋八渴俱当辨，九问旧病十问因，再兼服药参机变，妇女尤必问经期，迟速闭崩皆可见，再添片语告儿科，天花麻疹全占验。

一、问寒热

问寒热是询问患者有无冷与热的感觉。寒，即怕冷的感觉；热，即发热。患者体温高于正常，或者体温正常，但全身或局部有热的感觉，都称为发热。寒热的产生，主要取决于病邪的性质和机体的阴阳盛衰两个方面。因此，通过询问患者寒热感觉可以辨别病变的寒热性质和阴阳盛衰等情况。

寒与热是临床上常见症状，问诊时应注意询问患者有无寒与热的感觉，两者是单独存在还是同时并见，还要注意询问寒热症状的轻重程度、出现的时间、持续时间的长短、临床表现特点及其兼证等。

1. 恶寒发热 恶寒与发热感觉并存称恶寒发热。它是外感表证的主要症状之一。

出现恶寒发热症状的病理变化，是外感表证初起，外邪与卫阳之气相争的反映。外邪束表，郁遏卫阳，肌表失煦故恶寒。卫阳失宣，郁而发热。如果感受寒邪，可导致束表遏阳之势加重，恶寒症状显著；感受热邪，助阳而致阳盛，发热症状显著。

恶寒重，发热轻，多属外感风寒的表寒证。发热重，恶寒轻，多属外感风热的表热证。恶寒、发热，并有恶风、自汗、脉浮缓，多属外感表虚证。恶寒发热，兼有头痛、身痛、无汗、脉浮紧是外感表实证。

2. 但寒不热 在通常情况下，患者只有怕冷的感觉而无发热者，即为但寒不热，见于里寒证。恶寒，是患者自觉怕冷，虽加衣覆被、近火取暖仍不能解其寒，多为外感病初起，卫气不能外达，肌表失其温煦而恶寒。畏寒，是患者自觉怕冷，但加衣覆被、近火取暖可以缓解，称为畏寒，多为里寒证。机体内伤久病，阳气虚于内，或寒邪过盛，直中于里损伤阳气，温煦肌表无力而出现怕冷的感觉。

3. 但热不寒 患者但觉发热而无怕冷的感觉者，称为但热不寒。可见于里热证，由于热势轻重、时间长短及其变化规律的不同，临床上有壮热、潮热、微热之分。

(1)壮热 患者身体发高热(体温超过 39 ℃)，持续不退，属里实热证。为风寒之邪入里化热或温热之邪内传于里，邪盛正实，交争剧烈，里热炽盛，蒸达于外所致。

(2)潮热 患者定时发热或定时热甚。外感与内伤疾病皆可见潮热。由于潮热的热势高低、持续时间不同，临床上又分以下三种情况。

①阳明潮热 其特点是热势较高，热退不净，多在日晡时热势加剧，因此又称日晡潮热．由邪热蕴结胃肠，燥屎内结而致，病在阳明经的胃与大肠。

②湿温潮热 此种潮热多见于温病中的湿温病，故称湿温潮热。其特点是患者虽自觉热甚，但初按肌肤多不甚热，扪之稍久才觉灼手。临床上又称之为“身热不扬”，多在午后热势加剧，伴有头身困重，舌红、苔黄腻等症。

③阴虚潮热 此种潮热多见于阴虚证候之中。其特点是午后或夜间发热加重，热势较低，往往仅能自我感觉，体温并不高，多见于胸中烦热，手足心发热，故又称“五心烦热”。严重者有热自骨髓向外透发的感觉，称为“骨蒸潮热”。

(3)微热 患者发热时间较长，热势较轻微，体温一般不超过 38 ℃，又称长期低热。可见于温病后期，内伤气虚、阴虚、小儿夏季热等病证中。温病后期，余邪未清，余热留恋，患者出现微热持续不退。

4. 寒热往来 患者恶寒与发热交替发作，是邪正交争，互为进退的病理表现，见于半表半里证。外邪侵入机体，在由表入里的过程中，邪气停留于半表半里之间，不能完全入里，正气不能抗邪外出，此时邪气不太盛，正气亦未衰，正邪相争处于相持阶段，正胜邪弱则热，邪胜正衰则寒，一胜一负，一进一退，故见寒热往来。

二、问汗

汗是津液所化生的，在体内为津液，经阳气蒸发从腠理外泄于肌表则为汗液。

问汗时要询问患者有无出汗、出汗的时间、出汗的部位、汗量多少、出汗的特点、主要兼证以及出汗后症状的变化等。常见的有以下几种情况。

1. 无汗 外感内伤，新病久病都可见全身无汗。外感病中，邪郁肌表，气不得宣，汗不能达，故无汗。当邪气入里，耗伤营阴，亦无汗，属于津枯造成的汗液生成障碍。

2. 有汗 患者有汗，病程短，伴有发热、恶风等症状，属太阳中风表虚证，是外感风邪所致。里证有汗，见于里热证、气虚或阴虚证、亡阴亡阳证等。

(1)大汗 患者若大汗不已，伴有蒸蒸发热，面赤，口渴饮冷，属实热证。是里热炽盛，蒸津外泄，故汗出量多。此时邪气尚实，正气未虚，正邪相搏，汗出不止，汗出愈多，正气愈伤。若冷汗淋漓，或汗出如油，伴有呼吸喘促，面色苍白，四肢厥冷，脉微欲绝。此时汗出常称为“脱汗”“绝汗”。它是久病重病正气大伤，阳气外脱，津液大泄，为正气已衰，阳亡阴竭的危候，预后不良。

(2)自汗　白天经常汗出不止，活动后尤甚，称为自汗。常常伴有神疲乏力，气短懒言或畏寒肢冷等症状，多因阳虚或气虚不能固护肌表，腠理疏松，玄府不密，津液外泄所致。

(3)盗汗　患者经常睡则汗出，醒则汗止，称为盗汗。多伴有潮热、颧红、五心烦热、舌红、脉细数等症，属阴虚。阴虚则虚热内生，睡时卫阳入里，肌表不密，虚热蒸津外泄，故盗汗出。醒后卫阳出表，玄府密闭，故汗止。

(4)战汗　患者先恶寒战栗，表情痛苦，辗转挣扎，继而汗出者，称为战汗。战汗是邪正交争，疾病发展的转折点，其发展势态，或为邪去正安，或为邪盛正衰。

3. 局部汗

(1)头汗　患者仅头部或头颈部出汗较多，亦称但头汗出，头汗多因上焦邪热或中焦湿热上蒸，逼津外泄；或病危虚阳浮越于上所致。

(2)半身汗　半侧身体有汗，或半侧身体经常无汗，或上或下，或左或右。可见于中风先兆、中风证、痿证、截瘫等病；多因患侧经络闭阻，气血运行不调所致。

(3)手足汗　指手心、足心出汗较多。多因热邪郁于内或阴虚阳亢，逼津外出而达于四肢所致。

三、问疼痛

疼痛是临床上常见的一种自觉症状，各科均可见到。问诊时，应问清疼痛产生的原因、性质、部位、时间、喜恶等。引起疼痛的原因很多，有外感，也有内伤，其病机有虚，也有实。其中因不通则痛者，属实证，不荣则痛者属虚证。

(一)疼痛的性质

由于引起疼痛的病因病机不同，其疼痛的性质亦不同，临床上可见到以下几类。

1. 胀痛　痛且有胀感，为胀痛。在身体各部位都可以出现，但以胸胁、胃脘、腹部较为多见，多因气机郁滞所致。

2. 刺痛　疼痛如针刺，称为刺痛。其特点是疼痛的范围较小，部位固定不移，多因瘀血所致。全身各处均可出现刺痛症状，但以胸胁、胃脘、小腹、少腹部最为多见。

3. 绞痛　痛势剧烈如绞割者，称为绞痛。其特点是疼痛有剜、割、绞、结之感，疼痛难以忍受。多为有形实邪突然阻塞经络闭阻气机，或寒邪内侵，气机郁闭，导致血流不畅而成。可见于心血瘀阻的心痛，蛔虫上窜或寒邪内侵胃肠引起的脘腹痛等。

4. 走窜痛　疼痛部位游走不定或走窜攻痛称为串痛。其特点是痛处不固定，或者感觉不到确切的疼痛部位。多为风邪留着机体的经络关节，阻滞气机，产生疼痛。气无形而喜通畅，气滞为痛，亦多见串痛，可见于风湿痹证或气滞证。

5. 掣痛　痛处有抽掣感或同时牵引它处而痛，称为掣痛。其特点是疼痛多呈条状或放射状，或有起止点，有牵扯感，多由筋脉失养或阻滞不通所致。可见于胸痹、肝阴虚、肝经实热等证。

6. 灼痛　痛处有烧灼感，称灼痛。其特点是感觉痛处发热，如病在浅表，有时痛处亦可触之觉热，多喜冷凉，多由火热之邪串入经络，或阴虚阳亢，虚热灼于经络所致。可见于肝火犯络两胁灼痛，胃阴不足脘部灼痛及外科疮疡等证。

7. 冷痛　痛处有冷感，称冷痛。其特点是感觉痛处发凉，如病在浅表，有时触之亦觉发凉，多喜温热。多因寒凝筋脉或阳气不足而致。

8. 重痛　疼痛伴有沉重感，称重痛。多见于头部、四肢及腰部。多因湿邪困阻气机而致，多见于湿证。

9. 空痛　痛而有空虚之感，称空痛。其特点是疼痛有空旷轻虚之感，喜温喜按。多为精血不足而致。可见于阳虚、阴虚、血虚或阴阳两虚等证。

10. 隐痛　痛而隐隐，绵绵不休，称隐痛。其特点是痛势较轻，可以耐受，隐隐而痛，持续时间较长。多因气血不足，或阳气虚弱，导致经脉气血运行滞涩所致。

(二)疼痛部位

询问疼痛的部位，可以判断疾病的位置及相应经络脏腑的变化情况。

1. 头痛 无论外感还是内伤皆可引起头痛。外感多由邪犯脑府，经络郁滞不畅所致，属实。内伤多由脏腑虚弱，清阳不升，脑府失养，或肾精不足，髓海不充所致，属虚。痛无休止，并伴有外感表现者，为外感头痛。如头重如裹，肢重者属风湿头痛。凡头痛较轻，病程较长，时痛时止者，多为内伤头痛。如头痛隐隐，过劳则甚，属气虚头痛。如头痛隐隐，眩晕面白，属血虚头痛。头脑空痛，腰膝酸软，属肾虚头痛。如头痛晕沉，自汗便溏属脾虚头痛。凡头痛如刺，痛有定处，属血瘀头痛。头部不同部位的疼痛，一般与经络分布有关，如头项痛属太阳经病，前额痛属阳明经病，头侧部痛属少阳经病，头顶痛属厥阴经病，头痛连齿属少阴经病。

2. 胸痛 以心肺病变居多。胸痛、潮热盗汗，咳痰带血者，属肺阴虚证，因虚火灼伤肺络所致。胸痛憋闷，痛引肩臂者，为胸痹。多因心脉气血运行不畅所致。胸背彻痛剧烈、面色青灰、手足青至节者，为真心痛。胸胀痛而走窜，太息易怒者，属肝气郁滞。因情志郁结不舒，胸中气机不利所致。胸部刺痛、固定不移者，属血瘀。

3. 胁痛 因胁为肝胆所居，又是肝胆经脉循行分布之处。故胁痛多属肝胆及其经脉的病变。胁胀痛、太息易怒者，多为肝气郁结所致。胁肋灼痛，多为肝火郁滞。胁肋胀痛，身目发黄，多为肝胆湿热蕴结，可见于黄疸病。胁部刺痛、固定不移。为瘀血阻滞，经络不畅所致。

4. 胃脘痛 凡寒、热、食积、气滞等病因及机体脏腑功能失调累及于胃，皆可影响胃的气机通畅，而出现疼痛症状。胃脘痛的性质不同，其致病原因也不同。如胃脘冷痛，痛势较剧，得热痛减，属寒邪犯胃。胃脘灼痛，多食善饥，口臭便秘者，属胃火炽盛。胃脘胀痛，嗳气不舒，属胃腑气滞，多是肝气犯胃所致；胃脘刺痛，固定不移，属瘀血胃痛；胃脘胀痛，嗳腐吞酸，厌食为食滞胃脘。胃脘隐痛，呕吐清水，属胃阳虚；胃脘灼痛嘈杂，饥不欲食，属胃阴虚。

5. 腹痛 腹部范围较广，可分为大腹、小腹、少腹三部分。根据疼痛的不同部位，可以测知疾病所在脏腑。根据疼痛的不同性质可以确定病因病性的不同。如大腹隐痛、便溏、喜温喜按，属脾胃虚寒。小腹胀痛，小便不利多为癃闭，病在膀胱。小腹刺痛，小便不利，为膀胱蓄血。少腹冷痛，牵引阴部，为寒凝肝脉。绕脐痛，起包块，按之可移者，为虫积腹痛。

6. 腰痛 根据疼痛的性质可以判断致病的原因。如腰部冷痛，以脊骨痛为主，活动受限，多为寒湿痹证。腰部冷痛，小便清长，属肾虚。腰部刺痛，固定不移，属闪挫跌仆瘀血。根据疼痛的部位，可判断邪留之处。如腰脊骨痛，病多在骨；如腰痛以两侧为主，病多在肾；腰痛连腹，绕如带状，病多在带脉。

7. 背痛 根据疼痛的部位及性质，可以判断疼痛的病位和病因。背痛连及头项，伴有外感表证，是风寒之邪客于太阳经；背冷痛伴畏寒肢冷，属阳虚；脊骨空痛，不可俯仰，多为精气亏虚，督脉受损。

8. 四肢痛 四肢痛多由风寒湿邪侵犯经络、肌肉、关节，阻碍其气血运行所致。亦有因脾虚、肾虚者。根据疼痛的部位及性质可以判断病变的原因、部位。四肢关节串痛，多为风痹；四肢关节重痛，多为湿痹；四肢关节疼痛剧烈，得热痛减为寒痹。四肢关节灼痛，喜冷，或有红肿，多为热痹；如足跟或胫膝隐隐而痛，多为肾气不足。

四、问饮食与口味

问饮食与口味包括询问口渴、饮水、进食、口味等几个方面。应注意有无口渴、饮水多少、喜冷喜热、食欲情况、食量多少、食物的善恶、口中有无异常的味觉和气味等情况。

(一)问饮

1. 口不渴饮 为津液未伤，见于寒证或无明显燥热之证。

2. 口渴引饮 口渴总由津液不足或输布障碍所致。临床可见如下情况。

(1)口渴多饮 患者口渴明显，饮水量多，是津液大伤的表现，多见于实热证、消渴病及汗吐下后。

(2)渴不多饮 患者虽有口干或口渴感觉，但又不想喝水或饮水不多，是津液轻度损伤或津液输布障碍的表现，可见于阴虚、湿热、痰饮、瘀血等证。

(二)问食

1. 纳呆与纳少 食欲减退，即患者不思进食与厌恶食物，大体上有两种情况：一是不知饥饿不欲食；二是虽饥亦不欲食或厌恶食物。两者病机均属脾胃不和所致。

(1)食欲减退　患者不欲食,食量减少,多见于脾胃气虚、湿邪困脾等证。

(2)厌食　多因伤食而致。若妇女妊娠初期,厌食呕吐者,为妊娠恶阻。

(3)饥不欲食　患者感觉饥饿而又不想进食,或进食很少,亦属食欲减退范畴,可见于胃阴不足证。

2. 消谷善饥　患者食欲亢进,食量较多,食后不久即感饥饿,临床上多伴有身体逐渐消瘦等症状,可见于胃火亢盛、胃强脾弱等证。亦可见于消渴病。

3. 饮食偏嗜　嗜食某种食物或某种异物。其中偏嗜异物者,又称异嗜,若小儿异嗜,喜吃泥土、生米等异物,多属虫积;若已婚妇女停经而嗜食酸味,多为妊娠。

询问食欲与食量时,还应注意进食情况如何。如患者喜进热食,多属寒证;喜进冷食多属热证。进食后稍安,多属虚证;进食后加重,多属实证或虚中夹实证。疾病过程中,食欲渐复,表示胃气渐复,预后良好;反之,食欲渐退,食量渐减,表示胃气渐衰,预后多不良。若病重不能食,突然暴食,食量较多,是脾胃之气将绝的危象,称为“除中”。实际上是中气衰败,死亡前兆,属“回光反照”的一种表现。

(三)问口味

(1)口淡乏味,多因脾胃气虚而致。

(2)口甜,多见于脾胃湿热证。

(3)口黏腻,多属湿困脾胃。

(4)口中泛酸,可见于肝胆蕴热证。

(5)口中酸腐,多见于伤食证。

(6)口苦,属热证的表现,可见于火邪为病和肝胆郁热之证。

(7)口咸,多属肾病及寒证。

五、问二便

问二便,主要询问患者大小便的性状、颜色、气味、便量多少、排便的时间、两次排便的间隔时间、排便时的感觉及排便时伴随症状等。

1. 问大便　健康人一般一日或两日大便一次,为黄色成形软便,排便顺利通畅,如受疾病的影响,气血津液失调,脏腑功能失常,即可出现排便次数和排便感觉异常。

(1)便秘　指大便燥结,排出困难,排便间隔时间延长,便次减少,称为便秘。其病机总由大肠传导功能失常所致。可见于胃肠积热、气机郁滞、气血津亏、阴寒凝结等证。

(2)溏泻　又称便溏或泄泻,即大便稀软不成形,甚则呈水样,排便间隔时间缩短,便次增多。多由脾胃功能失调、水停肠道、大肠传导亢进所致。可见于脾虚、肾阳虚、肝郁乘脾、伤食、湿热蕴结大肠、感受外邪等证。

(3)便质异常　完谷不化,病久体弱者见之,多属脾虚、肾虚;新起者多为食滞胃肠。溏结不调,多因肝郁脾虚,肝脾不调所致。若大便先干后稀,多属脾虚。脓血便,又称大便脓血,多见于痢疾和肠癌。

(4)排便感异常　①肛门灼热:多因大肠湿热,或热结旁流,热迫直肠所致。②里急后重:便前腹痛,急迫欲便,便时窘迫不畅,肛门重坠,便意频数的症状,常见于湿热痢疾。③排便不爽:排便不通畅,有涩滞难尽之感的症状。泻下如黄糜而黏滞不爽者,多因湿热蕴结大肠;腹痛欲便而排出不爽,抑郁易怒者,多因肝郁脾虚;腹泻不爽,大便酸腐臭秽者,多因食积化腐,肠道气机不畅所致。

2. 问小便　受疾病的影响,若机体的津液营血不足,气化功能失常,水饮停留等,即可使排尿次数、尿量及排尿时的感觉出现异常情况。

(1)尿量异常　健康人在一般情况下,一昼夜排尿量为 1000～1800 mL。尿量异常,是指昼夜尿量过多或过少,超出正常范围。①尿量增多:多因寒凝气机,水气不化,或肾阳虚衰,阳不化气,水液外泄而量多。可见于虚寒证、肾阳虚证及消渴病。②尿量减少:可因机体津液亏乏,尿液化源不足或尿道阻滞或阳气虚衰,气化无权,水湿不能下入膀胱而泛溢于肌肤而致。可见于实热证、汗吐下后、水肿病、癃闭等病证之中。

(2)排尿次数异常　健康人在一般情况下,尿次白天 3～5 次,夜间 0～1 次。排尿次数异常是指排尿的次数过多或过少。①排尿次数增多:又称小便频数,总由膀胱气化功能失职而致。多见于下焦湿热、下焦虚寒、肾气不固等证。②排尿次数减少:可见于癃闭。

(3)排尿异常　排尿感觉和排尿过程发生变化可出现排尿异常,如尿痛、癃闭、尿失禁、遗尿、尿闭等。①小便涩痛:排尿不畅,且伴有急迫灼热疼痛感,多为湿热流入膀胱,灼伤经脉,气机不畅而致,可见于淋证。②癃闭:小便不畅,点滴而出为癃,小便不通,点滴不出为闭,一般多统称为癃闭。病机有虚有实:实者多为湿热蕴结、肝气郁结或瘀血、结石阻塞尿道而致;虚者多为年老气虚,肾阳虚衰,膀胱气化不利而致。③余沥不尽:小便后点滴不尽。多为肾气不固所致。④小便失禁:小便不能随意识控制而自行遗出。多为肾气不足,下元不固,下焦虚寒,膀胱失煦,不能制约水液而致。若患者神志昏迷,而小便自遗,则病情危重。⑤遗尿:睡眠中小便自行排出,俗称尿床,多见于儿童,可见于肾阴、肾阳不足,脾虚气陷等证。

六、问睡眠

睡眠与人体卫气循行和阴阳盛衰有关。问睡眠,应了解患者有无失眠或嗜睡,睡眠时间的长短、入睡难易、有无多梦等,临床上常见的睡眠失常有失眠、嗜睡。

1. 失眠　又称"不寐""不得眠",是指经常不易入睡,或睡而易醒,不易再睡,或睡而不酣,易于惊醒,甚至彻夜不眠的表现。其病机是阳不入阴,神不守舍。可见于气血不足,阴虚阳亢,肾水不足,心火亢盛,以及痰火、食积、瘀血等证。

2. 嗜睡　又称多眠,是指神疲困倦,睡意很浓,经常不由自主地入睡。多见于湿邪困阻,脾气虚弱,中气不足,不能上荣,皆可使精明之府失于清阳之荣,故出现嗜睡。

七、问经带

妇女有月经、带下、妊娠、产育等生理特点,发生疾病时,常能引起上述方面的病理改变。询问妇女经、带等情况可作为妇科或一般疾病的诊断与辨证依据。

(一)问月经

询问月经的周期,行经的天数,月经的量、色、质,有无闭经或行经腹痛等表现。正常月经周期为28～32天,行经3～7天,经量平均约为50 mL。

1. 月经先期　月经周期提前7天以上,称为月经先期。多因血热妄行,或气虚不摄而致。

2. 月经后期　月经周期错后7天以上,称为月经后期。多因血寒、血虚、血瘀而致。

3. 月经先后无定期　月经超前与错后不定,相差时间多在7天以上者,称为月经先后不定期,又称月经紊乱。多因情志不舒,肝气郁结,失于条达,气机逆乱,或者脾肾虚衰,气血不足,冲任失调,或瘀血内阻,气血不畅,经期错乱,故月经先后不定期。

4. 月经过多　每次月经量超过100 mL,称为月经过多。多因血热妄行,瘀血内阻,气虚不摄而致。

5. 月经过少　每次月经量少于30 mL,称为月经过少。多因寒凝,经血不至,或血虚,经血化源不足,或血瘀,经行不畅而致。

6. 崩漏　指非行经期间,阴道内大量出血,或持续下血,淋漓不止者。来势急,出血量多者,称为崩;来势缓,出血量少者,称为漏。临床上以血热、气虚最为多见。

7. 闭经　成熟女性,月经未潮,或来而中止,停经3个月以上,又未妊娠者,称为闭经。多见于肝气郁结、瘀血、湿盛痰阻、阴虚、脾虚等证。

8. 痛经　月经期或行经前后,出现小腹部疼痛的症状为痛经。多因胞脉不利,气血运行不畅,或胞脉失养所致。

(二)问带下

询问带下的多少,色、质和气味等。

凡带下色白而清稀、无臭,多属虚证、寒证。带下色黄或赤,稠黏臭秽,多属实证、热证。若带下色白量多,淋漓不绝,清稀如涕,多属寒湿下注。带下色黄,黏稠臭秽,多属湿热下注。白带中混有血液,为赤白带,多属肝经郁热。

八、问小儿

小儿科古称"哑科",不仅问诊困难,而且不一定准确。问诊时,若小儿不能述说,可以询问其亲属。问小儿,除了一般的问诊内容外,还要注意询问出生前后情况、喂养情况、生长发育情况及预防接种情况,传染病史及传染病接触史。

第四节　切　　诊

切诊包括脉诊和按诊两部分内容,脉诊是按脉搏;按诊是在患者身躯上一定的部位进行触、摸、按压,以了解疾病的内在变化或体表反应,从而获得辨证资料的一种诊断方法。

一、脉诊

脉诊,是按触人体不同部位的脉搏,体察脉象变化,以诊察疾病的方法。它是中医学一种独特的诊断疾病的方法。

(一)诊脉的部位

诊脉的部位,有遍诊法、三部诊法和寸口诊法。自晋以来,普遍选用的切脉部位是寸口,寸口又称脉口、气口,其位置在腕后桡动脉搏动处,诊脉独取寸口的理论依据是,寸口为手太阴肺经之动脉,为气血会聚之处,而五脏六腑、十二经脉气血的运行皆起于肺而止于肺,故脏腑气血之病变可反映于寸口。另外,手太阴肺经起于中焦,与脾经同属太阴,与脾胃之气相通,而脾胃为后天之本,气血生化之源,故脏腑气血之盛衰都可反映于寸口,所以独取寸口可以诊察全身的病变。

寸口分寸、关、尺三部,以高骨(桡骨茎突)为标志,其稍内方的部位为关,关前(腕端)为寸,关后(肘端)为尺,两手各分寸、关、尺三部,共六部脉。寸、关、尺三部分候脏腑,其分部对应关系是:左寸与心(膻中),左关与肝、胆(膈),左尺与肾(小腹)相对应;右寸与肺(胸),右关与脾、胃(腹),右尺与肾(小腹)相对应(表5-2)。寸、关、尺三部可分浮、中、沉三候,即寸口诊法的三部九候。

表5-2　寸、关、尺分候脏腑

寸口	左	右
寸	心与膻中	肺与胸中
关	肝胆与膈	脾与胃
尺	肾与小腹	肾与小腹

(二)诊脉的方法和注意事项

1. 时间　诊脉的时间最好是清晨,因为清晨患者不受饮食、活动等各种因素的影响,体内外环境都比较安静,气血经脉处于少受干扰的状态,故容易鉴别病脉。总的来说,诊脉时要求有一个安静的内外环境。诊脉之前,先让患者休息片刻,使气血平静,医生也要平心静气,然后开始诊脉。

2. 体位　要让患者取坐位或正卧位,手臂平放和心脏近于同一水平,仰掌直腕,并在腕关节背垫上脉枕,这样可使气血运行无阻,以便切脉。

3. 指法　医者和患者侧向坐,用左手按诊患者的右手,用右手按诊患者的左手。诊脉下指时,首先用中指按在掌后高骨内侧关脉位置,接着用食指按在关前的寸脉位置,无名指按在关后尺脉位置。位置放准之后,三指应呈弓形,指头平齐,以指腹接触脉体。

布指的疏密要和患者的身长相适应,身高臂长者,布指宜疏,身矮臂短者,布指宜密,总以适度为宜。

三指平布同时用力按脉,称为总按;为了重点地体会某一部脉象,也可用一指单按其中一部脉象,如要重点体会寸脉时,微微提起中指和无名指,诊关脉则微提食指和无名指,诊尺脉则微提食指和中指。临床上总按、单按常配合使用，这样对比的诊脉方法，颇为实用。单按分候寸口三部，以察病在何经何脏，总按以审五脏六腑的病变。

诊小儿脉可用“一指（拇指）定关法”，而不细分三部，因小儿寸口部短，不用三指定寸关尺。三岁以下小儿用望小儿指纹替代诊脉。

4. 举按寻 这是诊脉时运用指力的轻重和挪移，以探索脉象的一种手法。用轻指力按在皮肤上称举，又称浮取或轻取；用重指力按在筋骨间，称按，又称沉取或重取；指力不轻不重称寻。因此诊脉必须注意举、按、寻之间的脉象变化。

5. 平息 一呼一吸称一息，诊脉时，医者的呼吸要自然均匀，用一呼一吸的时间去计算患者脉搏的至数，如脉之迟数，均以息计。

6. 五十动 每次诊脉，必满五十动，即每次按脉时间，不应少于五十次。如果第一个五十动仍辨不清楚，可延至第二个或第三个五十动。总之，每次诊脉时间，以2～3 min为宜。

（三）正常脉象

正常脉象古称平脉，是健康人的脉象。正常脉象的特点：一息四至到五至，相当于70～80次/分；不浮不沉，不大不小，从容和缓，流利有力；寸、关、尺三部均触及，沉取不绝。这些特征在脉学中称为有胃、有神、有根。

1. 有胃 有胃气的脉象，古人说法很多，总的来说，正常脉象不浮不沉，不快不慢，从容和缓，节律一致便是有胃气。即使是病脉，无论浮沉迟数，但有徐和之象者，便是有胃气。

2. 有神 有神的脉象形态，即脉来柔和。如见弦实之脉，弦实之中仍带有柔和之象；微弱之脉，微弱之中不至于完全无力者都叫有脉神。神之盛衰，对判断疾病的预后有一定的意义，但必须结合声、色、形三者，才能作出正确的结论。

3. 有根 三部脉沉取有力，或尺脉沉取有力，就是有根的脉象形态。或病中肾气犹存，先天之本未绝，尺脉沉取尚可见，便是有生机。若脉浮大散乱，按之则无，则为无根之脉，为元气离散，标志病情危笃。

正常脉象受人体内外因素的影响而有相应的生理性变化。

（四）常见病脉

疾病反映于脉象的变化，称作病脉。一般来说，除了正常生理变化范围以及个体生理特异之外的脉象，均为病脉。不同的病理脉象，反映了不同的病证。

1. 浮脉

【脉象】轻取即得，重按稍减而不空，举之泛泛而有余，如水上漂木。

【主病】表证、虚证。

【脉理】浮脉主表，反映病邪在经络肌表部位，邪袭肌腠，卫阳奋起抵抗，脉气鼓动于外，脉应指而浮，故浮而有力。内伤久病体虚，阳气不能潜藏而浮越于外，亦有见浮脉者，必浮大而无力。

2. 沉脉

【脉象】轻取不应，重按乃得，如石沉水底。

【主病】里证。亦可见于正常人。

【脉理】病邪在里，正气相搏于内，气血内困，故脉沉而有力，为里实证；若脏腑虚弱，阳气衰微，气血不足，无力统运营气于表，则脉沉而无力，为里虚证。

3. 迟脉

【脉象】脉来迟慢，一息不足四至（相当于每分钟脉搏60次以下）。

【主病】寒证。迟而有力为寒痛冷积，迟而无力为虚寒。久经锻炼的运动员，脉迟而有力，则不属病脉。

【脉理】迟脉主寒证，由于阳气不足，鼓动血行无力，故脉来一息不足四至。若阴寒冷积阻滞，阳失健运，血行不畅，脉迟而有力；因阳虚而寒者，脉多迟而无力。

4. 数脉

【脉象】一息脉来五至以上。

【主病】热证。有力为实热,无力为虚热。

【脉理】邪热内盛,气血运行加速,故见数脉。因邪热盛,正气不虚,正邪交争剧烈,故脉数而有力,主实热证。若久病伤阴,阴虚内热,则脉虽数而无力。若脉显浮数,重按无根,则为虚阳外越之危候。

5. 实脉

【脉象】三部脉举按均有力。

【主病】实证。

【脉理】邪气亢盛而正气不虚,邪正相搏,气血壅盛,脉道紧满,故脉来应指坚实有力。

平人亦可见实脉,这是正气充足,脏腑功能良好的表现。平人实脉应是静而和缓,与主病之实脉躁而坚硬不同。

6. 虚脉

【脉象】三部脉举之无力,按之空虚。

【主病】虚证。

【脉理】气虚不足以运其血,故脉来无力,血虚不足以充盈脉道,故按之空虚。由于气虚不敛而外张,血虚气无所附而外浮,脉道松弛,故脉形大而势软。

7. 洪脉

【脉象】脉形大而有力,状若波涛汹涌,来盛去衰。

【主病】里热证。

【脉理】洪脉的形成,由阳气有余、气壅火亢,内热充斥,致使脉道扩张,气盛血涌,故脉见洪象。若久病气虚或虚劳,失血,久泄等病证而出现洪脉,是正虚邪盛的危险证候或为阴液枯竭而出现的孤阳独亢或虚阳亡脱之证。

8. 濡脉

【脉象】浮而细软,如帛在水中。

【主病】虚证、湿证。

【脉理】濡脉主诸虚,若为精血两伤,阴虚不能维阳,故脉浮软,精血不充,则脉细;若为气虚阳衰,虚阳不敛,脉也浮软,浮而细软,则为濡脉。若湿邪阻压脉道,亦见濡脉。

9. 涩脉

【脉象】迟细而短,往来艰涩,极不流利,如轻刀刮竹。

【主病】精血亏少,气滞血瘀,挟痰,挟食。

【脉理】精伤血少津亏,不能濡养经脉,血行不畅,脉气往来艰涩,故脉涩而无力;气滞血瘀,痰食胶固,气机不畅,血行受阻,则脉涩而有力。

10. 滑脉

【脉象】往来流利,如珠走盘,应指圆滑。

【主病】痰饮、食积、实热。

【脉理】邪气壅盛于内,正气不衰,气实血涌,故脉往来甚为流利,应指圆滑。若滑脉见于平人,必滑而和缓,总由气血充盛,气充则脉流畅,血盛则脉道充盈,故脉来滑而和缓。

妇女妊娠多见滑脉,是气血充盛而调和的表现。

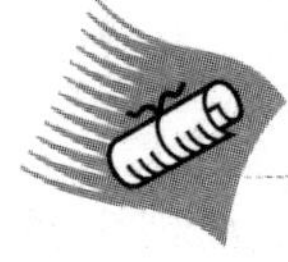

知识链接

华佗诊脉的故事

李将军妻病甚,呼佗视脉,曰:“伤娠而胎不去。”将军言:“闻实伤娠,胎已去矣。”佗曰:“案脉,胎未去也。”将军以为不然。佗舍去,妇稍小差。百余日复动,更呼佗,佗曰:“此脉故事有胎。前当生两儿,一儿先出,血出甚多,后儿不及生。母不自觉,旁人亦不寤,不复迎,遂不得生。胎死,血脉不复归,必燥著母脊,故使多脊痛。今当与汤,并针一处,此死胎必出。”汤针既加,妇痛急如欲生者。佗曰:“此死胎久枯,不能自出,宜使人探之。”果得一死男,手足完具,色黑,长可尺所。本故事出自《华佗传》

11. 结脉

【脉象】脉来缓,时而一止,止无定数。

【主病】阴盛气结,寒痰血瘀,癥瘕积聚。

【脉理】阴盛气机郁结,阳气受阻,血行瘀滞,故脉来缓怠,脉气不相顺接,时一止,止后复来,止无定数,常见于寒痰血瘀所致的心脉瘀阻证。结脉见于虚证,多为久病虚劳,气血衰,脉气不继,故断而时一止,气血续则脉复来,止无定数。

12. 促脉

【脉象】脉来数,时而一止,止无定数。

【主病】阳热亢盛,气血痰食郁滞。

【脉理】阳热盛极,或气血痰饮,宿食郁滞化热,正邪相搏,血行急速,故脉来急数。邪气阻滞,阴不和阳,脉气不续,故时一止,止后复来,指下有力,止无定数。促脉亦可见于虚证,若元阴亏损,则数中一止,止无定数,必促而无力,为虚脱之象。

13. 细脉

【脉象】脉细如线,但应指明显。

【主病】气血两虚,诸虚劳损,湿证。

【脉理】细为气血两虚所致,营血亏虚不能充盈脉道,气不足则无力鼓动血液运行,故脉体细小而无力。湿邪阻压脉道,伤人阳气也见细脉。

14. 代脉

【脉象】脉来缓,时而一止,止有定数,良久方来。

【主病】脏气衰微,风证,痛证。

【脉理】脏气衰微,气血亏损,以致脉气不能衔接而歇止,不能自还,良久复动。风证、痛证见代脉,因邪气所犯,阻于经脉,致脉气阻滞,不相衔接为实证。

15. 弦脉

【脉象】端直以长,如按琴弦。

【主病】肝胆病,痰饮,痛证,疟疾。

【脉理】弦是脉气紧张的表现。肝主流泄,调畅气机,以柔和为贵,若邪气滞肝,疏泄失常,气郁不利则见弦脉。诸痛,痰饮,气机阻滞,阴阳不和,脉气因而紧张,故脉弦。

16. 紧脉

【脉象】脉来绷急,状若牵绳转索。

【主病】寒证、痛证。

【脉理】寒邪侵袭人体,与正气相搏,以致脉道紧张而拘急,故见紧脉。诸痛而见紧脉,也是寒邪积滞与正气相搏之缘故。

二、按诊

按诊,就是医者用手直接触摸,按压患者的肌肤、胸胁、手足、脘腹及腧穴等部位,以了解局部的异常变化,从而推断疾病的部位、性质和病情的轻重等情况的一种诊病方法。

(一)按肌肤

按肌肤是为了探明全身肌表的寒热、润燥以及肿胀等情况。

1. 寒热 凡阳气盛的身多热,阳气衰的身多寒。按肌肤不仅能从冷暖以知寒热,更可从热的甚微而分表里虚实。身热初按热甚,久按热转轻的,是热在表;身热久按其热转甚的,乃因热自内向外蒸发,为热在里。

2. 虚实 肌肤濡软而喜按者,为虚证;患处硬痛拒按者,为实证。轻按即痛者,病在表浅;重按方痛者,病在深部。

3. 润燥 皮肤干燥者，尚未出汗或津液不足；干瘪者，津液不足；湿润者，身已汗出或津液未伤；皮肤甲错者，伤阴或内有干血。

4. 肿胀 按压肿胀，可以辨别水肿和气肿。按之凹陷，放手即留手印，不能即起的，为水肿；按之凹陷，举手即起的，为气肿。

5. 疮疡 可辨别病证属阴、属阳和是否成脓。肿而硬木不热者，属寒证；肿处烙手、压痛者，为热证。根盘平塌漫肿的属虚，根盘收束而高起的属实。患处坚硬，多属无脓，边硬顶软，内必成脓。至于肌肉深部的脓肿，则以“应手”或“不应手”来决定有脓无脓。方法是两手分放在肿物的两侧，一手时轻时重地加以压力，一手静候深处有无波动感，若有波动感应手，即为有脓，根据波动范围的大小，即可测知脓液的多少。

（二）按手足

按手足主要在于探明寒热，以判断病证性质属虚属实，在内在外，及预后。疾病初起，手足俱冷的，是阳虚寒盛，属寒证。手足俱热的，多为阳盛热炽，属热证。

诊手足寒热，还可以辨别外感病或内伤病。手足的背部较热的，为外感发热，手足心较热的，为内伤发热。此外，还有以手心热与额上热的互诊来区别表热或里热的方法。额上热甚于手心热的，为表热；手心热甚于额上热的，为里热。

在儿科方面，小儿指尖冷主惊厥，中指独热主外感风寒，中指末独冷，为麻痘将发之象。诊手足的寒温可测知阳气的存亡，这对于决定某些阳衰证预后良恶相当重要。阳虚之证，四肢犹温，是阳气尚存的表现，尚可治疗；阳虚之证，若四肢厥冷，其病多凶，预后不良。

（三）按胸腹

胸腹各部位的划分如下：膈上为胸，膈下为腹，侧胸部从腑下至十一、十二肋骨的区域为胁。腹部剑突下方位置称为心下，胃脘相当于上腹部，大腹为脐上部位，小腹在脐下，少腹即小腹之两侧。

按胸腹就是根据病情的需要，有目的地对胸前区、胁肋部和腹部进行触摸、按压，必要时进行叩击，以了解其局部的病变情况。

胸腹按诊的内容，又可分为按虚里、按胸胁和按腹部三部分。

1. 按虚里 虚里位于左乳下心尖搏动处，为诸脉所宗。探索虚里搏动的情况，可以了解宗气的强弱，病之虚实，预后之吉凶。

虚里按之应手，动而不紧，缓而不急，为健康之征。其动微弱无力，为不及，是宗气内虚。若动而应衣，为太过，是宗气外泄之象。若按之弹手，洪大而博，属于危重的证候。若见于孕妇胎前产后或痨瘵病者尤忌，应当提高警惕。至于惊恐，大怒或剧烈运动后，虚里脉动虽高，但静息片刻即平复如常者，是生理现象。如果其动已绝，它处脉搏也停止的，便是死候。

2. 按胸胁 前胸高起，按之气喘者，为肺胀证。胸胁按之胀痛者，可能是痰热气结或水饮内停。若扪及肿大之肝脏，或软或硬，多属气滞血瘀。若表面凹凸不平，则要警惕肝癌。

3. 按腹部 按腹部主要了解凉热、软硬、胀满、肿块、压痛等情况，以协助疾病的诊断与辨证。

（四）按腧穴

按腧穴，是按压身体上某些特定穴位，通过这些穴位的变化与反应来推断内脏的某些疾病。腧穴的变化主要是出现结节或条索状物，或者出现压痛及敏感反应。据临床报道，肺病患者，有些可在肺俞穴摸到结节，有些在中府穴出现压痛，肝病患者可出现肝俞或期门穴压痛，胃病在胃俞和足三里有压痛，肠痈阑尾穴有压痛。

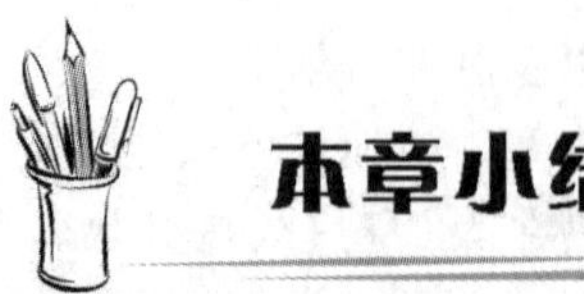

本章小结

中医护理的诊断程序即根据中医学的理论，通过望、闻、问、切等方法诊察收集病情，并利用中医理论进行辨证的过程。望诊，是医生运用视觉观察来诊察病情的方法。本节重点讲解望神、望色以及舌诊，但临床诊断时还应与望诊其他内容相结合综合运用。闻诊也是一种不可缺少的诊察方法，是医者获得客观体征的一个重要途径。问诊的目的在于充分收集其他三诊无法取得的与辨证关系密切的资料，因而问诊在疾病的诊察中具有重要意义。切诊是通过按脉搏或在患者身躯上一定的部位进行触、摸、按压，以了解疾病的内在变化或体表反应，从而获得辨证资料的一种诊断方法。

（杨 赟 王萍丽 姚万霞）

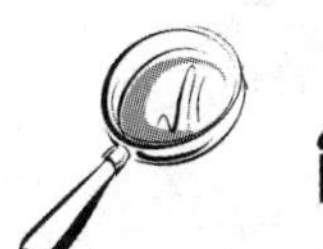

能力检测

1. 患者精神不振，健忘嗜睡，声低乏力，动作迟缓，谓之（ ）。

A. 得神 B. 失神 C. 假神 D. 神志异常 E. 神气不足

2. 舌尖红赤，多属（ ）。

A. 心火亢盛 B. 肝胆火旺 C. 胃肠热极 D. 中焦热盛 E. 下焦热盛

3. 谵语多见于（ ）。

A. 热扰心神之实证 B. 心气大伤，精神散乱的虚证 C. 痰火扰心之狂证
D. 痰迷心窍之癫证 E. 以上都不对

4. 胀痛多属（ ）。

A. 气滞 B. 血瘀 C. 湿邪阻滞 D. 火邪窜络 E. 气血不足

5. 可以在正常人中出现，并提示为气血调和的脉象是（ ）。

A. 浮脉 B. 滑脉 C. 洪脉 D. 细脉 E. 实脉

6. 望诊中黑色所主之病，哪一项是错误的？（ ）

A. 主寒 B. 主痛 C. 主瘀血 D. 主肾虚 E. 主惊风

7. 胖大舌伴齿痕，主（ ）。

A. 心血不足 B. 肝血亏损 C. 肾阴不足 D. 肺气不足 E. 脾虚湿盛

8. 提示邪气渐盛、病情加重的舌苔变化是（ ）。

A. 苔由厚变薄 B. 苔由薄变厚 C. 苔由润变燥 D. 苔由多变少 E. 苔由白变黄

9. 久病精气衰竭的患者，突然精神好转，食欲大增，颧赤如妆，语言不休，此属（ ）。

A. 有神 B. 无神 C. 假神 D. 失神 E. 神志错乱

10. 巅顶头痛属什么经病？（ ）

A. 太阳经 B. 阳明经 C. 厥阴经 D. 少阴经 E. 少阳经

11. 患者自觉口甜，多属（ ）。

A. 脾胃气虚 B. 肝胃蕴热 C. 脾胃湿热 D. 肾病 E. 胃热

12. 日间汗出，活动尤甚属于（ ）。

A. 战汗 B. 绝汗 C. 盗汗 D. 自汗 E. 大汗

13. 除哪项外均可出现渴不多饮？（ ）

A. 阴虚证 B. 阳明经证 C. 湿热证 D. 痰饮内停 E. 血瘀证

14. 胃阴不足的患者常出现（ ）。

A. 饥不欲食 B. 多食善饥 C. 纳呆厌食 D. 厌食呕吐 E. 嗜食异物

第六章 辨证

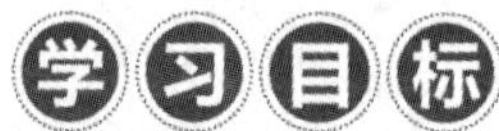

掌握:八纲的含义及八纲各类证候辨证的要点。

熟悉:八纲各证的临床表现,脏腑辨证的要点。

了解:各种脏腑证候的临床表现。

辨证就是分析、辨别疾病的证候。它是在中医基础理论的指导下,运用整体观念,将四诊收集的资料进行综合分析,判断疾病的病因、病位、病性和正邪盛衰等情况,以确定疾病证候的方法。辨证是中医认识疾病的方法,是决定施护的前提和依据。

辨证的方法有很多,如八纲辨证、脏腑辨证、卫气营血辨证、六经辨证、气血津液辨证、三焦辨证等。这些辨证的方法各有其特点,既相互独立,又相互联系、相互补充。其中八纲辨证是各种辨证的总纲,脏腑辨证是其他各种辨证的基础。因此本章主要介绍八纲辨证和脏腑辨证。

第一节 八纲辨证

八纲是表、里、寒、热、虚、实、阴、阳八种辨证纲领的总称。

八纲辨证是将四诊收集的资料,运用八纲进行综合分析,将疾病的病位深浅、病证性质、正邪盛衰及证候类别等情况,归纳为八种不同的证候。

尽管疾病的临床表现错综复杂,但基本上都可以用八纲加以归纳。如按病位的深浅,可分表证与里证;按疾病的性质,可分寒证与热证;按邪正的盛衰,邪盛为实证,正虚为虚证;按疾病的类别,可分阴证与阳证。这样,运用八纲辨证,就能将错综复杂的临床表现,归纳为表里、寒热、虚实、阴阳四对纲领性证候,从而找出疾病的关键,确定其类型,预测其趋势,为治疗护理指出方向。其中,阴阳两纲又可以概括其他六纲,即表、热、实证属阳;里、寒、虚证属阴,故阴阳又是八纲中的总纲。

八纲是分析疾病共性的辨证方法,是各种辨证的总纲。在诊断疾病过程中,有执简驭繁,提纲挈领的作用,适应于临床各科的辨证。无论内、外、妇、儿等科,都可用八纲来归纳概括,是指导临床辨证施护的理论基础。

八纲辨证是从八个方面对疾病本质作出纲领性的辨别。但这并不意味着八纲辨证只是把各种证候简单地划分为八个区域。而实际上,各个证候之间是互相联系而不可分割的。如表里与寒热、虚实相联系,表证有表寒、表热、表虚证之分;寒热与表里、虚实相联系,热证有虚热、实热证之分。随着疾病的发展变化,证候也不断发生变化,还可出现相兼、转化、夹杂和真假等情况。

一、表里辨证

表里辨证是辨别疾病部位深浅和病势趋向的一对纲领。

表里是一种相对的概念,如皮肤与筋骨相对而言,皮肤为表,筋骨为里;体表与脏腑相对而言,体表为表,脏腑为里;脏与腑相对而言,腑属表,脏属里;经络与脏腑相对而言,经络属表,脏腑属里;经络中三阳经与三阴经相对而言,三阳经属表,三阴经属里等。

在辨证学中,其表里有着特定的含义,从病位而论,通常身体的皮毛、肌腠、经络为外,属表;脏腑、骨髓、血脉为内，属里。一般把外邪侵袭肌表者称为表证，病在内者称为里证。表证病浅而轻，里证病深而重。从病势深浅来看，外感病中病邪由表入里，是病渐增重为势进；若病邪由里出表，是病渐减轻为势退。因而前人有“病邪入里一层，病深一层；出表一层，病轻一层”之说。故临床辨别表里证候时，一定要以临床表现为依据，不能机械地将表里当作固定的解剖部位来理解。

辨别表里对外感病的诊治有着非常重要的意义。这是因为内伤杂病的证候一般多属里证范畴，故无须分辨病位的表里，而应主要区别“里”的具体脏腑病位。而外感病通常具有由表入里、由浅入深、由轻转重的传变过程。因此，表里辨证有助于察知外感病病情的浅深轻重及病理变化的趋势，从而掌握疾病的演变规律，取得治疗上的主动权，为决定采用解表与攻里等治法提供理论依据。

（一）表证

表证是指六淫、疫疠、虫毒等邪气经皮毛、口鼻侵入机体，正气（卫气）抗邪所表现的轻浅证候。表证主要见于外感病的初期阶段，具有起病急，病情轻，病程短，有感受外邪因素等特点。

【临床表现】恶寒（或恶风）发热，头身疼痛，鼻塞流涕，喷嚏，咽喉痒痛，微有咳嗽，舌淡苔薄，脉浮。

【证候分析】表证一般有感受六淫、疫疠等邪的原因。《景岳全书·传忠录》说：“表证者，邪气之自外而入者也，凡风寒暑湿火燥，气有不正，皆是也……病必自表而入者，方得谓之表证。”邪气客于皮毛、肌表，阻遏卫气的正常宣发，郁而发热。卫气受遏，失其“温分肉，肥腠理”的功能，肌表得不到正常的温煦，故见恶风寒。外邪束表，经气郁滞不畅，不通则痛，故有头身疼痛。肺主皮毛，鼻为肺窍，邪气从皮毛、口鼻侵入，内应于肺，肺失宣肃，肺系不利，出现鼻塞流涕，喷嚏，咽喉痒痛；肺气失宣，故有咳嗽等症。病邪在表，尚未入里，没有影响胃气的功能，舌象没有明显变化，故舌淡红、苔薄；正邪相争于表，脉气鼓动于外，故脉浮。

【辨证要点】恶寒（或恶风）发热，舌苔薄白，脉浮为辨证的主要依据。

（二）里证

里证泛指病变的部位在内，脏腑、气血、骨髓等受病所表现的证候。里证与表证相对而言，其概念非常笼统，范围非常广泛，可以说凡不是表证（及半表半里证）的特定证候，一般都属于里证的范畴，即所谓“非表即里”。里证多见外感病的中、后期阶段，或见于内伤杂病之中，具有病位较深、病情较重、病程较长的基本特征。里证的病位虽然同属于“里”，但仍有深浅之别，一般病变在腑、在上、在气者，较为轻浅，病变在脏、在下、在血者，较为深重。

【临床表现】里证病因复杂，范围极为广泛，临床表现复杂多样，一般很难用几个症状全面概括。但其基本特征是没有新起恶寒发热并见，以脏腑症状为主要表现。

【证候分析】里证的形成原因有三个方面：一是外邪袭表，表证不解，病邪传里，形成里证；二是外邪直接入里，侵犯脏腑、气血、骨髓而成，即所谓“直中”为病；三是情志内伤、饮食劳倦等因素，直接损伤脏腑气血；或脏腑气血功能紊乱而致。《景岳全书·传忠录》说：“里证者，病之在内、在脏也。凡病自内生，则或因七情，或因劳倦，或因饮食所伤，或为酒色所困，皆为里证。”里证由于形成的原因、性质不同，其证候、机理亦各不相同。

【辨证要点】以但寒不热或但热不寒、舌苔厚腻或薄甚至无苔、脉沉等为辨证的主要依据。

表证与里证的区别见表 6-1。

表 6-1　表证与里证的鉴别

证候	病程	寒热	舌象	脉象
表证	起病急，病程短	恶寒发热	多无异常	浮
里证	久病，病程长	但寒不热或但热不寒	多有异常	沉

二、寒热辨证

寒热是辨别疾病性质的两个纲领，也是阴阳偏盛、偏衰的具体体现。

疾病的性质，其实不只是为寒为热。但《素问·阴阳应象大论》说：“水火者，阴阳之征兆也。”《景岳全书·传忠录》说:“寒热者,阴阳之化也。”《类经·疾病类》亦说:“水火失其和,则为寒为热。”由于寒热较突出地反映了疾病中机体阴阳的偏盛偏衰,病邪属性的属阴属阳,而阴阳是决定疾病性质的根本,所以说寒热是辨别疾病性质的纲领。

病邪有阴邪和阳邪之分,正气有阳气和阴液之别。阳邪致病导致机体阳气偏盛而阴液受伤,或是阴液亏损而阳气偏亢,均表现为热证。阴邪致病导致机体阴气偏盛而阳气受损,或是阳气虚损而阴寒内盛,均表现为寒证。《素问·阴阳应象大论》说:“阳胜则热,阴胜则寒。”《素问·调经论》说:“阳虚则外寒,阴虚则内热。”张景岳说:“寒热乃阴阳之化也。”这说明,从分析病邪的属阴属阳与分析机体阴阳的盛衰,所得寒证、热证的认识是基本一致的。

寒热辨证,在治疗护理上有重要意义。《素问·至真要大论》说“寒者热之”“热者寒之”,这就是说,寒证要用温法治疗,热证要用清法治疗,两者的治法迥然不同。

(一)寒证

寒证是指感受寒邪,或阳虚阴盛,导致机体功能活动衰退所表现的具有冷、凉特点的证候。由于形成寒证的原因有感受寒邪或阳虚的不同,故寒证有实寒证和虚寒证之分,其具体内容见于虚实辨证。

【临床表现】各类寒证其证候表现不尽一致,但常见的表现有恶寒或畏寒,喜暖,肢冷蜷卧,口淡不渴,痰、涎、涕清稀,小便清长,大便稀溏,面色白,舌淡苔白润滑,脉迟或紧等。

【证候分析】寒证的形成多因感受寒邪;或因内伤久病,阳气耗伤,虚寒内生;或过服生冷寒凉,阳气被遏所致。寒邪遏制,阳气被郁,或阳气虚弱,阴寒内盛,形体失却温煦,故恶寒或畏寒,喜暖,肢冷蜷卧,面色白。阴寒内盛,津液不伤,故口淡不渴。寒邪伤阳,或阳虚不能温化水液,以致痰、涎、涕、尿等分泌物、排泄物皆为清长。寒邪伤脾,或脾阳久虚,则运化失司而见大便稀溏。寒湿内盛,阳虚不化,则舌淡苔白而润滑。阳气虚弱,鼓动血脉运行之力不足,故脉迟。寒主收引,受寒则脉道收缩而拘急,故见紧脉。

【辨证要点】以冷、白、清、润、迟等为辨证的主要依据。

(二)热证

热证是指感受热邪,或脏腑阳气亢盛,或阴虚阳亢,导致机体机能活动亢进所表现出的具有温、热特点的证候。由于形成热证的原因有感受热邪或阴虚的不同,故热证亦有实热证和虚热证之分,其具体内容见于虚实辨证。

【临床表现】各类热证的证候表现不尽一致,但常见的有:发热,恶热喜冷,口渴喜冷饮,面红目赤,烦躁不宁,痰、涕黄稠,吐血衄血,小便短赤,大便干结,舌红苔黄而干燥少津,脉数等。

【证候分析】热证的形成多因外感火热之邪,或寒邪化热入里;或因七情过极,郁而化热;或过服辛辣温热之品;或房室劳伤,劫夺阴精,阴虚阳亢所致。阳热偏盛,则发热、恶热喜冷。热盛伤津,津伤则需引水自救,故口渴喜冷饮。火性上炎,则见面红目赤。热扰心神,则烦躁不宁。津液被火热煎熬,则痰、涕等分泌物黄稠。火热之邪灼伤血络,迫血妄行,则吐血衄血。火热伤阴,津液被耗,故小便短赤。肠热津亏,传导失司,大便干结。舌红苔黄为热象,舌干少津为伤阴。阳热亢盛,气血运行加速,故见脉数。

【辨证要点】以热、赤、黄、干、稠、数等为辨证的主要依据。

寒证与热证的区别见表 6-2。

表 6-2 寒证与热证鉴别表

证型	面色	四肢	寒热	口渴与饮水	肢体	小便	大便	舌象	脉象
寒证	苍白	不温	畏寒	不渴或渴而不多饮	肢冷蜷卧	清长	稀溏	舌淡苔白润	迟或紧
热证	面红目赤	灼热	发热	口渴喜冷饮	躁扰不宁	短赤	秘结	舌红苔黄干	数

三、虚实辨证

虚实辨证是辨别正邪盛衰的两个纲领。

虚证与实证主要反映疾病发展过程中正气的强弱和邪气的盛衰。《素问·通评虚实论》说:“邪气盛则实,精气夺则虚。”《景岳全书·传忠录》亦说:“虚实者,有余不足也。”实主要指邪气盛实,虚主要指正气不足，所以实与虚是用以概括和辨别正邪盛衰的两个纲领。

由于邪正斗争是贯穿于疾病全过程的根本矛盾，而阴阳盛衰及其所形成的寒热证候，亦存在着虚实之分，所以分析疾病过程中邪正关系，是临床辨证的基本要求之一，故《素问·调经论》有“百病之生，皆有虚实”之说。通过虚实辨证，我们可以掌握患者正邪盛衰的情况，为治疗和护理提供基本依据。实证宜攻，虚证宜补。只有辨证准确才能攻补适宜，免犯实实虚虚之误。

（一）虚证

虚证是指人体阴阳、气血、津液、精髓等正气亏虚，而邪气不著，表现为不足、松弛、衰退特征的各种证候。

根据气血阴阳虚损的程度不同，虚证又可分为气虚、血虚、阴虚、阳虚四种主要证候。

1. 气虚证　气虚证是指元气不足，气的推动、固摄、防御、气化等功能减退，或脏腑功能减退所表现的证候。

【临床表现】神疲乏力，少气懒言，语声低微，头晕目眩，自汗畏风，活动后诸症加剧，舌淡嫩，脉虚。

【证候分析】气虚证的形成原因主要因久病、重病、劳累过度等，使元气耗伤太过；先天不足，后天失养，致元气生成匮乏；年老体弱，脏腑机能减退而元气自衰等所致。由于元气不足，脏腑机能衰退，故出现神疲乏力、气短、声低、懒言；气虚而不能推动营血上荣，则头晕目眩，舌淡嫩；卫气虚弱，不能固护肌表，故自汗；“劳则气耗”，故活动劳累则诸症加重；气虚鼓动血行之力不足，故脉虚弱。

【辨证要点】病体虚弱，以神疲、乏力、气短、脉虚为辨证的主要依据。

2. 血虚证　血虚证是指血液亏虚，不能濡养脏腑、经络、组织、器官所表现的虚弱证候。

【临床表现】面色淡白或萎黄，眼睑、口唇、舌质、爪甲的颜色淡白，头晕，或见眼花、两目干涩，心悸，多梦，健忘，神疲，手足发麻，或妇女月经量少、色淡、延期甚或经闭，脉细无力等。

【证候分析】血虚证的形成原因主要有三个方面：一是各种出血之后，或久病、大病之后，或劳神太过，阴血暗耗，或因虫积肠道，耗吸营血导致血液耗损过多，新血未及补充；二是脾胃运化机能减退，或进食不足导致血液生化不足；三是瘀血阻塞脉络，使局部血运障碍，影响新血化生。血液亏虚，脉络空虚，形体组织缺乏濡养荣润，则见颜面、眼睑、口唇、舌质、爪甲的颜色淡白，脉细无力；血虚而脏器、组织得不到足够的营养，则见头晕，眼花，两目干涩，心悸，手足发麻，妇女月经量少、色淡；血虚失养而心神不宁，故症见多梦，健忘，神疲等。

【辨证要点】病体虚弱，以肌肤黏膜的颜色淡白、脉细为辨证的主要依据。

3. 阳虚证　阳虚证是指机体阳气不足，失其温煦、推动、蒸腾、气化等作用，脏腑功能减退所表现的证候。

【临床表现】畏冷肢凉，口淡不渴，或喜热饮，自汗，小便清长或尿少不利，大便稀薄，面色淡白，舌淡胖，苔白滑，脉沉迟（或为细数）无力。

【证候分析】阳虚证的形成原因主要有三个方面：一是久病损伤，阳气亏虚，或气虚进一步发展；二是久居寒凉之处，或过服寒凉清苦之品，阳气逐渐耗伤；三是年高而命门之火渐衰。由于阳气亏虚，机体失却温煦，不能抵御阴寒之气，而寒从内生，于是出现畏冷肢凉等一派病性属虚、属寒的证候；阳气不能蒸腾、气化水液，则见便溏、尿清或尿少不利、舌淡胖等症；阳虚水湿不化，则口淡不渴，阳虚不能温化和蒸腾津液上承，则可见渴喜热饮。

【辨证要点】病久体弱，以畏冷肢凉、小便清长、面白、舌淡等为辨证的主要依据。

4. 阴虚证　阴虚证是指体内阴液亏损，其滋润、濡养等作用减弱，虚热内生所表现的证候。

【临床表现】形体消瘦，口燥咽干，两颧潮红，五心烦热，潮热，盗汗，小便短黄，大便干结，舌红少津或少苔，脉细数等。

【证候分析】阴虚证的形成原因主要有四个方面：一是热病后期，或杂病日久，耗伤阴液；二是情志过极，郁而化火，伤及阴精；三是房事不节，耗伤阴精；四是过服温燥之品，使阴液暗耗。阴液亏少，则机体失却濡润滋养，同时由于阴不制阳，则阳热之气相对偏旺而生内热，故表现为一派虚热、干燥不润、虚火内扰的证候。

【辨证要点】病久体弱，以五心烦热、尿黄便干、舌红少津、脉细数等为辨证的主要依据。

（二）实证

实证是指邪气亢盛而正气未虚所表现的证候。

【临床表现】由于感邪性质的差异，致病的病理因素不同，以及病邪侵袭、停积部位的差别，实证的临床表现极不一致。其代表症状有发热，胸闷烦躁，呼吸气促，痰涎壅盛，胸胁脘腹胀满，疼痛拒按，大便秘结，小便不利，舌苔厚腻，脉实有力。

【证候分析】实证的成因有两个方面：一是风寒暑湿燥火、疫疠以及虫毒等邪气侵入人体的初期和中期，邪气壅盛而正气未虚，邪正斗争剧烈，形成实证；二是脏腑功能失调，导致痰、饮、水、湿、瘀血、食积、虫积、脓等有形病理产物停留于体内而成。故《难经·四十八难》有“急者为实”“入者为实”的说法，《类经·疾病类》亦说：“见外入之病多有余，如六气所感，饮食所伤之类也。”由于正邪斗争激烈，阳热亢盛，故发热；实邪扰心，故烦躁；邪阻于肺，肺失宣肃，故胸闷，呼吸气促；实邪壅滞肠胃，腑气不通，则胸胁脘腹胀满，疼痛拒按，大便秘结；水湿内停，气化不利，则小便不利；实邪内积，湿浊蒸腾，故舌苔厚腻；正邪相争，搏击于血脉，故脉实有力。

【辨证要点】以邪气亢盛所致有余的表现，及痰饮、水湿、瘀血、食积、虫积等有形病理产物积聚于体内的症状为辨证的主要依据。

虚证与实证的区别见表6-3。

表6-3　虚证与实证的区别

证候	病程	体质	精神	声音	疼痛	二便	舌象	脉象
虚证	长	虚弱	萎靡	声息低微	喜按	小便清长，大便稀溏	舌淡少苔	细弱
实证	短	壮实	烦躁	声高气粗	拒按	小便短赤，大便秘结	苔厚腻	有力

四、阴阳辨证

阴阳是概括病证类别的一对纲领。

由于阴、阳分别代表事物相互对立的两个方面，它无所不指，故疾病的性质、临床的证候，一般都可归属于阴或阳的范畴，所以阴阳是辨证的基本大法。《素问·阴阳应象大论》说：“善诊者，察色按脉，先别阴阳。”《类经·阴阳类》说：“人之疾病……必有所本，或本于阴，或本于阳，病变虽多，其本则一。”由此可见阴阳是疾病归类的两个基本纲领。

由于阴阳是对各种病情从整体上作出最基本的概括，因此，根据阴与阳的基本属性，可以对疾病的症状、病位、病性等进行阴阳分类。八纲中的表里、寒热、虚实六纲，可以从不同侧面概括病情，但只能说明疾病某一方面的特征，而不能反映疾病的全貌，而阴阳两纲则可以对病情进行总的归纳，使复杂的证候纲领化，因此，阴阳两纲可以统帅其他六纲而成为八纲中的总纲。

（一）阴证

凡符合抑制、沉静、衰退、晦暗等表现的里证、寒证、虚证，以及症状表现于内的、向下的、不易发现的，或病邪性质为阴邪致病的、病情变化较慢的等，均属阴证范畴。

【临床表现】不同的疾病，表现出的阴证证候不尽相同，各有侧重。其特征性表现主要有：面色苍白或暗淡，精神萎靡，身重踡卧，畏冷肢凉，倦怠无力，语声低怯，纳差，口淡不渴，小便清长或短少，大便溏泄腥臭，舌淡胖嫩，脉沉迟或弱或细涩。

【证候分析】精神萎靡、声低乏力，是气虚的表现；畏冷肢凉、口淡不渴、小便清长、大便溏泄气腥，是里寒的症状；舌淡胖嫩，脉沉迟、微弱、细均为虚寒舌脉。

【辨证要点】以里、虚、寒等症状为辨证的主要依据。

（二）阳证

凡符合兴奋、躁动、亢进、明亮等表现的表证、热证、实证，以及症状表现于外的、向上的、容易发现的，或病邪性质为阳邪致病的、病情变化较快的等，均属阳证范畴。

【临床表现】不同的疾病，表现出的阳证证候不尽相同，各有侧重。其特征性表现主要有：面色赤，肌肤灼热，烦躁不安，语声高亢，呼吸气粗，喘促痰鸣，口渴欲饮，小便短赤涩痛，大便秘结奇臭，舌红绛，苔黄黑生芒刺，脉浮数、洪大、滑实。

【证候分析】面色赤，肌肤灼热，烦躁不安，口干渴饮，小便短赤涩痛，为热证表现；语声高亢，呼吸气粗，喘促痰鸣，大便秘结，为实证症状；舌红绛，苔黄黑起刺，脉浮数、洪大、滑实，均为实热的特征。

【辨证要点】以表、实、热等症状为辨证的主要依据。

阴证与阳证的区别见表 6-4。

表 6-4　阴证与阳证的区别

四诊	阴　证	阳　证
问	恶寒畏冷，喜温，食少乏味，不渴或喜热饮，小便清长或短少，大便溏泄气腥	身热，恶热，喜凉，恶食，心烦，口干渴引饮，小便短赤涩痛，大便干硬，或秘结不通，或有奇臭
望	面色苍白或暗淡，身重踡卧，倦怠无力，精神萎靡，舌淡胖嫩，舌苔润滑	面色潮红或通红，狂躁不安，口唇燥裂，舌红绛，苔黄燥或黑而生芒刺
闻	语声低微，静而少言，呼吸怯弱，气短	语声高亢，烦而多言，呼吸气粗，喘促痰鸣
切	腹痛喜按，肢凉，脉沉、细、迟、无力等	腹痛拒按，肌肤灼热，脉浮、洪、数、大、滑、有力等

（三）亡阴证

亡阴证是指阴液大量耗损、严重亏乏而欲竭所表现出的危重证候。

【临床表现】汗出而黏、如珠如油，神情烦躁或昏愦，面色潮红，肢温身热，唇焦，口渴欲饮，目眶凹陷，皮肤皱瘪，小便极少，呼吸急促，舌红而干，脉细数疾。

【证候分析】亡阴是在久病阴液亏虚的基础上进一步发展而成；或因高热伤阴、大汗不止、剧烈吐泻、大量出血、严重烧伤而使阴液暴伤。残余之阴精外亡，故汗出而黏，如珠如油。阴液消亡，津不上承，则口渴欲饮；组织器官失于充盈和润泽，故见目眶凹陷，皮肤皱瘪，唇焦，舌干枯。阴液欲竭，膀胱化源不足，则小便极少。阴液大量脱失，阳气无所依附而浮越，故见神情烦躁不安，呼吸急促。阴竭阳亢，虚火内炽，则面色潮红，肢温身热，舌红，脉细数疾而按之无力。

【辨证要点】大汗、汗出而黏、肌肤热、手足温、躁扰不安、脉细数无力等为辨证主要依据。

（四）亡阳证

亡阳证是指体内阳气极度衰微而表现出的阳气欲脱的危重证候。

【临床表现】冷汗淋漓、汗质稀淡，精神疲惫，表情淡漠，面色苍白，肌肤不温，四肢厥冷，呼吸气微，舌质淡润，脉微欲绝。

【证候分析】亡阳一般是在阳气虚衰的基础上进一步恶化而成的；也可因阴寒之邪极盛而致阳气暴伤；或因大汗、剧烈吐泻、大出血等致阳随阴脱；或因中毒、严重外伤、瘀痰阻塞心窍等而使阳气暴脱。阳气暴脱，其温煦、固摄功能丧失，故冷汗淋漓、汗质稀淡，肌肤不温，四肢厥冷。阳亡推动无力，神失所养，故精神疲惫，表情淡漠。阳气暴脱，推动乏力，面舌不得荣润，则面色苍白，舌质淡。阳气虚衰，无力司呼吸，则呼吸浅表且微弱。阳衰阴盛，欲得热助，故口不渴或渴喜热饮。阳气消亡，鼓动无力，故脉微欲绝。

【辨证要点】冷汗淋漓，四肢厥冷，精神疲惫，表情淡漠，脉微欲绝等为辨证的主要依据。

亡阴与亡阳的区别见表 6-5。

表 6-5　亡阴与亡阳的区别

证候	汗	面色	四肢	神志	呼吸	口渴	舌象	脉象
亡阴证	汗热味咸	潮红	身热肢暖	烦躁不安	喘息气促	口渴	红干	细数无力
亡阳证	汗凉而淡	苍白	四肢厥冷	神志昏迷	气息微弱	不渴	白润	细微欲绝

第二节　脏腑辨证

脏腑辨证，是根据脏腑生理功能、病理表现，对疾病证候进行分析归纳，借以推究病机，判断病变的部位、病因、病性、正邪盛衰情况的一种辨证方法。

脏腑辨证的基本方法，首先是要辨明脏腑病位。由于各脏腑的生理功能不同，所以它反映出来的病证也就不同。根据脏腑不同的生理功能及其病理变化来分辨病证，这是脏腑辨证的理论依据。所以熟悉各脏腑的生理功能及其病变规律，则是掌握脏腑辨证的基本方法。

脏腑辨证不单是要辨明病变所在的脏腑病位，还应分辨出脏腑病位上的具体性质。病性辨证是脏腑辨证的基础：在脏腑实证中，有寒、热、痰、气滞、血瘀、水、湿等；在脏腑虚证中，又有阴、阳、气、血、精、津之别，只有辨清病性病机，才能得出正确的诊断，为辨证施护提供确切的依据。

由于脏腑辨证的体系比较完整，每一个脏腑有独特的生理功能、病理表现和证候特征，有利于对病位的判断，并能与病性有机结合，从而形成完整的证候诊断。所以，脏腑辨证是中医辨证体系中的重要内容，是临床辨证的基本方法，是各科辨证的基础，具有广泛的适用性，尤其适用于对内、外、妇、儿等科疾病的辨证。

一、心与小肠病辨证

心居胸中，两肺之间，膈肌之上，外有心包护卫。手少阴心经循臂内侧后缘，下络小肠，与小肠互为表里。心的主要生理功能：一是主血脉，具有推动血液在脉道中运行不息，以濡养脏腑、组织、官窍的作用；二是主神明，为人之精神和意识思维活动的中枢。心开窍于舌，在体合脉，其华在面。心的病变主要反映在心脏本身及其主血脉功能的失常、主神明功能的异常。所以，临床上心病的常见症状为心悸、怔忡、心痛、心烦、失眠多梦、健忘、神昏谵语，脉结代或促等。此外，某些舌体病变，如舌痛、舌疮等症，亦常归属于心。

心病的证候有虚实之分。虚证多由思虑劳神太过，或先天不足，脏气虚弱，或久病伤心，导致心气虚、心阳虚、心阳暴脱、心阴虚、心血虚等证；实证多由痰阻、火扰、寒凝、气郁、血瘀等，导致心火亢盛、心脉痹阻、痰迷心窍、痰火扰神等证。小肠泌别清浊功能失常，则可见小便赤涩疼痛、尿血等，临床上常见小肠实热证。

（一）心病辨证

1. 心气虚证　这是指由于心气不足，鼓动无力，以心悸、神疲及气虚证为主要表现的虚弱证候。

【临床表现】心悸或怔忡，气短，精神疲惫，活动后加重，面色淡白，自汗，舌质淡，脉弱。

【证候分析】本证可因久病体虚，或先天禀赋不足，或年高脏腑自衰等原因而导致。心气虚弱，鼓动无力，心中空虚惕惕而动，轻则心悸，重则怔忡。心气不足，胸中宗气运转无力，故气短。劳则气耗，活动后心气益虚，故诸症加剧。心气虚运血无力，不能上荣于面，故面色淡白，舌淡。气虚卫外不固，故自汗；气虚血行失其鼓动，脉行无力则脉弱。

【辨证要点】以心悸、神疲与气虚症状共见为辨证的主要依据。

2. 心阳虚证　这是指由于心阳虚衰，鼓动无力，虚寒内生，以心悸怔忡，心胸憋闷及阳虚症状为主要表现的虚寒证候。

【临床表现】心悸怔忡，心胸憋闷或痛，畏寒肢凉，气短，自汗，面色苍白，或面唇青紫，舌质淡胖或紫暗，苔白滑，脉迟弱或结代。

【证候分析】本证常由心气虚进一步发展，或由其他脏腑病证波及心阳而成。心阳虚衰，鼓动、温运无力，心动失常，故轻则心悸，重则怔忡。心阳虚弱，宗气衰少，胸阳不展，故心胸憋闷，气短；阳虚温运无力，血行不畅，气机郁滞，心脉痹阻不通，所以心胸憋闷疼痛。阳虚阴寒内生，不能温煦肢体，故畏寒肢凉。阳虚卫外不固，则见自汗；温运乏力，血脉失充，寒凝而血行不畅，故见面色苍白或面唇青紫，舌质紫暗，脉或结代而弱；舌质淡胖，苔白滑，为阳虚寒盛，水湿不化之象。

【辨证要点】以心悸怔忡、心胸憋闷与阳虚症状共见为辨证的主要依据。

3. 心阳暴脱证 是指心阳衰极，阳气欲脱，以心悸、胸痛、冷汗、肢厥、脉微为主要表现的危重证候。

【临床表现】在心阳虚证的基础上，突然冷汗淋漓，四肢厥冷，呼吸微弱，面色苍白，口唇青紫，舌淡紫，脉微欲绝，或心痛剧烈，甚或神志模糊，昏迷不醒。

【证候分析】本证多由寒邪暴伤心阳，或痰瘀阻塞心脉，或心阳虚进一步发展所致。阳气衰亡，不能卫外则冷汗淋漓；不能温煦肢体故四肢厥冷。心阳衰弱，宗气外泄，不能助肺以行呼吸，故见呼吸微弱。阳气外脱，无力推动血行，脉道失充，血液不能外荣肌肤，所以面色苍白；阳虚寒凝，血行不畅，瘀阻血脉则心胸剧痛，口唇青紫。阳衰心神失养、心气涣散，致神志模糊，甚则昏迷。脉微欲绝为阳气外亡之征。

【辨证要点】以心悸、胸痛、冷汗、肢厥、脉微等为辨证的主要依据。

心气虚证、心阳虚证、心阳暴脱证是心功能受损由轻到重、由重到衰的三个不同发展阶段，三者相互联系，又有所不同，需认真加以鉴别。心气虚证、心阳虚证、心阳暴脱证三证的区别见表 6-6。

表 6-6 心气虚证、心阳虚证、心阳暴脱证三证的区别

证型	病机	相同症状	不同症状
心气虚证	心气虚弱，推动无力	心悸怔忡，胸痛气短，活动后加重，自汗	兼气虚症状：面色苍白，舌质淡，脉虚
心阳虚证	心阳虚衰，温运无力，虚寒内生		兼虚寒症状：畏寒肢冷，面色苍白，舌质胖，苔白滑，脉弱
心阳暴脱证	心阳衰亡，阳气暴脱		兼亡阳症状：突然冷汗淋漓，四肢厥冷，面色苍白，呼吸微弱，或心悸，心胸剧痛，神志模糊或昏迷，口唇青紫，舌质紫暗，脉微欲绝

4. 心血虚证 是指血液亏虚，心与心神失于濡养，以心悸、失眠、多梦及血虚症状为主要表现的虚弱证候。

【临床表现】心悸，头晕，失眠，多梦，健忘，面色淡白或萎黄，唇舌色淡，脉细弱。

【证候分析】本证多因脾虚生血之源匮乏，或失血过多，或久病失养，或劳神过度暗耗心血所致。心血不足，心失所养，心动失常，故见心悸；血不养心，心神失养，神不守舍，则见失眠多梦。血虚不能上荣于头面，故见头晕、健忘、面色淡白或萎黄，唇舌色淡。血少脉道失充，故脉象细弱。

【辨证要点】以心悸、失眠、多梦与血虚症状共见为辨证的主要依据。

5. 心阴虚证 是指阴液亏损，心与心神失养，虚热内扰，以心悸、心烦、失眠及阴虚症状为主要表现的虚热证候。

【临床表现】心悸、心烦，失眠，多梦，口燥咽干，形体消瘦，或见五心烦热，午后潮热，盗汗，两颧潮红，舌红少津，脉细数。

【证候分析】本证多因思虑劳神太过，暗耗心阴；或因热病后期，耗伤阴液；或因肝肾等脏阴亏，累及于心所致。阴液亏少，心失濡养，心动失常，故见心悸；心神失养，虚火扰神，神不守舍，则见心烦、失眠、多梦；阴虚失润，不能制阳，故口燥咽干，形体消瘦；手足心热，午后潮热，盗汗，颧红，舌红少津，脉细数等，均为阴虚内热之象。

【辨证要点】以心悸、心烦、失眠与阴虚症状共见为辨证的主要依据。

心血虚证与心阴虚证虽然都有心悸、心烦、失眠、多梦等症状，但是血虚证以“色淡”为特征而无热象，阴虚证则以“色赤”为特征且有热象。心血虚证与心阴虚证的区别见表 6-7。

表 6-7 心血虚证与心阴虚证的区别

证候	病机	相同症状	不同症状
心血虚证	心血亏虚，心失所养	心悸、失眠、多梦	兼血虚症状：头晕、面色苍白、唇舌色淡，脉细弱
心阴虚证	心阴亏损，虚热内生		兼阴虚症状：两颧潮红，手足心热，潮热盗汗，舌红少苔，脉细数

6. 心火亢盛证 这是指火热内炽，扰乱心神，迫血妄行，上灼口舌，热邪下移，以发热、心烦、吐衄、舌红生疮、小便赤涩灼痛等为主要表现的实热证候。

【临床表现】发热，口渴，心烦，失眠，便秘，尿黄，面红，舌尖红绛，苔黄，脉数有力。甚或口舌生疮、溃烂疼痛;或见小便短赤、灼热涩痛;或见吐血、衄血;或见狂躁谵语、神识不清。

【证候分析】本证多因七情郁结,气郁化火;或火热之邪内侵;或过食辛热温补之品,久蕴化火,内炽于心所致。心居胸中,心火内炽,故自觉心胸部烦闷、发热。心主神明,心火内炽,侵扰心神,故见心烦失眠,甚则狂躁谵语。心其华在面,火热上炎则面赤。火邪伤津,故口渴、便干、尿黄。火热炽盛则身热。火热循经上炎故舌尖红绛;灼伤脉络则生糜点、腐烂疼痛。心火循经下移于小肠,则见小便赤涩灼痛。心火炽盛,火热迫血妄行,见吐血、衄血。火气通于心,火热内犯,扰乱神明,故见狂躁、谵语。

【辨证要点】以发热、心烦、吐衄、舌赤生疮、小便赤涩灼痛等为辨证的主要依据。

7. 心脉痹阻证　这是指瘀血、痰浊、阴寒、气滞等因素阻痹心脉,以心悸怔忡、胸闷、心痛为主要表现的证候。由于诱因的不同,临床上又有瘀阻心脉证、痰阻心脉证、寒凝心脉证、气滞心脉证等之分。

【临床表现】心悸怔忡,心胸憋闷疼痛,痛引肩背内臂,时作时止。或以刺痛为主,舌质晦暗或有青紫斑点,脉细涩或结代;或以心胸憋闷为主,体胖痰多,身重困倦,舌苔白腻,沉滑或沉涩;或以遇寒痛剧为主,得温痛减,畏寒肢冷,舌淡苔白,脉沉迟或沉紧;或以胀痛为主,与情志变化有关,喜太息,舌淡红,脉弦。

【证候分析】本证多因气虚血行迟缓;或痰浊内盛,气血凝滞;或经久感寒或阳虚阴盛;或七情内伤,气机郁结,气滞血凝而导致。瘀阻心脉,气血运行不畅,心失所养,而搏动失常,故见心悸怔忡;不通则痛,故见心胸憋闷疼痛。手少阴心经之脉运行上肺出腋下,循肩背、内臂后缘,故痛引肩背内臂。瘀阻心脉的疼痛以刺痛为特点,伴见舌暗,或有青紫色瘀斑、瘀点,脉细涩或结代等瘀血内阻的症状;痰浊停滞心脉的疼痛以闷痛为特点,患者多见体胖痰多,身重困倦,苔白腻,脉沉滑或沉涩等痰浊内盛的症状;寒凝心脉的疼痛以痛势剧烈,突然发作,得温痛减为特点,伴见畏寒喜温,肢冷,舌淡苔白,脉沉迟或沉紧等寒邪内盛的症状;气滞心脉的疼痛以胀痛为特点,其发作往往与精神因素有关,常伴见胁胀,善太息,脉弦等气机郁滞的症状。

【辨证要点】以心悸怔忡,心胸憋闷疼痛与瘀血症状共见为辨证的主要依据。

心脉痹阻证的瘀、痰、寒、气的比较见表 6-8。

表 6-8　心脉痹阻证的瘀、痰、寒、气的比较

证候	常见症状	病因	症状特点
心脉痹阻证	心悸怔忡,心胸憋闷作痛,痛引肩背内臂,时作时止	瘀阻心脉	痛如针刺,舌暗或有青紫斑点,脉细涩或结代
		痰阻心脉	心胸闷痛,体胖痰多,身重困倦,舌苔白腻,脉沉滑或沉涩
		寒凝心脉	突发胸部剧痛,遇寒痛剧,得温痛减,形寒肢冷,舌淡苔白,脉沉迟或沉紧
		气滞心脉	疼痛而胀,胁胀,常喜太息,舌淡红,脉弦

8. 痰蒙心神证　这是指痰浊蒙蔽心神,以神志抑郁、错乱、痴呆、昏迷为主要表现的证候。又名痰迷心窍证。

【临床表现】意识模糊,甚则昏不知人;或精神抑郁,表情淡漠,神志痴呆,喃喃独语,举止失常;或突然昏仆,不省人事,口吐涎沫,喉有痰声。并见面色晦滞,胸闷呕恶,舌苔白腻,脉滑。

【证候分析】本证多由感受湿浊之邪,阻遏气机,或因情志不遂,气机郁结,气郁生痰,或痰浊夹肝风内扰,致痰浊蒙蔽心神所致。痰浊上蒙心神,神明失司,不能自主,故见意识模糊,甚则昏不知人。气郁痰凝,痰气搏结,阻蔽神明,则见精神抑郁,表情淡漠,神志痴呆,喃喃独语,举止失常。痰浊挟肝风闭阻心神,故突然昏仆,不省人事,口吐涎沫,喉中痰鸣。痰浊内阻,清阳不升,浊气上泛,气血不畅,故面色晦滞。痰阻胸阳,胃失和降,胃气上逆,则胸闷作呕。舌苔白腻,脉滑,均为痰浊内盛之征。

【辨证要点】以精神抑郁、错乱、痴呆、昏迷与痰浊症状共见为辨证的主要依据。

9. 痰火扰神证　这是指火热痰浊扰乱心神,以狂躁、神昏及痰热症状为主要表现的证候。

【临床表现】躁狂谵语,甚则狂躁妄动,打人毁物,胡言乱语,哭笑无常,或见神昏谵语,或发热烦躁,面红目赤,口渴气粗,便秘尿黄,痰黄稠,喉间痰鸣,胸闷,心烦失眠,舌质红,苔黄腻,脉滑数。

【证候分析】本证既可见于外感热病,又可见于内伤杂病。外感热病,常由外感温热、湿热之邪,热邪煎熬,灼液为痰;内伤杂病,常由七情郁结,气郁化火,煎熬津液为痰,痰热交结上扰心窍所致。痰火扰乱或蒙闭心神，轻则心烦失眠，重则神志狂乱而见胡言乱语，哭笑无常，狂躁妄动，打人毁物，或神昏谵语。里热炽盛，充斥肌肤，可见高热，热扰心神则烦躁。火热上炎，则面红目赤，呼吸气粗；热灼津伤，故口渴，便秘尿黄。痰火内盛，故有吐痰黄稠，或喉间痰鸣；痰阻气机，则胸闷不舒；舌为心之苗，舌尖部属心，故痰火内扰于心则舌尖红；苔黄腻，脉滑数，均为痰火内盛之象。

【辨证要点】以躁狂、神昏谵语与痰热症状共见为辨证的主要依据。

（二）小肠病辨证

小肠实热证　这是指小肠里热炽盛，以心火内炽及小便赤涩灼痛为主要表现的证候。

【临床表现】心烦口渴，口舌生疮，小便赤涩、尿道灼痛，或尿血，舌红苔黄，脉数。

【病因病机】本证多由心热下移小肠所致。心火内盛，热扰心神则心烦；热盛伤津则口渴；心与小肠相表里，心热下移于小肠，致小肠泌别清浊失司，故小便赤涩、尿道灼痛；热甚灼伤血络则见尿血；舌红苔黄，脉数为里热之象。

【辨证要点】以小便赤涩灼痛与心火炽盛症状共见为辨证的主要依据。

二、肺与大肠病辨证

肺居胸中，为华盖，上连气道、喉咙，开窍于鼻，合称肺系；肺为娇脏，外合皮毛，下络大肠，与大肠互为表里。肺的主要生理功能是主气，司呼吸以行清浊之气的交换，吸入之清气，积于胸中，参与宗气的生成，贯注心脉以运行全身，故有“肺为气之主”的说法。肺又主宣发、肃降，通调水道，宣降以输布气、津，使皮毛得以温养、濡润，水道得以通调，故又有“肺为水之上源”之说。

肺的病变主要反映在肺系，呼吸功能失调，宣降功能失常，通调水道、输布津液失职，以及卫外机能不固等方面。临床上以呼吸不利，喘息少气，咳吐痰血，胸痛，咽喉痒痛，声音变异，鼻塞流涕，或周身水肿等为肺病的常见症状，其中以咳喘更为多见。《素问・脏气法时论》曰“肺病者，喘咳逆气”，《中藏经》曰“肺者……虚实寒热皆令喘嗽”等即言此意。肺的病证有虚实之分，虚证多见气虚和阴虚，实证多见风、寒、燥、热、湿、痰等邪气侵袭所致。

大肠主传导，排泄糟粕，功能失常主要表现为便秘与泄泻。大肠病证有湿热内侵、津液不足以及阳气亏虚等。

（一）肺病辨证

1. 肺气虚证　这是指肺气虚弱，呼吸无力，卫外不固，以咳嗽无力、气短而喘、自汗等为主要表现的虚弱证候。

【临床表现】咳嗽无力，气短而喘，动则尤甚，吐痰清稀，语声低怯，或有自汗、畏风，易于感冒，神疲体倦，面色淡白，舌淡苔白，脉弱。

【病因病机】本证多因久病咳喘、劳累过度，耗伤肺气，或脾虚气血化生不足，肺失充养所致。本证是由肺的定位症状和气虚证的一般症状而组成的。由于肺气亏虚，呼吸功能减弱，宣降无权，气逆于上，加之宗气生成不足，所以咳嗽无力，气短而喘；动则耗气，咳喘益甚；肺气不足，津液不布，聚而为痰，则吐痰清稀。肺气虚，宗气衰少，走息道以行呼吸功能衰退，故少气短息，语声低怯。面色淡白，神疲体倦，舌淡苔白，脉弱，均为气虚之象。若肺气虚则宗气不足，致卫气亦虚，卫表不固，腠理不密，故见自汗，畏风，且易受外邪侵袭而反复感冒。

【辨证要点】以咳嗽无力、气短而喘、自汗与气虚症状共见为辨证的主要依据。

2. 肺阴虚证　这是指肺阴亏虚，虚热内扰，以干咳、潮热、盗汗等为主要表现的虚热证候。

【临床表现】干咳，或痰少而黏，不易咯出，口燥咽干，形体消瘦，五心烦热，午后潮热，盗汗，颧红，或痰中带血，声音嘶哑，舌红少津，脉细数。

【证候分析】本证多因燥热伤肺，或痨虫蚀肺，或素嗜烟酒、辛辣燥热之品，或久病咳喘，耗损肺阴，渐致肺阴亏虚。肺为娇脏，性喜柔润，职司清肃。肺阴不足，失于滋润，或虚火内生，灼肺伤津，可致肺热叶焦，失于清肃，进而气逆于上，表现为干咳无痰，或痰少而黏，不易咯出；虚火灼伤肺络，则痰中带血；阴虚阳亢，虚热内炽，故午后潮热，五心烦热，形体消瘦；热扰营阴则盗汗；虚火上炎，故两颧发红；阴液不足，失于滋养,则咽喉失润,以致口燥咽干,声音嘶哑。舌红少津,脉细数,为阴虚内热之象。

【辨证要点】以干咳、痰少难咯、潮热、盗汗等为辨证的主要依据。

3.风寒束肺证 这是指风寒侵袭,肺卫失宣,以咳嗽、咯稀白痰、恶风寒等为主要表现的证候。

【临床表现】咳嗽,咯少量稀白痰,气喘,微有恶寒发热,鼻塞,流清涕,喉痒,或见身痛无汗,舌苔薄白,脉浮紧。

【证候分析】本证多因外感风寒之邪侵袭肺卫,致使肺气失宣而成。肺司呼吸,外合皮毛,且为娇脏,外感风寒,最易袭表犯肺,肺气被束,失于宣降,则为咳嗽、气喘;肺津不布,聚成痰饮,随肺气逆于上,故咯痰色白质稀。鼻为肺窍,肺气失宣,鼻咽不利,则鼻塞、流清涕、喉痒。肺主气属卫,风寒袭表,卫阳被遏,不能温煦肌表,故见微恶风寒,正气抗邪则发热。寒邪凝滞经络,经气不利,故头身疼痛;寒性收引,腠理闭塞,故见无汗。舌苔薄白,脉浮紧,为感受风寒之征。

【辨证要点】以咳嗽、咯稀白痰与风寒表证共见为辨证的主要依据。

4.风热犯肺证 这是指风热之邪侵袭肺系,肺卫受邪,肺失宣肃,以咳嗽、发热恶风等为主要表现的证候。

【临床表现】咳嗽,痰稠色黄,发热微恶风寒,鼻塞,流黄浊涕,口微渴,或咽喉疼痛,舌尖红,苔薄黄,脉浮数。

【证候分析】本证多因风热外邪侵袭肺卫,致使肺失宣肃而成。风热袭肺,肺失清肃,肺气上逆,故咳嗽;风热灼液炼津为痰,故痰稠色黄;肺气失宣,鼻窍不利,津液为热邪所灼,故鼻塞、流黄浊涕;风热上扰,咽喉不利,故咽痛。肺主气属卫,肺卫受邪,卫气抗邪,阳气浮于表则发热;卫气郁遏,肌表失于温煦,故微恶风寒。热伤津液则口微渴。舌尖红,苔薄黄,脉浮数,为风热袭表犯肺之征。

【辨证要点】以咳嗽、痰少色黄与风热表证共见为辨证的主要依据。

5.燥邪犯肺证 这是指外感燥邪,肺失宣降,以干咳痰少、鼻咽口舌干燥等为主要表现的证候,简称肺燥证。由于燥邪有温燥、凉燥之分,故有温燥袭肺证和凉燥袭肺证之分。

【临床表现】干咳无痰,或痰少而黏、不易咯出,甚则胸痛,痰中带血,或见鼻衄,口、唇、鼻、咽、皮肤干燥,尿少,大便干结,舌苔薄而干燥少津。或微有发热恶风寒,无汗或少汗,脉浮数或浮紧。

【证候分析】本证多因时处秋令,或干燥少雨之地,感受燥邪,耗伤肺津,肺卫失和,或因风温之邪化燥伤津及肺所致。肺喜润恶燥,职司清肃,燥邪犯肺,易伤肺津,肺失滋润,清肃失职,故干咳无痰,或痰少而黏,难以咯出,甚则咳伤肺络,而见胸痛、咯血、鼻衄。“燥胜则干”,燥邪伤津,清窍、皮肤失于滋润,则口、唇、鼻、咽、皮肤干燥;肠道失润,故大便干燥;津液耗伤则尿少。燥袭卫表,卫气失和,故见发热、微恶风寒。若燥与寒并,寒主收引,腠理闭塞,故见无汗,脉浮紧;燥与热合,腠理开泄,则见少汗,脉浮数。苔薄而干燥少津,为燥邪袭表犯肺之象。

【辨证要点】以干咳痰少、鼻咽口舌干燥等为辨证的主要依据。

风寒束肺证、风热犯肺证及燥邪犯肺证的区别见表6-9。

表6-9 风寒束肺证、风热犯肺证及燥邪犯肺证的区别

证型	病因	病机	主证	兼证
风寒束肺证	风寒外袭,侵袭肺卫	寒邪束肺,肺失宣降	咳嗽,痰液清稀色白	风寒表证
风热犯肺证	风热外袭,侵袭肺卫	肺失清肃,肺气上逆	咳嗽,痰稠色黄	风热表证
燥邪犯肺证	秋令燥邪,侵袭肺卫	耗损肺津,肺失滋润	干咳少痰,痰黏难咳,甚至痰中带血	温燥证或凉燥证

6.痰热壅肺证 这是指痰热交结,壅滞于肺,肺失清肃,以发热,咳喘,痰多黄稠等为主要表现的证候。

【临床表现】咳嗽,咯痰黄稠而量多,胸闷,气喘息粗,甚则鼻翼煽动,喉中痰鸣,或咳吐脓血腥臭痰,胸痛,发热口渴,烦躁不安,小便短黄,大便秘结,舌红苔黄腻,脉滑数。

【证候分析】本证多因邪热犯肺,或寒邪郁而化热,肺热炽盛,灼伤肺津,炼液成痰;或宿痰内盛,郁而化热,痰热互结,壅阻于肺所致。痰热壅阻于肺,肺失清肃,肺气上逆,故咳嗽,气喘息粗,甚则鼻翼煽动;痰热互结,随肺气上逆,故咯痰黄稠而量多,或喉中痰鸣;若痰热阻滞肺络,气滞血壅,血肉腐败,则见咳吐脓血腥臭痰;痰热内盛,壅塞肺气,则胸闷胸痛。里热炽盛,蒸达于外,故见发热;热扰心神,则烦躁不安;热灼伤津，则口渴，小便黄赤，大便秘结；舌红苔黄腻，脉滑数，为典型的痰热内盛之征。

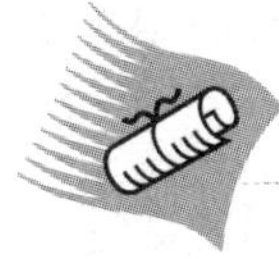

知识链接

病案分析

患者王某，患慢性喘息型支气管炎10年，现喘咳气粗，痰多黄黏，胸中烦热，渴喜冷饮，尿赤便干，舌红，苔黄腻，脉滑数。根据脏腑辨证的方法，该患者属于何种证候？

7. 寒痰阻肺证　这是指寒饮与痰浊停聚于肺，肺失宣降，以咳喘、痰白、量多、易咯等为主要表现的证候。又名寒饮停肺证、痰浊阻肺证。

【临床表现】咳嗽，痰多、色白、质稠或清稀、易咯，胸闷，气喘，或喉间有哮鸣声，恶寒，肢冷，舌质淡，苔白腻或白滑，脉弦或滑。

【证候分析】本证多因素有痰疾，复感寒邪，内客于肺，或寒湿袭肺，或中阳不足，寒从内生，聚湿成痰，上干于肺所致。寒痰阻肺，肺失宣降，肺气上逆，故咳嗽，气喘，咯痰色白而黏稠、量多、易咯；痰气搏结，上涌气道，故喉中痰鸣而发哮；寒痰凝闭于肺，肺气不利，故胸脘满闷。寒性阴凝，阳气被郁而不能外达，形体失于温煦，故畏寒、肢冷。舌淡，苔白腻或白滑，脉弦或滑，为寒饮痰浊内停之象。

【辨证要点】以咳喘，痰白、量多、易咯等为辨证的主要依据。

8. 风水相搏证　这是指风邪外袭，肺失宣降，不能通调水道，水湿泛溢肌肤，以骤然出现眼睑头面浮肿及卫表症状为主要表现的证候。

【临床表现】眼睑头面先肿，继而遍及全身，上半身肿甚，来势迅猛，皮肤薄而发亮，小便短少，或见恶寒重发热轻，无汗，舌苔薄白，脉浮紧。或见发热重恶寒轻，咽喉肿痛，舌苔薄黄，脉浮数。

【证候分析】本证多由风邪外感，肺卫受病，宣降失常，通调失职，风遏水阻，风水相搏，泛溢肌肤而成。风为阳邪，上先受之，肺居上焦，为水之上源，风邪犯肺，宣发肃降失职，不能通调水道，风水相搏，水气泛溢，故水肿起于眼睑头面，上半身水肿较重；由于是外邪新感，所以发病较快，水肿迅速，皮肤发亮；上源不通，水液不能下输膀胱，则见小便短少。若伴见恶寒重，发热轻，无汗，苔薄白，脉浮紧等症，为风水偏寒；若伴见发热重，恶寒轻，咽喉肿痛，舌红，脉浮数等症，为风水偏热。

【辨证要点】以骤然出现眼睑头面浮肿及卫表症状等为辨证的主要依据。

（二）大肠病辨证

1. 大肠液亏证　这是指津液亏虚，肠失濡润，传导失职，以大便燥结、排便困难及津亏症状为主要表现的证候。

【临床表现】大便干燥如羊屎，艰涩难下，数日一行，腹胀作痛，或口干咽燥，或口臭，或头晕，舌红少津，苔黄燥，脉细涩。

【证候分析】本证多因素体阴亏，或年老而阴血不足，或久病、吐泻、热病后期等津伤未复，或妇女产后出血过多，以致阴血津液亏虚，大肠失于濡润。津液不足，肠失濡润，以致粪便在肠内燥化太过，干结难出，常三五日，甚至十余日一行。阴伤于内，故口干咽燥。大便日久不解，浊气不得下泄而上逆，致口臭、头晕。阴亏燥热内生，故舌红少津。津亏脉道失充，故脉来细涩。

【辨证要点】以大便燥结、排便困难与津亏症状共见为辨证的主要依据。

2. 肠虚滑泻证　这是指大肠阳气虚衰不能固摄，以久病下痢，大便失禁，腹部隐痛，喜温喜按及阳虚症状为主要表现的证候。

【临床表现】下利无度，或大便失禁，神疲畏寒，脱肛，腹痛隐隐，喜温喜按，舌淡苔白滑，脉沉弱。

【证候分析】本证多因久病泄泻、慢性痢疾所致。久泻久痢，下利伤阳，阳气虚衰，肠道传化，固涩功能丧失，大肠失固，因而下利无度，甚则大便失禁或脱肛。大肠阳气虚衰，阳虚则阴盛，寒从内生，寒凝气滞，所以腹部隐痛，喜温喜按。舌淡苔白滑，脉沉弱，均为阳虚阴盛之象。

【辨证要点】以下利无度、大便失禁或脱肛与阳虚症状共见为辨证的主要依据。

3. 大肠湿热证　这是指湿热蕴结大肠，大肠传导失司，以腹痛、暴泻如水、下痢脓血、大便黄稠秽臭及湿热症状为主要表现的证候。

【临床表现】腹痛，腹泻，粪质色黄而臭，或下痢赤白黏冻，或下血，伴里急后重，或暴泻如水，或腹泻不爽、肛门灼热，身热口渴，小便短黄，恶寒发热或但热不寒，舌质红，苔黄腻，脉濡数或滑数。

【证候分析】本证多因感受湿热外邪，或饮食不洁所致。湿热侵袭大肠，胶结不解，壅阻气机则腹痛；大肠传导失司则腹泻。湿热熏灼肠道，脉络损伤，脂膜腐蚀而见赤白黏冻脓血便。湿热下迫直肠，气机壅滞不畅故见里急后重。湿热壅盛，肠道气机逆乱而见暴注下泄，肛门灼热；水液从大便外泄，故小便短少黄赤；口渴亦为热盛伤津之征。若表邪未解，则可见恶寒发热；邪热在里，则但热不寒。舌红苔黄腻，为湿热之象。湿热为病，有湿重、热重之分，湿重于热，脉象多见濡数，热重于湿，脉象多见滑数。

【辨证要点】以腹痛、腹泻、下痢脓血、大便黄稠秽臭等与湿热症状共见为辨证的主要依据。

三、肝与胆病辨证

肝位于右胁，胆附于肝。肝之经脉起于足，绕阴器，循少腹，络胆，布两胁，上系目交巅顶。少腹、胸胁、头顶是肝经经脉循行反映于体表的重要区域。胆之经脉循于人体头身之侧，络肝。肝胆互为表里，肝开窍于目，在体合筋，其华在爪。

肝的主要生理功能是主疏泄，其性升发，喜条达恶抑郁，能调畅气机，疏泄胆汁，促进胃肠消化，调节精神情志而使人心情舒畅，调节生殖功能而有助于女子调经、男子泄精。肝又主藏血，具有贮藏血液，调节血量的功能。胆为“中清之腑”，能贮藏和排泄胆汁，并主决断。

肝的病变主要反映在疏泄失常，气机逆乱，精神情志变异，消化功能障碍；肝不藏血，全身失养，筋膜失濡，以及肝经循行部位经气受阻等多方面的异常。其常见症状有精神抑郁，易怒，胸胁、少腹胀痛，头晕目眩，巅顶痛，肢体震颤，手足抽搐，以及目疾，月经不调，睾丸疼痛等。胆病常见口苦发黄、惊悸失眠等症。

肝病的常见证型可以概括为虚、实两类，而以实证为多见。实证多由情志所伤，使肝失疏泄，气机郁结；气郁化火，气火上逆；用阳太过，阴不制阳；阳亢失制，肝阳化风；或寒邪、火邪、湿热之邪侵犯肝及肝经所致，而有肝郁气滞证，肝火炽盛证，肝阳上亢证，肝风内动证，肝经湿热证，寒滞肝脉证等。虚证多因久病失养，或他脏病变所累，或失血，致使肝阴、肝血不足，而有肝血虚证，肝阴虚证等。胆病则有胆郁痰扰证和肝胆同病的肝胆湿热证。

（一）肝病辨证

1. 肝气郁结证　这是指肝失疏泄，气机郁滞，以情志抑郁、胸胁或少腹胀痛等为主要表现的证候。

【临床表现】情志抑郁、易怒，胸胁或少腹胀闷、窜痛，胸闷，善太息，妇女可见乳房胀痛，痛经，月经不调，甚则闭经。舌苔薄白，脉弦。或见梅核气（咽部有异物感，咽之不下，吐之不出），或见瘿瘤、瘰疬，或见胁下癥块。病情轻重与情志变化关系密切。

【病因病机】本证多因情志不遂，郁怒伤肝，或突然强烈的精神刺激，或其他病邪阻滞引起肝气失于疏泄、条达所致。肝性喜条达而恶抑郁，肝失疏泄，肝之经气不畅，故胸胁、少腹胀闷，或窜痛；肝失条达，不能调节情志，则情绪抑郁、易怒，善太息。女子以血为本，冲任隶属于肝，肝气郁滞，血行不畅，气血失和，冲任失调，故见乳房胀痛，痛经，月经不调；若肝气郁结，气不行津，津聚为痰，或气郁化火，灼津为痰，肝气横逆挟痰循经上行，搏结于咽喉，可见咽部有异物感，吞之不下，吐之不出；痰气搏结于颈部，则为瘿瘤、瘰疬；若气滞日久，血行瘀滞，肝络瘀阻，日久可形成肿块结于胁下；苔白，脉弦，为肝气郁滞之象。

【辨证要点】以情志抑郁、胸胁或少腹胀痛等为辨证的主要依据。

2. 肝火上炎证　这是指肝火内炽，火热循肝经而炎上，以头晕胀痛、烦躁、耳鸣、胁痛及火热症状为主要表现的实热证候。

【临床表现】头晕胀痛，面红目赤，口苦咽干，急躁易怒，或胁肋灼痛。或耳鸣耳聋，或耳内肿痛流脓。或失眠多梦，或吐血、衄血，大便秘结，小便短黄。舌红苔黄，脉弦数。

【证候分析】本证多因情志不遂，肝郁化火，或因火热之邪内侵，或他脏火热累及于肝，以致肝经气火上逆所致。肝火上炎，循经上攻头目，气血壅滞脉络，故头晕胀痛，面红目赤。肝藏魂，心藏神，热扰神魂，则心神不宁，魂不守舍，而见急躁易怒，失眠，多梦。肝火内炽，热灼气阻，故胁肋疼痛。肝热移胆，循胆经上冲于耳，故见耳鸣如潮，甚则突发耳聋，或耳内肿痛流脓；肝火挟胆气上溢，则口苦；热盛迫血妄行，则见吐血、衄血；火邪灼津，故口渴，大便秘结，小便短黄；舌红苔黄，脉弦数，均为肝经实火内炽之象。

【辨证要点】以头晕胀痛，烦躁，耳鸣，胁痛与火热症状共见为辨证的主要依据。

3. 肝血虚证　这是指全身营血亏虚，使肝藏血不足，以眩晕、视力减退、经少、肢麻手颤等及血虚症状为主要表现的虚弱证候。

【临床表现】头晕眼花，视物模糊或夜盲，两目干涩，或见肢体麻木，关节拘急，手足震颤，肌肉瞤动，或为妇女月经量少、色淡，甚则闭经，爪甲不荣，面白无华，舌淡，脉细。

【证候分析】本证多因脾胃虚弱，化源不足；或失血过多，或久病耗伤肝血所致。肝开窍于目，肝血不足，目失所养，故目眩，视物模糊或夜盲，两目干涩，眼花。肝在体为筋，其华在爪，肝血亏损，筋失血养，则肢体麻木，关节拘急，手足震颤，肌肉瞤动，爪甲不荣。女子以血为本，肝血不足，冲任失养，血海空虚，故月经量少、色淡，甚则闭经。血虚不能上荣头面，故面白无华，头晕。舌淡，脉细，为血虚之象。

【辨证要点】以眩晕、视力减退、月经量少、肢麻手颤与血虚症状共见为辨证的主要依据。

4. 肝阴虚证　这是指肝阴亏虚，肝失濡养，阴不制阳，虚热内扰，以头晕、目涩、胁痛、烦热等为主要表现的虚热证候。

【临床表现】头晕眼花，两目干涩，视力减退，或胁肋隐隐灼痛，面部烘热或两颧潮红，或手足蠕动，口咽干燥，五心烦热，潮热盗汗，舌红少苔乏津，脉弦细数。

【证候分析】本证多由情志不遂，气郁化火，耗伤肝阴；或热病后期，灼伤阴液；或肾阴不足，水不涵木，累及肝阴所致。肝阴亏虚，不能上濡头目，故头晕眼花，两目干涩，视力减退；肝络失养，虚火内灼，疏泄失职，故胁肋隐隐灼痛；筋脉失养，虚风内动，则见手足蠕动；阴虚不能制阳，虚热内生，故五心烦热，午后潮热；阴虚内热，迫津外泄，则为盗汗；虚火上炎，故面部阵阵烘热，两颧潮红；阴液不能上承，则口干咽燥；舌红少津，脉弦细数，为肝阴不足，虚热内炽之征。

【辨证要点】以头晕、目涩、胁痛与虚热症状共见为辨证的主要依据。

5. 肝阳上亢证　这是指肝肾阴亏，阴不制阳，阳亢于上，以眩晕耳鸣、头目胀痛、面红、烦躁、腰膝酸软等为主要表现的上实下虚证候。

【临床表现】头目胀痛，眩晕耳鸣，面红目赤，急躁易怒，失眠多梦，腰膝酸软，头重脚轻，舌红，脉弦或弦细数。

【证候分析】本证多因平素性急多怒，肝阳偏旺；或长期恼怒焦虑，气郁化火，阳气偏亢而暗耗阴液；或平素肾阴亏虚，或房劳太过，年老阴亏，水不涵木，阴不制阳，肝阳偏亢所致。

肝为刚脏，体阴用阳，肝阴不足，阴不制阳，肝阳升发太过，血随气逆，上冲于头，则头目胀痛，眩晕耳鸣；气血上冲于面、目，血脉充盈，则面红目赤；亢阳扰动心神、肝魂，则急躁易怒，失眠多梦；肝阳亢于上，则肾阴亏于下，上实而下虚，水不涵木，阴不制阳，则头重脚轻，步履不稳；肝肾阴亏，筋骨失养，则腰膝酸软无力；舌红少津，脉弦有力或弦细数，为肝阳亢盛，肝肾阴亏之征。

【辨证要点】以眩晕耳鸣、头目胀痛、面红、烦躁、腰膝酸软等为辨证的主要依据。

肝火上炎和肝阳上亢的区别见表 6-10。

表 6-10　肝火上炎和肝阳上亢的区别

证型	病机	相似症状	不同症状	
			病性	临床症状
肝火上炎证	火热炽盛，内扰于肝，气火上逆	头晕耳鸣，头目胀痛，面红目赤，急躁易怒	实证	火热证候为主，阴虚证候不明显
肝阳上亢证	肝肾阴虚，肝阳上扰头目		上实下虚，或虚实夹杂	腰膝酸软，耳鸣等下虚证候明显

6. 肝风内动证　泛指患者出现眩晕欲仆、抽搐、震颤等具有"动摇"特点为主的一类证候，属内风。临床上常见有肝阳化风、热极生风、阴虚动风和血虚生风四个类型。

(1)肝阳化风证　这是指在肝阳上亢的基础上,肝阳升发,亢逆无制,肝风内动,以眩晕、肢麻震颤、头胀痛、面赤,甚至突然昏仆、口眼歪斜、半身不遂等为主要表现的证候。

【临床表现】眩晕欲仆,步履不稳,头摇而痛,面赤,项强,肢体震颤,手足麻木,言语謇涩。或突然昏倒,不省人事,口眼歪斜,半身不遂,舌强不语,喉中痰鸣。舌红,苔白或腻,脉弦有力。

【证候分析】本证由多种原因引起的肝肾之阴亏于下,潜阳之力不足而使肝阳亢逆、升发化风而成。肝阳上亢,阴不制阳,阳亢化风,上扰头目,故常头晕欲仆,头摇;阳亢而气血上壅,上实下虚,则行走飘浮,步履不稳;气血壅滞络脉,则头胀头痛,面赤;风动筋脉挛急,阴亏筋脉失养,则项强,肢体震颤,手足麻木;风阳窜扰,挟痰阻碍舌络,则语言謇涩;舌红,脉弦细有力,为阳亢阴虚化风之征。若风阳暴升,气血逆乱,肝风挟痰,蒙蔽心神,则见突然昏仆,喉中痰鸣;风痰窜扰经络,经气不利,则见口眼歪斜,半身不遂,舌强语謇。

【辨证要点】以素有眩晕耳鸣等肝阳上亢之象,又见肝风内动之症状,甚至突然昏仆、口眼歪斜、半身不遂等症状为辨证的主要依据。

(2)热极生风证　这是指邪热炽盛,热极动风,以高热、神昏、抽搐为主要表现的证候。

【临床表现】高热口渴,烦躁谵语或神昏,颈项强直,两目上视,手足抽搐,角弓反张,牙关紧闭,舌质红绛,苔黄燥,脉弦数。

【证候分析】本证多因外感温热病邪,邪热亢盛,热闭心神,燔灼肝筋,筋脉失养所致。邪热内盛,蒸腾肌肤,伤津耗液,则高热、口渴;热扰心神,则烦躁不安、谵语;热闭心神,则神志昏迷;邪热炽盛,燔灼肝经,伤津耗液,筋脉失养而拘挛,则颈项强直,两目上视,手足抽搐,角弓反张,牙关紧闭;舌红绛,苔黄燥,脉弦数,为肝经热盛之征。

【辨证要点】以高热、神昏、抽搐症状共见为辨证的主要依据。

(3)阴虚动风证　这是指阴液亏虚,引动肝风,以眩晕、手足震颤或蠕动及阴虚症状为主要表现的动风证候。

【临床表现】手足震颤、蠕动,或肢体抽搐,眩晕耳鸣,咽干口燥,形体消瘦,五心烦热,颧红潮热,舌红少津,脉弦细数。

【证候分析】本证多见于外感热性病后期,阴液耗损;或内伤久病,阴液亏虚,筋脉失养所致。肝阴不足,筋脉失养而挛急,则见手足震颤、蠕动,或肢体抽搐;阴虚不能上荣,故眩晕,耳鸣。肾阴不足,形体失养,则见形体消瘦。阴虚不能制阳,虚热内蒸,故五心烦热,午后潮热,两颧发红;阴液不能上承,则口干咽燥;舌红少津,脉弦细数,为肝阴不足,虚热内炽之征。

【辨证要点】以眩晕,手足震颤、蠕动与阴虚内热症状共见为辨证的主要依据。

(4)血虚生风证　这是指肝血亏虚,虚风内动,以眩晕,肢体震颤、麻木,皮肤瘙痒,手足拘急,肌肉瞤动等及血虚症状为主要表现的证候。

【临床表现】眩晕耳鸣,肢体震颤、麻木,手足拘急,肌肉瞤动,皮肤瘙痒,爪甲不荣,面白无华,舌质淡白,脉细或弱。

【证候分析】本证多见于内伤杂病,因久病血虚,或急、慢性失血过多,而致营血亏虚,筋脉肌肤失养所致。肝血不足,不能上荣头面,故头晕,耳鸣,面色苍白;肝在体为筋,爪甲为筋之余,筋失血养,则肢体震颤,手足拘急,肌肉瞤动,爪甲不荣;肢体、皮肤失养,则见肢体麻木,皮肤瘙痒;舌淡,脉细或弱,为血虚之象。

【辨证要点】本证以眩晕、震颤、肢麻、拘急、瞤动、瘙痒与血虚症状共见为辨证的主要依据。

肝阳化风、热极生风、阴虚动风和血虚生风四证的区别见表 6-11。

表 6-11　肝阳化风、热极生风、阴虚动风和血虚生风四证的区别

证型	病机	病性	主证	兼证	舌苔脉象
肝阳化风证	肝肾阴虚,肝阳亢逆,肝风内动	上实下虚证	眩晕欲仆,头摇肢颤,言语謇涩,甚至猝然倒地,不省人事,口眼歪斜,半身不遂	头痛项强,手足麻木,步履不稳	舌红苔白或腻,脉弦而有力

续表

证型	病机	病性	主证	兼证	舌苔脉象
热极生风证	热邪炽盛，伤津耗液，筋脉失养	实热证	高热口渴，两目上视，牙关紧闭，颈项强直，手足抽搐，角弓反张	神昏，烦躁如狂	舌红绛，脉数有力
阴虚动风证	阴液亏虚，筋脉失养	虚证	手足震颤，或肢体抽搐，眩晕	阴虚症状	舌红少津，弦细数
血虚生风证	营血亏虚，筋脉失养	虚证	肢体震颤、麻木，手足拘急，肌肉瞤动	血虚证	舌淡苔白，脉细

7. 寒滞肝脉证 这是指寒邪侵袭，凝滞肝经，以少腹、前阴、巅顶等肝经经脉循行部位冷痛为主要表现的实寒证候。

【临床表现】少腹冷痛，阴部坠胀作痛；或男子阴囊收缩引痛；或女子痛经，经暗有块；或巅顶冷痛。疼痛得温则减，遇寒加重。形寒肢冷，舌淡，苔白润，脉沉紧或弦紧。

【证候分析】本证多因感受外寒，寒凝肝经经脉所致。足厥阴肝经绕阴器，循少腹，上巅顶。寒性收引、凝滞，寒邪侵袭肝经，阳气被遏，失于温煦，气血运行不畅，经脉收引挛急，故见少腹牵引阴部坠胀冷痛，或阴囊收缩引痛；或女子痛经，经暗有块；或见巅顶冷痛；得温则寒凝可缓，遇冷则寒凝加重，故疼痛得温则减，遇冷加重。寒为阴邪，阻遏阳气而失布，则见形寒肢冷；舌淡，苔白润，脉沉紧或弦紧，均为寒盛之象。

【辨证要点】本证以少腹、前阴、巅顶冷痛与实寒症状共见为辨证的主要依据。

（二）胆病辨证

肝胆湿热证，是指湿热蕴结肝胆，疏泄功能失职或湿热下注肝经，以胁肋胀痛、身目发黄、阴痒及湿热内蕴症状为主要表现的证候。

【临床表现】胁肋胀痛，纳呆腹胀，口苦，泛恶欲呕，大便不调，小便短赤。或身目发黄。或见寒热往来。或男性睾丸肿胀热痛，阴囊湿疹。或妇女带下黄臭，外阴瘙痒。舌红苔黄腻，脉弦数或滑数。

【证候分析】本证多由感受湿热之邪，或嗜酒肥甘，化生湿热；或脾胃运化失常，湿浊内生，湿郁化热，以致湿热蕴结，阻于肝胆所致。湿热蕴结肝胆，肝失疏泄，肝气郁滞，故胁肋部胀痛灼热；肝失疏泄，脾失健运，故纳呆腹胀；肝气上逆，胃失和降，泛恶欲呕，挟胆热上溢，则口苦；湿热内蕴，下注肠道，传导失司，则大便不调；湿热下注，膀胱气化不利，则小便短赤。湿热内蕴肝胆，少阳枢机不利，可见寒热往来。湿热内蕴，胆汁不寻常道而外溢肌肤，则可见肌肤、面目发黄。足厥阴肝经绕阴器，若湿热循经下注，而成肝经湿热，则可见男性睾丸肿胀热痛，阴囊湿疹；或妇女带下黄臭，阴部瘙痒。舌红苔黄腻，脉弦数或滑数，皆为湿热内蕴之征象。

【辨证要点】以胁肋胀痛、身目发黄、阴痒与湿热内蕴症状共见为辨证的主要依据。

四、脾与胃病辨证

脾与胃同居中焦，互为表里，为后天之本。脾主运化，胃主受纳，两者纳运协调，共同完成对饮食物的消化和吸收及营养精微物质的吸收与转输，为气血生化之源。脾主升清，胃主降浊，两者升降相因，保证“运”“纳”功能的正常进行。脾为阴脏，喜燥恶湿，胃为阳腑，喜润恶燥，两者燥湿相济，相互为用，相互协调。脾又具有主统血的功能，脾在体合肉，主四肢，开窍于口，其华在唇。

脾的病变主要表现在运化、升清功能失职，而致水谷、水湿不运，消化功能减退，水湿潴留，痰湿内生，气血化源不足，以及不能统血，清阳不升等方面的病理改变。脾病的常见症状有纳少，腹胀腹痛，便溏，浮肿，内脏下垂，出血等。胃的病变主要表现在受纳腐熟功能障碍，胃失和降，胃气上逆等方面的病理改变。胃病的常见症状有食少，脘胀或痛，嗳气，恶心，呕吐，呃逆等。

脾病的证候有虚、实之分。虚证多因饮食、劳倦、思虑过度所伤，或病后失调所致的脾气虚、脾阳虚、脾气下陷、脾不统血等证；实证多由饮食不节，或外感湿热或寒湿之邪，或失治、误治所致的湿热蕴脾、寒湿困脾等证。

(一)脾病辨证

1.脾气虚证 这是指脾气不足,运化失职,以食少、腹胀、便溏及气虚症状为主要表现的虚弱证候。

【临床表现】纳少,脘腹胀满,食后胀甚,大便溏薄,肢体倦怠,神疲乏力,少气懒言,或浮肿,面色萎黄,舌淡苔白,脉缓或弱。

【证候分析】本证多因饮食不节,或劳倦思虑过度,损伤脾土,或禀赋不足,素体虚弱,及其他慢性疾患耗伤脾气所致。脾主运化,脾气虚弱,健运失职,同时,影响胃之受纳、腐熟,则产生纳少,脘腹胀满,食后脾气愈困,故腹胀愈甚;脾气虚弱,运化无力,水湿内停,下注肠道,则见大便溏薄。脾为气血生化之源,脾虚气血化源不足,不能充达肢体、肌肉,故见神疲乏力,少气懒言;气血不能上荣于面,故面色萎黄。脾气虚弱,水湿不运,泛溢肌肤,则可见肢体浮肿;舌淡苔白,脉缓或弱,为脾气虚弱之征。

【辨证要点】以食少、腹胀、便溏与气虚症状共见为辨证的主要依据。

2.脾虚气陷证 这是指脾气虚弱,脾主升清功能失职,清气上升无力而致气机下陷,以脘腹重坠,内脏下垂及气虚症状为主要表现的虚弱证候。

【临床表现】脘腹重坠作胀,食后益甚,或肛门重坠,甚或脱肛,或内脏、子宫下垂,或便意频数,或久泄不止,或小便混浊如米泔,气短懒言,神疲乏力,头晕目眩,面白无华,食少,便溏,舌淡苔白,脉缓或弱。

【证候分析】本证多由脾气虚进一步发展,或因久泄久痢,或劳累太过,或妇女孕产过多,产后失于调护等,损伤脾气,清阳下陷所致。脾气主升,能升发清阳,举托内脏。脾气虚衰,升举无力而致下陷,故脘腹重坠作胀,食后更甚。中气下陷,内脏失于举托,故便意频数,肛门重坠,或久泄不止,甚或脱肛,或子宫下垂,或胃、肝、肾等脏器下垂。脾主散精,精微不能正常输布,清浊不分,反注膀胱,故小便混浊如米泔。脾虚清阳不升,头目失养,故头晕目眩;脾虚健运失职,故食少,便溏;脾虚气血化生不足,上不能荣养头面,外不能濡养肌肤,故见面色无华;机能活动减退,则见少气懒言,声低无力。舌淡白,脉缓或弱,为脾气虚弱的表现。

【辨证要点】以脘腹重坠,内脏下垂与气虚症状共见为辨证的主要依据。

3.脾阳虚证 这是指脾阳虚衰,失于温运,阴寒内生,以食少、腹胀腹痛、便溏等为主要表现的虚寒证候。又名脾虚寒证。

【临床表现】食少腹胀,腹痛绵绵,喜温喜按,畏寒怕冷,四肢不温,面白无华或浮肿,口淡不渴,大便稀溏,甚至完谷不化,或肢体浮肿,小便短少,或白带清稀量多,舌质淡胖或有齿痕,舌苔白滑,脉沉迟无力。

【证候分析】本证多因脾气虚进一步发展而成;或因过食生冷、过用寒凉,损伤脾阳;或肾阳不足,命门火衰,火不生土,以致脾阳虚衰,温运失职,寒从内生,水谷失运,水湿不化。脾阳虚衰,运化失职,水谷不化,精微不布,则食少腹胀,大便稀溏,甚至完谷不化;阳虚寒从内生,寒凝气滞,故脘腹隐痛,喜温喜按。脾阳虚衰,水湿不化,泛溢肌肤,则为肢体浮肿,小便短少;水湿下注,损伤带脉,带脉失约,则为白带清稀量多。脾阳虚衰,温煦失职,故畏寒怕冷,四肢不温;水湿内盛,则口淡不渴;阳虚气血不荣,水气上泛,故面白无华或虚浮,舌质淡胖、边有齿痕,苔白滑;脉沉迟无力,为阳虚水湿不运之象。

【辨证要点】以食少、腹胀腹痛、便溏与虚寒症状共见为辨证的主要依据。

4.脾不统血证 这是指脾气虚弱,不能统摄血液,而致血溢脉外,以各种慢性出血为主要表现的虚弱证候。

【临床表现】各种慢性出血,如便血、尿血、吐血、衄血、紫斑,妇女月经过多、崩漏等各种慢性出血表现。常伴食少便溏,神疲乏力,少气懒言,面色萎黄,舌淡,脉细无力。

【证候分析】本证多由久病气虚,或思虑、劳倦过度,损伤脾气,以致统血无权所致。脾气亏虚,统摄无权,血溢脉外,故见各种慢性出血症状。溢于肠道则见吐血或便血;溢于膀胱则见尿血;溢于肌肤则见紫斑;溢于鼻、齿则为鼻衄、齿衄;脾虚冲任不固,则妇女月经过多,甚或崩漏。脾气虚弱,运化失职,故食少便溏;脾虚气血生化乏源,加之反复出血,气血两虚,故面色无华或萎黄,神疲乏力,少气懒言。舌淡苔白,脉细无力,为脾气虚弱,气血两虚之象。

【辨证要点】本证以各种慢性出血与气血两虚证共见为辨证的主要依据。脾气虚、脾虚气陷、脾阳虚、脾不统血四证的区别见表6-12。

表 6-12 脾气虚、脾虚气陷、脾阳虚、脾不统血四证的区别

证型	病机	相同症状	不同症状
脾气虚证	脾气不足，运化失常	腹胀纳少，食后愈甚，面色萎黄，少气懒言，便溏倦怠	消瘦或浮肿，舌淡苔白，脉缓弱
脾虚气陷证	脾气虚弱，中气下陷		脘腹坠胀，或便意频频，肛门坠胀，或久泄脱肛，或子宫下垂，或小便混浊如米泔
脾阳虚证	脾阳虚弱，温运失司，水谷失运，水湿不化		腹痛喜温喜按，肢冷尿少，或肢体困重，或浮肿，或带下清稀，舌淡胖苔白滑，脉沉迟无力
脾不统血证	脾气虚弱，统血失职，血溢脉外		各种慢性出血，如尿血、便血、吐血、衄血、紫斑、妇女月经量多、崩漏等，舌淡苔白脉细弱

5. 寒湿困脾证 这是指寒湿内盛，困阻脾阳，脾失温运，以纳呆、腹胀、便溏、身重等为主要表现的寒湿证候。

【临床表现】脘腹痞闷胀痛，食少便溏，泛恶欲呕，口淡不渴，头身困重，或见面色萎黄，或肌肤面目发黄，黄而晦暗如烟熏，或肢体浮肿，小便短少，或妇女白带量多质稀，舌淡胖苔白腻，脉濡缓。

【证候分析】本证多因饮食不节，过食生冷，致使寒湿停滞中焦；或因恣食肥甘，湿浊内生，困阻中阳，以致寒湿内生。脾喜燥恶湿，与胃相表里，寒湿内盛，中阳受困，脾胃纳运升降失常，脾气被遏，运化失司，故脘腹痞闷胀痛，食少纳呆；湿注肠中，则大便溏薄甚至泄泻；寒湿中阻，胃失和降，胃气上逆，则泛恶欲呕。湿为阴邪，其性重着，流注肢体，阻遏清阳，以致肢体困重；清阳不升则头重如裹。湿阻气滞，气血不能外荣肌肤，可见面色晦黄。寒湿困阻中焦，气机不畅，肝胆疏泄失职，致胆汁外溢，故面目肌肤发黄，黄而晦暗如烟熏。脾阳为寒湿所困，失于温化，水湿泛溢肌肤，故肢体浮肿；膀胱气化失司，则小便短少。寒湿下注，带脉不固，可见妇女带下量多质稀。口淡不渴，舌淡胖苔白腻，脉濡缓均为寒湿内盛之象。

【辨证要点】以腹胀、纳呆、便溏、身重与寒湿症状共见为辨证的主要依据。

6. 湿热蕴脾证 这是指湿热内蕴，脾失健运，以腹胀、纳呆、发热、身重、便溏不爽等为主要表现的湿热证候。

【临床表现】脘腹痞闷，纳呆，恶心欲呕，口中黏腻，渴不多饮，便溏不爽，小便短黄，肢体困重，或身热不扬，汗出热不解，或见面目发黄色鲜明，或皮肤发痒，舌质红，苔黄腻，脉濡数或滑数。

【证候分析】本证多由外感湿热之邪；或本为脾气虚弱，湿邪中阻，湿郁化热；或嗜食肥甘厚腻，饮酒无度，酿成湿热，内蕴脾胃所致。湿热阻滞中焦，纳运失健，升降失常，气机阻滞，则脘腹痞闷，纳呆食少，恶心呕吐；湿热蕴脾，上蒸于口，则口中黏腻，渴不多饮；湿热下注，阻碍气机，大肠传导失司，则便溏而不爽；湿热交结，热蒸于内，湿泛肌肤，阻碍经气，气化不利，则为肢体困重，小便短黄；湿遏热伏，郁蒸于内，故身热不扬；湿热之邪黏滞缠绵，故汗出热不解；若湿热蕴结脾胃，熏蒸肝胆，疏泄失职，胆汁不循常道而泛溢肌肤，则见面目发黄色鲜明；湿热行于皮里，则皮肤发痒；舌质红，苔黄腻，脉濡数或滑数，均为湿热内蕴之象。

【辨证要点】以腹胀、纳呆、发热、身重、便溏不爽及湿热症状共见为辨证的主要依据。

寒湿困脾证和湿热蕴脾证的区别见表 6-13。

表 6-13 寒湿困脾证和湿热蕴脾证的区别

证型	病机	相同症状	不同症状
寒湿困脾证	寒湿内盛，脾阳受困，脾失健运	脘腹胀闷，纳呆呕恶，身目俱黄，便溏肢困，苔腻，脉濡	身目发黄，面色晦暗如烟熏，无光泽，肢肿尿少，带下清稀量多，舌体胖，脉濡缓
湿热蕴脾证	湿热内蕴，阻滞中焦，脾失健运		身目发黄，颜色鲜明如橘皮，渴不多饮，身热不扬，汗出不解，小便短黄，舌红苔黄腻，脉濡数

肝胆湿热证与湿热蕴脾证的区别见表 6-14。

表 6-14　肝胆湿热证与湿热蕴脾证的区别

证型	病机	相同症状	不同症状
肝胆湿热证	湿热蕴结，疏泄失常	黄疸，身目俱黄，颜色鲜明如橘皮；腹胀、纳呆、恶心、呕吐；舌红苔黄腻，脉数	疏泄失职：胁肋灼热胀痛，口苦口干，泛恶欲吐，或寒热往来；或见阴囊湿疹、带下黄臭等湿热症状；脉弦
湿热蕴脾证	湿热内蕴，纳运失司		运化障碍：脘腹胀闷，食少纳呆，恶心呕吐，便溏不爽；或兼渴不多饮，身热不扬，汗出不解，肢体困重，舌红苔黄腻，脉濡

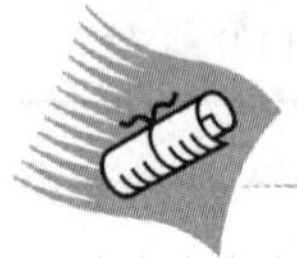

知识链接

脾虚食疗

脾气虚者，宜多食益气健脾之品，如山药、红枣、鸡蛋、瘦肉等；忌食油腻、生冷、坚固之品。湿热蕴脾者，宜食清热除湿之品，如赤豆、冬瓜、绿豆等。寒湿困脾者，宜食健脾化湿之品，如山药、薏苡仁、扁豆等。亦可食用薏苡仁粳米粥、赤小豆山药饮等。脾不统血者，宜食用养血生血之品，如红枣、肉类、鱼类、动物肝脏等。忌烟酒、辛辣、煎炸之品。

（二）胃病辨证

1. 胃阴虚证　这是指阴液亏虚，胃失濡润、和降，以胃脘嘈杂、灼痛，饥不欲食，脘腹痞胀等为主要表现的虚热证候。

【临床表现】胃脘嘈杂，饥不欲食，或痞胀不舒，隐隐灼痛，干呕，呃逆，口燥咽干，大便干结，小便短少，舌红少津，苔少或剥脱苔，脉细数。

【证候分析】本证多因热病后期，胃阴耗伤；或情志不遂，气郁化火，灼伤胃阴；或过食辛辣、香燥之品，过用温热辛燥药物，耗伤胃阴所致。胃喜润而恶燥，以降为顺。胃阴不足，虚热内生，热郁于胃，胃失和降，则胃脘嘈杂不舒，隐痛而有灼热感，痞胀不适；胃中虚热扰动，消食较快，则有饥饿感，而胃失濡润，胃纳无权，故饥不欲食。胃失和降，胃气上逆，可见干呕，呃逆；胃阴亏虚，津不上承，则口燥咽干；不能下润肠道，则大便干结；小便短少，舌红少津，苔少或剥脱苔，脉细数，为阴液亏少之征。

【辨证要点】以胃脘嘈杂、灼痛，饥不欲食与虚热症状共见为辨证的主要依据。

2. 食滞胃脘证　这是指饮食停积胃肠，以脘腹痞胀疼痛、嗳腐吞酸、呕吐酸腐食物等为主要表现的证候。

【临床表现】脘腹胀满疼痛、拒按，嗳腐吞酸，呕吐酸腐食物，吐后胀痛得减，或腹痛，肠鸣，矢气臭如败卵，泻下大便酸腐臭秽，舌苔厚腻，脉滑或沉实。

【证候分析】本证多因饮食不节，暴饮暴食，超过胃的腐熟功能；或因素体胃气虚弱，稍有饮食不慎，即停滞难化而成。胃主受纳腐熟水谷，以和降为顺。暴饮暴食，或饮食不慎，食滞胃肠，胃失和降，气机阻滞不通，则脘腹胀满疼痛而拒按；胃失和降，胃气上逆，胃中未消化之食物挟腐浊之气上泛，则嗳腐吞酸，或呕吐酸腐食物；吐后宿食得以排出，故胀痛可减；食滞肠道，阻塞气机，则腹胀腹痛，肠鸣，矢气多而臭如败卵；腐败食物下注，则泻下之物酸腐秽臭；胃中浊气上蒸，则舌苔厚腻；脉滑或沉实，为食积之象。

【辨证要点】以脘腹痞胀疼痛、呕泻酸馊腐臭等为辨证的主要依据。

3. 寒滞胃脘证　这是指寒邪侵袭胃肠，阻滞气机，以胃脘、腹部冷痛，痛势急剧等为主要表现的实寒证候。

【临床表现】胃脘、腹部冷痛，痛势暴急，遇寒加剧，得温则减，恶心呕吐，吐后痛缓，口淡不渴，或口泛清水，腹泻清稀，面白或青，形寒肢冷，舌淡苔白润，脉弦紧或沉紧。

【证候分析】多因过食生冷寒凉,或脘腹受冷,寒凝胃肠所致。寒主收引、凝滞,寒邪侵犯胃肠,凝滞气机,故脘腹冷痛,痛势急剧;寒邪得温则散,故疼痛得温则减;遇寒气机凝滞加重,则痛势加剧;胃气上逆,则恶心呕吐;寒伤胃阳,水饮不化,随胃气上逆,则口中泛吐清水;吐后气滞暂得舒畅,则吐后痛减;寒不伤津,故口淡不渴;寒邪阻遏,阳气不能外达,血行不畅,故形寒肢冷;若病势急迫,阳气不能温煦于上,可见唇青,面色苍白。舌淡苔白润,脉弦或沉紧,皆为阴寒内盛,凝滞气机之象。

【辨证要点】以胃脘、腹部冷痛,痛势急剧等为辨证的主要依据。

4. 胃火炽盛证 这是指火热壅滞于胃,胃失和降,以胃脘灼痛、消谷善饥等为主要表现的实热证候。

【临床表现】胃脘灼痛、拒按,吞酸嘈杂,渴喜冷饮,或消谷善饥,或口气臭秽,牙龈肿痛溃烂,齿衄,小便短黄,大便秘结,舌红苔黄,脉滑数。

【证候分析】多因嗜食辛辣肥甘之品,化热生火;或因情志不遂,肝郁化火犯胃;或为邪热内侵,胃火亢盛而致。热炽胃中,胃腑络脉气血壅滞,故胃脘灼热、疼痛而拒按;肝郁化火,横逆犯胃,则吞酸嘈杂;胃火炽盛,受纳腐熟功能亢进,则消谷善饥;胃火内盛,胃中浊气上冲,则口气臭秽;胃经经脉络于龈,胃火循经上炎,气血壅滞,则牙龈红肿疼痛,甚至化脓、溃烂;血得热而妄行,损伤龈络,则齿龈出血;热盛伤津,则口渴喜冷饮,小便短黄,大便秘结;舌红苔黄,脉滑数,为火热内盛之象。

【辨证要点】本证以胃脘灼痛、消谷善饥与实热症状共见为辨证的主要依据。

胃病寒热虚实证的区别见表 6-15。

表 6-15 胃病寒热虚实证的区别

证候	疼痛性质	呕吐	口渴与口味	大便	舌象	脉象
胃阴虚证	隐痛	干呕	口干咽燥	干结	舌红少津	细数
食滞胃脘证	胀痛	酸腐食物	口气臭秽	酸臭	苔厚腻	滑
寒滞胃脘证	冷痛	清水	口淡不渴	便溏	舌淡苔白滑	沉迟
胃火炽盛证	灼痛	吞酸	渴喜冷饮	秘结	舌红苔黄	滑数

五、肾与膀胱病辨证

肾居腰部,左右各一,其经脉与膀胱相互络属,两者互为表里。肾的主要生理功能是主藏精,主水和主纳气。由于肾藏先天之精,主生殖,为人体生命之本原,故称为先天之本。肾精化生肾气,分为肾阴和肾阳,资助、促进、协调全身脏腑之阴阳,故又称五脏阴阳之根本。肾在体合骨,生髓,其华在发,开窍于耳及二阴。膀胱具有贮存和排泄尿液的功能。

肾的病变主要以人的生长发育迟缓或早衰和生殖功能障碍,水液代谢失常,呼吸功能减退,脑、髓、骨、耳、发及二便异常为主。所以,肾病的常见症状有腰膝酸软或疼痛,耳鸣耳聋,发白早脱,牙齿动摇,阳痿遗精,精少不育,女子经少经闭,水肿,二便异常,呼吸气短而喘等。膀胱病的常见症状有尿频,尿急,尿痛,尿闭以及遗尿,小便失禁等。

肾病多虚,常见肾阳虚、肾虚水泛肾阴虚、肾精不足、肾气不固、肾不纳气等证。膀胱病多见湿热证。

(一)肾病辨证

1. 肾阳虚证 这是指肾阳亏虚,虚寒内生,机体失却温煦,以腰膝酸冷、性欲减退、夜尿频多为主要表现的虚寒证候。

【临床表现】腰膝酸冷疼痛,畏寒肢冷,下肢尤甚;头目眩晕,精神萎靡,面色苍白或黧黑;性欲减退,男子阳痿滑精早泄,女子宫寒不孕;或久泄不止,完谷不化,五更泄泻,或小便频数清长,夜尿频多;舌淡胖苔白,脉沉弱。

【证候分析】本证多因素体阳虚,或年高肾亏,或房劳过度,或其他脏腑病变伤及肾阳,以致命门火衰,温煦失职,性欲减退,火不暖土,气化不行。肾主骨,腰为肾之府,肾阳虚衰,温煦失职,不能温暖筋脉、腰膝,故见腰膝酸冷、疼痛;肾居下焦,肾阳失于温煦,故畏寒肢凉,下肢尤甚;阳虚不能温运气血上荣头面,头目失养,故头目眩晕,面色苍白或黧黑;阳虚温煦功能减弱,不能振奋精神,故精神萎靡;命门火衰,生殖功能减退,可引起性欲低下,男子见阳痿、早泄、滑精;女子见宫寒不孕。肾司二便,肾阳不足,火不暖土,脾失健运,则久泄不止,完谷不化,五更泄泻。肾阳虚,气化失司,肾气不固,故小便频数清长,夜尿频多。舌淡胖苔白,脉沉弱,均为肾阳虚衰,气血运行无力的表现。

【辨证要点】以腰膝酸冷、性欲减退、夜尿频多与虚寒症状共见为辨证的主要依据。

2. 肾虚水泛证 这是指肾阳亏虚,气化失司,水液泛滥,以下肢水肿、尿少、畏寒肢冷等为主要表现的证候。

【临床表现】腰膝酸软,耳鸣,身体浮肿,腰以下尤甚,按之没指,小便短少,畏寒肢冷,腹部胀满,或见心悸,气短,咳喘痰鸣,舌质淡胖,苔白滑,脉沉迟无力。

【证候分析】本证多由久病损伤肾阳,或素体阳气虚弱,气化失司,水湿泛溢所致。肾阳不足,水湿内停,泛溢肌肤,则见身体浮肿;膀胱气化功能障碍,则见小便短少,水肿更甚;肾居下焦,水湿趋下,故腰以下肿甚,按之没指;水湿渗入腹腔则腹部胀满;水气凌心,抑遏心阳,则心悸;上逆犯肺,肺失宣降,则咳嗽气喘,喉中痰声漉漉;阳虚温煦失职,故畏寒肢冷;舌质淡胖,苔白滑,脉沉迟无力,为肾阳亏虚,水湿内停之征。

【辨证要点】以水肿下肢为甚、尿少、畏寒肢冷等为辨证的主要依据。

3. 肾阴虚证 这是指肾阴亏损,失于滋养,虚热内扰,以腰酸而痛、遗精、经少、头晕耳鸣等为主要表现的虚热证候。

【临床表现】腰膝酸软而痛,头晕耳鸣,齿松发脱,男子阳强易举、遗精早泄,女子经少、经闭或崩漏,失眠,健忘,口咽干燥,形体消瘦,五心烦热,潮热盗汗,骨蒸发热,两颧潮红,小便短黄,舌红少津、少苔或无苔,脉细数。

【证候分析】本证多因禀赋不足,肾阴素亏;老年体弱,阴液自亏;房劳过度或虚劳久病,耗伤肾阴所致。肾阴亏虚,腰膝失养,则腰膝酸软而痛;肾主生髓充脑,肾阴亏虚,脑髓空虚,则头晕耳鸣,健忘;肾在体合骨,其华在发,齿为骨之余,肾阴不足,则齿松发脱;肾水不足则相火妄动,故男子阳强易举,精关不固,而见遗精、早泄;肾阴亏虚,冲任不充,故女子月经量少,经闭;阴不制阳,虚火扰动,迫血妄行,则见崩漏下血;虚火上扰心神,故心烦失眠、多梦;肾阴不足,失于滋润,则口燥咽干,形体消瘦;虚火内扰,则五心烦热,潮热盗汗,骨蒸发热,两颧潮红,小便短黄;舌红少津、少苔或无苔,脉细数,为阴虚内热之象。

【辨证要点】以腰酸而痛、遗精、经少、头晕耳鸣与虚热症状共见为辨证的主要依据。

心阴虚、肺阴虚、肝阴虚及肾阴虚四证的区别见表6-16。

表6-16 心阴虚、肺阴虚、肝阴虚及肾阴虚四证的区别

证	相同症状	不同症状
心阴虚证	两颧潮红、口燥咽干、形体消瘦,五心烦热,潮热盗汗,溲赤便干,舌红少苔,脉细数	心悸,失眠,健忘
肺阴虚证		咳嗽,干咳少痰,甚至咯血,声音嘶哑
肝阴虚证		头晕目涩,视力减退,耳鸣如蝉,胁肋隐痛,手足蠕动
肾阴虚证		腰膝酸软,遗精,经少或经闭,齿松发脱

4. 肾精不足证 这是指肾精亏虚,脑与骨、髓失其充养,以生长发育迟缓、早衰、生殖功能低下等为主要表现的虚弱证候。

【临床表现】小儿生长发育迟缓,身体矮小,囟门迟闭,智力低下,动作迟缓,骨骼痿软;男子精少不育,女子经闭不孕,性欲减退;成人早衰,腰膝酸软,耳鸣耳聋,齿松发脱,健忘恍惚,神情呆钝,两足痿软,动作迟缓,舌淡,脉弱。

【证候分析】本证多因先天禀赋不足,后天失养,肾精不充;或因久病劳损,或房事不节,耗伤肾精所致。小儿肾精不充,不能主骨生髓充脑,不能化气生血,生长肌肉,则生长发育迟缓,身体矮小,囟门迟闭,智力低下,动作迟缓,骨骼痿软;肾精不足,生殖无源,故性欲减退,生殖机能低下,男子表现为精少不育,女子表现为经闭不孕;成人肾精亏损,无以充实脑髓,则健忘恍惚,神情呆钝;肾之华在发,齿为骨之余,精亏不足,则发枯易脱,齿松发脱;肾开窍于耳,脑为髓海,精少髓亏,则耳鸣耳聋;肾精不养腰府,则腰膝酸软;

精亏骨失充养，则两足痿软，行动迟缓；舌淡，脉弱，为虚弱之象。

【辨证要点】以生长发育迟缓、早衰、生殖机能低下等为辨证的主要依据。

5. 肾气不固证 这是指肾气亏虚，失于封藏、固摄，以腰膝酸软，小便、精液、经带、胎气不固等为主要表现的虚弱证候。

【临床表现】腰膝酸软，神疲乏力，耳鸣失聪；小便频数清长，或尿后余沥不尽，或遗尿，或夜尿频多，或小便失禁；男子滑精，早泄；女子月经淋漓不尽，或带下清稀量多，或胎动易滑。舌淡，苔白，脉弱。

【证候分析】本证多因先天禀赋不足，年幼肾气未充；老年体弱，肾气衰退；房劳过度，损伤肾气，以致精关、膀胱、经带、胎气不固所致。肾气亏虚，腰膝、脑神、耳窍失于濡润，则腰膝酸软，耳鸣失聪，神疲乏力；肾气亏虚，固摄无权，膀胱失约，则小便频数清长，尿后余沥不尽，夜尿频多，遗尿，小便失禁；肾气亏虚，失于封藏，精关不固，精液外泄，则滑精、早泄；肾气亏虚，带脉失固，则带下清稀量多；肾气不足，冲任失约，则月经淋漓不净；肾气亏虚，胎气不固，以致胎动不安，滑胎，小产；舌淡，脉弱，为肾气亏虚，失于充养所致。

【辨证要点】以腰膝酸软，小便、精液、经带、胎气不固与气虚症状共见为辨证的主要依据。

肾气不固证与肾阳虚证的区别见表 6-17。

表 6-17　肾气不固证与肾阳虚证的区别

证型	病机	相同症状	不同症状
肾气不固证	肾气亏虚，固摄失职	腰膝酸软、小便异常、耳鸣、生殖功能障碍	小便、精液、经带、胎气不固等症状突出，如小便频数清长，或尿后余沥不尽；男子滑精早泄，女子带下清稀，月经淋漓不净，或胎动易滑
肾阳虚证	肾阳虚衰，温运失职，气化失司		阴虚内寒症状突出，如畏寒肢冷，男子阳痿精冷，女子宫寒不孕，下利清谷，水肿

6. 肾不纳气证 这是指肺肾气虚，摄纳无权，以久病咳喘、呼多吸少、动则尤甚等为主要表现的虚弱证候。又名肺肾气虚证。

【临床表现】咳喘，呼多吸少，气不得续，动则喘息尤甚，声低，乏力，自汗，腰膝酸软，或尿随咳出，舌淡苔白，脉弱。

【证候分析】本证多因久病咳喘，耗伤肺气，病久及肾；或劳伤肾气而累及肺气所致。

肺为气之主，肾为气之根，肺司呼吸，肾主纳气。久病咳喘，肺虚及肾致肺肾气虚，肾虚摄纳无权，气不归元，故咳喘而气促，呼多吸少，气不得续，动则气耗，则喘息更甚；肾虚腰膝失养，则腰膝酸软乏力。肺气虚弱，宗气不足，卫表不固，则语声低怯，自汗，乏力；肾气不固，可见尿随咳出；舌淡苔白，脉弱，为气虚之征。

【辨证要点】以久病咳喘、呼多吸少、动则喘息尤甚与气虚症状共见为辨证的主要依据。

（二）膀胱病辨证

膀胱湿热证，是指湿热蕴结膀胱，膀胱气化不利，以小便频急、灼涩疼痛及湿热症状为主要表现的证候。

【临床表现】尿频、尿急、尿道灼痛，尿色黄短少；或有发热、腰痛、尿血、尿中有砂石。舌红，苔黄腻，脉滑数。

【证候分析】本证多因外感湿热之邪，侵袭膀胱；或饮食不节，嗜食辛辣，化生湿热，下注膀胱，致使膀胱气化不利所致。湿热蕴结膀胱，气化不利，下迫尿道，故尿频、尿急，尿道刺痛；湿热内蕴，津液被灼，则尿短少而色黄；湿热伤及血络，迫血妄行，则尿血；湿热久恋，煎熬尿浊结成砂石，则尿中可见砂石；膀胱湿热波及腰部，经气失调，则腰部疼痛；发热，舌红，苔黄腻，脉滑数，为湿热内蕴之征。

【辨证要点】以尿频、尿急、尿道灼痛与湿热症状共见为辨证的主要依据。

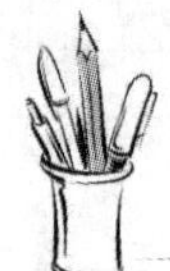

本章小结

八纲是指表、里、寒、热、虚、实、阴、阳八种辨证纲领的总称。八纲辨证是确定疾病表证、里证、寒证、热证、虚证、实证、阴证、阳证八种不同的证候类型的方法，是指导临床辨证施护的理论基础。

脏腑辨证是确定病变所属的脏腑、病因、病性、正邪盛衰情况的一种辨证方法。根据脏腑生理功能和病理变化的特点，心系疾病常见的证候有心气虚证、心阳虚证、心阳暴脱证、心血虚证、心阴虚证、心火亢盛证、心脉痹阻证、痰蒙心神证、痰火扰神证；肺系疾病常见的证候有肺气虚证、肺阴虚证、风寒束肺证、风热犯肺证、燥邪犯肺证、痰热壅肺证、寒痰阻肺证、风水相搏证；肝系疾病常见的证候有肝气郁结证、肝火上炎证、肝血虚证、肝阴虚证、肝阳上亢证、肝风内动证、寒滞肝脉证；脾系疾病常见的证候有脾气虚证、脾虚气陷证、脾阳虚证、脾不统血证、寒湿困脾证、湿热蕴脾证；肾系疾病常见的证候有肾阳虚证、肾虚水泛证、肾阴虚证、肾精不足证、肾气不固证、肾不纳气证。胃肠疾病常见的证候有胃阴虚证、食滞胃脘证、寒滞胃脘证、胃火炽盛证、小肠湿热证、大肠液亏证、肠虚滑泻证、大肠湿热证；胆病常见的证候有肝胆湿热证；膀胱病常见的证候有膀胱湿热证。

(王萍丽)

能力检测

1. 产生表证的主要原因是(　　)。

A. 外邪直中　　B. 劳倦所伤　　C. 里邪表出　　D. 六淫初袭　　E. 情志所伤

2. 热证的临床表现不包括(　　)。

A. 便溏臭秽　　B. 口干口苦　　C. 面白尿清　　D. 舌红苔黄腻　　E. 脉细数

3. 头晕目眩，少气懒言，乏力自汗，面色淡白，心悸失眠，舌淡，脉弱，证属(　　)。

A. 血虚证　　B. 气虚证　　C. 气血两虚证　　D. 气不摄血证　　E. 气滞血瘀证

4. 咳喘无力，少气短息，吐痰清稀，自汗，舌淡脉弱，证属(　　)。

A. 肺气虚　　B. 心气虚　　C. 肺阴两虚　　D. 肾不纳气　　E. 脾气虚

5. 咳嗽，咯痰清稀，喉痒，微发热恶寒，舌苔薄白，脉浮紧，证属(　　)。

A. 风寒束肺　　B. 风寒束表　　C. 卫分证　　D. 寒饮停肺　　E. 寒痰阻肺

6. 刘某，男，38 岁。平素溲赤，便干，常口渴咽干，舌红苔黄燥，脉数大有力。按照八纲辨证该患者属于(　　)。

A. 表热证　　B. 里热证　　C. 虚热证　　D. 阴证　　E. 表虚证

7. 韩某，男，39 岁。咳嗽十余年，初时咯痰色白，痰出咳止。现咳痰黏稠，时见痰中带有血丝，咳声不扬，甚则音哑，口干咽燥，午后潮热，形体消瘦，皮肤干燥，舌红而干，脉象虚数。按照八纲辨证该患者属于(　　)。

A. 气虚证　　B. 血虚证　　C. 阴虚证　　D. 阳虚证　　E. 表虚证

8. 张某，女，45 岁。眩晕耳鸣，面色无华，爪甲干枯，视物模糊，肢体麻木，月经量少色淡，舌淡苔白，脉细。当诊断为(　　)。

A. 心阴虚证　　B. 心血虚证　　C. 肾阴虚证　　D. 心气虚证　　E. 肝血虚证

9. 许某，男，58 岁。心胸憋闷疼痛，痛如针刺，舌紫暗，脉细涩，应诊断为(　　)。

A. 寒凝心脉　　B. 气滞心脉　　C. 瘀阻心脉　　D. 痰阻心脉　　E. 以上都不是

(10～11 题共用题干)

钱某,男,32 岁。症见少气懒言,倦怠无力,食少腹满,大便溏薄,舌淡苔白,脉缓弱。

10. 按照八纲辨证该患者应诊断为(　　)。

A. 气虚证　　B. 阳虚证　　C. 血虚证　　D. 阴虚证　　E. 以上都不是

11. 按照脏腑辨证该患者应诊断为(　　)。

A. 脾气虚证　　B. 脾阳虚证　　C. 寒湿困脾证　　D. 食滞胃脘证　　E. 脾虚气陷证

(12～13 题共用题干)

王某,男,47 岁。咳嗽无痰,有时痰少而黏,口干咽燥,形体消瘦,五心烦热,盗汗颧红,声音嘶哑,舌红少苔,脉细数。

12. 按照八纲辨证该患者应诊断为(　　)。

A. 气虚证　　B. 阳虚证　　C. 血虚证　　D. 阴虚证　　E. 以上都不是

13. 按照脏腑辨证该患者应诊断为(　　)。

A. 燥邪犯肺证　　B. 风热犯肺证　　C. 肺阴虚证　　D. 痰热壅肺证　　E. 肺肾阴虚证

(14～15 题共用题干)

许某,59 岁。咳喘反复发作 18 年,秋冬尤甚,咯痰稀白,胸胀闷,自汗,神疲乏力,劳则喘促加剧。舌淡苔白,脉弱。

14. 该患者的证候属于(　　)。

A. 肺气虚证　　B. 风寒束肺证　　C. 肺阴虚证　　D. 痰湿壅肺证　　E. 脾气虚证

15. 下列哪项不属于该证候的辨证要点?(　　)

A. 咳喘　　B. 咳痰　　C. 自汗　　D. 乏力　　E. 脉弱

16. 三日前患者感寒,出现发热,喘咳不能平卧,痰黄黏稠,口渴欲饮,溲黄便秘。舌红,苔黄腻,脉滑数。此时患者的证候属于(　　)。

A. 风热犯肺证　　B. 燥邪犯肺证　　C. 肺阴虚证　　D. 痰热壅肺证　　E. 痰湿壅肺证

17. 患者在发热、大汗、面赤、口渴欲饮的基础上,突然出现面色苍白,四肢厥冷,冷汗淋漓,脉微欲绝,此证属于(　　)。

A. 亡阴证　　B. 亡阳证　　C. 阳虚证　　D. 实寒证　　E. 表热里寒证

第二篇

中医护理的原则及方法

第七章 中医护理原则

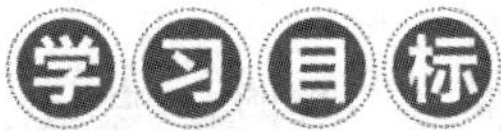

掌握:未病先防的概念及其方法。

熟悉:施护求本、扶正祛邪及病护异同护理原则的概念和基本内容。

了解:三因制宜的护理原则及其方法。

第一节 预防为主

预防,是指采取一定的措施,防止疾病的发生与发展,从而维护人体的身心健康,达到提高生活质量,延年益寿的目的。中医学非常重视疾病的预防,早在《黄帝内经》中就提出"治未病"的预防思想。《素问·四气调神大论》中说:"圣人不治已病治未病,不治已乱治未乱,此之谓也。夫病已成而后药之,乱已成而后治之,譬犹渴而穿井,斗而铸锥,不亦晚乎!"

一、未病先防

(一)未病先防的概念

未病先防是指在疾病未发生之前,采取一定的措施,防止疾病的发生。疾病的发生,关系到正邪两个方面,正气不足是疾病发生的内在因素,邪气入侵是疾病发生的重要条件。因此,未病先防必须关注正邪双方的盛衰变化。

(二)未病先防的方法

1. 调养身体,提高人体抗病能力

(1)调摄精神　人的精神情志活动与脏腑功能活动、气血运行等关系密切。七情不及或太过可使人体气机逆乱,气血失和,阴阳失调,脏腑功能紊乱。在疾病过程中,情绪波动或突然的精神刺激也能使疾病恶化。而心情舒畅、精神愉快,可使气机通畅,气血和平,有利于疾病的康复。因此在护理工作中应注重护理对象的精神调养,增强人体正气的抗邪能力,达到预防疾病的目的。

(2)锻炼身体　经常锻炼身体,可以调畅气机,平衡阴阳,通行气血,疏通经络,脏腑安和。传统的保健运动方法有五禽戏、气功、太极拳、八段锦等。但要注意的是,运动需适度,应量力而行。《千金要方》说:"养性之道,常欲小劳,但莫大疲及强所不能堪耳。"运动量过大,会伤人体精气,无益于健康。运动亦不能急于求成,或一曝十寒,应由简到繁、循序渐进,坚持不懈,持之以恒才能获得良好的健身效果。

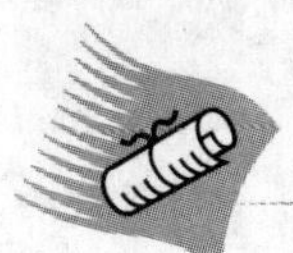

知识链接

五　禽　戏

五禽戏为两千多年前华佗所创,是古代的导引术之一。所谓五禽戏,就是指模仿虎、鹿、熊、猿、鸟五种禽兽的动作,组编而成的一种强身健体的方法。研究表明,经常练习五禽戏可以增进食欲,加快血液循环,增强免疫力,提高人的运动能力和平衡能力。

(3)顺应自然 《灵枢·邪客》说:“人与天地相应”。人生活在自然界中,与自然界息息相关。自然界的四时气候变化,必然会影响人体,使之发生相应的病理生理变化。因此人必须根据自然界气候的变化,采取相应的措施,与自然界气候的变化保持一致。春生,夏长,秋收,冬藏,人应该主动地根据四时气候的变化规律进行调摄,“春夏养阳,秋冬养阴”。对于外界不正常的气候和有害的致病因素,应及时避开,顺从四时寒暑的变化,保持与外界环境的协调统一,即能健康长寿。

(4)饮食起居 饮食要有节制,注意饮食质与量的合理安排,不可暴饮暴食,以免损伤脾胃。《千金要方》云:“安身之本,必资于食……不知食宜者,不足以生也。”《养老奉亲书》也说:“善治药者,不如善治食。”合理饮食,不仅可以强健身体,还能防病治病。生活起居要有规律,要顺应四时气候阴阳变化妥善安排起居时间。

(5)药物预防与人工免疫 早在我国古代就开展了药物预防疾病的工作,并在医疗实践中积累了丰富的经验。如用人痘接种法预防天花,用艾叶、雄黄燃烧烟熏,以避疫气。近年来,运用中医药预防疾病的方法和内容更为丰富,如用贯众、板蓝根、大青叶预防流感、腮腺炎,用茵陈、栀子、板蓝根预防病毒性肝炎,用马齿苋、大蒜或茶叶等预防痢疾及其他消化道疾病等,都取得了很好的效果。

2. 防止病邪侵害 病邪疫毒是导致疾病发生的重要条件。要防止疾病的发生,除需平时注意增强体质提高抗病能力外,还要注意防止病邪疫毒的侵害。讲究饮食、环境卫生,防止水源、环境、食物被污染,避免病从口入;生活起居要“顺四时而适寒温”“虚邪贼风,避之有时”,如春天防风,夏天防暑,秋天防燥,冬天防寒,遇到非其时而有其气,以及气候变化过于急骤,应当及时调节,加减衣物或注意饮食起居,保持肌腠坚紧,卫气固密,使邪气无隙可乘;在日常生活和劳动之中,要防止金刃、跌打、枪弹、虫兽咬伤等意外伤害。

二、既病防变

(一)早期控制

疾病初期,病情较轻,正气未衰,较易治愈,应积极治疗。如治不及时,病邪就会由表入里,疾病由轻而重。因此,既病之后,就应及早诊治。

《素问·阴阳应象大论》曰:“故邪风之至,疾如风雨,故善治者治皮毛,其次治肌肤,其次治筋脉,其次治六腑,其次治五脏。治五脏者,半死半生也。”这说明外邪侵入人体,如果不做及时处理,病邪就步步深入,侵犯内脏,病情愈来愈重,治疗就愈困难。有些疾病在发作前,常出现一些预兆,如能捕捉这些预兆,及早作出正确诊断,可收到事半功倍的效果。如中风病发生之前,常有眩晕、手指麻木等症状,如能抓住这些预兆,及早治疗,可使患者减少痛苦,增加康复机会。

(二)控制传变

控制传变是指根据不同疾病的传变途径及发展规律,先安未受邪之地,做预防。外感热病多以六经或卫气营血传变;内伤杂病多以脏腑生克乘侮规律和经络传变。

《金匮要略》提出:“所谓治未病者,见肝之病,知肝传脾,当先实脾。”说明对传经的病变,在治疗和护理上需采取适当措施,防止未受邪之地被病邪侵害。如肝病未传及脾时,护理上要注意调理脾胃,及时给予健脾之品以振中土,这样不但可杜邪传脾,防患于未然,而且可通过实脾以制肝木之横逆,同时,还可防止因脏腑病变,迁延日久,损至肾脏等。在疾病防治过程中,只有掌握疾病发展规律和传变途径,做到早诊断、早治疗,才能防止疾病的传变。

第二节 施护求本

中医学认为“治病必求于本”。本,即本质、根本的意思。治病求本,就是在治疗疾病时,必须寻找出疾病的根本原因，抓住疾病的本质，并针对疾病的根本原因进行治疗。它是中医辨证论治的一个根本原则，也是中医护理中最基本的原则。

一、护标与护本

标即枝末、树梢，非根本之谓；本即草木之根本、根基。标和本是一个相对的概念，标多指现象，本指本质。一般而言，从邪正双方来说，人体的正气为本，致病的邪气为标，以疾病的病因与症状而言，病因是本，症状是标；就疾病的先后而言，旧病、原发病为本，新病，继发病是标。

在临床上，应用标本关系分析病证的主次先后、轻重缓急，对于从复杂的疾病矛盾中找出并处理其主要矛盾和矛盾的主要方面起到提纲挈领的作用。在疾病发展变化中，针对临床病证中标本主次的不同，护理常有先后缓急的区分。有的当先护其标，有的当先护其本，有的又以标本兼护为宜，这是处理疾病过程中不同矛盾的灵活方法，同样也是针对疾病本质而言的。

1. 急则护其标 急则护其标是针对标本的病势急骤、病情危急而制定的一种护病法则，这一法则适用于暴病且病情较为严重，或在疾病发展过程中，出现危及生命的某些病证。例如突然大出血的病例，大出血为标，导致出血的原因为本，此属病情危急，务必采取应急措施，先止血以治标，同时做好防止血脱的准备，待血止而病情缓解后再护理其本病。总之，“急则护其标”属于一种应急性的护理，是为了更好地护理其本。

2. 缓则护其本 指在病情不急的情况下，针对疾病本质进行护理的原则。因标病产生于本病，本病得护，标病自然也随之而去。如“肺痨”为肺肾阴虚之咳嗽，肺肾阴虚是本，咳嗽是标。此时标病不至于危及生命，故不单独应用止咳法来治疗和护理其标，而应滋养肺肾以治其本；护理上则应做好情志护理，适当进食滋补之品，并加强锻炼，以增强体质。本病治愈，咳嗽就会自然消除。

3. 标本同护 标本同护是指在标和本的症状同时存在、标病与本病并重的情况下，而时间、条件又不允许单一护理标病或本病时，应采用标本同护的方法。如在外感温热病过程中，因热入中焦，阴液耗伤而燥结胃肠，表现身热、腹硬满痛、大便燥结、口干渴、舌燥苔焦黄、脉细等，即邪热内结为标，阴液耗伤为本。此时不护理其标，不能去其邪；不护理其本，则不能救其虚；标本俱急，法当标本同治、同护，即采用滋阴补液与泻热通便法护理。

二、正护与反护

1. 正护 正护是逆其证候性质而护的一种常用护理原则，又称逆护法。如寒者热之，热者寒之，虚则补之，实则泻之，均为正护法。如寒证患者在护理上应采用保暖，室温宜高，最好住向阳病室，使患者感到温暖、舒适、有生机。中药应温热服，饮食可给性温的牛、羊之品，切忌生冷性凉食品等寒者热之的护法。而热证患者，则应采取与上述护法相反的原则。对虚证患者应根据阴虚、阳虚之别，分别给以清补或温补的护法。

2. 反护 反护是顺从疾病假象而护的一种护理方法，大多在特殊情况下使用。如“阴盛格阳”的真寒假热证“阳盛格阴”的真热假寒证、脾虚不运所致的脘腹胀满或食积所致的腹泻等，分别采用“热因热用”“寒因寒用”“塞因塞用”和“通因通用”的护理方法。例如里热盛极，阳盛格阴的热厥证，出现四肢厥冷、脉沉的假寒证时，除做好四肢保暖外，护理时应以清热降温为主，才能使热退假寒象消除。而对阴寒内盛，格阳于外的真寒假热证，应以温热的护法护其真寒。如给温热性食物、汤药温服，室温偏高而湿度宜低，注意保暖等护理措施。这就是以寒护寒、以热护热的反护原则。对脘腹胀满、纳呆、舌淡、脉虚无力的真虚假实证，就得用健脾益气，以补开塞的护法。如给山药粥、茯苓粥、大枣粥等补中气，并配合针灸、推拿等疗法，以加强药效和振奋脾气，脾气健运则脘腹胀满自消，这叫做“塞因塞用”。对食积所致的腹泻，护理时应用消导泻下的护理措施，如控制食量、给消导通便的山楂、核桃仁、香蕉、蜂蜜等食品，以达到“通因通用”之功效。

第三节 扶正祛邪

一、扶正祛邪的概念

扶正即扶助正气。就是使用扶助正气的药物，或其他疗法，并配合适当的营养和锻炼等方法，以增强体质，提高抗病力，达到战胜疾病，恢复健康的目的。所谓“虚者补之”，适用于正虚为主的患者。

祛邪即祛除邪气。就是使用祛除邪气的药物，或其他疗法，以祛除病邪，达到邪去正复，恢复健康的目的。所谓“实者泻之”，适用于邪盛为主的患者。

二、扶正祛邪的应用

扶正和祛邪两者相互为用。扶正是为了祛邪，通过增强正气的方法，驱邪外出，从而恢复健康，即所谓“正盛邪自祛”。祛邪是为了扶正，消除致病因素的损害而达到保护正气，恢复健康的目的，即所谓“邪去正自安”。因此运用扶正祛邪的治则时，要仔细分析正邪力量的对比情况，分清主次，决定扶正与祛邪的先后。一般情况下，扶正用于虚证；祛邪用于实证；若属虚实错杂证，则应扶正祛邪并用，但这种兼顾并不是扶正与祛邪各半，乃是要分清虚实的主次缓急，以决定扶正祛邪的主次、先后。总之，应以“扶正不致留邪，祛邪不致伤正”为度。

(1)扶正　扶正适用于以正气虚为主，无邪或邪不盛实的虚证。如气虚证、阳虚证，宜采取补气法、壮阳法治疗；阴虚证、血虚证，宜采取滋阴法、养血法治疗。

(2)祛邪　适用于以邪实为主，而正气未虚衰的实证。临床上常用汗法、吐法、下法、清热法、利湿法、消导法、行气法、活血法等。

(3)先攻后补　先祛邪后扶正。适用于虽然邪盛、正虚，但正气尚可耐攻，以邪气盛为主要矛盾，若兼顾扶正反会助邪的病证。如瘀血所致的崩漏证，因瘀血不去，出血不止，故应先活血化瘀，然后再进行补血。

(4)先补后攻　先扶正后祛邪。适用于正虚邪实的虚实错杂证而正气虚衰不耐攻的情况。此时先祛邪更易伤正气，必须先用补法扶正，使正气渐渐恢复到能承受攻伐时再攻其邪。如臌胀病，当正气虚衰为主要矛盾，正气不耐攻伐时，必须先扶正，待正气适当恢复，能耐受攻伐时再泻其邪，才不致发生意外事故。

(5)攻补兼施　扶正与祛邪并用。适用于正虚邪盛的虚实错杂证，但两者均不甚重的病证。具体运用时必须区别正虚邪实的主次关系，灵活运用。如以正虚为主要矛盾，单纯用补法又恋邪，单纯攻邪又易伤正，此时则应以扶正为主兼祛邪。如气虚感冒，则应以补气为主兼解表。若以邪实为主要矛盾，单攻邪又易伤正，单补正又易恋邪，此时治当以祛邪为主兼扶正。

第四节 病护异同

同一种疾病，由于病邪性质不同，人的体质不同，疾病发展的阶段不同，其病机和疾病性质也不相同，所以，对于同一种疾病，当仔细辨证，根据不同的证候采用不同的护理方法。对于不同的疾病在其发展过程中如果出现相同的证候，也可以采用相同的护理方法。这就是“同病异护”和“异病同护”。

一、同病异护

同病异护是指在同一疾病发展过程中，由于病因、性质、疾病所处阶段不同，所表现出的证候不同，因而护理时必须按照不同的证候，制定相应的护理措施。以感冒为例，由于发病季节不同，施护方法也不同，暑季感冒，由于感受暑湿之邪(暑多挟湿)，护理应采用一些祛暑化湿的方法。如室内注意通风凉爽，饮食可给予清热利湿之品，如西瓜、绿豆汤、番茄、苦瓜等，忌生冷、油腻和辛辣等助湿化热之物。如果是冬令时节感冒，宜采用中药温热服，给予生姜红糖葱白汤等热饮以助药力，服药后覆盖衣被，使其周身微微汗出，而达汗出表解之功效。可见，同属感冒病，由于其发病季节不同，因此施护的方法也不一样。

二、异病同护

异病同护是指在不同疾病发展过程中，由于出现相同的病机，表现出相同的证候，因而护理时根据相同的证候，制定相同的护理措施。比如，久痢脱肛、子宫下垂等，是不同的病，但如果均表现为中气下陷证，则都可采用提升中气的护理方法。如用黄芪、党参炖母鸡，薏苡仁粥、茯苓粥等益气健脾之品；注意休息，避免疲劳，采用针刺百会、关元、长强穴，以补中益气；保持会阴部清洁，用五倍子、白矾煎水熏洗以促使回纳等。

由以上可以看出，中医护理疾病的根本在于明辨证候的异同，其次才是疾病的异同。所谓证同护亦同，证异护亦异。

第五节　三因制宜

三因制宜即因时、因地、因人制宜。疾病的发生、发展与转归，受多方面因素的影响，如气候变化、地理环境、个体的体质差异等。因此在对患者实施护理时，必须把这些因素考虑进去，制定因时、因地、因人制宜的护理措施。

一、因时制宜护理

因时制宜护理是指根据四时气候的变化特点来确定养生、用药和护理方法的原则。一年四季，气候有寒、热、温、凉变化的特点。气候的变化对人体的生理、病理变化有一定的影响。所以治病时，要根据当时的气候特点，采取不同的护理措施。如春夏之际，气候由温渐热，阳气升发，人体腠理疏松，即使外感风寒，也应注意慎用麻黄、桂枝等发汗力强的辛温发散之品，服药后要注意患者发汗情况，以免开泄太过，耗伤气阴；而在秋冬之际，气候由凉变寒，人体腠理致密，阳气潜藏于内，不易发汗，外感风寒之后，宜用辛温发散之品发散风寒，服药后喝热粥，加盖衣被以助药力。《素问·六元正纪大论》曰："用温远温，用热远热，用凉远凉，用寒远寒。"说的就是这个道理。因时制宜护理还应注意昼夜之间阴阳盛衰之变化对人体的影响。如《灵枢·顺气一日分为四时》中指出："夫百病者，多以旦慧、昼安、夕加、夜甚。"说明疾病在一天内的变化规律，因为夜间阴盛阳衰，机体功能由兴奋转向抑制，使病邪乘机而入，故病情加重，白天则相反。因此在护理时，应关注患者夜间病情的变化。

二、因地制宜护理

因地制宜护理是指根据不同地区地理环境的特点来制定不同的护理措施。不同的地理环境，因地势、气候、水质、土质各异，因而人们生活工作的环境、生活方式和习惯、风俗习惯不同，这些对人体的健康和疾病有一定的影响。如云贵川居处山中，气候潮湿寒冷，易感受寒湿，故喜食辛辣之品；西北高原地区，气候寒冷干燥，居民易受寒伤燥，宜食温阳散寒，生津润燥之品。北方气候多严寒，冬季食物可多选大温大热之品，如羊肉、狗肉等；而南方气候稍温和，冬季食物宜选用甘温清补之品，如鸡肉、鱼肉等。

三、因人制宜护理

因人制宜护理是指根据患者年龄、性别、体质、生活习惯等不同特点，采用不同的护理方法。

1. 年龄　年龄不同，机体的生理机能及病变特点亦不同。小儿的生理特点是稚阴稚阳，犹如初升之太阳，生机旺盛，但"脏腑娇嫩，形气未充"，对疾病的抵抗力差。且婴幼儿生活不能自理，多病饥饱不匀，寒温失调而致病。患病后易虚易实，易寒易热，病情变化迅速，故护理时应密切注意病情变化。老年人脏腑功能减退，阴阳气血俱虚，抵抗力下降，易患各种疾病，患病多虚证或正虚邪实，因而护理时，应注意扶正补虚。

2. 性别 男女性别不同,各有其生理特点。女性要注意经、胎、带、产等的护理。月经期应注意休息,避免过度劳累或剧烈活动,注意个人卫生。妊娠期应注意慎避外邪,禁用峻下、破血、走窜、伤胎或有毒之品,以免影响胎元。产后恶露不净或气血亏虚,应兼顾祛瘀、补益等。男子以精为本,故男子多精病,护理时指导其节制房事以养其精,节欲宁神,保养肾精。

3. 体质 由于每个人的先天禀赋和后天调养不同,人的体质也不尽相同。体质不仅关系到人体受邪后是否会发病,而且关系到发病的倾向、病情的转化、病证的性质、疾病的传变和转归等。如同为感受寒邪,阳性体质者寒从热化,多发风热表证,治宜辛凉解表;阴性体质者多发风寒表证,治宜辛温解表。因此,不同体质的患者应采用不同的措施进行护理,如阳虚之人应注意避寒保暖,给予温补之品;阴虚之人居室清凉,可给予清补之品,忌辛热燥烈之品;胖人多痰,忌食用油腻甜食;瘦人多血虚,宜给予血肉有情之品。

因时、因地、因人制宜的施护原则,充分体现了中医治疗疾病的整体观念和辨证论治在实际应用中的原则性和灵活性。必须全面地看问题,具体情况具体分析。

附:中医治病八法

(1)汗法 又称解表法,是运用解表发汗的方法开泄腠理,驱邪外出,解除表证的一种治法。

(2)吐法 又称催吐法,是运用涌吐方药以引邪或毒物从口中吐出的一种治法。

(3)下法 又称泻下法,是运用具有泻下作用的方药,通过泻下通便,以攻逐实邪,排除积滞而治疗里实证的一种治法。

(4)和法 又称和解法,是运用具有和解疏泄作用的方药,以祛除病邪,调理脏腑气血等,使表里、上下、脏腑、气血和调的一种治法。

(5)温法 又称祛寒法,是运用温热性质的方药,达到补益阳气,祛除寒邪以治疗里寒证的一种治法。

(6)清法 又称清热法,是运用寒凉性质的方药,通过清热、泻火、凉血、解毒等作用,以清除热邪的一种治法,适用于各种里热证。

(7)补法 又称补益法,是运用具有补益作用的方药,扶助正气,消除虚弱证候的一种治法。

(8)消法 又称消散法,是运用具有消导、消散、软坚、化积等作用的方药,消除体内积滞、癥瘕、痞块等病证的一种治法。

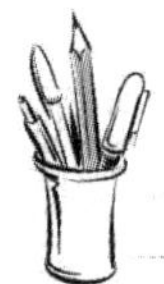

本章小结

中医护理的原则首先强调的是未病先防,主张在未病之前调摄精神,锻炼身体,顺应自然,注意饮食起居,必要时用药预防;在既病之后,早期控制,防止其传变。中医护理还应遵循施护求本、扶正祛邪、病护异同及三因制宜等几方面,其目的在于从复杂多变的疾病现象中,审证求因、审因论治,采取相应的护理措施,纠正失调的阴阳关系,使之在新的基础上重新获得阴阳的动态平衡。

(张林平)

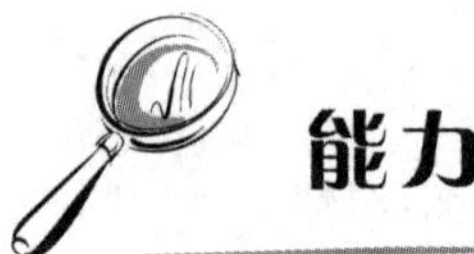

能力检测

1.“春夏养阳,秋冬养阴”是遵循护理原则中的(　　)。

A. 既病防变　B. 顺应自然　C. 扶正祛邪　D. 形神兼养　E. 动静结合

2.“治未病”是指(　　)。

A. 防止疾病的发生和发展　B. 外避病邪和既病防变

C. 未病先防和早期诊治　　D. 未病先防和既病防变
E. 调养正气和控制病传

3.“见肝之病，知肝传脾，当先实脾”的治法属于(　　)。
A. 控制疾病传变　B. 提高抗邪能力　C. 避免病邪侵入　D. 早期诊断治疗　E. 防止疾病发生

4. 属于因人制宜的是(　　)。
A. 虚寒证慎用寒凉药　B. 冬季慎用寒凉药　C. 假寒证慎用寒凉药
D. 北方慎用寒凉药　E. 阳虚体质者慎用寒凉药

5. 瘀血所致的崩漏，若正气尚能耐攻，治疗时可(　　)。
A. 扶正　B. 祛邪　C. 扶正与祛邪兼用
D. 先祛邪后扶正　E. 先扶正后祛邪

第八章 中医一般护理

学习目标

掌握：生活起居护理、情志护理、饮食护理的原则及主要方法；中药汤剂煎煮法及特殊药物的煎煮法；服药的时间及方法。

熟悉：饮食宜忌；中药性能；中药方剂的组方原则。

了解：食物与药物性味异同。

第一节 生活起居护理

中医认为，人与自然界是一个有机的整体。人体的生理功能和病理变化，必然会受到自然界、社会环境的影响。因此必须使自己的生活起居适应自然界和社会环境的变化规律，才能保持健康，如不注意起居调摄，违背客观规律，必定会损伤身体，导致疾病发生。如《灵枢·口问》所说："夫百病之始生也，皆生于风雨寒暑，阴阳喜怒，饮食居处。"古人在长期的生活实践中，探索时令气候、地域环境及人体与之相应产生的客观变化规律，总结出了一套行之有效的起居护理经验。顺应天地变化之常道，效法前人的养生经验，即《素问·上古通天论》曰："上古之人，其知道者，法于阴阳，和于术数，饮食有节，起居有常，不忘劳作，故能形与神俱，而尽终其天年，度百岁乃去。"反之："以酒为浆，以妄为常，醉以入房，以欲竭其精，以耗散其真，不知持满，不时御神，勿快其心，逆经验于生乐，起居无节，故半百而衰也。"要懂得自然发展规律，适应四时气候，做到饮食有节，起居有常，才能延年益寿；若饮食不节，起居无常，就会多病早衰。

一、生活起居护理的基本原则

（一）起居有常

起居有常主要是指起居作息和日常生活的各个方面有一定的规律并合乎自然界和人体的生理常度。它要求人们起居作息、日常生活要有规律，这是强身健体、延年益寿的重要原则。若起居作息毫无规律，恣意妄行，就会导致适应能力减退、抵抗力下降、发病率增加等现象的出现，进而引起衰老，甚至导致死亡。起居有常主要包括以下几个方面。

1. 顺应四时调阴阳 人生活在自然界中，与之息息相关，因此人的起居作息必须与自然界阴阳消长的变化规律相适应。《素问·四气调神大论》曰："所以圣人春夏养阳，秋冬养阴，以从其根，故与万物沉浮于生长之门。逆其根，则伐其本，坏其真也。故阴阳四时者，万物之始终也，死生之本也，逆之则灾害丛生，从之则苛疾不起，是谓得道。"说明懂得养生的人，春夏要保养阳气，秋冬要固护阴精。因此在护理工作中，应根据四时阴阳变化和自然界的规律，指导患者生活起居。

（1）春季生活起居护理　春天万物复苏，生机活泼，人体阳气生发，气血流通，肝气舒展，腠理开通。《素问·四气调神大论》中曰："春三月，此谓发陈，天地俱生，万物以荣，夜卧早起，广步于庭，被发缓形……此春气之应，养生之道也。"故春季生活起居护理，以调养肝脏，避风邪为主。

①夜卧早起　春季白昼渐长，夜间缩短，鼓励患者夜卧早起。在病情许可的情况下，鼓励患者到户外呼吸新鲜空气，沐浴阳光，以适应春天的生发之气，补充机体的阳气。

②调养肝脏　春三月，肝气旺于春，喜调达恶抑郁，故护理中应注意调养肝脏。鼓励慢性病患者多到户外活动，以天地升发之气助人体阳气生长，使肝气调达。

③防春困　春季人体肝气旺，脾气相对不足，易见精神倦怠、嗜睡，即所谓"春困"。尤其平时脾气虚弱的患者，春季更是恋觉，如果不加以节制，睡眠时间过多，致脾阳受困，症状会更加突出。因此，必须对患者进行健康教育，并制定春季作息时间表，适当控制睡眠时间，按时就寝和起床。

④慎避风邪　春季风气主令，六淫之邪常与风邪合而致病。且春季乍寒乍暖，人体阳气尚未充盛，尤其是老年人、小儿和身体虚弱的人，要随时注意增减衣被，注意保暖，切忌过早地脱衣减被，衣服更不可顿减。此即前人所说的"春捂"。

(2)夏季生活起居护理　夏季天气炎热，长夏暑湿交蒸。阳气相对旺盛，阴气相对不足，腠理疏泄，出汗较多，在五脏应于心、脾。《素问·四气调神论》曰："夏三月，此谓蕃秀，天地气交，万物华实，夜卧早起，无厌于日……此夏气之应，养长之道也。"故夏季生活起居护理以养阳护阴、养心健脾、防暑湿为主。

①夜卧早起　夏季是一年之中白昼最长，黑夜最短，患者宜夜卧早起，以顺应阳气的生长。夜寐之前，天气凉爽，应鼓励到户外散步，可以去除一日暑热，消除疲劳，宁心安神。

②防暑祛湿　夏季暑湿主令。夏应心气，长夏应脾，暑性炎热，易于耗气伤津，损伤心阳；湿邪易阻遏气机，致脾失健运。故夏季易发生中暑、泄泻、腹痛等心脾病证。暑热煎熬，可见咽喉灼痛、口舌生疮等症；若汗出不畅，皮肤不洁，多生痱子、疮疡。因此，夏季生活起居护理，一方面要注意防暑避湿邪；另一方面还应指导患者注意个人卫生、饮食卫生、环境卫生等。衣着应选用麻纱、丝绸等易散热、透汗、舒适、凉爽的面料。汗出后及时沐浴更衣，保持皮肤清洁。居室宜阴凉、通风。饮食宜多食清心泻火，清热解暑之品，如苦瓜、菊花茶、绿豆汤、赤豆汤、酸梅汤等，切忌因贪凉而暴食冷饮、冰水、生冷瓜果等，以免寒凉太过伤及脾胃。

③养阳护阴　夏季人体阳气最盛，阴气相对不足，尤其是素体阴虚者，应以养阳护阴为主。在中午温度较高时应让患者卧床休息，避开暑邪。锻炼宜在清晨或傍晚气温较低时进行，不宜过于激烈，以防耗阴伤阳。

(3)秋季生活起居护理　秋季阳气渐收，阴气渐盛，气候变化大。秋季气候干燥，应于肺气，腠理渐闭，汗出减少。《素问·四气调神论》曰："秋三月，此谓容平，天气以急，地气以明，早卧早起……此秋气之应，养收之道也。"故秋季养生以防秋燥、慎寒凉、收敛阳气为原则。

①早卧早起　入秋后白昼渐短，夜晚渐长，人身阳气渐内收，阴气渐长，故应顺应自然界的"收养之道"，宜"早卧早起"。

②防秋燥　秋季燥气主令，易耗伤肺气，伤津液，易发生脾胃之病、肺病。可多喝开水、淡茶、果汁饮料等以养阴润燥，弥补阴津的损伤。多吃新鲜蔬菜瓜果，尤其是具有润肺生津作用的梨、苹果、甘蔗、荸荠等。

③慎寒凉　初秋流火未净，多见温燥之证，加衣被要适当减慢速度，不宜过早过快，让机体经受凉气的锻炼，增加耐寒力。

(4)冬季生活起居护理　冬季天气寒冷，阴气极盛，万物生机闭藏潜伏。冬应于肾气。《素问·四气调神论》曰："冬三月，此谓闭藏，水冰地坼，无扰乎阳，早卧晚起，必待阳光……此冬气之应，养藏之道也。"故冬季养生以防寒保暖为主。

①早卧晚起　冬季是一年之中白昼最短，黑夜最长的季节，患者的生活起居应顺应人体养精固阳的需要，"早卧晚起"。早睡以养阳气，晚起以养阴气。

②防寒保暖　冬季寒气主令，在人体应于肾。寒为阴邪，性主收引，易伤阳气。寒邪伤人，易发生感冒、咳嗽、哮喘、痹症、痛证等，故应告诫患者慎起居，注意防寒保暖。素体阳气亏虚、阴精不足者，配以食补、药补，以达补偏救弊之效，使阳气充盛，平衡协调，扶助正气。

③自暴于日　每日午饭后，天气暖和时，鼓励患者到户外阳光充足的地方晒太阳，使人肌肤和暖，御邪能力增强，防止因天气寒冷而深居客室而筋骨软脆、不耐风寒。

④坚持锻炼　冬季虽寒，仍要持之以恒地进行锻炼。在病情允许的情况下，必须保证每日到户外活动，但要避免在大风、大寒、大雪、雾露中锻炼。

2. 因人调摄　人的体质不同，对外邪的抵御能力有强有弱。体质虚弱的人，腠理疏松，易受外风等邪气的侵袭,体质强壮的人适应不同气候的能力较强,相对不易受外邪的侵袭。但是,如果违背天时,也可患病。老人体质较差,容易感邪患病,起居尤须谨慎。防寒保暖,小劳多憩,适当锻炼并持之以恒。小儿稚阴未充,稚阳未长,卫外不固,加上冷暖不知自调,也易受外邪所乘。《小儿病源方论》提出“养子十法”,其中包括“背要暖,腹要暖,足膝要暖,头要凉”。

(二)劳逸适度

劳和逸都是人体的基本生理需要,两者之间是一种辩证统一的关系。古人主张劳逸中和,有常有节。孙思邈《备急千金要方》曰:“养生之道,常欲小劳,但莫大疲及强所不能堪耳。”只有动静结合,劳逸适度,才能够活动筋骨,通畅气血,强健体魄,增强毅力,保持生命活力的旺盛。

过度劳累,则会伤及脏腑,成为致病原因。如《素问・宣明五气篇》中提出“五劳所伤,久视伤血,久卧伤气,久坐伤肉,久立伤骨,久行伤筋。”老年人气血渐衰,尤应注意劳逸适度,慎防劳伤。

过劳伤人,过度安逸同样可以致病。中医学认为“逸则气滞”。一旦形体过度安逸,肌肉筋骨活动过少,容易使人气血运行不畅,脾胃消化机能减退,引起食欲减退、身体软弱无力,抵抗力下降。同时筋骨肌肉日久不用,必然会“用进废退”,肢体痿弱无力或肥胖臃肿,动则气喘、心悸。适当的脑力劳动可以预防衰老,尤其是老年人,在日常生活中要尽量避免过度安逸,经常性地合理用脑,以预防老年性痴呆。

二、生活起居护理的基本方法

(一)居住环境

六淫致病多与季节气候、居处环境等有关,所以,护理人员应掌握四时气候的变化规律,指导患者春防风、夏防暑、长夏防湿、秋防燥、冬防寒,为患者创造良好的治疗和护理的室内环境。

1. 病室整洁、光线适宜 病室要保持清洁,经常通风换气,保持室内空气新鲜,使患者神清气爽,气血通畅,促使疾病康复,清曹廷栋《老老恒言・书室》也提到:“每日清晨,室中洞开窗户,打扫一遍,虽室本洁净,勿暂辍,否则渐生故气……古人扫必先洒水湿……沾拌灰尘,不使飞扬,则倍加洁净。”病室的陈设要简单、实用,除固定的患者必需用品外,其余物品均不宜放置。地面和床单位要保持清洁,定时消毒。

一般病室内的光线要求光线充足而柔和,这样能使人感到愉快。患者休息时,光线宜暗,可用窗帘遮挡。对不同病证可适当调节光线,眼病患者光线可暗,避免强光刺激;感受风寒、风湿及阳虚、里寒证的患者,病室光线要充足,这样会使患者感到温暖、舒适;热证、肝阳上亢、肝风内动者,病室光线宜暗。

2. 病室安静 病室安静有助于患者修养。噪声的刺激常会使患者心烦意乱,尤其是心气虚患者常因突然的声响而心悸不已,故护理人员应设法消除噪音。

3. 病室温湿度适宜 病室应保持适宜的温度,一般以 18～22 ℃为宜。室温过高,可使患者感到燥热难受,又易感暑邪;室温过低,可使患者感到寒冷,又易感寒邪。不同的病证可根据具体情况作出相应的调整,如阳虚证、寒证患者室温应偏高些;阴虚证、热证患者室温可略低些。

病室湿度以 50%～60%为宜,但应根据气候、证候类型、年龄等进行调节。阳虚、湿盛患者,湿度宜偏低;阴虚证、燥证患者,湿度可略高些。

4. 病床安置依病证而定 病床的安置根据患者病证性质的不同而定。如寒证、阳虚证者,多有畏寒怕风,应安置在向阳温暖的房间,使患者感到舒适;热证、阴虚证者,恶热喜凉,可集中在背阳凉爽的房间,使患者感到心静、凉爽,有利于养病。

(二)睡眠护理

良好的睡眠不仅能促进健康,预防疾病的发生,而且有利于疾病的康复。护理人员应为患者提供舒适的睡眠环境,督促患者养成按时就寝、按时起床的作息规律。环境安静、光线幽暗、温湿度适宜、空气清新的环境有利于睡眠。睡觉前不宜饱食、饥饿或大量饮水、饮浓茶、饮咖啡等。就寝前排尽二便,宜温水洗脚。睡觉时忌当风或者对着炉火、灯光;当风易致面瘫,对着炉火暖气易使火攻上焦,造成咽干目赤鼻衄,甚至头痛。对于入睡困难者,可以指导患者调整呼吸、自我按摩、转移意念等助眠法,使身心放松,情绪平和而入睡。

(三)活动护理

在病情允许的情况下,能下床活动的患者每天都应保持适度的活动与锻炼,可使气血流畅,筋骨坚实,提神爽志,增强抵御外邪的能力,也有利于机体功能的恢复。脑力劳动者,适度的运动更能促进疾病的康复。

(四)二便护理

1. 大便护理

(1)便秘的护理　指导患者养成定时排便的习惯,配合传统保健方法,如腹部按摩、太极拳等,可以起到通畅气血,增强肠胃功能和消化排泄功能,加强肠蠕动,促进排便。饮食要多素少荤,粗细结合。根据不同证型进行辨证施护,如燥热内结者,宜多饮水,多吃清热生津的食物,或者按摩大肠俞、合谷,以泄热通便;阴虚便秘者,宜多食养阴生津之品,如香蕉、萝卜等。

(2)腹泻的护理　注意休息,多饮水。饮食宜清淡少渣,忌食油腻、辛辣、刺激之品。寒湿泄泻者,应注意保暖,可以配合取脾俞、中脘、关元、足三里等穴位进行针灸治疗。排便频繁者,注意保护肛门周围的皮肤。

2. 小便护理　每天要坚持适量饮水,保证小便清利。在运动、干燥的情况下,还要增加饮水量。排尿要顺其自然,强忍不尿或努力强排,都会影响身体健康。对尿失禁或尿频患者可以指导练习导引壮肾法。在晚上临睡前或早晨起床后,调匀呼吸,舌抵上腭,眼睛视头上方,随吸气缓慢做收缩肛门的动作,呼气时放松,连续做8～24次,待口中津液较多时,可漱津咽下。此法可保养肾气,增强膀胱制约能力,防治尿失禁或尿频。对尿闭或排尿困难者,可指导仰卧摩腹法。取仰卧位,调匀呼吸,将掌搓热,置于下腹部,先推摩下腹部两侧,再推下腹部中央,各做30次,动作由轻渐重,力量和缓均匀。此法可益气,可增强膀胱功能。

第二节　情志护理

情志护理是以中医基础理论为指导,以良好的护患关系为桥梁,应用科学的方法,改善和消除患者不良情绪状态,从而有利于疾病康复的一种护理方法。

中医学很早就重视人的精神活动和思想变化,《素问·阴阳应象大论》中归纳为"五志",以后又衍化为七情,即喜、怒、忧、思、悲、恐、惊。正常情况下,七情不仅是精神活动的外在表现,而且是体内脏腑、气血、阴阳调和的反映,同时又能反作用于人体,调达脏气,增强人体的抗病能力,对维护人体的健康起着积极的作用。但是长期过度的精神刺激,则可以引起人体阴阳失调,气血紊乱,经络脏腑功能失常,而发生疾病,同时人的精神状态对疾病发展和治疗又有很大的影响。因此,护理人员应设法消除患者紧张、恐惧、焦虑、愤怒等情志刺激,帮助患者树立战胜疾病的信心,以提高治疗效果。

一、情志护理的基本原则

(一)诚挚体贴,一视同仁

由于角色和环境的改变,患者的情志状态和行为不同于正常人,常常会产生各种心理反应,如依赖性增强,猜疑心重,主观感觉异常,情绪容易波动,忧愁、焦虑、抑郁、悲观等。此时,患者迫切需要医护人员给予关怀和温暖。护理人员应运用多学科的知识来处理患者的心理反应,了解患者日常生活情况、对自身疾病的看法、存在的思想问题、家庭角色关系、人际交往等情况,调动其主观能动性,帮助患者树立战胜疾病的信心,以和蔼、诚恳的态度,同情、关怀的心情,协助患者适应新的社会角色。同时,还要注意病室内外环境的美化,饮食的照顾,睡眠的调节,社会支持系统的保障,从而使患者产生安全感和稳定、乐观的情绪,保持良好的精神状态,使脏腑、气血功能旺盛,促使疾病痊愈。护理人员在护理患者时,不分贫富贵贱和职位高低,不分年龄大小和性别差异,无论长相美丑,都应一视同仁,给予细心照护。

(二)细心观察,因人施护

《灵枢·寿夭刚柔》指出:“人之生也,有刚有柔,有弱有强,有短有长,有阴有阳”,每个患者先天禀赋、后天培养、所处自然社会环境、生活方式等不同,因而各自的需求不同,对疾病的反应不同,即使在同一环境中患同一种疾病也会产生不同的情绪变化。患者由于年龄、性别、体质、生活习惯、经济条件、文化程度、阅历、信仰及情志、意志、需求、兴趣、能力、性格和气质不同,加之疾病的性质和病程长短各异,他们的心理状态必然各不相同。因此,在情志护理过程中,应特别强调根据患者的遗传禀赋、性别年龄、自然条件、社会环境、精神因素等特点因人施护。

1. 体质差异 体质有阴阳之气禀赋不同,对情志刺激反应也各不相同:“太阴之人,多阴少阳”,多忧愁悲伤,郁郁不欢;“太阳之人,多阳而无阴”,情感易爆发;“少阳之人,多阳而少阴”,爱慕虚荣,自尊心强。故护理时应根据体质差异,采用针对性的措施。

2. 性格差异 一般而言,性格开朗之人,心胸宽广,遇事心平气静而自安,故不易为病;性格抑郁之人,心胸狭窄,感情脆弱,情绪易波动,易酿成疾患。《素问·经脉别论》曰:“当是之时,勇者气行则已,怯者则著而为病也。”因此护理人员应了解患者的性格特征,采取相应的护理措施。

3. 年龄差异 儿童脏腑娇弱,气血未充,中枢神经系统发育尚不完善,易为惊、恐致病;成年人,血气方刚,奋勇向上,又处在复杂的社会环境中,易为怒、思致病;老年人一生中历经坎坷,尤其是离退休者,从工作岗位上下来,感到精神失落,常易产生孤独情感,易为忧郁、悲伤、思虑所致病。

4. 性别差异 男性属阳,以气为主,感情粗犷,刚强豪放,较易为狂喜、大怒而致病;女性属阴,以血为先,感情细腻而脆弱,一般比男性更易因情志为患,易为忧郁、悲哀致病。

二、情志护理的基本方法

(一)乐观愉悦法

1. 恬淡虚无法 《内经》中提出“恬淡虚无”,意思是保持知足常乐,安静而无杂念的心理,具体要求是“美其食,任其服,乐其俗,高下不相慕”。即生活简朴,思想纯正,少私寡欲,不追求吃穿,对社会上的风俗习惯乐于相处,不论地位高低,一视同仁,无所妄求,安于淡泊。

2. 乐观开朗法 乐观情绪是调养精神,排除不良情绪因素,增进健康,防止衰老的最好精神安慰剂。《素问·举痛论》曰:“喜则气和志达,营卫通利”。乐观情绪能使气血流畅,滋养神气,使神志和调,胸怀舒畅,保持精神内守状态,摒弃杂念,避免消极悲观情绪。乐观情绪还能使人体的生理活动正常进行,并纠正各种生理失调状态,促进疾病的康复。中国传统养心思想强调:“知足者常乐,不知足必扰。”知足的人不会奢望过高,无论处何地位,何种待遇都很满足,随遇而安,思想开朗,内心恬静,无所忧愁,精神总是处于良好状态。

性格开朗是胸怀宽广、气量豁达所反映出来的一种良好心理状态。性格开朗,心胸宽广,可使气血和畅,有益健康,可使五脏安和,却病延年。

3. 怡情畅志法 要保持情绪乐观愉快,《素问·上古通天论》介绍的圣人养生之道,一是“无恚之心”,二是“无思想之患”,三是“以恬愉为务”。“无恚之心”就是要消除恼怒,忿恨等不良情绪的刺激。对于愤怒之情,要用理智来减轻;也可向亲人好友倾诉,郁怒即可发泄。“无思想之患”就是要放下思想包袱,减轻精神负担,不要为名利所惑而败心身。“以恬愉为务”就是要知道满足,不要奢望过高,从而才能保持心境甜静,乐观愉快。其次还可培养兴趣爱好,陶冶情操,从而保持常乐的心情。

(二)以情胜情法

在情志偏激破坏了心身健康时,可根据情志的五行属性及其互胜规律,有意激发所胜之情制其有余,以恢复或重建其心身平衡,达到治疗疾病的目的。

1. 恐胜喜 通过骤然施予畏惧之事物使之产生恐惧来收敛耗散的心神,克制大喜伤心,恢复心神功能的方法。本法常用于喜笑不休、神不守舍、精神恍惚、心气涣散的病证以及因过喜而致的情志失调。

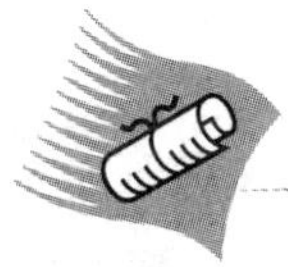

知识链接

范进中举与恐胜喜

屡试不第的范进在50多岁时得中举人，喜极而疯，一边拍手，口里高叫“中了，中了”，一跤跌在池塘里，挣扎起来，两手黄泥，一身湿淋淋的，披头散发，鞋也丢了一只，仍不停地拍掌，高喊“中了！中了！”在家人悲伤和邻里的惋惜声中，一个报喜官差出主意，找一个他平素最害怕的人抽他一记耳光，并对他说他不曾中，就能治好他的疯病。于是人们找来范进最怕的老丈人胡屠户，他壮着胆子打了“文曲星”一个嘴巴，还真的让女婿清醒了过来。

2. 怒胜思 通过采取故意违逆患者的心意，或夺其所爱等方法以激发其怒，令患者之气结得以尽情宣泄，即可矫正其思则气结导致的病理状态。本法适用于思虑过度引起的饮食乏味、纳呆厌食、倦怠乏力、失眠健忘等病证。

3. 喜胜忧 通过各种令患者喜闻乐见之事陶情悦志，使患者重展笑颜，使失意者豁达开朗。本法适用于性格内向、情绪低落、表情淡漠及悲哭证、脏躁证等。

4. 悲胜怒 值其嗔怒之际，晓之以理，动之以情，极力宽慰劝解，令其感则泣，则气多随之而泄。本法常用于郁怒伤肝引起的烦躁冲动、面赤头痛、眩晕耳鸣、吐血晕厥等。

5. 思胜恐 针对其恐惧畏怯心理产生的原因，采取诱导方式开启其思，帮助患者摆脱恐惧畏怯心理状态。本法常用于惊恐证，如坐卧不宁、闻声则惊、二便失禁、遗精滑泄、骨骼痿软。

（三）清心养神法

1. 清心敛思法 清心，即保养心神；敛思，即专心致志，志向专一，排除杂念，驱逐烦恼。清除妄心，抑制邪念，意念集中，做到心胸豁达，神清气和，乐观愉快，有利于健康。

2. 少私寡欲法 少私，是指减少私心杂念；寡欲，是降低对名利和物质的嗜欲。《黄帝内经》指出：“是以志闲而少欲，心安而不惧，形劳而不倦，气从以顺，各从其欲，皆得所愿……所以能年皆度百岁而动作不衰。”意思是减少私心、欲望，从实际出发，节制对私欲和对名利的奢望，可减少不必要的思想负担，使人变得心地坦然，心情舒畅，从而促进身体健康。

（四）言语开导法

针对患者不同的症结，做到有的放矢，动之以情，晓之以理，喻之以例，明之以法，从而改变患者的身心状态。《灵枢·师传》中提出：“人之情，莫不恶死而乐生，告之以其败，语之以其善，导之以其所便，开之以其所苦，虽有无道之人，恶有不听者乎？”此为说理开导的起源。其含义是：第一，“告之以其败”即告诉患者疾病的病因、病性、病位及病情的严重程度，引起患者的重视；第二，“语之以其善”即告诉患者只要配合治疗，疾病是可以康复的，以免引起其恐惧；第三，“导之以其所便”即告诉患者调养和治疗疾病的具体措施；第四，“开之以其所苦”即帮助患者消除消极的心理状态，放下思想包袱，克服内心苦闷、焦虑、恐惧等不良情绪。

第三节 饮食护理

饮食护理是在中医药理论指导下，根据患者病情需要，给予适宜的饮食，预防或治疗疾病的一种方法。饮食是维持人体生命活动必不可少的物质基础。中医学认为，合理的饮食，可使人体气血协调，正气旺盛，有利于机体健康长寿，有利于疾病向愈；饮食失节，可使气血失调，脏腑功能下降，正气衰败，促使疾病恶化。《内经》曰“谷盛气盛，谷虚气虚，此其常也。反此者，病。”这说明了饮食营养的重要性。

一、食物的性能

(一)性味

1. 四性

(1)四性的含义　四性是指食物的寒、热、温、凉四种属性,习惯上称“四气”,加上不热不寒的平性,又称“五性”。其中寒与凉、热与温有共性,只是程度上不同。常用的食物中,平性食物最多,温热食物次之,寒凉食物最少。

(2)四性的确定　从食物作用于机体的反应中概括出来的,能减轻或消除热证的食物,属于寒性或凉性食物,能减轻或消除寒证的食物,属于温性或热性食物。

(3)四性的作用与适应证　见表8-1。

表8-1　四性的作用与适应证

四性	作用	适应证	举例
寒凉	清热、泻火、生津、凉血、解毒、滋阴、润燥	热证	绿豆、西瓜、冬瓜、苦瓜、白萝卜
温热	温中、散寒、通阳、补气	寒证	羊肉、狗肉、生姜
平性	补益、和中	广泛	胡萝卜、玉米、花生、猪肉

2. 五味

(1)五味的含义　五味是指酸、苦、甘、辛、咸五种不同的味道,包括淡味和涩味。常见的食物中,甘味最多,咸味与酸味次之,辛味更次之,苦味较少。

(2)五味的确定　一是通过口尝,它是食物真实味道的反映;二是通过长期实践观察不同味道的食物作用于人体产生不同的反应和疗效来辨别。

(3)五味的作用与适应证　见表8-2。

表8-2　五味的作用与适应证

味	特点	作用	适应证	举例
辛	能行、能散	发散、行气、行血	表证、气滞血瘀	胡椒、花椒
甘	能补、能和、能缓	补虚和中、缓急止痛	脾胃虚弱、痛证	红糖、蜂蜜
酸	能收、能涩	收敛、固涩	虚证多汗、泄泻、遗精、尿频	乌梅
苦	能泄、能燥、能坚	清热、燥湿、坚阴	热证、湿证、气逆	苦瓜
咸	能下、能软	泄下、软坚、散结	热结便秘、瘿瘤、瘰疬、二便不利	海带、紫菜
淡	能渗、能利	渗湿、利水	水肿、小便不利、湿盛	薏苡仁

3. 食物的作用与分类

(1)平性食物　性味平和,具有补益、和中的功效。如猪肉、鸡蛋、山药、花生、赤小豆、黑豆、玉米、粳米、红薯、蜂蜜、苹果、莲子、土豆、香菇、银耳、木耳等,常用于各类患者,尤其是疾病恢复期的患者。

(2)热性食物　性味辛温、辛热的食物,具有温中散寒、益火助阳的功效。如狗肉、桂皮、胡椒、辣椒、大蒜、白酒等,常用于阴寒内盛的患者,忌用于热证、阴虚火旺者。

(3)温性食物　性味甘温的食物,具有温中、补气、通阳、散寒的功效。如羊肉、鸡肉、鲫鱼、鲤鱼、荔枝、胡桃仁、桃子、杏子、大葱、南瓜、生姜、茴香、食醋、红糖等,常用于阳气虚弱的虚寒证患者或实寒证轻证的调护,热证或阴虚火旺者忌用或慎用。

(4)凉性食物　性味甘凉的食物,具有清热、养阴的功效。如鸭肉、兔肉、牛奶、大麦、小麦、小米、柠檬、李子、萝卜、丝瓜、菠菜、芹菜、豆腐等,常用于虚热证的调护,素体阳虚或脾气虚者慎用。

(5)寒性食物　性味苦寒、甘寒的食物,具有清热、泻火、解毒的功效。如梨、柑、柚、橙、桑葚、香蕉、西瓜、甜瓜、苦瓜、竹笋、莲藕、番茄等,常用于实热证的调护,阳气不足、脾胃虚弱者慎用。

二、饮食护理的基本原则

(一)饮食有节

饮食有节是饮食保健的重要原则。节,是指节度与节制,饮食要有规律,它的含义包括多方面,其中包括饮食物质的适宜、适量、冷热适中、五味调和、按时、卫生。若不节饮食，就容易产生疾病，影响健康。

饮食有节，在《黄帝内经》中有具体的阐述。《素问・痹论》说："饮食自倍，肠胃乃伤。"说明饮食过量，会损伤肠胃。《素问・生气通天论》说："膏粱之变，足生大疔。"说明长期多食肥甘厚味，令人体内生热，甚至引起痈疽疮毒，所以饮食厚味当节。《灵枢・五味》中又说："谷不入，半日则气衰，一日则气少也。"说明饥饿不食又会造成元气的衰少。

饮食要冷热适宜，生冷之物不但损伤肠胃，而且容易伤肺，《灵枢・肺传》曰："食饮者，热无灼灼，寒无沧沧。"《灵枢・邪气脏腑病形》曰："形寒饮冷则伤肺。"关于五味调和，《素问・生气通天论》指出："阴之所生，本在五味；阴之五宫，伤在五味。是故味过于酸，肝气以津，脾气乃绝；味过于咸，大骨气劳，短肌，心气抑；味过于甘，心气喘满，色黑，肾气不衡；味过于苦，脾气不濡，胃气乃厚；味过于辛，筋脉沮弛，精神乃央。"意即五味偏嗜，就会导致脏腑受损，引发疾病。

（二）因人、因时、因地制宜

1. 因人制宜　饮食的选择与个人的体质、生活习惯有一定关系，故在饮食调护时应因人而异，"必知形之肥瘦，营卫血气之盛衰"（《素问・八正神明论》），"视其寒温盛衰而调之"（《素问・经水》）。如：体质强壮的外感风寒患者，可选用发散作用较强的姜糖饮、葱白粥等；而年老体虚而感寒者，宜选用益卫固表的食疗方，参苏饮、人参桂枝粥。体质属寒者，宜食热性食物；体质属热者，宜食凉性食物，忌辛辣烟酒。老人因肝肾阴虚、肝阳上亢者，宜多食贝类产品；小儿脏腑娇嫩，饮食宜平淡，性味不宜过偏；女子以血为本，饮食以补阴、补血为主；过敏之人，不宜食海鲜腥发之物。

2. 因时制宜　四时气候的变化，对人体的生理功能、病理变化均产生一定的影响。根据不同季节气候的特点，来考虑饮食护理的宜忌。

（1）春季　万物生发向上，其气应肝，故饮食以疏肝养肝为主，如猪肝、韭菜、绿豆芽、香菜，忌酸涩。

（2）夏季　气候炎热，阳气外发，其气应心，故饮食以祛暑生津为主，忌贪食生冷、油腻之品，如西瓜、冬瓜等瓜果，常饮绿豆汤、酸梅汤、冰糖饮等。

（3）秋季　凉爽干燥，阳气由疏泄趋向收敛，其气应肺，故以滋阴润肺为主，如梨、杏仁、蜂蜜、银耳羹等，忌辛散寒凉之物。

（4）冬季　气候寒冷，阳气潜藏，其气应肾，故滋阴潜阳，如羊肉、狗肉等，忌食生冷寒凉之品。

3. 因地制宜　不同地区，由于气候条件和生活习惯不同，生理活动和病变特点也不尽相同，所以饮食护理也有区别。云贵川居处山中，气候潮湿寒冷，易感受寒湿，故喜食辛辣之品；西北高原地区，气候寒冷干燥，居民易受寒伤燥，宜食温阳散寒，生津润燥之品。北方气候多严寒，冬季食物可多选大温大热之品，如羊肉、狗肉等；而南方气候稍温和，冬季食物宜选用甘温清补之品，如鸡肉、鱼肉等。

（三）注意饮食禁忌

食物性能与个人体质及疾病证候属性有着密切的关系，要发挥食物的作用就必须根据辨证要求掌握饮食宜忌。如阳虚偏寒者，忌食生冷寒凉食物；阴虚偏热者，忌食温热性食物；痰湿重者，忌食滋腻之品。

三、饮食护理的基本方法

（一）谨和五味

食物的合理搭配，早在《黄帝内经》中就有记载："五谷为养，五果为助，五畜为益，五菜为充，气味合而服之，以补精益气。""五味"，一是泛指所有食物；二是指食物的性味。所以，"和五味"包括两层含义：一是指多种食物的搭配，五谷、五果、五畜、五菜等；二是指食味的调和，辛、甘、酸、苦、咸。五味不可偏，不可过。因此，护理人员指导患者饮食要多样化和合理搭配。

（二）按时按量

按时按量是指饮食必须定时，有规律，《吕氏春秋》说："食能以时，身必无灾。"有规律的进食，可以保证人体消化吸收过程有节奏地进行活动，使脾胃功能协调配合，有张有弛，维持平衡状态。患者应根据自己身体的情况，结合日常生活、工作学习的安排来制定相应的饮食制度，保证热量的摄入和营养的摄入满足人体的需要，以促进生长发育，促进健康。我国传统的饮食是一日三餐，各餐间隔的时间是 4～6 h，这比较符合生理的需要。为了适应生理活动和工作劳动的需要,还要注意一日三餐的合理分配。一般早、中、晚餐的能量分别占总能量的30%、40%、30%为宜。所以就有"早饭吃好,午饭吃饱,晚饭吃少"。经过一夜休息,精神振奋,胃肠已经空虚,此时若能进食,则营养得以补充,精力充沛。为了保证一日的工作,要摄入足够的热量,除米面食品外,还可以进食牛奶、豆浆、鸡蛋等优质蛋白质。午餐起着承上启下的作用,要吃好,应荤素搭配、干稀搭配、粗细搭配。晚上接近睡眠,活动量小,故不宜多食,所以进食量少,进食含糖、蔬菜和易于消化的食物,尤其是老年人更应少食。进食后以少量活动再入睡。

(三)避免偏嗜

饮食的性味要不偏不倚,与机体的阴阳相对应。饮食偏嗜会引起机体阴阳偏盛偏衰,引发疾病。如味过于酸,会导致肝气太盛,脾气衰竭,出现胃脘胀满、两胁疼痛等。

(四)饮食清淡,忌厚味

饮食一般以五谷杂粮为主,如大米、玉米、豆类等;以瘦肉、蔬菜、水果为辅,少食油腻煎炸之品,如动物脂肪、蛋黄等。程仲龄在《医学心悟》中明确提出"莫嗜膏粱,淡食为最",与我们所提倡的"宜清淡,忌厚味"完全一致。

(五)饮食卫生

饮食不洁或食入有毒的食物,可引起胃肠道疾病或食物中毒,导致腹痛、泄泻、呕吐等症状,重者可导致人死亡。《伤寒杂病论》中就已提到:"肉中有米点者,不可食。""秽饭、馁肉、臭水所,多秃与瘿人。"因此,要注意饮食卫生,做到饮食清洁,食用之前要清洗、煮沸加工消毒,还必须排除腐烂变质的食物。

(六)进食保健

1. 进食宜缓 吃饭时应该从容和缓,细嚼慢咽。《养病庸言》说:"不论粥饭点心,皆宜嚼得极细咽下。"这样咽食,既有利于各种消化液的分泌,食物易被消化吸收,又能稳定情绪,避免急食暴食,保护肠胃。

2. 进食宜专 进食时,应把注意力集中到食物上来,抛开一切琐事。进食专心致志,既可品尝食物的味道,又有助于消化吸收,同时还可增进食欲。

3. 进食宜乐 安静愉快的情绪有利于胃的消化,乐观的情绪和舒畅的心情可使食欲大增,此即肝疏泄畅达则脾气健旺。反之,情绪不好,愤怒嗔恚,则肝失条达,抑郁不舒,可使脾失健运,影响食欲和消化。故在进食前,应让患者保持乐观情绪,可放一些舒缓的音乐,以增进食欲和增强消化功能。

(七)食后养生

1. 食后漱口 进食后,口腔容易残留一些食物残渣,若不及时清除,往往引起口臭,或发生龋齿、牙周病。早在汉代,《金匮要略》中即有"食毕当漱口数过,令牙齿不败口香"之说。经常漱口可使口腔保持清洁,牙齿坚固,并能防止口臭、龋齿和牙周疾病。

2. 食后摩腹 《千金翼方》说:"平日点心饭讫,即自以热手摩腹。"进食以后,按摩腹部,不但可以促进食物的消化吸收,而且有利于健康。具体方法是:吃食以后,自左而右,连续按摩20～30次。

3. 食后散步 一般饭后切忌饱后急行,也不宜食后即卧。饭后宜做一些从容和缓的活动,如缓行散步等。俗话说"饭后百步走,能活九十九"。如果在饭后,边散步,边摩腹,则效果更佳。

四、饮食禁忌

饮食禁忌俗称"忌口、禁口",是指在某些情况下食用某些食物会导致人体产生不适,甚至引起病变,则不宜摄入这些食物。

(一)病中饮食禁忌

根据疾病的寒热虚实、阴阳偏盛,结合食物的四气五味、升降浮沉及归经等特点来加以确定。

1. 食品种类禁忌

(1)生冷　冷饮、冷食、大量的生蔬菜和水果等,为脾胃虚寒者所忌。

(2)黏滑　糯米、大麦、小麦等所制作的米面食品,为脾虚纳呆,或外感初期者所忌。

(3)油腻　荤油、肥肉、煎炸食品、乳制品等,为脾虚或痰湿者所忌。

(4)腥膻　海鱼、虾、蟹、海味(干贝、淡菜、鲍鱼)、狗肉、羊肉等,为风热证、痰热证、斑疹疮疡者所忌。

(5)辛辣　葱、姜、辣椒、花椒、韭菜、烟、酒等,为内热证者所忌。

(6)发物　指能引起旧疾复发、新病恶化的食物。除上述腥膻、辛辣等食物外,还有一些特殊的食物,如荞麦、豆芽、苜蓿、鸡头、鸭头、猪头等,为哮喘、动风、皮肤等病患者所忌。

2. 根据病性饮食禁忌

(1)寒证　宜食温性、热性食物,忌寒凉生冷食物。

(2)热证　宜食寒凉、平性食物,忌温燥伤阴的食物。

(3)虚证　阳虚者宜温补,忌用寒凉;阴虚者宜滋补,清淡,忌用温热。阳虚者不宜过食生冷瓜果、冷性及性偏寒凉的食物。阴虚者则不宜吃辛辣刺激性食物。由于虚证患者多数有脾胃功能减退、消化吸收不良等反应,因此不宜吃肥腻、油煎、坚硬的食物,饮食采用清淡而富于营养的为宜。

(4)实证　根据辨证情况标本兼治或急则治其标,缓则治其本。

(二)服药饮食禁忌

一般服药期间,忌生冷、油腻、肉、面、五辛、酒、臭物等食物。在古代文献中还有一些记载,如:甘草、黄连、桔梗、乌梅忌猪肉;薄荷忌鳖肉;茯苓忌醋;鳖鱼忌苋菜;鸡肉忌黄鳝;蜂蜜忌葱;天门冬忌鲤鱼;白术忌桃、李、大蒜;人参忌萝卜;土茯苓忌茶。

(三)妊娠、产后饮食禁忌

1. 妊娠期　母体脏腑经络之血注于冲任二脉,以养胎元。此期,母体多表现为阴虚阳亢状态,因此应避免食用辛辣、腥膻之品,以免耗伤阴血而影响胎元,可进食甘平、甘凉补益之品。对妊娠恶阻者,还应避免进食油腻之品,可食用健脾、和胃、理气之类食物。

2. 产后　常常亡血伤阴,瘀血内停,还要化乳汁喂养婴儿。因此,饮食原则以平补阴阳气血,尤以滋阴养血为主,可进食甘平、甘凉类食物,畜肉、禽肉和蛋类食品,慎食或忌食辛燥伤阴食物、发物、寒性生冷食物。

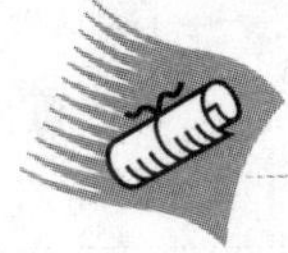

知识链接

当归生姜羊肉汤(《伤寒论》)

【组成】当归 20g,生姜 12g,羊肉 300g,胡椒粉 2g,花椒粉 2g,食盐适量。

【制作】羊肉去骨,剔去筋膜,入沸水锅内焯去血水,去其腥味,捞出放凉切成薄片。砂锅内加适量清水,下入羊肉,放当归、生姜,武火烧沸,去浮沫,文火炖一个半小时,至羊肉熟烂,加胡椒粉、花椒粉,食盐调味即可。

【功效】温中补血。

【适应证】适用于年老体弱、病后体虚、产后气血不足者。

(王萍丽)

第四节　用药护理

一、中药基本知识

中药是我国传统药物的总称。传统药物包括植物药、动物药、矿物药等,由于以植物药为主,故又称

"本草"。药物通过一定的配伍组合,加工炮制成特定的剂型,称为方剂。

(一)中草药的性能

中药药性理论,又称为中药性能,即药物的性味和功能。药性理论是中药理论的核心,主要内容包括四气、五味、升降浮沉、归经及毒性等。

1. 四气 四气又称四性,即寒、热、温、凉四种不同的药性。药性理论是由药物作用于人体所产生的不同反应和所获得的不同疗效而概括出来的。在四气中,温热与寒凉属于两种不同性质的属性。温热属阳,寒凉属阴;温次于热,凉次于寒,为同一类药性,程度不同。寒性或凉性的药物能减轻或消除热证,具有清热、泻火、解毒等作用,适用于阳热证等,如黄芩、黄连、黄柏等。热性或温性的药物能减轻或消除寒证,具有温里、散寒、助阳等作用,适用于阴寒证等,如附子、干姜、肉桂等。此外,还有一些药物,寒热性质不明显,药性平和,称之为"平性药",如党参、山药、茯苓等。

2. 五味 五味是指辛、甘、酸、苦、咸五种不同的药味。此外,还有淡味、涩味。

(1)辛 "能散能行",即具有发散、行气、活血、开窍、化湿等作用。辛味药多用于治疗表证、气滞、血瘀、窍闭神昏、湿阻之证。如苏叶发散风寒、木香行气除胀、川芎活血化瘀等。

(2)甘 "能补、能和、能缓",即具有补益、和中、调和药性和缓急止痛的作用。甘味药多用于治疗正气虚弱、脏腑不和、拘挛疼痛等证,以及用于调和药性、中毒解救。如人参大补元气、熟地黄滋补精血、饴糖缓急止痛、甘草调和药性并解药食中毒等。

(3)酸 "能收、能涩",即具有收敛、固涩的作用。酸味药多用于治疗体虚多汗、肺虚久咳、久泻肠滑、遗精、滑精、遗尿、尿频、崩带不止等证。如五味子固表止汗、乌梅敛肺止咳、五倍子涩肠止泻、山茱萸涩精止遗以及赤石脂固崩止带等。

(4)苦 "能泄、能燥、能坚",即具有清热泄火、通泻大便、燥湿祛湿、泻火存阴等作用。苦味药多用于治疗热证、火证、喘咳、呕恶、便秘、湿证、阴虚火旺等。如黄芩、栀子清热泻火,半夏、陈皮降逆止呕,大黄、枳实泻热通便,龙胆草、黄连清热燥湿,苍术、厚朴苦温燥湿,知母、黄柏泻火存阴等。

(5)咸 "能下、能软",即具有泻下通便、软坚散结的作用。咸味药多用于治疗大便燥结、痰核、瘿瘤、癥瘕痞块等证。如芒硝泻热通便,海藻消痰软坚等。

(6)淡 "能渗、能利",即具有渗湿、利小便的作用。淡味药常用于水肿、脚气、小便不利之证。如薏苡仁、茯苓、泽泻等。

(7)涩 与酸味药的作用相似,常用于虚汗、泄泻、尿频、遗精、滑精、出血等证。如莲子固精止带,乌贼骨收涩上血等。

3. 升降浮沉 升降浮沉是指药物在机体内四种不同的作用趋向。升浮药能上行向外,具有升阳、举陷、发表、散寒、祛风、开窍等功效,能治疗病位在表、在上,病势下陷等病证;沉降药能下行向内,具有潜阳、降逆、平喘、收敛、泻下、渗利等作用,能治疗病位在里、在下,病势上逆等病证。

药物升降浮沉的作用趋势,与药物的气味、质地有着密切的关系。一般来讲,凡花、叶、皮、枝等质地轻,味辛、甘、淡,气属温热的药物,多为升浮药,如苏叶、菊花、蝉衣等;果实、种子、矿物、贝壳等质地重,味苦、酸(涩)、咸,气属寒凉的药物,多为沉降药,如大黄、芒硝、牡蛎等。此外,炮制和配伍也可以改变药物的升降浮沉之性,如酒制则升,姜制则散,醋制收敛,盐制下行等,如大黄,属于沉降药,峻下热结、泻热通便,经酒炒后,大黄则可清上焦火热,可治目赤头痛。牛膝引血下行为沉降药,与桃仁、红花及桔梗、柴胡、枳壳等升达清阳、开胸行气药同用,也随之上升,主治胸中瘀血证,这就是少量沉降药与大量升浮药同用,随之上升的一个典型例子。

4. 归经 归经是指药物对机体某些脏腑经络的病变起主要和特殊的选择性治疗作用。由于药物归经不同,性味相同的药物,其作用范围与作用部位也有区别,如黄芩、黄连、黄柏同属于清热药,性味均为苦寒,但黄芩入肺经而长于清肺热;黄连入心、胃经而能泻心火、清胃热;黄柏入肾经而重于泻肾火、退虚热。掌握归经,有助于提高用药的准确性。

5. 毒性 毒性是指药物对机体的损害作用。某些药物具有一定毒性,用法不当,就可能导致中毒,造成脏腑组织损伤,功能障碍,甚至死亡。

（二）中药的用法

1. 配伍 配伍是根据病情需要和药性特点，选择两种或两种以上的药物配合使用。古人把单味药的应用同药与药之间的配伍关系总结为七个方面，称为“七情”。其中除单行（指用单味药物治病）外，其余六个方面都是指配伍关系。

（1）单行 单用一味药来治疗疾病。如独参汤，即单用一味人参，治疗大失血所引起的元气虚脱的危重病证。

（2）相须 两种以上性能和功效相似的药物合用，以增强原有药物的功效。如麻黄配桂枝，能增强发汗解表、祛风散寒的作用；附子、干姜配合应用，以增强温阳守中、回阳救逆的功效。

（3）相使 在功效方面有某种共性的药物配合应用，以一种药为主，余药为辅，能提高主药的功效。如黄芪配茯苓治脾虚水肿，黄芪为益气健脾、利水消肿的主药，茯苓淡渗利湿，可增强黄芪益气利水的作用；枸杞子配菊花治目暗昏花，枸杞子为补肾益精、养肝明目的主药，菊花清肝泻火，兼能益阴明目，可以增强枸杞子的补虚明目作用。

（4）相畏 一种药物的毒性或副作用被另一种药物减轻或消除。如半夏畏生姜，即生姜可以抑制半夏的毒副作用，生半夏可“戟人咽喉”令人咽痛音哑，用生姜炮制后成姜半夏，其毒副作用可大为缓和。

（5）相杀 一种药物能够减轻或消除另一种药物的毒性或副作用。如金钱草杀雷公藤毒，绿豆杀巴豆毒，生白蜜杀乌头毒，防风杀砒霜毒等。可见，相畏与相杀是同一配伍关系的两种不同的提法，如生半夏畏生姜，生姜杀生半夏的毒。

（6）相恶 一种药物可使另一种药物的功效降低，甚至丧失。如人参恶莱菔子，即莱菔子能削弱人参的补气作用。

（7）相反 两种药物同用能产生剧烈的毒副作用。如甘草反甘遂，贝母反乌头等，详见用药禁忌“十八反”“十九畏”中若干药物。

2. 禁忌

（1）配伍禁忌 配伍禁忌是指某些药物合用会产生剧烈的毒副作用或降低和破坏药物的疗效，因而应该避免配合使用。金元时期将反药概括为“十八反”“十九畏”，累计37种反药，并编成了歌诀，便于诵读。

①十八反 本草明言十八反，半蒌贝蔹及攻乌，藻戟遂芫俱战草，诸参辛芍叛藜芦。共载相反中药十八种：乌头反贝母、瓜蒌、半夏、白及、白蔹；甘草反甘遂、大戟、海藻、芫花；藜芦反人参、丹参、玄参、沙参、细辛、芍药。

②十九畏：硫黄畏朴硝，水银畏砒霜，狼毒畏密陀僧，巴豆畏牵牛，丁香畏郁金，牙硝畏三棱，川乌、草乌畏犀角，人参畏五灵脂，肉桂畏赤石脂。

（2）妊娠禁忌 妊娠禁忌是指对妊娠母体或胎儿具有损害作用，干扰正常妊娠的药物都应作为妊娠禁忌的药物。根据药物对胎元损害程度的不同，一般将妊娠禁忌药分为禁用药和慎用药两类。

①禁用药 多是毒性较强、药性峻猛的药物，如巴豆、乌头、大戟、斑蝥、蟾酥、三棱、莪术等。

②慎用药 活血祛瘀，行气破滞及辛热滑利的药物，如桃仁、红花、大黄、枳实、干姜、附子、肉桂等。

（3）服药禁忌 服药禁忌是指服药期间对某些食物的禁忌，又称忌口。一般在服药期间，应忌食生冷、辛热、油腻、腥膻、有刺激性的食物。根据病情不同，饮食禁忌也有区别。如：热证忌食辛辣、油腻、煎炸食物；寒证忌食生冷之物；胸痹患者忌食肥肉、脂肪、动物内脏及烟、酒；肝阳上亢者忌食胡椒、辣椒、大蒜、白酒等辛热助阳之品；脾胃虚弱者忌食生冷、油炸、黏腻之品；疮疡、皮肤病患者忌食鱼、虾、蟹等腥膻发物及辛辣刺激性食品。

3. 剂量 中药剂量是指临床应用时的分量。它主要指明了每味药的成人一日量（除特别注明的以外，都是指干燥后生药，在汤剂中成人一日内用量）。其次是指方剂中每味药之间的比较分量，也即相对剂量。

4. 中药煎服法

1）中药汤剂的煎法

（1）煎药用具 以砂锅和瓦罐为最好。不可用铜、铁、铝等金属器具，以免发生化学反应而影响疗效。

（2）煎药用水 以水质纯净、矿物质少为原则。用水量以将中药饮片适当按压，液面高出饮片2～3 cm为宜。质地坚硬、黏稠或需久煎的药物加水量可略多；质地疏松或有效成分容易挥发、煎煮时间较短的药物，加水量可略少。煎药前，一般用冷水浸泡 20～30 min，以药材浸透为原则。

(3)煎药火候　一般煎煮 2～3 次。先用武火(大火)煮沸，再改用文火(小火)保持微沸状态。

(4)煎药时间　一般药物煎煮 2 次为宜。第一煎沸后应煮 20～30 min，第二煎 10～20 min。解表药、芳香药或清热泻火药宜用武火，时间宜短，煎沸时间为 10～15 min。滋补药以 3 次为宜，第一煎沸后应煮 40～60 min，第二煎 20～30 min，第三煎 10～20 min。有效成分不易煎出的矿物类、骨角类、贝壳类药及补益药，一般用文火久煎。

(5)特殊药物的煎法

①先煎　矿物、贝壳类药物，质地坚硬，有效成分不易煎出的药物，应打碎先煎 30 min 或更长时间，如磁石、龙骨、牡蛎等。毒性较强的药物，久煎可以降低毒性，应先煎 30～60 min，如附子、川乌等。

②后下　有的药物气味芳香，久煎易挥发失效，如薄荷、木香、砂仁等；有些药物久煎有效成分破坏，如大黄、青蒿、钩藤等，宜在他药煎好前 4～5 min 入煎。

③包煎　粉末状、细小种子、有绒毛的药物，宜用纱布包煎，以免药液成糊状或使锅底焦糊难以过滤，也可减少对咽喉及消化道的刺激，如滑石、车前子、蒲黄、海金沙、辛夷、旋覆花等。

④另煎　某些贵重药物，应另煎取汁兑服，以免煎出的有效成分被其他药渣吸附，造成浪费，如人参、西洋参等。

⑤烊化　胶质、黏性大的药物，宜另行单独溶化后，再与煎好的药汁兑服，如阿胶、饴糖、鹿角胶等。

⑥冲服　某些贵重药、细料药、量少或不耐高温煎煮的药物，应研末，兑入煎好的药液或开水冲服，如三七、雷丸、沉香等。

2)服药法

(1)服药时间　一般来说，驱虫药和泻下药宜在清晨空腹时服；补益药宜在饭前服；健胃药和对胃肠道刺激性较大的药宜在饭后服；安神药宜在睡前服；止呕药宜少量频服；缓下剂，宜在睡前服用，便于次日清晨排便；涩精止遗药，宜在晚间服用；截疟药，宜在疟疾发作前 2 h 服药；急性病则不规定时间服用；小儿服中药，每次不能多服者，可多次分服。无论饭前或饭后服药，服药与进食都应间隔 1 h 左右，以免影响疗效。

(2)服药次数　一般汤剂每日一剂，每剂分 2～3 次服用。重症患者可一日多剂，以加强疗效。呕吐患者宜少量频服；咽喉肿痛者可频频含咽；小儿服药可适当增加次数；发汗药、泻下药、催吐药应中病即止，以免损伤正气。

(3)服药温度　一般汤剂多宜温服。辛温解表药宜热服，寒证用热药宜热服，热证用寒药宜冷服，热在胃肠，患者欲饮冷者可凉服。

(三)常用中药

常用中药见表 8-3。

表 8-3　常用中药简表

类别	药名	性味	功　能	应　　用
辛温解表药	麻黄	辛，温	发汗解表，宣肺平喘，利水消肿	外感风寒表实证，咳喘，风水水肿
	桂枝	辛、甘，温	发汗解肌，温经通阳	外感风寒表虚证，风寒湿痹，胸痹
	荆芥	辛，温	解表散风，透疹止痒，止血	外感表证，疹出不透，吐衄下血
	防风	辛、甘，微温	祛风解表，胜湿止痛，止痉	外感表证，风寒湿痹，破伤风
	白芷	辛，温	祛风散寒，通窍止痛，消肿排脓，燥湿止带	外感风寒，鼻渊，疮疡肿痛，寒湿带下

续表

类别	药名	性味	功　　能	应　　用
辛凉解表药	桑叶	苦、甘，寒	发散风热，润肺止咳，清肝明目	外感风热，肺热咳嗽，目赤肿痛
	菊花	甘、苦，微寒	发散风热，清肝明目，清热解毒，平肝潜阳	外感风热，肝火目赤，肝阳头痛，疔疮肿毒
	薄荷	辛，凉	疏散风热，清头目，透疹	外感风热，头痛，咽痛，疹出不透
	柴胡	苦，微寒	和解退热，疏肝解郁，升阳举陷	发热，寒热往来，肝气郁结，内脏下垂
清热泻火药	石膏	辛、甘，大寒	清热泻火，除烦止渴，生肌敛疮	气分实热证，肺热喘咳，胃火牙痛，疮疡不敛
	知母	苦、甘，寒	清热泻火，生津润燥	气分实热证，热病烦渴，肺热燥咳，内热消渴，骨蒸潮热，肠燥便秘
	栀子	苦，寒	泻火除烦，清热利湿，凉血解毒，止血	热病心烦，湿热黄疸，血热出血，火毒疮疡
清热燥湿药	黄芩	苦，寒	清热燥湿，泻火解毒，止血，安胎	湿热下痢，黄疸，肺热咳嗽，高热烦渴，血热吐衄，痈肿疮毒，胎动不安
	黄连	苦，寒	清热燥湿，泻火解毒	湿热下痢，高热神昏，痈肿疔毒，消渴，外用湿疹、湿疮、耳道流脓
	黄柏	苦，寒	清热燥湿，泻火解毒，退虚热，疗疮	湿热痢疾，黄疸，带下，疮疡湿疹，阴虚发热，盗汗，遗精
清热凉血药	生地黄	甘、苦，寒	清热凉血，养阴生津	血热妄行，阴虚内热，消渴
	牡丹皮	苦、辛，微寒	清热凉血，活血化瘀	热病发斑，吐衄，痛经，跌打损伤
清热解毒药	金银花	甘，寒	清热解毒，疏散风热	痈肿疮疡，外感风热，温病初起，热毒痢疾
	连翘	苦，微寒	清热解毒，消肿散结，疏散风热	痈疮疖肿，瘰疬痰核，风热外感，温病初起，热淋涩痛
	大青叶	苦，寒	清热解毒，凉血消斑	温病发热，斑疹，黄疸，痢疾，痈肿疮毒
清虚热药	青蒿	苦、辛，寒	清虚热，解暑，凉血，截疟	热病伤阴，阴虚发热，中暑，疟疾
	地骨皮	甘，寒	凉血退蒸，清泻肺热	阴虚潮热，肺热咳嗽，咯血衄血
攻下药	大黄	苦，寒	泻下攻积，清热泻火，凉血解毒，逐瘀通经	积滞便秘，血热吐衄，目赤咽肿，痈肿疔疮，瘀血经闭，湿热黄疸
	芒硝	咸、苦，寒	泻下攻积，润燥软坚，清热消肿	积滞便秘，咽痛，口疮，目赤，痈疮肿痛
润下药	火麻仁	甘，平	润肠通便	肠燥便秘
	郁李仁	辛、苦，平	润肠通便，利水消肿	肠燥便秘，水肿胀满
峻下药	甘遂	苦，寒，有毒	泻水逐饮，消肿散结	胸腹积水，风痰癫痫，痈肿疮毒
	芫花	苦，温，有毒	泻水逐饮，祛痰止咳，杀虫疗疮	胸胁停饮，水肿，咳嗽痰喘，斑秃，顽癣
	大戟	苦，寒，有毒	泻水逐饮，消肿散结	胸腹积水，疮肿肿毒，瘰疬气逆喘咳

续表

类别	药名	性味	功　能	应　用
祛风湿药	独活	辛、苦，微温	祛风湿，止痹痛，解表	风寒湿痹，风寒挟湿表证，少阴头痛
	秦艽	苦、辛，微寒	祛风湿，通络止痛，退虚热，清湿热	风湿痹痛，手足不遂，阴虚内热，湿热黄疸
	威灵仙	辛、咸，温	祛风除湿，通络止痛，消骨鲠	风湿痹痛，拘挛麻木，骨哽咽喉
化湿药	藿香	辛，微温	芳香化湿，止呕，解暑	湿浊脾胃，呕吐，中暑
	苍术	辛、苦，温	燥湿健脾，祛风散寒	湿困脾胃，风湿痹痛
	砂仁	辛，温	化湿行气，温中止泻，安胎	湿浊中阻及脾胃气滞，脾胃虚寒吐泻，气滞妊娠恶阻及胎动不安
利水渗湿药	茯苓	甘、淡，平	利水消肿，渗湿，健脾，宁心安神	脾虚水肿，脾虚泄泻，惊悸失眠
	猪苓	甘、淡，平	利水消肿，渗湿	水肿，小便不利，泄泻
	车前子	甘，微寒	利水通淋，止泻，清热明目，清肺化痰	水肿，热淋，泄泻，肝热目赤，痰热咳嗽
	茵陈蒿	甘，微寒	利湿退黄，解毒疗疮	湿热黄疸，湿疹疮疡
温里药	附子	辛、甘，大热，有毒	回阳救逆，补火助阳，祛寒止痛	亡阳证，阳虚证，寒痹证
	肉桂	辛、甘，大热	补火助阳，散寒止痛，温通经脉，引火归源	阳痿，宫冷，腹痛，寒疝，腰痛，胸痹，闭经，痛经，虚阳上浮
	干姜	辛，热	温中祛寒，回阳通脉，温肺化饮	腹痛，呕吐，泄泻，亡阳证，寒饮喘咳
理气药	陈皮	辛、苦，温	理气健脾，燥湿化痰	脾胃气滞，呕吐，腹胀，湿痰、寒痰咳嗽
	枳实	苦、辛，微寒	破气消积，化痰散痞	胃肠积滞，湿热泻痢，胸痹，气滞胸胁疼痛
	木香	辛、苦，温	行气止痛，健脾消食	脾胃气滞诸证，大肠气滞，泻痢里急后重，肝气郁滞，胸痹
消食药	山楂	酸、甘，微温	消食化积，行气散瘀	乳食、肉食积滞，痢疾腹泻，气滞血瘀所致诸痛
	麦芽	甘，平	消食和中，回乳消胀	米、面薯蓣食积，妇女断乳
	神曲	甘、辛，温	消食和胃	食积证
	鸡内金	甘，平	消食健胃，涩精止遗	食积不化，遗尿，遗精，砂石淋证
活血化瘀药	川芎	辛，温	活血行气，祛风止痛	血瘀气滞诸痛症，头痛，风湿痹痛
	丹参	苦，微寒	活血调经，凉血消肿，清心安神	瘀血引起的月经不调，血瘀疼痛，疮疡肿痈，心烦不寐
	红花	辛，温	活血化瘀，通经止痛	瘀血引起的月经不调、痛经，癥瘕积聚，跌打损伤，血热瘀滞斑疹
	桃仁	苦、辛，平	活血化瘀，润肠通便，止咳平喘	多种瘀血证，肠痈，肺痈，肠燥便秘，咳嗽气喘
	牛膝	苦、酸，平	活血通经，补肝肾，强筋骨，引血下行，利尿	血瘀疼痛经闭，肾虚腰膝酸软，气火上逆，血热妄行之出血证、淋证，水肿

续表

类别	药名	性味	功能	应用
止血药	三七	甘、微苦，温	化瘀止血，活血定痛	血瘀导致的出血，跌打损伤，瘀血肿痛
	白及	苦、甘、涩，微寒	收敛止血，消肿生肌	肺胃出血，痈肿疮疡，手足皲裂，水火烫伤
	大蓟	苦、甘，凉	凉血止血，散瘀解毒，消痈	血热出血，热毒痈肿
	艾叶	苦、辛，温	温经止血，散寒调经，安胎	虚寒性出血诸证，痛经，胎动不安
安神药	朱砂	甘，寒，有毒	清心镇惊，安神，解毒	心神不宁，心悸，失眠，惊风，癫痫，疮疡肿毒，咽喉肿痛，口舌生疮
	酸枣仁	酸、甘，平	养心安神，敛汗	心悸失眠，自汗，盗汗
	柏子仁	甘，平	养心安神，润肠通便	心悸失眠，肠燥便秘
化痰止咳平喘药	半夏	辛，温，有毒	燥湿化痰，降逆止呕，消痞散结，消肿止痛	寒痰证，湿痰证，呕吐，胸脘痞闷，梅核气，瘿瘤，痈疽肿毒，毒蛇咬伤
	旋覆花	苦、辛、咸，微温	降气化痰，降逆止呕	咳喘痰多，痰饮蓄结，胸膈痞满，嗳气，呕吐
	瓜蒌	甘、微苦，寒	清肺化痰，宽胸散结，润肠通便	痰热咳嗽，胸痹，乳痈，肺痈，肠痈，便秘
	川贝母	甘、苦，微寒	清热化痰，润肺止咳，散结消肿	虚劳燥咳，肺热咳嗽，瘰疬，乳痈，肺痈
	苦杏仁	苦，微温，有小毒	止咳平喘，润肠通便	咳嗽气喘，肠燥便秘
	桔梗	苦、辛，平	宣肺祛痰，利咽，排脓	咳嗽痰多，胸闷不畅，咽痛，肺痈
	款冬花	辛、微苦，温	润肺下气，止咳化痰	咳嗽，气喘
平肝息风药	石决明	咸，寒	平肝潜阳，清肝明目	肝阳上亢之头痛、眩晕，目赤，翳障，视物昏花
	全蝎	辛，平，有毒	熄风止痉，攻毒散结，通络止痛	痉挛抽搐，疮疡肿毒，瘰疬结核，风湿顽痹
	天麻	甘，平	熄风止痉，平抑肝阳，祛风通络	肝风内动，惊痫，肝阳头痛，肢体麻木，风湿痹痛
	钩藤	甘，凉	熄风止惊，清热平肝	肝风内动，惊痫抽搐，肝阳头晕，头痛
开窍药	冰片	辛、苦，微寒	开窍醒神，清热止痛	热病神昏、目赤肿痛，口疮，疮疡肿痛
	苏合香	辛，温	开窍醒神，辟秽止痛	寒闭神昏，胸腹冷痛
补气药	人参	甘、微苦，平	大补元气，补脾益气，生津止渴，安神益智	元气虚脱，肺脾心肾气虚证，消渴，热病气虚津伤口渴
	党参	甘，平	补中益气，生津养血	脾肺气虚证，气津两伤证，气血两虚
	黄芪	甘，微温	益气健脾，益卫固表，利尿消肿，托毒生肌	脾气虚证，肺气虚证，自汗，水肿，疮疡久溃不敛
	白术	苦、甘，温	补气健脾，燥湿利水，固表止汗，安胎	脾气虚证，表虚自汗，胎动不安
	甘草	甘，平	补脾益气，祛痰止咳，缓急止痛，清热解毒，调和诸药	心气不足，脉结代，心动悸，脾气虚证，咳喘，脘腹、四肢挛痛，热毒疮疡，咽喉肿痛，药物、食物中毒

续表

类别	药名	性味	功能	应用
补血药	当归	甘、辛,温	补血调经,活血止痛,润肠通便	血虚诸证,血虚血瘀之月经不调、经闭、痛经,虚寒腹痛,血虚肠燥便秘,跌仆损伤
	熟地黄	甘,微温	补血滋阴,填精益髓	血虚诸证,肝肾阴虚证
	白芍	苦、酸、甘,微寒	养血敛阴,柔肝止痛,平肝抑阳,敛阴止汗	月经不调,头痛眩晕,胁痛腹痛,四肢挛痛,自汗,盗汗
	阿胶	甘,平	补血,止血,滋阴,润肺	血虚诸证,失血证,肺阴虚燥咳,热病伤阴之心烦失眠,阴虚风动
补阴药	北沙参	甘、微苦,微寒	滋阴润肺,益胃养津	肺阴虚证,胃阴虚证
	麦冬	甘、微苦,微寒	养阴益胃,润肺清心	肺阴虚证,胃阴虚证,心阴虚证
	枸杞子	甘,平	滋补肝肾,明目,润肺	肝肾不足之腰膝酸软,眩晕耳鸣,视物不清,阴虚劳嗽
补阳药	补骨脂	苦、辛,温	补肾壮阳,固精缩尿,温脾止泻,纳气平喘	肾虚之阳痿、遗精、尿频、腰膝冷痛,脾肾阳虚之五更泄泻
	杜仲	甘,温	补肝肾,强筋骨,安胎	肾虚腰痛,阳痿,肝肾亏虚所致的胎动不安
	冬虫夏草	甘,温	补肺益肾,止血化痰	久咳虚喘,劳嗽咯血,肾虚之阳痿遗精、腰膝酸痛
收涩药	五味子	酸、甘,温	敛肺滋肾,生津敛汗,涩精止遗,宁心安神	肺虚久咳,遗精遗尿,消渴,久泻不止,自汗盗汗,失眠多梦
	肉豆蔻	辛,温	涩肠止泻,温中行气	脾胃虚寒久泻久痢,脘腹胀痛
	乌梅	酸、涩,平	敛肺止咳,涩肠止泻,生津止渴,安蛔止痛	肺虚久咳,久泻久痢,消渴,蛔厥腹痛

二、方剂基本知识

方剂是在辨证审因、确定治法之后,选择合适的药物,并按一定的组方原则将药物组合在一起,根据病情确定不同的剂量与剂型,配伍而成。方剂通过对药物的合理配伍,能够增强和综合药物原有功效,并能调和偏性,制其毒性,消除或缓和不良反应,使其能发挥更好的治疗效果。方剂组成既有其规律性,又有其灵活性。

(一)方剂理论

1. 组方原则 方剂的组成是根据病情需要,在辨证立法的基础上,按照一定的组方原则,选择适当的药物,组合成方。方剂的组成原则可简单概括为"君、臣、佐、使"。

(1)君药 是针对主病或主证起主要治疗作用的药物,又称主药。

(2)臣药 有两个含义:一是辅助君药,加强治疗主病或主证作用的药物;二是针对兼病或兼证起主要治疗作用的药物。

(3)佐药 有三个含义:一是配合君、臣药以加强治疗作用,或直接治疗次要兼证的药物;二是用以消除或减弱君、臣药的毒性,或能制约君、臣药的峻烈之性的药物;三是反佐,即病重邪甚,可能拒药时,配用与君药性味相反而又能在治疗中起相成作用的药物以防止药病隔拒。

(4)使药 有两种意义:一是引经药,即能引导他药直达病所的药物,如治上部疾病用桔梗为引,治下部疾病以牛膝为引;二是调和药,即调和方中诸药的药物,如方剂中常用甘草、大枣以调和药性。

2. 方剂组成变化 方剂的组成既有一定的原则性,又有很大的灵活性,临床用药时,应结合患者具体病情、体质、年龄、气候和环境等不同情况,予以灵活运用,才能收到预期的治疗效果。

(1)药味加减变化　在主证及主药不变的情况下，随着次要症状或兼证的变化，增减某些佐、使药物，以适应新的病情需要，亦称随证加减。如桂枝汤由桂枝、芍药、生姜、大枣、甘草五味药组成，具有解肌发表、调和营卫的作用，主治外感表虚证。加入厚朴可下气除满，加入杏仁可降逆平喘，即桂枝加厚朴杏子汤。

(2)药量增减变化　方剂中药味不变，但药物用量加减调整，导致方剂的配伍关系发生改变，功用、主治亦不相同。如小承气汤与厚朴三物汤，均由大黄、枳实、厚朴三味药物组成。但小承气汤重用大黄为君药，辅以厚朴、枳实，功能是轻下热结，主治阳明腑实轻证；厚朴三物汤重用厚朴为君药，辅以大黄、枳实，功能以行气消满为主，用治实热内积，气滞之腹满而痛。

(3)剂型更换变化　方剂的药味完全相同，但由于剂型不同，其作用有药力大小和峻缓的差异。如治疗脾胃虚寒的理中汤和理中丸，汤剂作用快而力峻，适用于证情较急重者；丸剂作用慢而力缓，适用于证情较轻缓者。

(二)常用方剂

1.解表剂　解表剂以辛散轻扬的解表药为主配伍组成，具有发汗解肌，疏达腠理，透邪外出等作用，主治各种表证方剂的统称。分为辛温解表剂、辛凉解表剂、扶正解表剂等。解表剂属于八法中的“汗法”。代表方剂见表8-4。

表8-4　解表剂代表方

方名	组成	功能	主治
麻黄汤	麻黄、桂枝、杏仁、甘草	发汗解表，宣肺平喘	风寒表实证。恶寒发热，头痛身痛，无汗而喘，舌苔薄白，脉浮紧
银翘散	金银花、连翘、薄荷、桔梗、淡竹叶、荆芥、淡豆豉、牛蒡子、甘草	辛凉解表，清热解毒	风热表证。发热微恶风寒，无汗或有汗不多，头痛，口渴，咳嗽，咽痛，舌苔薄黄，脉浮数
桑菊饮	桑叶、菊花、杏仁、连翘、薄荷、桔梗、甘草、芦根	疏风清热，宣肺止咳	风热犯肺证。身热不甚，口微渴，咳嗽有痰，舌苔薄白或薄黄，脉浮紧

2.清热剂　凡用清热药组成，具有清热、泻火、凉血、解毒、滋阴透热的作用，治疗里热证的方剂，统称清热剂。代表方剂见表8-5。

表8-5　清热剂代表方

方名	组成	功能	主治
白虎汤	生石膏、知母、炙甘草、粳米	清热生津	气分热盛证。壮热面赤，烦渴多饮，大汗，舌红苔黄，脉洪大
黄连解毒汤	黄连、黄芩、黄柏、栀子	泻火解毒	三焦火毒热盛证。大热烦躁，口燥咽干，吐衄发斑，痈肿疔毒，舌红苔黄，脉数大
龙胆泻肝汤	龙胆草、黄芩、栀子、泽泻、木通、当归尾、生地黄、甘草、车前子、柴胡	清肝胆实火，泻肝胆湿热	肝胆实火上炎证；肝胆湿热下注证

3.泻下剂　以泻下药为主要组成，具有通导大便，荡涤实热、排除积滞、攻逐水饮等作用，可以泻下里实证的一类方剂。代表方剂见表8-6。

表8-6　泻下剂代表方

方名	组成	功能	主治
大承气汤	大黄、厚朴、枳实、芒硝	峻下热结	大便秘结，脘腹痞满，疼痛拒按或下利腹痛
麻子仁丸	麻子仁、芍药、枳实、大黄、厚朴、杏仁	润肠泄热，行气通便	肠胃燥热，津液不足，大便干结，小便频数
十枣汤	芫花、大戟、甘遂、大枣	攻逐水饮	水饮内停，邪气壅盛，水肿腹胀之实证

4. 和解剂 凡具有和解少阳，调和肝脾，调和肠胃，截疟等作用，治疗少阳证、肝脾不和、肠胃不和、疟疾的方剂，统称为和解剂。代表方剂见表 8-7。

表 8-7 和解剂代表方

方名	组成	功能	主治
小柴胡汤	柴胡、黄芩、半夏、人参、甘草、生姜、大枣	和解少阳	少阳证。寒热往来，胸胁苦满，心烦口苦，咽干目眩，默默不欲食，脉弦
逍遥丸	柴胡、当归、白芍、白术(炒)、茯苓、炙甘草、薄荷、生姜	疏肝健脾，养血调经	用于肝气不舒，胸胁胀痛，头晕目眩，食欲减退，月经不调
半夏泻心汤	半夏、黄芩、干姜、人参、炙甘草、黄连、大枣	寒热平调，消痞散结	寒热错杂之痞证。心下痞，但满而不痛，或呕吐，肠鸣下利，舌苔腻而微黄

5. 祛湿剂 以祛湿药为主，组成具有化湿利水，通淋泄浊等作用，用于治疗水湿病证的方剂。代表方剂见表 8-8。

表 8-8 祛湿剂代表方

方名	组成	功能	主治
藿香正气散	藿香、紫苏、白术、白芷、茯苓、大腹皮、厚朴、半夏、陈皮、桔梗、炙甘草	芳香化湿，解表和中	外感风寒，内伤湿滞。发热恶寒，头痛，恶心呕吐，腹痛腹泻，胸闷，舌淡苔白，脉浮缓
茵陈蒿汤	茵陈、栀子、大黄	清热利湿退黄	湿热黄疸。皮肤巩膜俱黄，黄色鲜明，大便不畅，舌苔黄腻，脉滑数

6. 治燥剂 凡以轻宣辛散或甘凉滋润的药物为主，组成具有轻宣外燥或滋润内燥等作用，用以治疗燥证的方剂，统称治燥剂。代表方剂见表 8-9。

表 8-9 治燥剂代表方

方名	组成	功能	主治
杏苏散	苏叶、杏仁、半夏、茯苓、橘皮、桔梗、枳壳、甘草、生姜、大枣、前胡	轻宣凉燥，宣肺化痰	外感凉燥，头微痛，恶寒无汗，咳嗽痰稀，鼻塞咽干，舌苔白，脉弦
麦门冬汤	麦冬、半夏、人参、甘草、粳米、大枣	滋养肺胃，降逆和中	肺痿。咳唾涎沫，气急喘促，口渴咽干

7. 治风剂 由辛散祛风或滋潜熄风的药物组成，具有疏散外风或平熄内风作用的方剂。代表方剂见表 8-10。

表 8-10 治风剂代表方剂

方名	组成	功能	主治
川芎茶调散	川芎、荆芥、白芷、羌活、甘草、细辛、防风、薄荷	疏风止痛	外感风邪头痛，偏正头痛或巅顶作痛，恶寒发热，目眩鼻塞，舌苔薄白，脉浮
天麻钩藤饮	天麻、钩藤、石决明、栀子、黄芩、川牛膝、杜仲、益母草、桑寄生、夜交藤、茯神	平肝熄风，清热活血，补益肝肾	肝阳偏亢，肝风上扰证。见头痛，眩晕，失眠，脉弦数

8. 化痰止咳剂 凡以祛痰或消痰药物为主要组成，能缓和或制止咳嗽喘息的方剂称为化痰止咳剂。代表方剂见表 8-11。

表 8-11　化痰止咳方剂代表方

方名	组成	功能	主治
二陈汤	半夏、橘红、茯苓、炙甘草	燥湿化痰，理气和中	湿痰咳嗽。咳嗽，痰多易咯，胸膈胀满，恶心呕吐，舌苔白腻，脉滑
贝母瓜蒌散	浙贝母、瓜蒌、天花粉、茯苓、橘红、桔梗	润肺清热，理气化痰	燥痰咳嗽。干咳，痰黏难咯，或胸闷气急，咽喉干燥，苔黄而干，脉弦

9. 理气剂　以辛温香窜的理气药为主要组成，具有疏畅气机，调整脏腑功能，用以治疗理气证的一类方剂。代表方剂见表 8-12。

表 8-12　理气剂代表方

方名	组成	功能	主治
越鞠丸	香附、川芎、苍术、神曲、栀子	行气解郁	六郁证。胸膈痞闷，或脘腹胀痛，嗳腐吞酸，饮食不消，脉弦或滑
柴胡疏肝散	柴胡、陈皮、川芎、香附、枳壳、芍药、甘草	疏肝解郁，行气止痛	肝气郁结证。胁肋胀痛，急躁易怒，脘腹胀满，脉弦

10. 理血剂　以理血药(活血祛瘀药或止血药)为主组成具有活血祛瘀，或止血作用，用以治疗血瘀证，或出血证的方剂。代表方剂见表 8-13。

表 8-13　理血剂代表方

方名	组成	功能	主治
血府逐瘀汤	当归、桃仁、红花、生地黄、川芎、赤芍、牛膝、桔梗、柴胡、枳壳、甘草	活血祛瘀，行气止痛	胸中血瘀证。胸痛头痛，痛如针刺，痛处固定，或内热烦闷，心悸失眠，急躁易怒，唇暗，舌暗红有瘀斑，脉涩或弦

11. 补益剂　以补养强壮药物为主要组成，具有补益人体气血阴阳不足作用的一类方剂。代表方剂见表 8-14。

表 8-14　补益剂代表方

方名	组成	功能	主治
四君子汤	人参、白术、茯苓、炙甘草	益气健脾	脾胃气虚证。食少便溏，面色萎黄，语音低微，倦怠无力，舌淡苔白，脉虚弱
补中益气汤	黄芪、甘草、人参、当归、橘皮、升麻、柴胡、白术	补中益气，升阳举陷	脾胃气虚，中气下陷证。久泻，脱肛，脏器下垂，食少，乏力，舌淡，苔白，脉虚弱
四物汤	熟地黄，当归、白芍、川芎	补血，活血，调经	血虚血滞证。心悸失眠，头晕目眩，面色无华，月经不调，行经腹痛，舌淡，脉细或细涩
六味地黄丸	熟地黄、山药、山茱萸、泽泻、牡丹皮、茯苓	滋阴补肾	肝肾阴虚证。腰膝酸软，头晕目眩，耳聋耳鸣，盗汗遗精，手足心热，舌淡红少苔，脉细数
肾气丸	熟地黄、山药、山茱萸、泽泻、牡丹皮、茯苓、桂枝、附子	温补肾阳	肾阳不足。腰膝酸软，肢冷，少腹拘急，小便清长，或夜尿多，阳痿，水肿，舌淡苔白，脉沉细

12. 固涩剂　以固涩药为主组成的方剂的统称，有收敛固涩的作用。用于治疗气血精液滑脱耗散，疮疡久溃不敛之证的一类方剂。代表方剂见表 8-15。

表 8-15　固涩剂代表方

方名	组成	功能	主治
四神丸	肉豆蔻、补骨脂、五味子、吴茱萸	温肾暖脾,涩肠止泻	脾肾阳虚泄泻。五更泄泻,不思饮食,或腰痛腰酸,肢冷,神疲乏力,舌淡苔白,脉沉迟无力

13. 温里剂　以温热药为主组成,具有温里助阳、散寒通脉作用,用于治疗里寒证的方剂。代表方剂见表 8-16。

表 8-16　温里剂代表方

方名	组成	功能	主治
理中丸	人参、干姜、白术、炙甘草	温中散寒,补气健脾	脾胃虚寒证。脘腹疼痛,喜温欲按,呕吐便溏,食少,舌淡苔白,脉沉细

14. 安神剂　以滋养心神、金石贝类重镇药为主组成的具有安神作用的一类方剂。主要用于治疗因气血不足、痰热内扰等引起的心神不安,虚烦失眠,心悸怔忡,健忘,或惊狂癫痫,躁扰不宁等证。代表方剂见表 8-17。

表 8-17　安神剂代表方

方名	组成	功能	主治
酸枣仁汤	酸枣仁、茯苓、知母、川芎、甘草	养血安神,清心除烦	肝血不足,虚烦不得眠。失眠,心悸心烦,盗汗,头晕目眩,咽干口燥,舌红,脉细数
朱砂安神丸	朱砂、黄连、甘草、生地黄、当归	重镇安神,清热泻火	心阴不足,心火亢盛证。心烦神乱,失眠多梦,惊悸怔忡,舌红,脉细数

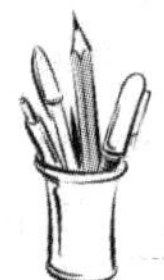

本章小结

中医的一般护理包括生活起居护理、情志护理、饮食护理和用药护理。做好这些护理措施,对预防疾病、促进身体的康复具有非常重要的意义。

要做好生活起居护理应遵循起居有常和劳逸适度的两大护理原则。做好情志护理应遵循诚挚体贴,一视同仁和细心观察,因人施护的原则。要做好饮食护理应遵循饮食有节,因人、因时、因地制宜和饮食禁忌三大原则。中药性能是中药理论的核心,主要包括四气、五味、升降浮沉、归经及毒性等药性理论。在治疗疾病时,根据辨证论治的结果,选择合适的药物,并按君、臣、佐、使组方原则将药物组合在一起,根据病情确定不同的剂量与剂型,就形成了方剂。掌握中药的煎服方法,尤其是特殊药物的煎服方法,可以大大提高用药效果。

(杨　赟　王萍丽)

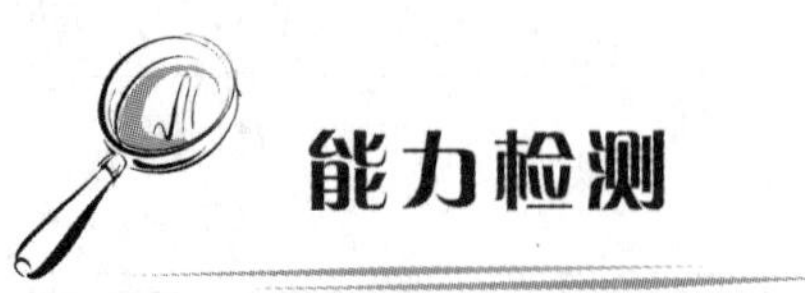

能力检测

1. 春季对患者生活起居护理不妥的是(　　)。

A. 早卧早起　　B. 晨起到户外活动　　C. 调养肝气

D. 不能过早减衣被　　E. 易感受风邪

2. 根据五行相胜的关系，下列情志护理的说法不正确的是（　　）。

A. 怒伤肝　B. 喜伤心　C. 恐胜怒　D. 怒胜思　E. 喜胜悲

3. 关于饮食护理，下列说法不妥的是（　　）。

A. 温补性食物适用于阳虚证者　B. 外感病证饮食宜清淡　C. 夏季饮食宜甘寒
D. 皮肤病者宜多食海鲜　E. 妊娠期妇女忌辛辣之品

4. 春季宜食用（　　）。

A. 清淡养阴之品　B. 滋阴润肺之品　C. 滋阴潜阳之品　D. 辛温升散之品　E. 酸涩之品

5. 孙某，男，40 岁。腹胀纳少，腹痛喜温喜按，大便稀溏，肢体困重，小便不利，舌淡胖，苔白滑，脉沉迟而无力。该患者应该忌食以下（　　）食物。

A. 温热　B. 薏仁米　C. 冷饮　D. 山药　E. 胡椒

6. 李某，女，23 岁。一天前因为吃了不洁食物后，出现腹痛，里急后重，泻出水样便。该患者饮食调护的最佳食物是（　　）。

A. 膏粱厚味　B. 清淡饮食　C. 辛辣食物　D. 凉硬饮食　E. 海鲜类食物

7. 冬季气候寒冷，阴寒偏盛，应多食温热食物，如羊肉，狗肉等，最符合三因制宜中的（　　）。

A. 因时制宜　B. 因地制宜　C. 因人制宜　D. 因病制宜　E. 谨和五味

（8～9 题共用题干）

张某，女，50 岁。全身浮肿，腰以下为甚，按之凹陷难复，伴有脘闷纳减，尿清便溏，畏寒肢冷，面色萎黄，神倦乏力，苔白滑腻，脉沉缓，辨证为脾阳虚之水肿。

8. 饮食调护正确的是（　　）。

A. 营养丰富，易于消化　B. 肥甘厚味的油腻食品　C. 黏滑硬固食物
D. 饮食宜咸　E. 寒凉食物

9. 对该患者的护理正确的是（　　）。

A. 室温宜低　B. 病床安置在向阳的地方　C. 加强锻炼
D. 饮食宜咸　E. 多饮水

10. 煎制时需要包煎的中药是（　　）。

A. 沉香　B. 滑石　C. 龟甲胶　D. 枸杞子　E. 黄连

11. 需要先入锅煎煮的中药是（　　）。

A. 鳖甲　B. 茯苓　C. 杏仁　D. 阿胶　E. 薄荷

12. 对于服药时间，峻下逐水药的服用时间是（　　）。

A. 清晨空腹　B. 餐后　C. 进食中　D. 需要时　E. 餐前

13. 患儿，7 岁。寒性哮喘，服用中药汤剂适宜的方法是（　　）。

A. 温服　B. 热服　C. 冷服　D. 慢服　E. 急服

14. 中药的四气为（　　）。

A. 中药的四种特殊气味　B. 寒凉药具有散寒助阳的作用
C. 中药的寒、凉、温、热四种药性　D. 中药的辛、咸、甘、苦四种味道
E. 温热药具有清热、解毒的作用

15. 中药消食药的服用时间应是（　　）。

A. 饭前服用　B. 饭后服用　C. 两餐间服用　D. 清晨服用　E. 睡前服用

16. 中药缓下剂的服用时间（　　）。

A. 饭前服用　B. 睡前服用　C. 饭后服用　D. 清晨服用　E. 两餐间服用

17. 引导病邪或有害物质，使之从口涌吐出的方法为（　　）。

A. 汗法　B. 下法　C. 吐法　D. 和法　E. 清法

18. 为防止中草药变性，影响疗效，煎药用具首选（　　）。

A. 砂锅　B. 不锈钢　C. 搪瓷罐　D. 铁锅　E. 铜锅

第九章 中医护理程序与中医护理病历

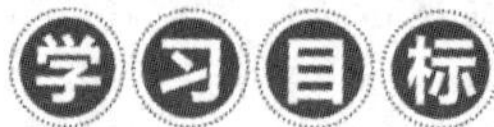

掌握：中医护理评估与四诊方法，中医护理病历的书写规范。

熟悉：中医护理程序、护理诊断与辨证施护。

了解：中医辨证施护与现代整体护理的关系；中医病情描述用语。

第一节　中医护理程序

中医护理学的核心内容是在中医学理论的指导下，应用整体观念，开展辨证施护。并将现代护理观念与中医护理观有机地结合起来，更好地适应现代社会发展的需求，为人类去除病痛、保持健康、延年益寿，提供多元化、优质的护理服务。

中医护理程序是从中医整体观出发，通过四诊收集有关疾病发生、发展资料，对疾病进行分析，对所得信息归纳推理，按照中医的辨证得出所属何病、何证，进行科学评估，从而提出护理诊断或健康问题，遵循护理原则，制定相应的护理计划和所需采取的护理措施，并对施护的每个环节和步骤进行反馈的动态过程。中医护理程序的实质是将整体观、辨证观贯穿在施护的全过程，与临床辨证论治是协调一致的。护理程序是一个持续循环的系统，各步骤按逻辑顺序进行，不是截然分开的，而是相互联系、相互影响、相互重叠、螺旋式发展的一个整体。它将过去以疾病为中心的护理观念转变为以人为中心的护理观念，与中医护理的内涵不谋而合。

一、中医辨证施护与现代整体护理的关系

现代整体护理是以患者的健康为中心，以现代护理为指导，以护理程序为核心，是临床护理管理的各个系统化的模式。它强调以整体、系统的观念去看待护理问题，将护理工作看作是一个综合、动态、具有决策和反馈功能的完整过程的观念；强调以护理对象为中心而不是以疾病为中心。中医治病强调人体是一个有机的整体和人与自然界的统一性，"辨证论治"是中医精神实质，"辨证施护"则是中医对疾病的一种特殊的研究和护理方法。辨证施护注重人、病、证三者之间的关系，是中医护理的精华，是指导中医临床护理的基本原则。整体护理与辨证施护两者虽然表达方式不同，但本质上是一样的，都体现了对人类健康、疾病发生、发展与转归等全过程的护理，均从人的生物、心理、社会、环境等方面进行综合研究和考虑。两者的紧密联系主要表现在以下几个方面。

（一）中医辨证施护与现代整体护理的统一性

1. 内涵的统一性　中医历来主张有病"三分治七分养"，其"养"的概念基本属于护理的范畴。中医的医疗、护理是在统一理论体系指导下发展起来的，从其理论基础来看，中医很久以前就重视以人的健康为中心。它认为人体是一个有机整体，是以五脏为核心，通过经络的联系，将人体的表、里、内、外、上、下有机地联系起来，并通过五行的归属和外界环境密切联系，治疗和护理患者时不能只注意相关脏腑和全身的变化，还需重视预防保健和病后调养。如《素问・上古天真论》记载："恬淡虚无，真气从之，精神内守，病安从来。"意思是说，思想上安静，不为贪欲所动，真气就能够循常道而发挥功能。精神凝聚协调，疾病就没有生

成之所，这是一种心理调护。同时，也体现了未病先防，既病防变的思想。整体护理是根据患者生理、心理、社会、文化等方面的健康需求提供适合个人的最佳护理方案，它不仅见“病”而且问“人”，它把患者作为一个整体的人来看待，为其提供全方位的护理服务。由此可见中医辨证施护与现代医学的生理—心理—社会医学模式，在内涵上是统一的。

2. 对健康论述的统一性 早在两千多年前，《黄帝内经》中就记载了大量的有关人体健康与疾病的概念，并指出了人体在阴平阳秘的情况下，才是真正的健康状态。“正气存内，邪不可干”就是说，人体抗病能力强，致病因素就难以侵入。中医学将各种致病因素概括为六淫、七情、饮食、劳倦、虫兽、创伤、疫病之气等。其中，包括自然环境、精神因素、生活起居失常、饮食失调、生物致病等因素。1984 年，世界卫生组织提出：健康不仅仅是躯体没有疾病，还要有完整的生理、心理状态和良好的社会适应能力。这一新的概念的产生，引起了国际上健康科学领域对健康认识上的根本改变，同时也拓宽了护理理论和护理实践的思路，为适应新的医学模式，整体护理观由原来的以疾病、患者为中心，转变为以人的健康为中心，护理的任务由疾病护理变为解决人类现有的和潜在的健康问题。由此中医辨证施护对人体健康的论述与现代护理对健康的概念是相吻合的。

3. 护理程序上的统一性 护理程序是一种科学的确认和解决患者健康问题的工作方法，是一个综合、动态、具有决策和反馈功能的过程。在临床护理工作中，运用评估、诊断、计划、实施和评价等步骤对护理对象的生理、心理、社会、文化及精神等诸方面进行多层次、多元化的整体护理，各个环节有机地结合在一起，环环相扣，协调一致，始终贯穿着以护理对象为中心，以满足护理对象的需要为基础，以解决护理对象的健康问题为根本目的，体现了现代护理学的高层次性与智能性。辨证施护的过程就是认识疾病和治疗疾病的过程。在中医护理的过程中，最能体现中医护理特色的项目就是“辨证施护”原则，其目的是在整体观念指导下通过“四诊合参”辨证分析，按照中医理论的要求，针对患者不同的证候属性、主证以及病因，从患者起居、饮食、情志、服药等方面的宜忌来考虑而制定出适合患者当前情况的护理原则。可见中医的辨证施护和西医的护理程序虽然词句表述上有差异，但其内涵非常接近和统一。

（二）中医辨证施护与现代整体护理具有互补性

1. 在护理诊断上的互补性 运用中医理论确立的护理诊断，有些比西医护理诊断更细致和深刻地反应患者的真实情况。如现代护理学所称的便秘（感知性）中医可诊断为气虚便秘、血虚便秘、实热便秘，根据虚则补之，实则泻之的治疗原则，从而确立具有针对性的护理措施。目前我国采用的国际标准护理诊断，取得了一定的成效，但由于我国的国情不同于国外，所以在应用中还存在许多问题。如果能把中西医的护理诊断有机地结合在一起，将会逐步统一和完善护理诊断学。

2. 在健康教育上的互补性 现代整体护理明确规定了护理对象是患者和家属，教育的方法按健康教育程序、教育对象实施全面而规范的教育。而中医的养生保健知识和理论，既丰富了健康教育的内容，又体现了辨证施护在疾病康复中的作用，如：运用中医审因辨证进行健康教育指导，根据中医辨证求因的原则，内因为七情所伤，外因为六淫侵袭，不内外因为饮食劳倦等；运用中医三因学说进行饮食指导，中医把“饮食不节”和“ 五味偏嗜”作为重要的致病因素，“医食同源”说明某些食物除有营养价值外，还有医疗保健作用，不同年龄、性别、民族和地区的患者，其饮食需求和习惯各有不同。所以，患者的饮食应因人、因地、因时而定，根据病情适当照顾饮食习惯；运用中医基础理论，指导饮食调护，将药疗、食疗有机地结合，根据食品性味将膳食的温补、清补、平补合理地运用于病情发展的各个阶段，如阳虚的患者指导其进食温热食物，阴虚患者的饮食则宜清淡，对一些久病脾虚者给予服食扁豆，莲子粥，以补益脾胃，对久病阳虚者，结合脏腑病变部位配以适当的饮食，采用以脏补脏的脏器疗法；运用中医《黄帝内经》摄生理论进行出院指导，祖国医学重视“三分治，七分养”。中医《黄帝内经》摄生理论内容极其丰富，在出院评估中，它除了将患者已解决的护理问题进行评估外，更重要的是将未解决的健康问题进行评估和出院健康教育指导。总之，在制定标准健康教育计划时，可增加其具有中医辨证施护特色的内容和方法，使患者更容易接受符合中国国情的保健康复知识，从而促进患者早日康复。

3. 在技术上的互补性 中医有许多传统疗法及护理技术，在中医整体护理中发挥独特的作用。如针法、灸法、拔火罐、推拿法、刮痧法、刺络法等，这些中医传统疗法对于促进患者早日康复都是行之有效的，具有简便易行，经济实用、安全可靠、适应证广、疗效明显等特点。而且直接渗透，融入人们的日常生活中，如饮食调养,太极拳、推拿按摩、拔罐、刮痧及浴疗等护理技术,可以很容易地被患者及患者家属掌握运用。在临床护理中,将中医护理技术灵活运用于整体护理中,既丰富了现代整体护理的内容,又弥补了现代整体护理的不足。

总之,中医护理的理论为整体护理模式的实施和评价增添了丰富的内容,在深入开展整体护理的实践中,把辨证施护与整体护理有机地结合起来,探讨符合中国特色的护理模式,从而为患者提供更加科学、有效的护理。

二、中医护理程序

中医护理程序包括护理评估、护理诊断、护理计划、护理实施和护理评价五个步骤。

(一)护理评估

中医护理评估是护士通过望、闻、问、切等手段收集患者健康和疾病的有关资料,对患者的病情进行全面的了解,以便为明确护理诊断、做出护理计划和辨证施护提供依据。可见,四诊是中医护理评估中主要和独具特色的方法。如运用望诊了解患者局部和全身的情况,辨别疾病的本质;运用闻诊听患者的声音和闻其气味的变化,辨别疾病的虚实;运用问诊可以了解疾病的发生和发展经过、目前的症状及其他与疾病有关的情况,从而全面了解病情;运用切诊为患者切脉和接触肌肤、脘腹、四肢,可以探明疾病的性质。总之,护理人员应正确运用四诊方法,收集准确的资料,通过辨证分析,制定适当的护理措施。护理评估包括收集资料、整理分析资料两个内容。

1. 运用四诊收集资料的注意事项 患者的临床症状和体征有表有里、有全身和局部,其临床表现复杂多样,涉及各个方面,因此四诊资料力求完整而系统。忽视病情资料的完整性,遗漏或过于简单,会导致护理漏洞甚至失误;忽视病情资料的系统性,其主次不清,条理不明,则难以制定准确的护理计划。故在收集临床资料时,要求从四诊合参的原则出发,对患者进行全面而系统的调查。

(1)四诊资料收集的准确性和客观性 疾病的临床表现多错综复杂,有些病情资料因不够客观而影响护理诊断。为了使病情资料真实可靠,必须准确地应用每一种诊法,同时防止主观性和片面性,避免先入为主、主观臆断或暗示的方法。对有诊断或鉴别诊断意义的病情资料,应当明确并予以分级量化,某些症状如“少神”“失神”等不能含糊其辞,必须采取事实求是的态度,对病情资料进行反复调查和动态观察,以及借助一些实验室检查等手段,以证实病情资料的可靠性。

(2)分辨四诊资料的主次 任何病证都有主要症状,主证多是患者主诉最明显,最痛苦的症状,是患者就诊的主要原因,是辨病辨证的主要依据。因此在诊法过程中,应及早确定主证并围绕它进行收集资料,避免毫无目的地罗列症状;在疾病过程中,主证可能是一个,也可能是几个,应视具体病情选择,重点突出,主次分明。

2. 中医护理评估的主要内容 参见本书第五章。

(二)护理诊断

中医护理诊断是指护士在中医理论指导下,根据护理评估,对患者现存的或潜在的健康问题以及疾病过程,运用评判性思维分析和综合获得的资料,从而作出的护理判断。它是护士确定护理应达到的预期目标、选择具体护理措施的基础。护理诊断的范围一定是在护理职责范围内能够解决或缓解的问题,是选择施护措施达到整体健康平衡目标的重要依据。中医护理诊断的提出,主要是基于护理对象身体、生活起居、气候变化、饮食、情志、家庭及社会等诸多因素差异来分析健康问题。分析和综合评估的过程主要使用辨证的方法(参见本书相关章节)。

1. 中医护理诊断的组成 中医护理诊断的组成包括诊断名称、含义、诊断依据和相关因素四部分。

(1)中医护理诊断名称 名称即问题陈述部分,它是对护理对象的健康问题概括性描述及其接受护理实施后产生反应的描述。如护理诊断及相关因素:饮食异常——口渴,与热伤津液有关;寒热异常——恶寒发热,与风热犯表,卫外失和有关;便溏——与脾气虚弱,运化失常有关。

(2)中医护理诊断含义 对诊断名称所要表达内容的一种清晰、恰当的描述。如护理诊断:不寐,是以经常不能获得正常的睡眠为特征,并由此而导致身体不适,或干扰了正常的生活方式为表达内容。

(3)中医护理诊断的依据　主要是症状、体征及危险因素，是作出护理诊断的临床判断根据。诊断依据视其在特定诊断中重要程度分为主要和次要两种。主要依据是指形成某一特定诊断时必须具备的症候表现，为诊断成立的必要条件。如高热持续不退，不恶寒反恶热，是护理诊断“壮热”的主要诊断依据。次要依据是指在形成诊断时，大多数情况下可能出现的证候表现，对形成护理诊断起支持作用，为诊断成立的辅助条件。如发热时出现面红耳赤、口干咽燥、渴喜冷饮、小便短赤、大便秘结、舌红苔黄燥、脉数等，为护理诊断“壮热”的次要依据。

(4)相关因素　影响个体健康状况的直接因素、促发因素或危险因素，这些因素是促成护理诊断成立和维持的原因。通常相关因素来自以下几个方面。

①病因、病位、病性因素　机体在疾病发展过程中某阶段的病理反应。

②治疗因素　治疗过程中患者的自我感觉。

③情志因素　患者的心理感受。

(4)环境因素　当时环境和情境以及有关人员。

(5)年龄因素　患者机体成熟的情况。

如患者不寐：病因、病位、病性因素可与心脾气虚、血虚，不能滋养心神或与睡前饮用浓茶、咖啡有关；治疗因素可与应用抗抑郁药物有关；情志因素可与思虑过度有关；环境因素可与噪音、灯光刺激有关；年龄因素可与年老肾气衰弱、水不济火、虚火扰心等有关。

2. 中医护理诊断的陈述方式　中医护理诊断的陈述方式有“三部分陈述”和“两部分陈述”。三部分陈述：用于现存的护理诊断，由“诊断名称＋症候表现＋相关因素”组成，相关因素用“与……有关”表示。例如：饮食异常——口渴，与热伤津液有关；寒热异常——恶寒发热，与外邪侵袭，卫阳被遏，卫表失和有关。两部分陈述：由“诊断名称＋相关因素”组成，常用“与……有关”等词语连接，如：大便干结——与热盛伤津有关。两部分陈述又分以下三种情况。

(1)用于现存、有危险和可能的护理诊断。诊断名称描述简洁清楚，主要使用中医术语说明护理对象的健康问题；相关因素是对引起健康问题的危险因素或可疑因素等描述，例如有跌仆损伤的危险——与肝阳上亢所致的眩晕有关。

(2)用于现存护理诊断的简写：陈述方式主要以症状作为护理诊断的名称；相关因素以与症状有关的病因、病机、证型为相关因素。例如：咳嗽——与痰热壅肺，导致肺气失宣有关；便秘——与长期卧床有关；腹泻——与饮食不节，脾胃虚弱有关。

(3)合作性问题陈述　合作性问题是指由于多种原因造成患者出现并发症，需要护士进行监测，设法预防，并需要在医护双方的共同合作下，才能得以妥善处理的健康问题，以减少并发症的发生。合作性问题有固定的陈述方式，它是以“潜在并发症”作为前提表示的。如潜在并发症：血脱、亡阳。

3. 中医护理诊断的类型与排列顺序　中医护理诊断过程中，根据护理对象的实际情况，划分护理诊断类型，相对合理地确定护理诊断的排列顺序，要科学区分“轻、重、缓、急”。应随病情变化而动态地改变。在治疗、护理方案无冲突的情况下，可考虑患者认为最重要的问题予以优先解决，现存问题优先解决，但不要忽视潜在的危险性问题。

4. 中医护理诊断的特点

(1)对患者的认识、观察、护理等方面始终遵循整体观念和辨证施护。

(2)具有独特的中医术语描述特点。由于中医学有其自身完整的理论体系，中医护理诊断所使用的护理诊断名称是与中医学理论相对应的。

(3)遵循中西医结合的原则。由于护理工作的特殊性，中医护理临床是按照中西医结合的工作模式进行的，因而中医护理诊断也需要参照西医护理诊断名称。如护理诊断：吞咽困难、营养失调、焦虑等在中、西医均可出现。

(4)注重相因相宜的原则。中医护理诊断的提出，应实事求是，针对性强，具有可操作性，不牵强附会，符合中医护理的临床实际和因人、因地、因时制宜的原则，以有利于护理措施和辨证施护的实施。

(三)护理计划

护理计划是根据护理诊断，制定护理要达到的消除、减缓或预防问题的目标和预期效果，所采取的具体护理措施和步骤,包括设定护理目标或预期效果,选择护理措施。

1. 确定护理目标(预期效果) 护理目标是针对护理诊断而定的,通过护理活动达到预期的护理效果,解决健康问题,使患者达到新的健康状况。

2. 制定护理计划 制定护理计划是围绕患者已明确的护理诊断,为使护理对象达到目标而设计的工作项目及具体的实施方法,在实施过程中不断反馈计划是否与诊断密切相关,患者是否愿意接受,是否有新的健康问题发生,从而及时调整某些诊断及实施方案。

(四)护理实施

护理实施即护理过程,是具体落实各项护理计划和措施的过程,也是运用护理知识、技能的过程。内容包括执行护理措施、继续收集资料、进行早期评价及记录等。

1. 实施方法

(1)直接给护理对象提供护理。

(2)鼓励或协助护理对象参与护理活动。

(3)与其他医务人员合作来实施计划。

(4)教育护理对象或其家属进行护理。

(5)监督指导护理对象或其家属进行护理。

(6)与护理对象商议,选择出院后到合适的健康机构和社团组织继续进行后期康复治疗,必要时协助护理对象与这些部门取得联系。

2. 实施内容

(1)按计划的内容执行护理措施。

(2)通过护理评估继续收集资料,评价现有诊断的状态,不断发现新的护理问题,制定新的计划和措施。

(3)及时、准确地进行护理记录,内容包括护理诊断的主要依据,护理措施的主要依据,实施计划后患者及其家属的反映,病程中出现哪些新的需要解决的健康问题。如病情变化、患者神情状态。特殊检查后的反映、药物的副作用、手术后伤口情况等,患者和其家属的需求,护士长和总责任护士查房的指导意见,医生对患者护理上提出的要求,出院小结等。

3. 实施护理措施的注意事项

(1)主要护理措施应由制定护理计划者负责执行。

(2)在实施任何护理措施之前,要重新对患者进行评估,以决定患者是否仍需要这项措施。

(3)护理活动应以患者为中心,尽可能适应患者的需要,在实施护理措施时,应考虑患者的信仰、价值观、年龄健康状况等情况。

(4)应鼓励患者积极主动地参加护理活动,增强患者的独立意识和自我控制意识。

(5)实施过程中应注意与患者交流,适时给予教育、支持和安慰,使用患者易懂的语言做好各种解释工作。

(6)根据患者的情况及时修改护理措施。

(7)护理措施必须安全,严防并发症的发生。

(五)护理评价

护理评价是对评估的客观性、诊断的准确性、计划的可行性、实施的有效性进行有计划的、系统的检验。

1. 评价内容

(1)目标实现与否:分为充分实现、部分实现、未实现。

(2)评价目标未能实现的原因。

(3)重审护理计划。

2. 评价时间和方法

(1)评价时间 ①及时评价:进行护理评价程序的每一步骤或每项措施后,根据患者的反映及病情变化进行评价，一般由责任护士进行评价。②阶段评价：责任护士进行一个阶段工作后进行阶段评价，同级护理相互评价，护士长和总责任护士定期进行查房，对护理效果进行评价，医院或护理部组织质量检查小组进行护理质量评价。③最终评价：患者出院或转科、死亡后的总体评价。

(2)评价方法　用四诊的方法分析对照施护前、后患者的有关疾病健康资料，对其进行辨证分析以得出结论，从而确定维持或修正、补充原护理诊断或提出新的护理诊断。再据此对护理计划进行不断地充实和修改，然后实施新的护理计划和观察护理效果，直至达到预期目的。

通过以上中医护理程序五个步骤的实施过程，可看出进行中医整体护理的关键，在于能否运用整体观念、辨证施护等理论评估患者的身心状况，及时发现患者现存和潜在的健康问题，并因时、因地、因人制宜，随时观察评价实施效果，修订护理计划，使患者得到综合、动态、连续性的护理，促进患者早日康复。

附1：常用中医证候用语

(1)气血津液辨证　气虚、气陷、气滞、血虚、血瘀、出血、气血亏虚、气不摄血、气随血脱、气滞血瘀、津液亏虚、水湿内停

(2)阴阳辨证　阴虚、阳虚、阴阳两虚、亡阴、亡阳、阴虚阳亢、阴虚火旺、阴寒内盛、阳热亢盛

(3)表里辨证　表证、里证、表寒证、表热证、表虚证、表实证、里寒证、里热证、半表半里证

(4)寒热辨证　寒证、热证、虚寒证、虚热证、实寒证、实热证、实热证、上寒下热证、上热下寒证、表寒里热证、表热里寒证

(5)肺与大肠病辨证　肺气虚、肺阴虚、风寒束肺、风热犯肺、热邪壅肺、燥邪犯肺、痰热壅肺、痰浊阻肺、大肠实热、大肠津亏、热结肠道

(6)心与小肠病辨证　心阳虚、心气虚、心阴虚、心血虚、心火亢盛、心血瘀阻、痰火扰心、痰迷心窍、热入心包、小肠虚寒、小肠实热

(7)脾与胃病辨证　脾阳虚衰、脾气亏虚、中气下陷、脾不统血、湿热蕴脾、寒湿困脾、胃气虚、胃火炽盛、食滞胃脘、胃气上逆

(8)肝与胆病辨证　肝气郁结、肝阳上亢、肝火上炎、肝风内动、肝阳化风、热极生风、血虚生风、肝血虚、肝阴虚、寒滞肝脉、肝胆湿热

(9)肾与胆病辨证　肾阴虚、肾阳虚、肾精不足、肾气不固、肾不纳气、肾虚水泛、膀胱湿热

(10)脏腑兼病辨证　脾肾两虚、肺肾阴虚、肝火犯肺、心脾两虚、心肾不交、心肺气虚、脾肾阳虚、脾肺湿热、脾胃虚寒、脾胃不和、脾肾阳虚、肝气犯胃、肝脾不调、肝火犯胃、肝肾阴虚

附2：中医四诊术语

神　志

表情淡漠　哭笑异常　神志昏蒙　不避亲疏　目光呆滞　神志昏迷　不省人事　弃衣而奔　神志朦胧
撮空理线　如痴如醉　神志模糊　打人毁物　神昏癫狂　神志清楚　登高而歌　神昏谵妄　手撒遗尿
反应迟钝　神昏谵语　似清似昧　鼾声不醒　神志安和　妄躁不安　呼号怒骂　神志恍惚　循衣摸床

精　神

精神饱满　精神欠佳　精神萎靡　精神不宁　精神尚可　精神抑郁　精神疲惫　精神衰败　精神疲乏
精神委顿

面　色

两颧潮红　面色苍黄　满面红赤　面黄虚浮　面色潮红　面呈青色　面青颊赤　面色淡白　面色惨白
面色淡黄　面黄欠华　面色苍白　面色黄胖　面色黧黑　面色萎黄　面色㿠白　面色青惨　面色无华
面色晦暗　面色青晦　面色鲜红　面色晦垢　面色青紫　颧红如妆　面色枯槁　面色荣润
面色黑而干焦　面黄鲜明如橘色　面黄晦暗如烟熏

形体姿态

半身不遂　手足拘挛　形体丰满　遍身枯瘦　手足举动不遂　形体丰腴　步履迟缓　手足麻木不仁
形体干瘦　大腹便便　手足蠕动　形体健壮　大骨枯槁　手足软弱无力　形体羸瘦　大肉陷下

四肢不用　形体偏瘦　但卧不得坐　四肢抽搐　形体适中　但坐不得卧　四肢震颤　形体衰弱
端坐　体瘦露骨　形体瘦弱　骨瘦如柴　停步不前　形体虚胖　肌肉不削　卧不转侧
仰面伸足而卧　肌肉瘦削　卧如僵蚕　以手护腹　鸡胸　卧时喜向里　以手护心　间歇跛行
卧时喜向外　以手护腰　睑唇颤动　卧则气逆　猝然昏倒　角弓反张　喜好侧卧　坐而昏眩
倦卧成团　项背强直　坐而喜伏　口眼歪斜　行动不便　坐而喜仰　罗圈腿　行动前倾　坐而欲起
蒙头而卧　形如鸭步　坐卧不安　屈伸不利　形体肥胖　坐则神疲　全身强直

五　官

白睛发黄　两目朦胧　目睑下陷　鼻翼煽动　两目上视　目眶下陷　唇色鲜红　两目直视　喉中痰鸣
目赤多眵　目眦溃烂　口唇青紫　目赤涩痛　牙关紧闭　口舌糜烂　目光晦暗　牙龈肿痛　两目紧闭
目睛不灵活　眼睑浮肿

皮肤毛发

斑疹疏密不均　秽浊不清　皮肤干燥粗糙　斑疹稠密　毛发干枯不荣　破溃流脓淌水　红肿焮热
毛发稀黄如穗结

痰

脓血腥臭痰　痰黄黏稠　痰涎壅盛　痰白量多　痰清多泡　痰中带血　痰白清稀　痰少而黏

呕吐物

呕吐清水　呕吐酸臭　呕吐鲜血　呕吐清涎　呕吐酸腐　吐血如涌　呕吐宿食　呕吐酸苦　朝食暮吐

舌　象

舌干少津　舌红少津　舌红无苔　舌红少苔　舌尖红赤　舌红而干　舌苔黏腻　舌净无苔　舌面粗糙
舌苔焦黄　舌有瘀斑　舌面溃烂　舌质淡红　舌有裂痕　舌燥无津　舌面如镜　舌体颤动　舌质暗红
舌面暗滞　舌体蜷缩　舌生芒刺　舌面出血　舌体肥大　舌质边红　舌质淡白　舌上生疮　舌体胖嫩
舌体强硬　舌质淡胖　舌苔白腐　舌体伸长　舌质红赤　舌苔白厚　舌体瘦瘪　舌质红绛　舌苔白滑
舌体瘦薄　舌质青紫　舌苔薄白　舌体瘦小　舌质深绛　舌苔垢腻　舌体缩短　舌质鲜红　舌苔厚腻
舌体吐弄　舌质殷红　舌苔滑剥　舌体歪斜　苔白厚滑　舌苔淡黄　舌体痿软　苔白厚腻　舌苔黄黑
舌体肿硬　苔白滑腻　舌苔黄厚　舌体肿胀　苔白黏腻　舌苔黄腻　舌有齿龈　苔黑燥裂　舌苔黄燥
舌有溃疡　苔如积粉　舌苔灰暗

声　息

不欲多言　动则气短　干呕频发　不欲语言　寡言少语　沉默寡言　顿咳　呼吸不畅　错语
呃声高亢　呼吸急促　点头呼吸　呃声频频　呼吸困难　动则喘气　恶心干呕　呼吸断续　动则喘甚
发声自然　呼吸平稳　动则气促　烦躁多言　呼吸气粗　见食则呕　频咳　言语断续　咳而声低
频发太息　饮后而呕　咳逆气喘　气短难续　语无伦次　咳声不畅　气急鼻煽　语言不休　咳声不扬
气急喘促　语言错乱　咳声低微　气息微弱　语言謇涩　咳声紧闷　入夜咳甚　语言清晰　咳声清脆
声低语怯　语音低微　咳声重浊　声高言多　谵语不休　咳嗽喘息　声音不扬　谵语妄言　满闷而呕
失语　张口呼吸　默默不语　时有谵语　张口抬肩　喃喃自语　天亮咳甚　郑声　偶有嗳气
言语不清　自言自语

寒　热

但寒不热　日晡潮热　微热　但热不寒　入夜低热　五心烦热　恶寒发热　上热下寒　午后潮热
骨蒸潮热　少腹阴冷　膝胫发凉　寒热往来　身凉肢冷　胸中烦热　寒重热轻　身热不扬　虚寒战栗
热势不减　手足厥冷　腰肌发凉　热在胸中　四肢清冷　壮热　热重寒轻

汗

半身汗　盗汗　入睡汗出　大汗　汗后发凉　手足心汗　头汗　无汗　自汗　头面多汗　醒来汗出
大汗淋漓　微微汗出　战汗

疼　痛

暴痛　前额痛　头痛如裂　热痛　脘腹痞闷　刺痛　酸痛　微痛　巅顶痛　疼痛拒按　胃脘冷痛
放射痛　疼痛喜按　胁肋灼痛　疼痛游走不定　胸胁胀痛　腹痛喜暖　痛处不移　胸痛憋闷　割痛

痛连颈项　压痛　关节游走窜痛　痛势绵绵　脘腹痞满　绞痛　痛无定处　隐痛　剧痛　痛引肩背　胀痛　偏头痛　冷痛　头痛连齿　真心痛　裂痛　头痛且空　阵痛　灼痛　眉棱骨痛　头痛如裹　周身疼痛　闷痛　头痛如雷鸣

饮　食

不思饮食　口干喜漱　纳少厌油　大渴引饮　口渴多饮　纳食不香　多食易饥　口渴喜冷饮　偏嗜异物　烦躁口渴　纳差　食后腹胀　饥不欲食　纳呆　食欲不振　渴不多饮　纳少　食欲减退　口干不欲饮　纳呆食减　厌食　食不下咽

口　味

口苦　口淡乏味　口中泛酸　口甜　口甜黏腻　口中酸馊　口咸

入　寐

不寐　多梦易醒　睡眠不实　不寐易惊　寐后易醒　心烦不寐　不易入寐　失眠　夜寐不安　彻夜不寐　睡眠不宁　夜寐多梦　多寐

大　便

柏油样便　大便溏泻　痢下鲜紫脓血　便黑如漆　大便燥结　排便不爽　便稀如水　粪便臭如败卵　溏结不稠　便下不爽　粪便黄褐而臭　完谷不化　便下鲜血　黑便　下利清谷　便质稀薄　滑泻失禁　下痢赤白脓血　便中带血　里急后重　下痢如米泔汁　大便干结　痢下白多赤少　先便后血　大便坚如羊屎　痢下赤白　先血后便　大便秘结　痢下赤白黏冻　滞泻　大便清稀　痢下脓垢　泻下如水　大便溏薄

小　便

点滴不出　点滴而出　多尿　尿频尿痛　小便澄清　小便清长　尿色深红　小便赤涩　小便涩痛　尿中夹砂石　小便短赤　小便失禁　排尿疼痛　小便短涩　小便自利　少尿　小便黄赤　小溲短赤　小便不畅　小便浑浊　血尿　小便不通　小便频数

脉　象

沉脉　滑脉　散脉　迟脉　缓脉　涩脉　促脉　疾脉　实脉　代脉　结脉　数脉　动脉　紧脉　微脉　短脉　芤脉　细脉　伏脉　牢脉　弦脉　浮脉　濡脉　徐脉　革脉　弱脉　脉微欲绝　洪脉

第二节　中医护理病历

中医护理病历是护士在进行医疗、护理活动中对患者生命体征、病情变化、各项医疗护理辨证和施护措施落实情况及其效果的详细记录。反映了患者住院期间护士进行整体辨证施护的完整过程，是客观反映患者病情及护理记录的依据，是中医文书的主要组成部分。作为一种资料，护理病历可起到规范护士工作思维和行为的作用，也可为护理教学、科研及法律方面提供必要的依据。因此，随着中医护理学的不断发展和国家近些年出台的相关政策、法规对护理记录的影响，中医护理病历的书写也有了更严格、正规、统一的要求，应认真掌握其书写原则及方法。

一、中医护理病历的书写要求

医疗护理过程中，患者的病情变化、处治以及处治后的效果，所采取的护理措施等的详细记录，就是一份完整护理病历。记录时要把握以下要点：第一，以中医基本理论为指导，准确使用中医术语，充分体现中医特色和中西医结合的内容，护理评估项目要体现四诊内容，运用整体观念和辨证施护原则指导护理计划的制定；第二，护理病历要客观、真实、全面地反映护理人员对患者病情的掌握、评估、健康指导、治疗、护理措施、实施效果及病情观察的动态过程。护理病历不是为了记录而记录，护理记录作为有效的法律文件，是护士护理行为的反映，记录者要对所记录的内容负法律责任。当遇有纠纷时，护理记录是举证的重要材料，因此，记录时要认真。其中，护理人员对患者病情的评估记录是非常重要的，但也是往往容易忽略的；护理病历上的健康指导是提高护理质量的体现，它对患者有指导作用，不能流于形式；治疗过程及效果、病情观察都需要在护理记录上体现。

二、中医护理文书书写规范

护理文书是指护士在医疗护理活动过程中形成的文字、符号、图标、数字等资料。根据《医疗事故处理条例》和《卫生部关于加强临床医疗护理工作的通知》规定，主要包括体温单、医嘱单(长期、临时)、患者入院评估表、护理记录单(一般、危重)和手术护理记录单等。以上护理文书属于客观资料的范畴，应归档保管。此规范在中医、中西医结合医院使用。护理文书书写基本要求如下。

(1)护理文书记录内容应客观、真实、准确、及时、完整。

(2)护理文书应当使用蓝黑墨水、碳素墨水书写，文字工整，字迹清晰，表述准确，语句通顺，标点正确。书写过程中发现错误时，书写者应用本色笔在错误处划双横线；审阅者对文书进行修改时，用本色笔在错误处划双横线，并将正确的内容书写在上方，注明修改时间并签名，不得采用刮、粘、涂等方法掩盖或去除原来的字迹。

(3)书写应使用中文和医学术语　通用的外文缩写和无正式中文译名的症状、体征、疾病名称等可以使用外文。中医术语的应用依照有关标准、规范执行。

(4)书写者必须签全名　实习护士、试用期护士书写的护理文书应当经过本院医疗机构合法执业的护士审阅、修改，按以下格式署名：老师/学生姓名。进修护士应当由接受进修的医疗机构根据其胜任本专业的实际情况认可后，方可书写护理文书。

(5)楣栏项目、页码应逐项逐页填写。

(6)度量衡单位使用国家统一规定的名称，日期为公元纪年，时间为北京时间。涉及的数字统一使用阿拉伯数字。

(7)使用电子版护理病历，注意打字、选字、格式书写准确。

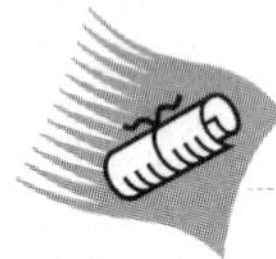

知识链接

电子版护理病历

随着信息技术的发展和网络使用的普及，电子病历的使用正成为一种趋势，它是医院信息管理的基础，与传统纸质病历相比，电子病历明显提高了病历信息使用的实用性。护理电子病历是护理人员对患者的病情观察和护理措施的原始录入，是医院护理质量管理的重要内容。电子病历以书写快捷、格式规范、记录清晰、时效性强、可在线保存、随时查阅等优点，在临床护理工作中充分体现了它的先进性，有效地提高了护理文件书写质量，减少了文本抄写工作量。

三、中医护理病历

中医护理病历主要包括住院患者首次评估单、护理记录单(一般、危重)和手术护理记录单等。护理记录单可根据不同专科、不同疾病特点设计不同的形式，有文字形式，也可用表格形式。

中医护理入院评估主要包括以下内容。

(1)一般项目　包括姓名、性别、年龄、民族、职业、婚姻状况、文化程度、联系电话(增加紧急情况家人联系电话)、入院日期、入院方式、发病节气等。

(2)入院诊断　中医门(急)诊诊断；西医门(急)诊诊断。

(3)既往史　患者过去的健康和疾病情况。内容包括既往一般健康状况、疾病史、传染病史、预接种史、手术外伤史、输血史、过敏史等。

(4)护理检查　体温、脉搏、呼吸、血压、体重。运用四诊的方法，全面观察了解患者的整体情况。重点了解与主证有关的情况，以利于辨证分析和提出护理诊断。护理检查的主要内容参考本书相关章节。

（5）辨证分析　通过主诉、四诊观察及检查，确定其病因、病位、病性，找出存在的或潜在的健康问题，以利于辨证施护。要求简明扼要、层次清楚。

（6）护理评估　生活自理能力评估、跌倒护理风险评估、疼痛评估、健康教育认知评估。

附 1：中医护理住院病历模式（住院患者首次评估单及护理记录单）

×××医院住院患者首次护理评估单

科别________　床号________　姓名________　性别________　年龄________　住院________

文化程度：□文盲 □小学 □初中 □高中/中专 □大专 □本科及以上 其他________

入院时间：________年________月________日________时________分　发病节气________

入院方式：□步行 □扶行 □轮椅 □平车 □担架 □其他________　联系电话________

中医门（急）诊诊断：____________________________

西医门（急）诊诊断：____________________________

过敏史：药物：□无　□不详 □有________　食物：□无 □不详 □有________

一、四诊检查：体温________脉搏________呼吸________血压________体重________

（一）望诊

望神：□有神 □萎靡 □倦怠 □烦躁 □嗜睡 □昏迷 □恍惚 □谵妄 □其他________

面色：□如常 □红润 □两颧潮红 □苍白 □萎黄 □晦暗 □青紫 □无光泽 □其他________

形态：□正常 □步履蹒跚 □步履艰难 □半身不遂 □蜷卧 □不得平卧 □其他________

形体：□正常 □肥胖 □消瘦 □其他________

情志：□开朗 □忧虑 □易怒 □恐惧 □悲观 □思虑 □其他________

皮肤：色泽：□正常 □黄染 □红斑 □发绀 □潮红 □干燥 □甲错 □其他________

完整性：□完整 □丘疹 □出血点 □破溃 □水肿 □其他________

呼吸：□均匀 □喘息 □气短 □气息衰微 □气粗声重 □其他________

咳嗽：□无 □有（□痰多 □痰少 □干咳无痰 □咳嗽阵作 □咳甚则喘）□其他________

咳痰：□无 □有（痰量________）□痰黄 □痰白 □黏稠 □稀薄 □不爽 □其他________

舌苔：□薄白 □薄黄 □黄苔 □白苔 □腻腐 □白腻 □黄腻 □黑苔 □其他________

舌质：□淡红 □淡白 □红降 □青紫 □舌尖红 □齿痕裂纹胖大 □瘦小 □其他________

（二）闻诊

声音：□正常 □音哑 □失音 □谵语 □呃逆 □呻吟 □语音低微 □喘息气粗 □咳声无力或重浊　□其他________

气味：□无 □有（□臭 □腥臭）□其他________

（三）问诊

寒热：□正常 □恶寒 □发热 □烦热 □潮热 □壮热　□其他________

汗：□正常 □无汗 □有汗 □自汗 □盗汗 □大汗　□其他________

感知：□疼痛 □瘙痒 □麻木（部位________性质________时间________）

口渴：□不渴 □口渴欲饮 □渴不欲饮　□其他________

听力：□正常 □下降 □耳聋（□左 □右）

视力：□正常 □下降 □失明（□左 □右）

睡眠：□正常 □夜难入寐 □夜梦纷纭 □易醒 □早醒 □其他________ □辅助用药________

饮食：□正常 □纳呆 □饥不欲食 □食后作胀 □多食善饥 □厌油腻 □其他________

大便：□正常 □溏薄 □秘结 □柏油便 □便中带血 □完谷不化 □失禁 □造口 其他________

小便：□正常 □清长 □短赤 □混浊 □尿中带血 □淋漓不尽 □失禁 □其他________

经产：胎________产________人流________自然流产________经带________其他________

（四）切诊

脉象：□正常 □浮 □沉 □迟 □数 □弦 □滑 □涩 □洪 □细 □结代 □其他________

脘腹：□正常 □胀满 □痛而喜按 □痛而拒按　□其他________

二、辨证

（一）病因

外感六淫（□风 □寒 □暑 □湿 □燥 □火）内伤七情（□喜 □怒 □忧 □思 □悲 □恐 □惊）饮食（□不洁 □不节）□劳倦

□外伤 □其他________

(二)病位

□心 □肝 □脾 □肺 □肾 □小肠 □胆 □胃 □大肠 □膀胱 □经络 □皮毛 □筋骨 □其他________

(三)病性

□气滞 □血瘀 □痰饮 □血虚 □气虚 □阴虚 □阳虚 □其他________

生活自理能力:□完全自理 □部分自理 □完全不能自理

跌倒风险评估:□无 □有 评分:________ □活动异常 □辅助用具 □睡眠异常 □视力异常

□其他________________________

慢性病:□无 □有 □心脏病 □高血压 □糖尿病 □脑卒中 □其他________

疼痛评估:□无 □有(部位________其他________________________)

疼痛程度:□0 分无痛 □1~3 分轻微痛 □4~6 分比较痛 □7~9 分非常痛 □10 分剧痛

0 1 2 3 4 5 6 7 8 9 10(分)

健康教育认知评估:宗教信仰:□无 □佛教 □基督教 □天主教 □其他________

对疾病的认识:□认识 □部分认识 □无认识

对健康知识的需求:□有需求 □无需求

入院介绍:□住院须知 □环境设施 □管床医护人员 □饮食 □安全管理制度 □告知疾病相关知识 其他________

其他:________

护士签名:

年 月 日

护理记录单

科别________ 床号________ 姓名________ 性别________ 年龄________ 住院号________

日期 时间	体温/℃	呼吸/(次/分)	脉搏/(次/分)	血压/mmHg	意识	瞳孔			SpO$_2$/(%)	入量		出量				卧位	皮肤情况	管道护理	其他	病情观察及辨证施护	护士签名
						左/mm	右/mm	对光反射		项目	量/mL	项目	量/mL	颜色	性状						

附 2:压疮和跌倒风险评估单

压疮发生危险因素评估——Braden 预测压疮危险计分评估表

评价内容	1分	2分	3分	4分	得分	
1.感知能力	完全受限	非常受限	轻微受限	无损害		总分________ 总分＜12 分,压疮发生高危;12～14 分,压疮发生中危;15～16 分,压疮发生轻危;总分小于 16 分者请使用警示牌,并根据指导落实措施、做好相关护理记录、告知注意事项
2.潮湿度	持续潮湿	非常潮湿	偶尔潮湿	罕见潮湿		
3.活动能力	卧床	坐椅子	偶尔步行	经常步行		
4.移动能力	完全不能	非常受限	轻微受限	不受限		
5.营养摄取能力	非常差	可能不足	充足	良好		
6.摩擦力和剪切力	存在问题	潜在问题	不存在问题			

预防压疮的指导原则:

1.避免局部组织长期受压:①定时翻身,减少组织的压力;②保护骨隆突处和支持身体空隙处;③正确使用石膏、绷带及夹板固定。

2.避免摩擦力和剪切力的作用:①患者取半卧位时,注意防止身体下滑;②协助患者翻身、更换床单和衣服时,切忌拖、拉、推等动作;③保持床单清洁、平整、无碎屑;④使用便器时防止擦伤。

3.避免局部潮湿等不良刺激:①保持皮肤和床单清洁、干燥;②避免患者直接卧于橡胶单或塑料单上。

4.促进局部血液循环:①对长期卧床者,每日进行全范围关节运动,促进肢体的血液循环;②经常检查、按摩受压部位。

5.改善机体营养状况:①对易发生压疮者,在病情允许的情况下,给予高蛋白质、高维生素饮食,以增强机体抵抗力和组织修复能力;②不能进食者由静脉补充营养。

跌倒高危因素评估与预防宣教

项目	病情	记分	得分	
年龄	70 岁以上或 10 岁以下	1		总分________ 总分大于等于 4 分提示为高危人群,请使用手腕带、警示牌、床栏、按医嘱留陪护、按需使用保护性约束,落实相关护理记录及告知以下注意事项
意识	认知异常	1		
感觉	视觉、听力异常	1		
精神	躁动、躁狂	4		
	重度抑郁、焦虑	4		
行动	需要协助(人或物)	1		
药物	使用(利尿剂、镇痛剂、降压药、降糖药等)	1		
既往史	有跌倒、坠床史	1		

患者有跌倒高危因素,特告知家属,加强看护,注意以下事项,以便共同预防患者跌倒。

1.患者下床时,应先坐稳于床缘,再由家属搀扶下床。如厕时需有人陪伴。

2.若发现地面潮湿有水渍,请告诉工作人员,并避免在有水渍的地方行走,以防跌倒。

3.请将物品尽量放置于橱柜内,以免妨碍走路。

4.当你所照顾的患者有意识障碍、躁动不安时请将床栏拉起,必要时还须增加约束保护。

5.请穿防滑的鞋子。病房夜间打开壁灯,便于患者辨清方向。

6.患者服用安眠药或感到头晕、需要帮助而无家属在场时,请立即亮红灯通知护士。

患者/家属签名:________ 护士签名________

日期　　年　　月　　日

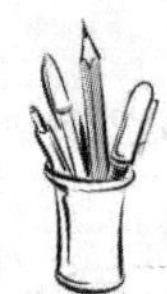

本章小结

中医护理程序是从中医整体观出发,通过四诊收集有关疾病发生、发展资料进行分析,对所得信息归纳推理。按照中医的辨证得出所属何病、何证,进行科学评估,从而提出护理诊断、健康问题,遵循护理原则,制定相应的护理计划和所需采取的护理措施,并对施护的每个环节和步骤进行记录和反馈的动态过程。中医护理程序的实质是将整体观、辨证观贯穿在施护的全过程,与临床辨证论治是协调一致的。

中医护理病历是护士在进行医疗、护理活动中对患者生命体征、病情变化、各项医疗护理辨证和施护措施落实情况及其效果的详细记录。反映了患者住院期间护士进行整体辨证施护的完整过程,是客观反映患者病情及护理记录的依据,是中医文书的主要组成部分。中医护理病历要求客观、真实、准确、及时、完整。

(柯　娟)

能力检测

1. 中医护理评估观察病情的主要方法是(　　)。

A. 望　B. 闻　C. 问　D. 切　E. 以上都是

2. 中医护理程序不包括(　　)。

A. 护理评估　B. 护理诊断　C. 护理计划　D. 治疗　E. 护理实施

3. 护理诊断的依据主要是(　　)。

A. 症状　B. 体征　C. 检查　D. 治疗　E. 症状、体征及危险因素

4. 护理诊断的排列顺序是(　　)。

A. 最重要的优先解决　B. 治疗优先　C. 健康宣教　D. 安全教育　E. 并发症

5. 护理实施的内容包括(　　)。

A. 执行护理措施　B. 记录　C. 继续收集资料　D. 进行早期评价　E. 以上都是

6. 护理评价的内容包括(　　)。

A. 目标实现与否　B. 目标未能实现的原因　C. 重审护理计划　D. 修改计划　E. 以上都是

7. 护理评价主要是对(　　)的系统检验。

A. 评估的客观性　B. 诊断的准确性　C. 计划的可行性　D. 实施的有效性　E. 以上都是

8. 中医护理诊断的特点是(　　)。

A. 四诊　B. 遵循整体观和辨证施护　C. 检查　D. 医生诊断　E. 治疗措施

9. 护理记录作为举证的重要材料,其书写要求是(　　)。

A. 客观　B. 真实　C. 全面　D. 不得随意更改　E. 以上均是

10. 护理检查主要是应用(　　)。

A. 四诊　B. 实验室检查　C. 医生体检结果　D. 措施治疗　E. 护理查房

第十章 临床常见病证的辨证施护

掌握：常见病证的辨证施护措施。

熟悉：各病证的辨证分型及施护原则、健康指导。

了解：各病证的概念、形成原因及致病特点。

中医护理工作是中医药工作的重要组成部分。中医护理因其注重整体、以人为本、个性化强，技术方法灵活多样等优势，易于被患者接受。随着经济社会的迅速发展和人们对健康的关注，把中医护理与现代护理知识相互结合，在促进疾病康复方面发挥着重要作用。本章节主要选择内、外、妇、儿临床上常见的病证，从基本概念、辨证分型与护治法则、护理问题与相关因素、施护措施、健康指导等内容进行阐述，供大家学习参考。

第一节 内科病证辨证施护

一、感冒

感冒是因风邪侵袭人体所引起的，以头痛、鼻塞、流涕、喷嚏、恶风寒、发热及全身不适等为主要临床表现的外感疾病。感冒全年均可发病，但以冬、春季节为多，有一定传染性。病情轻者称"伤风"；病情重者，且在一个时期内引起广泛流行的，称为"时行感冒"。病位在肺卫，相当于西医学中的呼吸道多种感染性疾病。

（一）辨证分型与护治法则

1. 外感风寒

【证候表现】恶寒重，发热轻，头痛无汗，四肢酸痛，鼻塞流清涕，喉痒或咳嗽声重，吐痰清稀，口不渴或渴喜热饮，舌苔薄白，脉浮紧。

【护治法则】辛温解表，宣肺散寒。

2. 外感风热

【证候表现】身热重，微恶风，或汗出，头痛且胀，咳嗽咯痰黄稠，口干微渴，咽喉焮红作痛，舌边尖红，舌苔薄白微黄，脉浮数。

【护治法则】辛凉解表，宣肺清热。

3. 外感暑湿

【证候表现】见于夏季，身热，微恶风，有汗不解，肢体酸重或疼痛，头重而晕，咳嗽痰黏，鼻流浊涕，心烦，渴不多饮，胸闷泛恶，小便短赤，舌苔黄腻，脉濡数。

【护治法则】清暑祛湿解表。

4. 气虚感冒

【证候表现】经常感冒反复不愈，恶寒重，发热轻，或恶寒不发热，头痛鼻塞。咳嗽痰白无力，自汗，倦怠无力，气短懒言，舌淡苔白，脉浮无力。

【护治法则】益气解表。

5. 阴虚感冒

【证候表现】身热，微恶风寒，无汗或微汗，头痛头晕，心烦口渴，手足心热，干咳少痰，舌红，脉细数。

【护治法则】滋阴解表。

(二)护理问题与相关因素

(1)恶寒发热——与风热犯表、卫表失和，风寒束表、卫阳被遏，暑湿伤表、表卫不和有关。

(2)咳嗽——与暑热犯肺、肺失宣降有关。

(3)鼻塞流涕——与外感风热、邪毒留于鼻腔，外感风寒、卫阳被遏有关。

(4)心烦口渴——与暑热内扰、灼伤津液，阴虚津亏、虚火上炎有关。

(5)头痛身痛——与风暑夹湿、上犯清窍，外感风寒、清阳不展有关。

(6)饮食调养的需要——与调理知识缺乏有关。

(三)施护措施

1. 一般护理

(1)病室环境　病室应安静，阳光充足，空气新鲜，定时通风，避免直接吹风，切忌汗出当风。

(2)休息　轻者适当休息，劳逸结合，重者卧床休息，利于康复。

(3)控制感染　保持口腔清洁湿润，出汗多者多饮温开水。

(4)病情观察　观察体温、出汗、咳嗽、咳痰及服药后反应，并做好记录；患者突然出现体温骤降、面色苍白、出冷汗、脉细数等现象，应向医生报告，并配合处理。患者出现体温持续升高、咳嗽胸痛等现象时应向医生报告，并配合处理。

2. 辨证施护

(1)临证护理　恶寒重发热轻时，可食用姜糖水助汗出，解表祛邪；风热感冒者保持大便通畅，便秘者使用麻仁丸或番泻叶代茶饮；暑湿感冒，头身疼痛较重者可用刮痧疗法；体虚感冒可艾灸大椎、关元、足三里等穴位。

(2)饮食护理　饮食宜清淡、易消化、富于营养，忌食生冷、油腻、辛辣之品，禁烟酒。风寒感冒宜热食，忌生冷、瓜果等凉性食物；风热感冒可食橘子、梨子等；气虚感冒可食清淡补益之品，如山药粥。

(3)用药护理　汤剂应武火煎，一沸即可，切勿久煎。风寒感冒应热服，服药后加盖衣被以助微汗出；风热感冒宜温服，服药后嘱患者不要汗出当风，以免再感外邪。

(4)情志护理　保持精神愉快，尤其对于重症者应进行安慰劝导，使其精神状态稳定，积极配合治疗及护理。

(四)健康指导

(1)做好疾病知识宣教。

(2)根据气候变化随时增减衣服，防止受凉感冒。

(3)保持心情舒畅，避免情绪激动。

(4)加强体育锻炼、增强体质，提高抗病能力。

二、咳嗽

咳嗽是指肺失宣降、肺气上逆所致发出咳声或咳吐痰液的肺系病证。“咳”指有声无痰；“嗽”是有痰无声。多由外感六淫之邪，或内伤脏腑，功能失调所致。相当于西医学中的上呼吸道感染，支气管炎，肺炎，支气管扩张，肺结核等以咳嗽为主的病证。

(一)辨证分型与护治法则

1. 外感咳嗽

1)风寒袭肺

【证候表现】咳嗽声重，痰白稀薄，鼻塞流清涕，喉痒，头痛，恶寒或见发热，无汗，肢体酸痛等表证，舌苔薄白，脉浮或浮紧。

【护治法则】疏风散寒，宣肺止咳。

2)风热犯肺

【证候表现】咳嗽频剧，咯痰黄稠，或兼发热恶风，头痛咽痛，咳时汗出，口干，舌苔薄黄，脉浮数或浮滑。

【护治法则】疏风清热，宣肺止咳。

3)风燥伤肺

【证候表现】咳嗽痰少，或干咳无痰，或痰黏难咯，或痰带血丝，咳引胸痛，鼻燥，咽干，喉痛，微寒身热，舌质红，舌苔薄黄干而少津，脉浮数。

【护治法则】疏风清肺，润燥止咳。

2. 内伤咳嗽

1)痰湿犯肺

【证候表现】咳嗽反复发作，痰多而黏腻，色白或黄灰色，胸脘作闷，纳呆，身重易倦，舌胖苔白腻，脉濡滑。

【护治法则】燥湿化痰，理气止咳。

2)痰热郁肺

【证候表现】咳嗽，或气促，或喉中有痰声，痰多色黄，质黏稠，咯痰不爽，或痰中带血，或咯痰有腥味，胸胁胀满，咳时引痛，或有身热面赤，口渴欲饮，舌质红，舌苔黄腻，脉滑数。

【护治法则】清热肃肺，化痰止咳。

3)肝火犯肺

【证候表现】气逆则咳，咳嗽阵作，痰黏难咯，面红咽干，口干口苦，咳引胸胁作痛，可随情绪波动而增减，舌苔薄黄少津，脉弦数。

【护治法则】清肺泻肝，顺气降火。

4)肺阴亏耗

【证候表现】干咳无痰，或痰少而黏，或痰带血丝，咳嗽咯痰清稀，午后潮热，手足心热，自汗，面色㿠白，日渐消瘦，气短懒言，声音低微，舌红少津，苔薄，脉细无力或细数。

【护治法则】滋阴润肺，化痰止咳。

(二)护理问题与相关因素

(1)咳剧不得卧——与咳嗽剧烈频繁发作有关。

(2)恶寒发热——与风寒束表、卫阳被遏有关。

(3)口干咽燥——与肺阴亏耗、津不上承，风燥伤肺、燥热灼津有关。

(4)潮热盗汗——与阴虚内热有关。

(5)有痰阻气道的可能——与风燥伤肺、肺失清润，痰热阻肺、阻塞气道，外邪上犯、肺失肃降有关。

(6)口腔舒适的需要——与咳嗽、口气腥臭有关。

(7)饮食调养的需要——与调理知识缺乏有关。

(三)施护措施

1. 一般护理

(1)病室环境　保持室内空气新鲜，避免灰尘及异味的刺激，禁止吸烟。

(2)休息　咳嗽严重者应卧床休息，痰多者侧卧位以利排痰，鼓励患者将痰引出，经常变换体位。咳嗽伴喘者宜半卧位。

(3)控制感染　保持口腔清洁湿润及时送检痰标本。肺结核执行呼吸道消毒隔离制度，防止交叉感染。

(4)病情观察　观察咳嗽时间、节律、性质、声音、特点及伴随症状，同时还应注意痰的色、质、量、味等，并做好记录；患者突然出现胸痛气促、午后发热、痰中带血或大咯血等现象时，向医生报告，并配合处理；患者痰呈黄绿色、脓性、久咳、气促等现象时向医生报告，并配合处理；患者出现头晕、心悸、嗜睡、汗出、尿少、体温下降、四肢不温等现象时向医生报告,并配合处理。

(5)情志护理　保持精神愉快,尤其是久咳不愈的患者要做好情志护理,避免精神刺激。

2. 辨证施护

(1)临证护理　风寒束肺咳甚者,可在背部大椎、肺俞、风门穴拔火罐;风热、燥邪犯肺咳嗽,干咳少痰,痰稠难咳,可给予雾化吸入;痰热壅肺咳嗽,遵医嘱服清热化痰药,痰中带血可服三七(研末兑服);痰多难咳者遵医嘱针刺或耳穴埋籽。

(2)饮食护理　饮食宜清淡、易消化、富于营养,忌食肥甘厚味、煎炸、辛辣刺激性食物,禁烟酒。风寒咳嗽宜热饮,忌生冷之品,可食葱白粥;风热燥邪犯肺可用五汁蜜饮,可食百合粥;肺肾阴虚咳嗽可给予麦冬、沙参泡水代茶饮。

(3)用药护理　中药汤剂一般宜温服,观察服药后效果及反应。风寒阳虚者应热服,服药后加盖衣被以助微汗出,注意观察病情,不可久服,以防损伤正气。不宜用敛肺、收涩的镇咳药,以免肺气郁遏不得宣畅,不能达邪外出。燥热犯肺者,汤剂宜少量多次服用。

(4)情志护理　保持心情愉快,尤其是久咳不愈的患者要加强情志护理,避免不良情绪刺激。

(四)健康指导

(1)做好疾病知识宣教。

(2)根据气候变化随时增减衣服,防止受凉感冒。

(3)保持心情舒畅,避免情绪激动。

(4)加强体育锻炼、增强体质,提高抗病能力。

(5)避免接触刺激性气体和粉尘。

三、胃痛

胃痛,又称胃脘痛,是以上腹胃脘部经常发生疼痛为主证的病证。多由忧思郁怒,肝气犯胃或饮食劳倦、损伤脾胃之气所致。相当于西医学中的急、慢性胃炎,胃、十二指肠溃疡,胃癌,胃神经官能症等见有胃脘部疼痛的病证。

(一)辨证分型与护治法则

1. 寒邪客胃

【证候表现】胃痛暴作,恶寒喜暖,脘腹部得温则痛减,受寒则痛增,喜热饮,苔薄白,脉弦紧。

【护治法则】温胃散寒,理气止痛。

2. 饮食积滞

【证候表现】脘胀满疼痛,嗳腐吞酸,或呕吐不消化之食物,吐后较舒,不思食,大便不爽,舌苔厚腻,脉滑。

【护治法则】消食导滞,和胃止痛。

3. 肝气犯胃

【证候表现】胃脘胀闷,脘痛连胁,每因情志因素而痛作,嗳气频繁,大便不畅,苔多薄白,脉沉弦。

【护治法则】疏肝解郁,理气止痛。

4. 肝胃郁热

【证候表现】胃脘灼痛,痛势急迫,烦躁易怒,泛酸嘈杂,口苦口干,舌红苔黄,脉弦或数。

【护治法则】清热化湿,理气和胃。

5. 瘀血停滞

【证候表现】胃脘疼痛,痛有定处,拒按,或痛有针刺感,食后痛甚,或见吐血黑便,舌质紫暗,脉涩。

【护治法则】活血化瘀,和胃止痛。

6. 胃阴亏虚

【证候表现】胃痛隐隐,口干咽燥,食少,五心烦热,大便干结,舌红少津,脉细数。

【护治法则】养阴益胃,和中止痛。

7. 脾胃虚寒

【证候表现】胃隐隐作痛，喜温喜按，空腹痛甚，得食痛减，泛吐清水，纳差神疲，手足不温，大便溏薄，舌淡苔白，脉虚弱或迟缓。

【护治法则】温中健脾，和胃止痛。

（二）护理问题与相关因素

(1)胃脘痛——与食滞胃脘、运化失常，肝气郁结、邪热犯胃，情志不畅、胃气郁滞有关。

(2)恶心呕吐——与脾胃虚寒、胃失和降有关。

(3)大便干结——与气滞肠道、传导失常有关。

(4)烦躁易怒——与肝气郁结、横逆犯胃有关。

(5)饮食调养的需要——与调理知识缺乏有关。

（三）施护措施

1. 一般护理

(1)病室环境　保持病室整洁，舒适，安静，定时通风换气，温湿度适宜。

(2)休息　胃痛持续不已，疼痛较剧烈或呕血、黑便者，应卧床休息，缓解后可下床活动。

(3)控制感染　呕血者注意口腔护理，保持口腔清洁湿润，可用温盐水漱口。

(4)病情观察　注意观察患者疼痛的部位、性质、程度、时间、诱发因素，及与寒热饮食的关系；注意呕吐物和大便的颜色、形状；胃痛突然加剧或伴呕吐、寒热或全腹硬满而疼痛拒按时向医生报告，配合处理；出现呕血或黑便，面色苍白、冷汗时向医生报告，配合处理；出现四肢厥冷、烦躁不安、血压下降时向医生报告，配合处理。

2. 辨证施护

(1)给药护理　中药汤剂一般宜温服。脾胃虚寒或寒凝气滞者，中药汤剂宜热服；克服情志影响，进食时应保持心情舒畅，而使肝气条达，以助胃气降逆，可服柴胡疏肝散；胃痛吐酸或疼痛明显可给予乌贝散 3～5 g，温开水调服以理气止痛；中药汤剂宜少量多次温服。如伴呕吐，在服药前可用鲜生姜擦舌面。

(2)针灸治疗　介绍针灸治疗的目的及注意事项，特别是畏惧针灸或初次接受针灸的患者，消除紧张情绪，预防晕针等针刺意外的发生。胃脘疼痛剧烈者可选用毫针针刺内关、足三里、中脘等穴位，强刺激不留针，疼痛较缓者，可针刺以上穴位，减轻刺激强度，留针 20～30 min；虚寒性胃痛可热敷，药熨胃脘部，或艾灸中脘、足三里、神阙穴或用暖脐膏贴腹，以温中止痛。其他的还可根据病情需要选用神灯进行穴位照射或穴位注射、背俞穴拔罐、中药穴位贴敷等疗法。

(3)饮食护理　饮食以质软、少渣、易消化、少食多餐为原则。肝气犯胃者可给予理气降气食物；食积者应节食；虚寒性呕吐宜热性食物，忌生冷不洁和肥甘厚味之品，尤忌甜食。

(4)情志护理　消除患者恐惧、紧张心理，肝气犯胃者，保持心情舒畅。多与患者交流，取得信任，使其安心养病。

（四）健康指导

(1)禁烟酒、浓茶、咖啡等刺激性食物。了解患者饮食习惯，必要时推荐食谱，改变原有饮食习惯。

(2)避风寒，慎起居。

(3)保持乐观情绪，生活规律，劳逸结合，保证睡眠。

(4)出现疼痛、泛酸、呕吐等症状时及时就医。

(5)指导患者和其家属了解本病的性质，掌握控制疼痛的简单方法，减轻身体痛苦和精神压力。

四、泄泻

泄泻是指大便次数增多，粪便稀薄，甚至泻出如水样的病证。“泄”，如水之泄，其势缓慢，“泻”，指暴注下迫，发病急骤，两者有缓急轻重之分，统称泄泻。本病主要由于湿盛与脾胃功能失调，致清浊不分，水谷混杂，并走大肠而成。以夏秋两季多见。相当于西医学中的急、慢性肠炎，胃肠功能紊乱等消化系统以腹泻为主的病证。

（一）辨证分型与护治法则

1. 寒湿型

【证候表现】泄泻清稀，甚至如水样，腹痛肠鸣，来势较急，或兼寒热头痛，肢体酸楚，舌苔薄白或白，脉浮或濡缓。

【护治法则】芳香化浊，解表散寒。

2. 湿热型

【证候表现】腹痛即泻，泄下急迫，或泄而不爽，粪色黄褐而臭，肛门灼热，或烦热口渴，小便短赤，舌苔黄腻，脉滑。

【护治法则】清热利湿。

3. 食滞肠胃

【证候表现】腹痛肠鸣，泻下粪便臭如败卵，泻后痛减，夹有不消化食物，胸胁痞闷，嗳腐酸臭，不思饮食。舌苔厚腻或垢浊，脉滑。泻后痛不减，每与情志有关，或兼嗳气食少，胸胁痞闷，不思饮食，舌苔厚腻或垢浊，脉滑。

【护治法则】消食导泄。

4. 肝气乘脾

【证候表现】腹痛泄泻，便后疼痛减轻，反复发作，嗳气食少，食后脘闷不舒，症状每与情志有关，舌淡红，脉弦。

【护治法则】抑肝扶脾。

5. 脾胃虚弱

【证候表现】大便时溏时泄，每因稍进油腻或劳累以后，则便次增多，或夹有不化之物，脘腹胀闷不舒，食少，面色萎黄，肢倦乏力，舌淡苔白，脉细。

【护治法则】健脾益胃。

6. 肾阳虚衰

【证候表现】黎明之前，脐下作痛，肠鸣即泻，泻后即安（又名五更泄）或兼腹部畏寒，腰背怕冷，形寒肢冷，舌淡苔白，脉沉细。

【护治法则】温肾健脾，固涩止泻。

（二）护理问题与相关因素

（1）腹痛——与食滞肠胃、升降不利，外感湿热、伤及大肠有关。

（2）泄泻——与肝气乘脾、运化失调，肾阳虚衰、不能温养脾胃有关。

（3）情志不舒——与久泻不止、担心预后有关。

（4）生活自理能力下降——与久病体虚、活动受限有关。

（5）饮食调养的需要——与食滞肠胃、传导失常，脾胃虚弱、运化无力有关。

（6）潜在褥疮——与久病体虚、正气虚衰有关。

（三）施护措施

1. 一般护理

（1）病室环境　病室宜安静，每日定时开窗通风。有传染病的患者，应严格执行消化道隔离，以防交叉感染。

（2）休息　急性泄泻者应卧床休息，恢复期和慢性期可适当活动。

（3）控制感染　注意保持臀部及肛周皮肤干燥，以防皮肤感染。

（4）病情观察　严密观察大便的量、色、质、气味及次数，观察有无里急后重，观察体温、脉搏、口渴、饮水等；及时准确留取大便标本并送检；出现泄泻严重，眼窝凹陷、口干舌燥、腹胀无力时报告医生，配合处理；出现呼吸深长、烦躁不安、精神恍惚、四肢厥冷、少尿或无尿等及时报告医生，配合抢救。

2. 辨证施护

（1）针灸治疗　做好心理护理，特别是畏惧针灸或是初次接受针灸的患者，要做好他们的思想工作，向其介绍针灸治疗的目的及注意事项；湿热呕吐时，针刺足三里、内关等穴位，发热加曲池，有疏泄邪热之作用，腹痛可艾灸中脘、足三里等穴位；肾阳虚衰泄泻不能控制者可针刺关元、气海等穴位；虚寒性胃痛可热敷，药熨胃脘部，或艾灸中脘、足三里、神阙穴或暖脐膏贴腹，以温中止痛；其他的还可根据病情需要选用神灯进行穴位照射或穴位注射，背俞穴拔罐，中药穴位贴敷等疗法。

(2)饮食护理　饮食宜清淡、易消化、少渣、高热量、富有营养的流质或半流质的食物，多吃热粥，保证足够水分摄入，遵医嘱口服电解质平衡液。忌肥肉、乳制品、粗粮，以及辛辣、生冷、刺激性、油炸、多纤维食物，戒烟酒。寒湿困脾证：饮食温热，鼓励患者饮用生姜红糖水等。肠道湿热证：饮食以无渣、少渣、半流质为宜，多饮淡盐水或焦大麦沸水泡饮用。食滞肠胃证：先禁食，待病情缓解后，进流质饮食；多饮水，身体复原后，注意饮食有节，不暴饮暴食，忌食不易消化的食物。肝气郁滞证：忌红薯、豆制品等产气食物；悲伤、发怒、生气时切不可进食；忌食壅阻气机食物如南瓜、山芋、土豆等；以清淡、营养丰富、易消化食物为主，可吃些萝卜调理气机。脾气虚弱证：饮食温热、清淡、易消化，定时、定量，以软、烂、温热及少食多餐为原则；忌食生冷瓜果、芝麻等凉性润肠之品，及辛辣、刺激和坚硬不消化食物，忌烟酒。肾阳亏虚证：以高热量、有营养的流质或半流质饮食为主，多吃热粥，多选用补中益气之食品，如胡桃、山药、狗肉、动物肾脏等，并可加胡椒、肉桂等调味。

(3)给药护理　中药汤剂一般温服，服药后注意观察效果和反应。

①寒湿困脾证　中药汤剂温热服用，以助散寒。

②肠道湿热证　肛门灼痛者遵医嘱用苍术、黄柏煎水坐浴，擦干后涂以黄连膏，做好肛周皮肤护理。

③食滞肠胃证　腹部胀痛明显者，可给予山楂、神曲煎茶饮。

④肝气郁滞证　可用佛手片沸水泡茶代饮。

⑤气虚弱证　可用健脾益气类中药，注意煎药方法，先用温水浸泡半小时，煮沸后用文火熬半小时，热服。

⑥肾阳亏虚证　中药汤剂睡前热服。腹痛甚者，用肉桂、川椒粉纳入脐中，用暖脐膏敷贴。

(4)情志护理　多做患者思想工作，关心体贴，从精神上安慰患者，鼓励患者树立战胜疾病的信心，使其开朗，防止抑郁；帮助患者熟悉环境、作息就餐时间、病房规章制度，缩短医患之间距离，使之愉快接受并配合治疗；进行各种护理操作时，解释清楚，尽量减少患者恐惧和痛苦。

(四)健康指导

(1)注意饮食调护与卫生，勿暴饮暴食，不吃生冷寒凉、油腻、坚硬、不消化食物。可选用薏苡仁、白扁豆、莲子、山药等健脾食物。

(2)生活起居有规律，不劳倦过度，根据气候变化增减衣被，盛夏炎暑季节，不露天卧湿地，以免暑湿外侵。

(3)进行适当体育锻炼，如慢跑、游泳、散步等中等强度的运动、对脾虚者较为适宜。

(4)加强自身保健，经常按揉足三里，也可用指压足底，增减脾胃消化功能，年老体弱者可练保健操。肝气犯脾者，多听音乐，陶冶情操，消除烦恼。

五、水肿

水肿是指各种原因导致的体内水液运行障碍，水湿停留，泛溢肌肤，引起头面、四肢，甚至全身浮肿为临床特征的病证。分阴水和阳水，阳水易治，阴证难除，反复发作，预后较差。多因感受水湿、风邪，饮食劳倦内伤所致。其病位本在肾，标在肺，涉及脾、膀胱、三焦。相当于西医学中的肾性水肿、心源性水肿、营养不良性水肿，内分泌失调引起的水肿。

(一)辨证分型与护治法则

1. 阳水

1)风水泛滥

【证候表现】开始眼睑及颜面浮肿，继则四肢及全身皆肿，按之凹陷易恢复，发展较快，小便不利，尿少尿黄，多伴有恶风、恶寒、发热等症，或兼咳嗽而喘，苔薄，脉浮紧。偏风热者兼咽喉红肿疼痛，舌质红，脉浮滑数;如果水邪泛滥,肿势较重,也可见沉脉。

【护治法则】疏风清热,宣肺行水。

2)水湿浸渍

【证候表现】遍身浮肿,下肢为甚,按之凹陷不易恢复,皮肤光亮而薄,胸闷腹胀,烦热,口渴,小便短赤,大便干结,伴见气喘,舌苔黄腻,脉沉数。

【护治法则】健脾化湿,通阳利水。

3)湿热郁结

【证候表现】遍体浮肿,肿势较剧,皮肤润泽光亮,脘闷腹胀,大便干结,小便短赤,舌红苔黄,脉沉数。

【护治法则】分利湿热。

4)湿毒侵淫

【证候表现】眼睑头面浮肿,延及全身,身发疮痍,或溃烂,小便赤少,伴恶风发热,舌红苔黄,脉浮数或滑数。

【护治法则】宣肺解毒,利湿消肿。

2. 阴水

1)肾虚水泛

【证候表现】面浮身肿,腰以下尤甚,按之凹陷不起,尿少,腰部冷痛酸重,畏寒肢冷,神疲倦怠,甚者心悸喘促,舌质淡胖,苔白,脉沉细或沉迟。

【护治法则】温肾助阳,化气利水。

2)脾阳不振

【证候表现】面浮足肿,反复消长,劳后或午后加剧,脘闷纳减,尿清便溏,畏寒肢冷,面色萎黄,神倦乏力,苔白腻或白滑,脉沉缓或沉迟。

【护治法则】温阳健脾利水。

(二)护理问题与相关因素

(1)浮肿尿少——与肺气失宣,风遏水阻;脾阳不振,水湿泛滥;肾气衰弱,阳不化气;湿毒内盛,脾肺失健有关。

(2)心悸喘促——与水气上凌心肺有关。

(3)胸闷——与脾运不健,水湿不化有关。

(4)发热——与风邪外袭,肺失宣肃有关。

(5)恶心呕吐——与浊邪上逆,胃失和降有关。

(6)潜在的皮肤破损 ——与湿毒浸渍有关。

(三)施护措施

1. 一般护理

(1)病室环境　保持病室整洁,舒适,安静,定时通风换气,温湿度适宜。

(2)休息　重症患者绝对卧床休息,高度水肿而致胸闷憋气者,可取半卧位;下肢水肿重者,适当抬高患肢。水肿基本消退,血压平稳后,可逐步增加活动量。

(3)控制感染　做好口腔及皮肤护理,对长期卧床患者应定时翻身,预防压疮。水肿部位避免针刺,防止感染。水肿严重者,经常变换体位,眼睑及面部水肿时,可垫高枕,阴囊水肿者,用提睾带托起。

(4)病情观察　准确记录 24 h 液体出入量,定期测量体重和血压;观察水肿的部位、程度、消长规律,尿量及颜色,体温,血压,舌脉等变化;24 h 尿量少于 400 mL 或尿闭时,向医生报告并配合处理;表情淡漠、疲乏无力、腹胀、呼吸深长、胸满气急、恶心呕吐时,向医生报告并配合处理;出现吐白色泡沫、面色青紫、冷汗肢厥、烦躁心悸时,向医生报告并配合处理。

2. 辨证施护

(1)临证施护　脾虚者食后腹胀,可以艾灸天枢、气海或饭后顺时针按摩腹部 20 min,以温阳顺气;局部皮肤不宜采用针刺、指压、注射等措施,以免流水不止,导致感染;疲乏重者可给予患者捏脊或按摩内关、足三里等穴位。

(2)用药护理　阳水兼风者，中药宜热服，盖被，饮热粥或姜糖水后安卧，以助汗出；阴水证者，中药宜温服，若伴恶心呕吐者，在服药前生姜擦舌或少量频服；服攻下逐水药者，中药应频服，并观察二便情况。

(3)饮食护理　饮食宜清淡，易消化，忌食辛辣、肥腻之品。水肿初期遵医嘱给予无盐饮食，肿势消退后可改低盐饮食。阳水证者，可给予清热利水之品；阴水证者，饮食宜富有营养；脾虚湿困者，可给予健脾利湿之品；腹胀者，少食产气食物；浮肿尿少者，遵医嘱给予中药煎水代茶饮；呕吐、发热者，宜食清热利水之品；湿毒上泛、恶心呕吐不止，可服姜糖水或遵医嘱用止吐药。

(4)情志护理　鼓励患者消除恐惧、忧虑、急躁、悲观等情绪，积极配合治疗。

(四)健康指导

(1)做好疾病知识宣教。

(2)树立战胜疾病的信心与毅力，克服悲观情绪。

(3)注意调摄，起居有常，随天气变化增减衣服。

(4)适当参加体育锻炼，严防感冒。

(5)劳逸适度，尤应节制房事，戒怒，以保护元气。

六、消渴

消渴是以多饮、多食、多尿、身体消瘦或尿有甜味等为主要特征的病证。其也称“消瘅”、“消中”、“膈消”、“肺消”等。多由素体阴虚，饮食不节，情志内郁，劳欲过度所引起，先天禀赋不足是引起消渴的主要内在因素。消渴与肺、胃、肾三脏功能失调有密切关系。消渴相当于西医学中的糖尿病、尿崩症，精神性多饮多尿症等。

(一)辨证分型与护治法则

1. 上消(肺热津伤)

【证候表现】烦渴多饮，口干舌燥，尿频量多，舌红苔黄，脉洪数。

【护治法则】清热润肺，生津止渴。

2. 中消(胃热炽盛)

【证候表现】消谷善饥，形体消瘦，口干欲饮，大便秘结，舌苔黄燥，脉滑实有力。

【护治法则】清胃泻火，养阴增液。

3. 下消

1)肾阴亏虚

【证候表现】尿频量多，混浊如脂，或尿有甜味，口干舌燥，腰膝酸软，头昏耳鸣，视物模糊，失眠心烦，或皮肤干燥瘙痒，舌红苔燥，脉沉细数。

【护治法则】滋阴补肾，润燥止渴。

2)阴阳两虚

【证候表现】小便频数，混浊如膏，甚则饮一溲一，面色黧黑，消瘦明显，耳轮焦干，腰膝酸软，甚则阳痿，舌淡苔白，脉沉细无力。

【护治法则】温阳滋阴，补肾固涩。

(二)护理问题与相关因素

(1)烦渴多饮——与肺热炽盛、燥热伤津有关。

(2)多食易饥——与胃火炽盛、腐熟增强有关。

(3)尿频量多——与肾失固藏、肾阴不足、肾虚不固有关。

(4)忧虑恐惧——与对疾病的认识不足、久治不愈有关。

(5)潜在的皮肤感染——与肌肤失养、外邪入侵或高血糖有关。

(6)生活自理能力下降——与并发症(水肿、白内障、坏疽等)有关。

(7)有低血糖的危险——与使用降糖药物不当或节食有关。

(8)潜在酮症酸中毒、昏迷——与阴伤及阳、阴竭阳亡有关。

(三)施护措施

1. 一般护理

(1)病室环境　安静整洁,空气新鲜。

(2)休息　应注意休息,避免过度疲劳。

(3)预防感染　注意口腔护理,晨起、饭后用温盐水漱口,防止口腔溃疡;加强皮肤护理,防止疖痈及褥疮发生。

(4)病情观察　注意观察意识、视力、血压、皮肤、24 h液体出入量,定时测量体重,定期检测空腹及饭后血糖;患者突然出现心慌头晕、出虚汗、软弱无力等低血糖现象时,向医生报告,并配合处理;出现头痛头晕、食欲不振、恶心呕吐、烦躁不安、呼出烂苹果气味时,向医生报告,并配合处理;出现神昏、呼吸深快、血压下降、肢冷、脉微欲绝时,向医生报告,并配合处理。

2. 辨证施护

(1)临证护理　上消(燥热伤肺证),遵医嘱给予中药泡水代茶饮;中消(胃燥津伤证),大便秘结时,可食用多纤维蔬菜或遵医嘱口服通便药;下消(肾阴亏虚证),可进行穴位艾灸;口渴时遵医嘱给予中药泡水代茶饮;神昏者,按神昏常规护理进行;出现低血糖时,立即给予糖水或果汁、巧克力、饼干等,必要时遵医嘱给药;有皮肤瘙痒、疖肿、痈疽者,嘱患者切勿搔抓,以免引起皮肤感染。

(2)饮食护理　遵医嘱进食,控制总热量。严格控制主食量,一般每天300～400 g,禁食糖、烟酒,少食煎炸食物。可适当增加蛋白质、素食蔬菜类食物,如瘦肉、鱼、牛奶、豆制品、洋葱、山药、黄瓜、南瓜等,禁食含淀粉高的食物。

(3)用药护理　严格按医嘱服用降糖类药物。磺脲类饭前30 min服用,双胍类饭后服用。注意观察用药后效果和反应。使用胰岛素治疗,应饭前30 min注射,经常更换注射部位。出现低血糖时,必要时可静脉推注50%葡萄糖。

(4)情志护理　增强与慢性疾病作斗争的信心,保持乐观情绪,积极配合治疗。

(四)健康指导

(1)向患者讲解饮食疗法,掌握饮食原则。

(2)避免精神创伤和过度劳累。

(3)指导患者掌握自我监测血糖和尿糖的方法。

(4)讲解本病并发症的表现,如眼部病变、足部感染等,以便及时发现,及时处理。

(5)指导患者保持皮肤清洁干燥,勤洗澡、理发、修剪指甲;内衣、鞋袜要柔软宽松;趾端要保暖。

(6)定期复查,随身携带糖尿病治疗保健卡,以防发生低血糖时,可采取急救措施。

(7)合理安排生活起居,劳逸结合。

七、眩晕

眩晕是目眩和头晕的总称。目眩是眼花,视物模糊,头晕是指感觉自身或周围景物旋转,站立不稳,两者往往同时出现,故称眩晕。眩晕中有病情轻重程度的不同,轻者闭目即止,重者旋转不定,不能站立,或伴有恶心、呕吐、出汗,甚至昏倒等症状。多由风阳上扰,痰瘀内阻等所致,病位在肝、脾、肾。相当于西医学中的颈椎病、椎颈动脉供血不足、内耳性眩晕、高血压、动脉硬化、贫血等以眩晕为主证的病证。

(一)辨证分型与护治法则

1. 肝阳上亢

【证候表现】眩晕耳鸣,头痛且胀,每因烦劳易怒而头晕,头痛加重,面色潮红,失眠多梦,口苦,舌红苔黄,脉弦滑。

【护治法则】平肝潜阳。

2. 肾精不足

【证候表现】眩晕耳鸣,腰膝酸软,精神萎靡,神疲健忘,遗精。偏阴虚者,伴五心烦热,舌红苔少,脉细数;偏阳虚者,伴见畏寒肢冷,阳痿早泄,舌质淡,脉沉细。

【护治法则】偏阴虚者,滋阴补肾;偏阳虚者,温阳补肾。

3. 气血两虚

【证候表现】眩晕可因活动加剧,劳累而发。面色苍白,唇甲淡白,神疲纳减,气短懒言,心悸少眠,舌质淡,脉细弱。

【护治法则】补气养血。

4. 痰浊中阻

【证候表现】眩晕且头重如蒙,胸闷痰多,恶心欲呕,少食多寐,体倦心悸,舌苔白腻,脉濡滑。

【护治法则】燥湿祛痰,健脾和胃。

5. 瘀血阻络

【证候表现】眩晕头痛,健忘失眠,体倦心悸,面或唇色暗紫,舌质有瘀点、瘀斑,脉弦涩或细涩。

【护治法则】活血化瘀。

(二)护理问题与相关因素

(1)头晕目眩——与肝阳上亢、风阳上扰,气血亏虚、清窍失养,痰浊中阻、清阳不升有关。

(2)头痛——与瘀血内阻、络脉不通,肝失调达、肝阳上亢有关。

(3)恶心呕吐——与痰浊中阻、胃气不降有关。

(4)急躁易怒——与肝阳上亢、情志过激有关。

(5)有跌倒的危险——与头晕目眩、动作失衡有关。

(6)有复感外邪的危险——与气血亏虚、外邪易侵有关。

(7)有中风的可能——与肝阳上亢而中经络、中脏腑有关。

(8)饮食调养的需要——与缺乏调理知识有关。

(三)施护措施

1. 一般护理

(1)病室环境　安静整洁,空气新鲜,避免噪音、强光等不良刺激。

(2)休息　发作时重者卧床休息,轻者闭目养神。卧床或起立时不应立即变换体位,少做或不做旋转、弯腰动作。

(3)控制感染　呕吐频繁者注意口腔护理,晨起、饭后用温盐水漱口,防止口腔溃疡。

(4)病情观察　观察和记录眩晕发作的时间、程度、诱发因素、伴随症状及血压变化;患者突然出现头痛剧烈、呕吐、视物模糊、肢体麻木等现象时,向医生报告,并配合处理;出现行动不便、血压持续上升时,向医生报告,并配合处理。

2. 辨证施护

(1)临证护理　眩晕而不省人事者,急刺人中穴,强刺激;耳穴压籽可选用肾、内耳、神门等穴位;眩晕伴恶心呕吐者,可针刺内关、足三里、阳陵泉等穴位;药物中毒所致者,可煎服绿豆甘草汤频服。

(2)饮食护理　饮食宜清淡,禁忌辛辣、肥腻、生冷、烟酒。风阳上扰者可食甲鱼以滋阴潜阳;气血亏虚者多食血肉有情之品;肾阴不足者多食滋阴益肾之品。

(3)用药护理　中药汤剂温服,观察服药后效果及反应。眩晕伴呕吐者中药宜冷服,或采用少量多次服法。

(4)情志护理　关心体贴患者,使其心情舒畅、气血调和,避免不良刺激。

(四)健康指导

(1)做好疾病知识宣教　卧床或下蹲时不可猛然起立,少做或不做旋转、弯腰动作,减少高空作业及开车等。

(2)养成良好的生活习惯　戒烟酒,限制动物脂肪和含胆固醇高的食物。

(3)保持心情舒畅　避免情绪激动。

(4)有高血压病史者要坚持服药,定期监测血压。

八、心悸

心悸是患者自觉心中悸动不安,甚则不能自主的一种病证。多因情志波动或劳累过度而诱发,一般多为阵发性。病位在心,与肝、脾、肾关系密切。相当于西医学中的心律失常、贫血、神经官能症等以心悸为主证的病证。

(一)辨证分型与护治法则

1. 心神被扰

【证候表现】心悸,情志扰心,坐卧不安,善惊易恐,多梦易醒,舌苔白或如常,脉数或虚弦。

【护治法则】镇惊安神,补心养血。

2. 心血不足

【证候表现】心悸,头晕目眩,面色不华,倦怠无力,唇与指甲苍白,舌质淡红,脉细而弱。

【护治法则】益气补血,养血安神。

3. 阴虚火旺

【证候表现】心悸不宁,烦躁少寐,头晕目眩,耳鸣作响,口干咽燥,舌质红少苔,脉细数。

【护治法则】滋阴降火,养心安神。

4. 心阳不振

【证候表现】心悸气短,劳累后加重,自汗,畏寒肢冷,面色苍白,心胸憋闷,舌质淡,舌体胖嫩,脉细弱或结代。

【护治法则】养心通阳,补气养血。

5. 心血瘀阻

【证候表现】心悸,怔忡,胸闷不舒,心痛阵作或见唇甲青紫,气短喘息,舌质紫暗,脉涩或结代。

【护治法则】活血祛瘀。

(二)护理问题与相关因素

(1)心悸——与心气不足、心失所养,心神不能自主、阳虚水邪内停有关。

(2)心痛——与心脉瘀阻、络脉挛急有关。

(3)头晕目眩——与阴虚火旺、阳扰于上,心血亏虚不能上供于脑有关。

(4)胸闷气短 ——与胸阳不足有关。

(5)少寐多梦——与心不藏神、心神无主有关。

(6)倦怠神疲——与血亏气虚有关。

(7)形寒肢冷——与心阳虚弱、血运迟缓,阳气不能达于四肢有关。

(8)唇甲发绀——与瘀血蓄积、心阳被遏有关。

(9)浮肿尿少——与水饮内停、津液不布有关。

(10)饮食调养的需要——与缺乏调理知识有关。

(三)施护措施

1. 一般护理

(1)病室环境　安静整洁,空气新鲜,避免噪音、强光等不良刺激。

(2)休息　发作时绝对卧床休息,喘促不能平卧者立即给予氧气吸入,取半卧位。恢复期注意劳逸有度,减少行走、攀登或其他重体力活动,避免劳累。

(3)控制感染　要注意保暖,预防感冒;有感染病灶时遵医嘱使用抗生素。

(4)病情观察　严密观察心律、心率、血压、呼吸、意识等变化。注意观察心悸发作与情志、体力、进食活动等的关系,并做好记录。患者突然出现面色苍白、汗出肢厥、口唇青紫等现象时,向医生报告,并配合处理;出现心前区剧烈疼痛、呼吸表浅及呼吸频率发生改变、脉微欲绝甚至心跳骤停时,向医生报告,并配合处理。

2. 辨证施护

(1)临证护理　心悸时可针刺神门、足三里等穴位。心阳虚弱,喘促不能平卧者给予吸氧,取半卧位;

心血瘀阻、心阳虚弱,脉结代者应测短促脉,当低于60次/分时应卧床休息;心脾气虚,阵发性心悸而无脉结代者可采用憋气法、引吐法,缓解心悸;水气凌心伴水肿者做好皮肤护理。

(2)饮食护理　饮食宜清淡可口,禁忌辛辣、肥腻、生冷,戒烟酒。注意营养、水分和钠盐的摄入量,尤其对水气凌心伴水肿者要限制水分及钠盐的摄入;气血不足者多食莲子、桂圆、鱼类;阴虚火旺者宜进食素食蔬菜类,荤食进甲鱼、鳝鱼等。

(3)用药护理　中药汤剂温服,观察服药后效果及反应。心阳不振者宜中药煎后趁热服用;服用抗心律失常药应注意心率、脉搏的变化。

(4)情志护理　关心体贴患者,使其心情舒畅、气血调和,避免不良刺激。心悸发作时要有人在旁陪伴,给予心理安慰。

(四)健康指导

(1)做好疾病知识宣教。

(2)注意避免剧烈活动和过度疲劳。

(3)保持心情舒畅,避免情绪激动。

(4)生活要有规律,根据气候变化随时增减衣服,防止受凉感冒。

(5)保持大便通畅。

(6)定期复诊,以便及早发现病情变化。

九、腰痛

腰痛是指以腰部疼痛或酸痛为主要症状的病证。多由外感寒湿或温热之邪,跌仆损伤,强力劳作,先天禀赋不足,久病体虚,或年老体衰,或房事不节等所致。腰为肾之府,腰痛与肾的关系最为密切。相当于西医学中的腰椎疾病、腰肌劳损、泌尿系感染等出现以腰痛为主的症状。

(一)辨证分型与护治法则

1. 寒湿腰痛

【证候表现】腰部冷痛,转侧不利,静卧痛不减,遇阴雨加重,畏寒喜暖,苔白腻,脉沉。

【护治法则】祛寒除湿,温经通络。

2. 湿热腰痛

【证候表现】腰部坠胀疼痛,痛处伴有热感,热天或阴雨天加重,活动后可减轻,小便短赤,苔黄腻,脉濡数。

【护治法则】清热利湿,舒经止痛。

3. 瘀血腰痛

【证候表现】腰痛如刺,痛有定处,昼轻夜重,痛处拒按,舌质暗紫,或有瘀斑,脉涩。或有外伤史。

【护治法则】活血化瘀,通络止痛。

4. 肾虚腰痛

【证候表现】腰部酸软,隐隐作痛,喜温喜按,腿膝无力,遇劳更甚,卧则减轻。偏阳虚者,则少腹拘急,手足不温,畏寒喜暖,少气乏力,舌质淡,脉沉细;偏阴虚者,则五心烦热,失眠,口燥咽干,面色潮红,舌红少苔,脉细数。

【护治法则】补肾壮腰。偏阳虚者,温补肾阳;偏阴虚者,滋阴补肾。

(二)护理问题与相关因素

(1)腰腿疼痛——与肾精亏虚、腰失所养有关。

(2)腰部疼痛——与跌打扭伤、气滞血瘀有关。

(3)焦虑——与病情反复、日久不愈有关。

(4)有肌肉萎缩的可能——与邪痹经络、筋失所养,久病气血阴精亏损有关。

(5)生活自理能力下降——与腰腿疼痛、行走不利有关。

(6)潜在皮肤受损——与长期卧床、皮肤受压、血运不畅有关。

(7)有便秘的可能——与活动量少、肠失传导有关。

(三)施护措施

1. 一般护理

(1)病室环境　舒适,阳光充足,空气新鲜流通。

(2)休息　注意休息,睡硬板床,腰部不可负重。

(3)病情观察　急性发作者应观察疼痛部位、性质、程度及与体位的关系,观察下肢及腰部运动功能。反复发作伴有神经传导功能障碍或出现大小便功能障碍者应考虑手术。

2. 辨证施护

(1)临证护理　非手术治疗急性期患者,应绝对卧硬板床休息,包括饮食、大小便等均不能起床。1～2周后如症状缓解,可佩戴腰围下地活动。手术治疗的患者,遵医嘱翻身,预防并发症,翻身时必须保持躯干上下一致,切忌脊柱扭转或屈曲;术后指导并帮助患者锻炼下肢收缩、足趾的屈伸和直腿抬高活动,防止术后神经根粘连;遵医嘱行牵引治疗,消除对神经根的压迫。局部给予热敷、熏洗等治疗以改善局部血液循环,减轻疼痛。

(2)饮食护理　急性期:饮食宜清淡,多饮水,宜多食含纤维丰富的蔬菜和水果,防止便秘;忌食生冷油腻食物。缓解期:禁烟酒,忌食肥甘厚味、苦寒生冷之品,多食滋补肝肾的食物,如动物肝肾、羊肉、大枣等。瘀血证宜进食温性食物,如桃仁粥。寒湿证多进食干姜、花椒、狗肉等温热散寒之品。

(3)用药护理　用药期间忌生冷寒凉食物,同时避免风寒,以免加重病情。中药汤剂宜温服。

(4)情志护理　关注患者情绪变化,做好思想疏导,树立信心,配合治疗和护理。

(四)健康指导

(1)做好疾病知识宣教。

(2)睡硬板床。

(3)注意腰部保暖。

(4)腰围不可长期使用,以免肌肉退化、萎缩和便秘。

(5)腰部不可过度负重。

十、卒中

卒中又名中风,是由于阴阳失调,气血逆乱,上犯于脑所引起的突然昏仆、不省人事,半身不遂,口角歪斜,言语不利,或不经昏仆而仅以半身不遂,口角歪斜,语言不利,偏身麻木为主要表现的一种病证。本病四季皆可发病,但以冬春两季高发。病位在心、肝、肾。相当于西医学中的脑出血、脑血栓、脑梗死等出现中风表现的病证。

(一)辨证分型与护治法则

1. 中经络

1)风痰阻络证

【证候表现】半身不遂,口舌歪斜,言语謇涩或不语,偏身麻木,头晕目眩,舌质暗淡,舌苔薄白或白腻,脉弦滑。

【护治法则】祛风通络,活血和营。

2)痰热腑实证

【证候表现】半身不遂,口舌歪斜,言语謇涩或不语,偏身麻木,腹胀,便干便秘,头痛目眩,咯痰或痰多,舌质红,苔黄腻,脉弦滑而大。

【护治法则】滋阴熄风,化痰通络。

2. 中脏腑

1)痰热内闭证

【证候表现】起病急骤,神志昏蒙,鼻鼾痰鸣,半身不遂,肢体强痉拘急,项强身热,气粗口臭,躁扰不宁,甚则手足厥冷,频繁抽搐,偶见呕血,舌质红绛、舌苔褐黄干腻,脉弦滑数。

【护治法则】辛凉开窍，平肝熄风豁痰。

2)痰蒙清窍证

【证候表现】神志昏蒙，半身不遂，口舌歪斜，言语謇涩或不语，偏身麻木，痰声漉漉，面白唇暗，静卧不烦，二便自遗，周身湿冷，舌质紫暗，苔白腻，脉沉滑缓。

【护治法则】辛凉开窍，除痰熄风。

3)元气败脱证

【证候表现】昏愦不知，目合口开，四肢松懈瘫软，肢冷汗多，二便自遗，舌卷缩，舌质紫暗，苔白腻，脉微欲绝。

【护治法则】益气回阳固脱。

(二)护理问题与相关因素

(1)半身不遂——与风痰中络、络脉痹阻，阴虚风动、络脉瘀阻有关。

(2)头晕目眩——与肝阳上亢、风阳上扰，清阳不升、蒙闭清窍有关。

(3)言语謇涩——与肝阳上亢、痰邪阻窍，肝风挟痰、痰阻舌根，风痰上阻、经络失和有关。

(4)口眼歪斜 ——与风痰阻络有关。

(5)神志昏蒙 ——与风火上扰、蒙闭清窍，风夹痰湿、上蒙清窍有关。

(6)潜在皮肤受损——与长期卧床、血运不畅有关。

(7)发热——与风火痰热、内闭经络有关。

(8)有外伤的危险——与神志不清、肢体协调能力降低有关。

(三)施护措施

1. 一般护理

(1)病室环境　病室宜安静、光线柔和，避免噪音、强光等的刺激，禁止吸烟。

(2)休息　卧床休息取适宜体位。中经络者应去枕平卧，中脏腑者头部抬高，避免搬动。烦躁不安者加以床挡保护。

(3)控制感染　做好基础护理，防止并发症的发生。加强口腔、皮肤及眼睛的护理。用盐水或金银花、甘草煎水清洗口腔；眼睑不能闭合者，用生理盐水冲洗双眼，并覆盖纱布，保持床单位清洁；定时为患者翻身拍背，尿失禁者给予留置导尿，定时进行膀胱冲洗。

(4)病情观察　密切观察患者意识、神志、瞳孔、体温、呼吸、血压、脉象、舌象、四肢活动等病情变化。若发生头痛、颈项强直、呕吐、呕血等，应向医生报告及时处理，并详细记录；若发生口眼歪斜、呼吸困难、面色苍白、血压下降时应向医生报告及时处理，并详细记录。

2. 辨证施护

(1)临证护理　阳闭证：突然昏仆、不省人事、高热者，可给予头部冰袋冷敷，并将头部垫高 2～3 cm，遵医嘱针刺人中、涌泉、丰隆、风池、内关、照海等穴位。脱证：突然昏仆、不省人事、目合口开、手撒肢冷、脉微欲绝，可灸神阙、气海、关元穴位，以益气固脱、回阳救逆。尿潴留者：可按摩中极、关元、气海等穴位，虚者加艾条，必要时行留置导尿。便秘者：遵医嘱可给予更衣胶囊、大黄煎水或番泻叶 5 g 泡水服。

(2)饮食护理　饮食应以清淡、少油腻、低糖易消化的食物为主，如新鲜蔬菜、水果，忌肥甘、辛辣等刺激之品，禁烟酒。昏迷与吞咽困难者，可给予鼻饲饮食，如牛奶、菜汤、米汤、豆浆、藕粉等。

(3)用药护理　遵医嘱按时按量服药，不可漏服、多服或擅自停药。中药汤剂宜温服，丸剂用温开水送服，或先用水溶化后服用。服药期间宜食清淡易消化食物，忌食生冷黏腻之品。劝慰患者服药期间避免受风寒湿邪之侵袭，忌发怒与动肝火以免影响疗效。

(4)情志护理　关注患者情绪变化，做好思想疏导，消除恐惧、急躁等情绪。避免不良刺激，适应病变后的生理状态。树立信心，配合治疗和护理。

(四)健康指导

(1)注意休息，避免过劳，保持心情舒畅，避免不良情绪刺激。

(2)保持大便通畅，避免久坐少动，养成定时排便的习惯。

(3)病情稳定可适当进行肢体功能锻炼和语言功能训练。

(4)行动缓慢者,不宜单独外出活动,变更体位时应注意安全,以防跌倒。

(5)长期卧床者注意翻身,预防压疮。根据天气的变化添加衣服,避免受风寒。

(6)根据医嘱定时、定量服药,定期测量血压;如有异常及时治疗,定期复查。

(7)指导患者继续进行肢体功能训练和语言功能训练。

第二节　外科病证辨证施护

一、乳痈

乳痈是由热毒侵入乳房而引起的急性化脓性疾病,其临床特点为乳房局部结块,红肿热痛,伴全身发热。好发于哺乳期妇女,尤以初产妇多见。发于妊娠期的称“内吹”乳痈,发于哺乳期的称“外吹”乳痈,多因乳头破损,风邪外袭或乳汁淤积,乳络阻滞,郁久化热而成。相当于西医学中的急性乳腺炎。

(一)辨证分型与护治法则

1. 气滞热结(初期)

【证候表现】乳房肿胀触痛,内有肿块,皮色不变或微红,伴恶寒发热,头痛及口渴,舌红,尿短便秘,苔薄黄,脉浮数。

【护治法则】清热疏肝,通乳消肿。

2. 热毒炽盛(成脓期)

【证候表现】乳房肿痛增大,皮肤焮红灼热,肿块中央变软,按之有波动感,较深者波动不明显,口渴喜饮,壮热;舌红苔黄,脉弦数。

【护治法则】清热解毒,托里透脓。

3. 正虚毒恋(溃后期)

【证候表现】脓肿破溃或切排引流,肿消痛减、发热渐退,逐渐愈合,也有因患者体虚,破溃后脓除不畅,肿痛不减,低热不退,为脓液波及其他乳络,可成“传囊”之变,形成瘘管,愈合缓慢。

【护治法则】托毒排脓。

(二)护理问题与相关因素

(1)乳房胀痛——与毒邪外袭、乳汁淤积,毒邪壅盛、淤滞腠理有关。

(2)高热——与热毒炽盛、营卫不和有关。

(3)胸闷不适——与肝气不舒有关。

(4)饮食调养的需要——与产后饮食不节、胃中积热有关。

(5)潜在“传囊”之变——与余毒未尽波及其他乳络有关。

(6)潜在“乳漏”——与乳络受损,乳汁从疮口溢出有关。

(三)施护措施

1. 一般护理

(1)按中医外科一般护理常规进行。

(2)病情较重者,卧床休息;脓肿切开后取半卧位或患侧卧位,以利脓液引流。

(3)停止哺乳,用三角巾或胸罩托起患乳。

(4)病情观察,做好护理记录。

(5)注意观察患乳肿胀范围、皮肤色泽、疼痛程度,有无肿块、触痛,全身有无寒热。

(6)观察溃后脓液的量、色、质、气味及疮口有无乳汁排出。

2. 辨证施护

(1)临证施护　气滞热壅者,遵医嘱局部外敷中药膏;疼痛剧烈时,遵医嘱针刺或注射止痛剂。

(2)饮食护理　饮食宜清淡、易消化,少食辛辣、肥甘及鱼腥发物。可进食营养丰富、高维生素、高蛋白质食物。

(3)用药护理　中药汤剂一般宜温服。可遵医嘱局部给予清热解毒、消肿止痛类中草药外敷。局部红、肿、热、痛严重者,应遵医嘱服中药回乳。

(4)情志护理　介绍病情,消除患者恐惧及焦虑心理,使其配合治疗。

(四)健康指导

(1)指导哺乳期妇女保持乳头清洁,定时哺乳,每次哺乳后将剩余乳汁吸空。

(2)指导哺乳期妇女及时矫正乳头凹陷,防止因乳头内陷、乳汁不畅而反复发作。

(3)防止乳头皲裂,可用自身乳汁涂抹;乳头擦伤、皲裂时,可外涂麻油或蛋黄油。

(4)哺乳期妇女应保持心情舒畅,避免情绪激动。

(5)早期可采用局部热敷,以促进血液循环,利于炎症消散。

(6)以胸罩或三角巾托起患乳,脓未成者减少活动牵拉。

二、痔疮

痔疮是指直肠末端黏膜下和肛管皮下的静脉丛瘀血扩张、屈曲而形成的柔软的静脉团,由此出现出血、栓塞或团块脱出,也称痔核、痔等。以便血,肛门有肿物,坠胀感、异物感或疼痛,伴局部有分泌物或瘙痒为主证。多由饮食不节,过食辛辣,大便失调,久坐久立,负重远行,妊娠等导致湿热下注,血运不畅,血液瘀积,结滞不散而成。与西医学同名。

(一)辨证分型与护治法则

1. 内痔

【证候表现】发于齿状线以上,以出血和脱出为主要表现,出血颜色鲜红,伴有肛门瘙痒,舌红苔薄黄或白,脉浮数或细涩。

【护治法则】清热利湿,活血化瘀。脾虚气陷者,宜补气升提。

2. 外痔

【证候表现】发于齿状线以下,以疼痛、肿胀、异物感为主要表现,经产妇、老弱体虚者可出现神疲乏力,舌红苔薄黄或白,脉弦涩或滑数。

【护治法则】清热利湿、行气活血。

3. 混合痔

【证候表现】发于齿状线上、下,兼有内、外痔特征。经产妇、老弱体虚者可出现神疲乏力,纳少便溏,舌淡胖,脉细无力等症。

【护治法则】可参用以上法则,有脾虚气陷者,考虑补中益气、升阳举陷。

(二)护理问题与相关因素

(1)便血——与损伤脉络、血溢脉外有关。

(2)痔核脱出——与痔核大、便后不能回纳有关。

(3)疼痛、坠胀、异物感——与局部气血运行不畅、瘀结不散有关。

(4)饮食调养——与缺乏调理知识有关。

(5)术后伤口疼痛——与手术创伤、气滞血瘀有关。

(6)术后伤口出血——与络脉受损、血热妄行有关。

(三)施护措施

1. 一般护理

(1)按中医肛肠科一般护理常规执行。

(2)保持病室安静,整洁,温湿度适宜。

(3)外痔伴感染或突发血栓外痔应卧床休息;严重感染内痔或术后者应取侧卧位,避免创面受压。

(4)急性外痔于发病 24 h 内可冷敷,24 h 后改为热敷。

(5)保持大便通畅,手纸宜柔软,便后清洗肛门,用温水或中药坐浴,换药前先坐浴。

(6)观察病情,做好护理记录。观察痔核大小,是否脱出、糜烂、坏死、出血及伴随症状。出现下腹胀痛、头晕乏力、心悸口渴、少气懒言、面色㿠白、汗出、脉细等大出血征兆要立即向医生报告,并配合处理。

2. 辨证施护

(1)临证施护　便血量多时,建立静脉通道,做好输血准备。痔核脱出时应连续使用中药热敷或25%硼酸甘油涂于肛周,并用热敷,使其回纳。气血瘀积疼痛者,可用艾灸肛周止痛;便秘者可用甘油栓或开塞露塞肛,或遵医嘱给予缓泻剂;术后24 h可指导患者下床排便;施行注射疗法后当日忌下蹲,排便时间不宜过长;结扎术后忌拖拉留于肛门之外的结扎线残端,以免引起出血;如大便后出血,应检查结扎线是否牢固或过紧;痔核脱出过早而出现伤口渗血,可用止血粉沙条塞入肛门压迫止血,或遵医嘱用止血药。

(2)饮食护理　饮食忌辛辣刺激食物,多食新鲜水果蔬菜。气血瘀积者。给予补中益气温阳之品;脾虚气陷者,忌酸冷之品,宜进食温补食物。

(3)用药护理　湿热者凉服中药汤剂,虚寒者宜温服,服药后观察效果及反应。大便秘结者,可用番泻叶代茶饮。

(4)情志护理　情志内伤是发病诱因。患者对治疗缺乏信心,加之疼痛等症状加剧,易焦虑。应做好解释,保持心情舒畅,积极配合治疗。

(四)健康指导

(1)起居有常,忌劳累,避免外邪,情志调畅,避免久站久坐。

(2)多食新鲜蔬菜和水果,少食辛辣刺激性食物,戒烟酒。

(3)不用粗糙手纸和肥皂擦洗肛周,保持肛门清洁,勤换内裤,肛门如有不适应及时就医。

(4)保持大便通畅,排便时避免久蹲,便秘时可用缓泻剂,不可任用峻泻药物。

(5)经常做提肛运动,每晚及便后温水坐浴,预防复发。

三、肛瘘

肛瘘是指肛门周围肉芽肿性管道。多由肛门直肠周围脓肿破溃,久不收口或因虚劳久咳,肺脾两虚,湿热下注大肠所致,以局部反复流出脓水或粪汁,伴疼痛,瘙痒为主证。病位在直肠、肛周,涉及肺、脾。与西医同名。

(一)辨证分型与护治法则

1. 实证

【证候表现】肛周经常流脓液,脓质稠厚,肛门胀痛,局部灼热,肛周有溃口,外口呈凸形,按之有索状物通向肛内。可伴有口干,发热,便秘,小便赤,舌红苔黄,脉弦数。

【护治法则】清热利湿,活血止痛。

2. 虚证

【证候表现】肛周流脓液,质地稀薄,肛门隐隐作痛,外口呈凹形,按之无索状物,伴有神疲乏力虚热,盗汗,舌淡红,脉细数。

【护治法则】清热养阴,扶正祛邪。

(二)护理问题与相关因素

(1)局部流脓——与热毒蕴结肛内或湿热下注、化腐成脓有关。

(2)局部疼痛——与毒邪蕴结不散、血行不畅有关。

(3)局部瘙痒——与脓液不断刺激肛门周围皮肤有关。

(4)饮食调养——与缺乏调理知识有关。

(5)术后伤口疼痛——与手术创伤、气滞血瘀有关。

(6)潜在伤口感染——与余毒未尽或毒邪乘虚而入有关。

（三）施护措施

1. 一般护理

（1）按肛肠科一般护理常规执行。

（2）疼痛剧烈时，卧床休息。

（3）观察病情，做好护理记录。观察肛周流出脓液的量、色泽、气味，肛门疼痛、瘙痒，以及有无发热等；观察肛门功能，有无大小便失禁现象。

2. 辨证施护

（1）临证施护　可用耳针缓解疼痛。指导施行挂线疗法的患者不要拖拉留在肛管外的橡皮筋，以免引起疼痛及断裂；指导瘘管切除并缝合治疗的患者术后2～3天控制大便以免刺激伤口；术后切口疼痛给予耳穴压籽止痛，取主穴直肠、肛门、神门，配穴皮质下、内分泌、肺。

（2）饮食护理　饮食忌辛辣刺激性食物。湿热下注者，宜食西瓜、绿豆、赤小豆等清热利湿之品。食疗：鲫鱼豆腐汤，健脾宽中、开胃利湿；瘦肉粳米粥，补脾养胃、养阴益血。

（3）用药护理　术后止血、止痛、消炎，营养治疗，根据辨证分型选用中药汤剂，清热利湿、托里透脓、养阴清热。大便后用痔痛安搽剂熏洗肛门以活血止痛、收敛消肿，换药，手术切口红外线照射每日一次。

（4）情志护理　关心体贴患者，解除不良情绪。

（四）健康指导

（1）生活有规律，按时作息，避免劳累。

（2）保持肛门清洁，每晚及便后温水坐浴。

（3）饮食宜清淡、富含营养，忌辛辣、发物，戒烟酒。

四、肛裂

肛裂是指肛门皮肤及皮下组织裂开或形成溃疡的炎性病变。主要症状是肛门周期性疼痛，出血，便秘。好发于肛门后、前正中位，以肛门后部居多。多因阴津不足，肠燥便秘，排便努责等因素，导致肛门皮肤裂伤。与西医学同名。

（一）辨证分型与护治法则

1. 早期肛裂

【证候表现】多因阴虚津乏或热结肠燥等致大便秘结，周期性疼痛、出血，肛管皮肤有溃疡，但创面较浅，边缘整齐有弹性。舌红苔少，脉弦数或细数。

【护治法则】清热解毒养阴，润肠通便。

2. 陈旧性肛裂

【证候表现】多由早期肛裂治疗不及时，反复感染，刺激括约肌所致，表现有周期性疼痛、出血和便秘，梭形溃疡，裂痔，肛窦炎，肛乳头肥大等病理改变。

【护治法则】清热解毒，活血化瘀，润肠通便。

（二）护理问题与相关因素

（1）肛门周期性疼痛——与肛管扩大、溃疡面受刺激有关。

（2）出血——与脉络受损、血溢脉外有关。

（3）便秘——与阴虚津乏、热结肠燥，害怕疼痛、不敢排便有关。

（4）饮食调养——与缺乏调理知识有关。

（5）潜在伤口感染——与毒邪乘虚而入有关。

（三）施护措施

1. 一般护理

（1）按肛肠科一般护理常规执行。

（2）保持病室安静，整洁，温湿度适宜。

(3)疼痛剧烈时,卧床休息。

(4)保持大便通畅,便秘者可用润滑剂或缓泻剂,排便不可用力过猛。

(5)观察病情,做好护理记录。观察肛门疼痛性质、程度和持续时间,大便是否带血,血量较多者,应向医生报告,并配合处理。

2. 辨证施护

(1)临证施护　肛裂早期,可用中药或花椒食盐水坐浴或用生肌玉红膏外涂患处;陈旧性肛裂则采用指扩法或肛门括约肌分离断法,术后用1∶5000高锰酸钾溶液或中药坐浴,继而换药,直到创面愈合。疼痛剧烈者,可针刺长强穴,或耳针神门穴,也可中药外敷肛裂局部。

(2)饮食护理　饮食忌辛辣刺激及海腥食物。血热肠燥者多食蔬菜、水果;气滞血瘀者给予理气活血之品;阴虚津亏者宜多进滋阴增液食品;若手术治疗宜进流食或软食,以减少大便次数。

(3)用药护理　润肠通便药宜在晨起空腹或睡前1 h服用;血热肠燥者中药汤剂宜凉服;阴虚津亏者宜空腹和饭前服药。

(4)情志护理　关心体贴患者,加强情志疏导。患者因热结肠燥,排便困难出现焦虑时,应给予精神上的安慰和劝导,同时做好卫生指导,养成良好的排便习惯。

(四)健康指导

(1)生活有规律,劳逸结合,情绪乐观,预防便秘。

(2)平时养成良好的生活习惯,定时排便。多吃新鲜蔬菜和水果,保持大便通畅。

(3)便秘、腹泻患者,便后温水坐浴,防止肛裂。

五、肠结

凡肠腔内容物不能顺利通过肠道称为肠结,又称关格。多因饮食不节、劳逸失调、情志不畅等而使肠道气血痞结、通降失调所致。以腹痛腹胀、恶心呕吐、便闭或无力排便等为主要表现。病位在肠。相当于西医学中的肠梗阻。

(一)辨证分型与护治法则

1. 热结腑实

【证候表现】腹痛突发,疼痛剧烈而拒按,肠鸣有声,呕吐食物,口干口苦,大便闭结,苔黄腻,脉洪大或滑数。

【护治法则】泻热通腑,荡涤积滞。

2. 寒邪直中

【证候表现】突然腹中绞痛,可触及包块,疼痛拒按,恶寒,脸色青冷,舌质淡而暗,苔白润,脉沉紧。

【护治法则】温中散寒,缓急止痛。

3. 虫积阻结

【证候表现】腹痛时作时止,面黄肌瘦,或颜面有白色虫斑,突发腹中剧痛,痛在脐周,按之有块,呕吐食物或清水,苔白,脉弦。

【护治法则】驱虫消积。

4. 血瘀气滞

【证候表现】腹部持续疼痛,胀气较甚,或痛处固定不移,痛而拒按,呕吐,大便闭,舌质紫暗、苔白或黄,脉弦细。

【护治法则】活血化瘀,行气止痛。

(二)护理问题与相关因素

(1)腹部胀痛——与肠道气机痞结、通降失调有关。

(2)呕吐——与腑气不通、胃失和降有关。

(3)焦虑——与气机紊乱、缺乏疾病相关知识有关。

(4)饮食调护——与缺乏调理知识有关。

(5)津液不足的危险——与禁食、呕吐,腹腔内积液,胃肠减压有关。

(6)高热——与热毒炽盛、肠道坏死有关。

(三)施护措施

1. 一般护理

(1)按中医外科一般护理常规进行。

(2)卧床休息,血压稳定者取半卧位。

(3)遵医嘱放置胃肠减压引流管,并使其固定、通畅。

(4)观察病情,做好护理记录。观察腹痛、呕吐、腹胀,以及肛门排便、排气等情况;观察引流液的颜色、气味、性质和引流量,发现血性引流液时,应向医生报告;观察患者神志、面色及生命体征的变化。

2. 辨证施护

(1)临证施护　腹痛剧烈者,遵医嘱耳穴压籽或药物止痛;蛔虫、粪石引起的梗阻,遵医嘱口服或胃管注入植物油或液状石蜡;手术后鼓励患者早期下床活动,以促进肠蠕动恢复,防止发生肠粘连。

(2)饮食护理　肠梗阻未缓解前禁食。肠梗阻症状缓解后,遵医嘱进食流质、半流质等食物。忌食辛辣、油腻、刺激、热燥之品。

(3)用药护理　遵医嘱补充液体,纠正水、电解质紊乱和酸碱平衡。根据辨证分型选用不同中药汤剂。中药汤剂宜温服,若用胃管注入,应在注入后夹管 1～2 h,防止溢出。术后给予耳穴压籽(交感、神门、皮质下、大肠、小肠、胆穴)以促进肠蠕动。

(4)情志护理　做好心理安慰与疏导,缓解患者的紧张及恐惧心理,使之配合治疗。

(四)健康指导

(1)饮食有节,避免暴饮暴食和饭后剧烈运动。

(2)养成良好的生活习惯,积极预防和治疗肠道寄生虫病。

(3)有腹部外伤及腹部手术史者,应注意腹部锻炼和及时治疗,以防肠粘连的发生。

(4)老年体弱者,经常保持大便通畅。

六、石淋

石淋是以腰腹绞痛,伴血尿或排尿困难为主要表现的泌尿系统疾病。多与湿热久蕴,煎熬尿液结石,阻滞肾系而成。病位在肾、膀胱、输尿管。相当于西医的泌尿系结石。

(一)辨证分型与护治法则

1. 气滞型

【证候表现】腰腹胀痛或隐痛,或绞痛牵引少腹,砂石排出后疼痛即缓,常伴小便不利或血尿,舌质正常或暗红,苔白腻,脉弦紧。

【护治法则】行气疏导,通淋排石。

2. 湿热型

【证候表现】少腹胀满疼痛,身热不扬,有尿频、尿急、尿痛,小便赤黄或混浊,或伴有血尿,脓尿或排出砂石,舌苔黄腻,脉滑数。

【护治法则】清热利湿,通淋排石。

3. 肾虚型

【证候表现】肾阴虚见于结石久治不愈后,腰部酸痛,小便淋漓不尽,头晕耳鸣,失眠多梦,心悸气短,时有低热,五心烦热,腹胀便秘,舌红苔少,脉细数;肾阳虚常见腰部酸痛腿软,畏寒喜暖,怯冷,小便不利或夜尿多,舌质淡苔白厚,脉细弱。

【护治法则】滋养肾阴或温补肾阳,通淋排石。

(二)护理问题与相关因素

(1)腰腹胀痛——与气血瘀滞有关。

(2)发热不适——与湿热蕴结、身热不扬有关。

(3)腰酸腿软——与腰腑失养、精髓不充有关。

(4)饮食调护——与缺乏调理知识有关。

(5)排尿困难——与砂石阻塞内停、尿道窘迫有关。

(6)尿道感染的可能——与正气衰败、邪易侵入有关。

(三)施护措施

1. 一般护理

(1)按外科一般护理常规进行。

(2)保持病室安静,整洁,温湿度适宜。

(3)卧床休息,疼痛缓解后可下床活动。

(4)观察病情,做好护理记录。观察疼痛部位、性质、程度,是否有放射痛,有无血尿、脓尿、尿频、尿急、砂石排出及全身情况;若出现腰腹疼痛加剧、尿闭、尿急不通、肉眼血尿,应向医生报告进行处理。

2. 辨证施护

(1)临证施护　腰腹部疼痛剧烈时,可作局部热敷,或针刺肾俞、膀胱俞、三阴交等穴位;剧烈疼痛时,遵医嘱使用解痉药、镇痛药,慎用磺胺类药物。对总攻排石治疗的患者,在治疗前讲解总攻步骤及注意事项,以便患者配合。治疗时注意观察反应,治疗后指导患者做活动,如跑步、蹦跳等。肾结石可配合肾区按摩或拍打,或磁疗等;总攻排石完成后,应观察有无结石排出。

(2)饮食护理　少食辛辣、油腻、刺激、热燥之品,多进清凉饮料等。戒烟酒,多饮水,每日保证饮水量在 3000 mL 左右,可用金钱草、车前草泡水代茶饮。忌生水、硬水。注意不同类型结石有饮食宜忌:①草酸盐结石者,不宜吃含草酸过多的食物,如土豆、竹笋、菠菜;②尿酸盐结石者,不宜吃动物内脏、豆类、海产品;③磷酸盐结石者不宜吃肥肉、豆类,可吃乌梅等酸性食物。

(3)用药护理　观察用药后的反应及效果,并做好记录。中药汤剂宜温服。石淋者服中药利湿汤后,多进行跳跃运动,以促使结石排出,并多饮水。

(4)情志护理　无论是急性期或慢性期患者都很痛苦,尤其是病情反复时,易产生急躁或悲观情绪。应耐心安慰患者,消除不良情绪,保持心情舒畅,增强战胜疾病的信心。

(四)健康指导

(1)慎起居,忌劳累,宜动静结合,加强锻炼增强体质。

(2)加强饮食卫生,不喝生水,少吃腌制品、咸菜等含盐量高的食品。

(3)养成喝水习惯,每日饮水量在 2000 mL 左右。

(4)积极治疗尿路感染。

第三节　妇科病证辨证施护

一、痛经

痛经是指妇女行经前后或经期,出现周期性小腹疼痛,或痛引腰骶,剧烈难忍,严重者伴有恶心呕吐、面色苍白、四肢厥冷等证候。多因气滞血瘀、寒湿凝滞、湿热蕴结等致精血不足,冲任胞脉瘀阻,胞宫失养、不荣,“不通则痛”、“不荣则痛”。病位在冲脉、胞宫。相当于西医学的原发性痛经和继发性痛经。

(一)辨证分型与护治法则

1. 肾气亏虚

【证候表现】经前或经后,小腹隐痛喜按,月经量少,色淡质稀,面色晦暗,头晕耳鸣,腰酸腿软,舌淡苔薄,脉沉细。

【护治法则】补养肝肾、调经止痛。

2. 气血虚弱

【证候表现】经前或经后，小腹隐痛喜按，月经量少，色淡质稀，神疲面白，头晕心悸，失眠多梦，舌淡苔薄，脉细弱。

【护治法则】补气养血。

3. 气滞血瘀

【证候表现】经前或经后，小腹胀痛拒按，胸肋乳房胀痛，经行不畅，经色暗紫有块，瘀块下后则疼痛缓解，舌紫暗或有瘀点，脉弦或弦涩有力。

【护治法则】理气活血，化瘀止痛。

4. 寒凝血瘀

【证候表现】经前或经后，小腹冷痛拒按，得热痛减，经血量少，色暗有块，面色青白，畏寒肢冷，舌紫暗苔白，脉紧沉。

【护治法则】温经散寒，活血止痛。

5. 湿热蕴结

【证候表现】经前或经后，小腹灼痛拒按，痛连腰骶，或平时小腹痛，至经前疼痛加剧，经色紫红，量多或经期长，质稠有块，平时带下量多黄稠，小便赤黄，或伴有低热，舌红苔黄腻，脉滑数或濡数。

【护治法则】清热除湿，祛瘀止痛。

（二）护理问题与相关因素

(1)少腹痛——与肾气亏损、胞宫失去濡养，湿热蕴结、气滞血瘀，气血虚弱、胞脉失养有关。

(2)带下黄稠——与湿热下注有关。

(3)头晕耳鸣——与肾精不足不能上养清窍有关。

(4)失眠——与血虚不养心神有关。

(5)乳房胀痛——与肝气郁滞有关。

（三）施护措施

1. 一般护理

(1)按妇科一般护理常规。

(2)保持病室安静，整洁，空气清新，阳光充足。

(3)疼痛剧烈时卧床休息，注意保暖，避免受凉加重；不宜游泳、下冷水，不宜参加剧烈运动或重体力劳动。

(4)加强经期卫生，忌盆浴，勤换内裤、经垫。

(5)观察病情，做好护理记录。观察阴道出血量、色、质的变化；观察疼痛部位、性质、程度；若出现肢冷、面色苍白、血压下降等情况应向医生报告，并协助处理。

2. 辨证施护

(1)临证施护　气虚血瘀、寒湿凝滞者注意腹部保暖，可作局部热敷以缓解疼痛，多饮温热水，补充津液；肾虚，戒暴怒，少思虑，节房事。根据病情需要也可选择针灸疗法，有效缓解疼痛。

(2)饮食护理　经期或经前期忌生冷、寒凉、酸涩食物，可用红糖生姜汤代茶热饮。湿热蕴结者饮食忌肥甘厚味、辛辣刺激、热燥之品；气血虚弱者注意加强营养，多食肉、鱼、蛋、乳制品及新鲜蔬菜和水果。

(3)用药护理　观察用药后的反应及效果，并做好记录。中药汤剂宜热服。

(4)情志护理　给予精神安慰，消除紧张恐惧心理，保持心情舒畅。

（四）健康指导

(1)起居有常，经期内足勿涉冷，下腹及足保暖，不坐冰凉潮湿之地。

(2)行经期间饮食忌生冷之品。

(3)保持心情舒畅，减轻思想包袱，使肝气调达，气血调和，痛经自愈。

(4)注意经期卫生，保持外阴清洁。

二、崩漏

崩漏是指妇女在非行经期间，阴道突然大量出血或流血淋漓不断。前者称为“崩”，后者称为“漏”。多因血热、脾虚、肾虚、血瘀导致冲任损伤，不能制约经血所致。病位在胞宫，与脾、肾有关。相当于西医学的功能性子宫出血、某些生殖器肿瘤及生殖器炎症引起的不规则出血。

(一)辨证分型与护治法则

1. 肾阴虚

【证候表现】经血非时而下，量多或少，淋漓不绝，色红质稠，头晕耳鸣，腰酸膝软，手足心热，舌红苔少或无苔，脉细数无力。

【护治法则】滋阴养肾、固冲止血。

2. 肾阳虚

【证候表现】经血非时而下，出血量多，淋漓不绝，色淡质稠，畏寒肢冷，腰酸膝软，小便清长、大便溏薄，面色晦暗，舌质淡苔薄白，脉沉弱。

【护治法则】温肾助阳、固冲止血。

3. 脾气不足

【证候表现】经血非时而下，出血量多如崩或淋漓不绝，色淡质稀，神疲体倦，懒言少语，纳少，四肢不温，或面浮肢肿，面色淡黄，舌淡胖苔薄白，脉弱缓。

【护治法则】健脾益气，养血止血。

4. 血热型

【证候表现】经血非时而下，出血量多如崩或淋漓不绝，血色深淡质稠，心烦少寐，渴喜冷饮，头晕面赤，舌红苔黄，脉滑数。

【护治法则】清热滋阴，凉血止血。

5. 血瘀型

【证候表现】经血非时而下，量多或少，淋漓不绝，色紫暗带块，伴小腹疼痛拒按，舌紫暗或有瘀点，脉涩或弦有力。

【护治法则】化瘀止血，理气止痛。

(二)护理问题与相关因素

(1)经血非时而下——与肾阴不足、虚火内积，瘀滞冲任、血不循经有关。

(2)眩晕 ——与肾阴不足、精血衰少有关。

(3)纳呆——与脾虚运化失职有关。

(4)腰痛——与肾阳虚衰、外府失荣有关。

(5)腹痛——与冲任阻滞、经血不畅有关。

(6)饮食调养的需要——与阴虚火旺、肾阳不足有关。

(7)焦虑——与热扰心神有关。

(8)潜在胞宫感染 ——与阴道出血、淋漓不断、外邪乘虚而入有关。

(9)潜在血脱——与热伤冲任、迫血妄行，脾气虚陷、冲任不固有关。

(三)施护措施

1. 一般护理

(1)按妇科一般护理常规。

(2)保持病室安静，整洁，空气清新，温湿度适宜。

(3)慎起居，多休息，少活动；血崩时应绝对卧床休息。

(4)加强经期卫生，保持外阴清洁，忌盆浴，勤换内裤、经垫。

(5)观察病情，做好护理记录。观察阴道出血量、色、质的变化；定时监测脉搏、呼吸、血压等。若出现肢冷、面色苍白、血压下降，脉微欲绝虚脱之症时，应及时向医生报告并进行抢救。

2. 辨证施护

(1)临证施护　血热者,禁食辛辣助阳之品,伴有腹痛者忌热敷;脾虚者,宜保暖,防外感,禁食生冷之物以避免伤脾阳;血瘀者,注意外阴清洁,忌用不洁卫生垫;肾虚者,节房事,忌暴怒,少思虑。

(2)饮食护理　宜食高蛋白质、高脂肪、乳蛋类富于营养之品。血热者,多饮水,补充津液,适当食用新鲜蔬菜和水果,忌食辛辣刺激、热燥之品。

(3)用药护理　中药汤剂宜饭前温服。止血药宜及时,不可随意停服。

(4)情志护理　多关心体贴患者,给予精神安慰,消除不良精神刺激。特别是元气虚弱患者,忧虑、恐惧等不良情绪,可加重阳气消乏,使病情加重。遇血崩虚脱时,应沉着冷静,积极处理。

(四)健康指导

(1)起居有常,经期注意休息和保暖,节制房事,避免重体力劳动。

(2)饮食均衡,加强营养,忌生冷和辛辣刺激之品。

(3)调畅情志,消除不良情绪,减轻思想包袱,消除紧张恐惧心理。

(4)平时可做足三里和肾俞穴等灸法治疗健脾益肾,预防崩漏复发。

三、带下病

带下病是指带下明显增多,或出现色、质、气味异常,伴有局部、全身症状的一类病证。多因湿热、湿毒,或脾虚、肾虚等影响任脉、带脉所致。病位在任脉、带脉,与肾、脾有关。相当于西医学中的阴道炎、盆腔炎等导致阴道分泌物异常的病证。

(一)辨证分型与护治法则

1. 脾阳虚

【证候表现】带下量多,色白或淡黄,质稀,无臭味,神疲倦怠,四肢不温,纳少便溏,面色无华,小腹坠胀。舌淡苔白腻,脉缓弱。

【护治法则】健脾益气、升阳除湿。

2. 肾阳虚

【证候表现】带下量多,色白清冷,质稀,腰酸如折,畏寒,四肢不温,小腹冷感,小便频数清长,夜间尤甚,大便溏薄,面色晦暗。舌淡润苔薄白,脉沉细而迟。

【护治法则】温肾培元,固涩止带。

3. 阴虚挟湿

【证候表现】带下量不多,色黄或赤白,质稠或有臭气,阴部灼热,兼有头晕目眩、五心烦热、失眠多梦等阴虚表现。舌红苔少或黄腻,脉细数。

【护治法则】滋阴益肾,清热止带。

4. 湿热下注

【证候表现】带下量多,色黄,黏稠如豆腐渣样,有臭气,胸闷口腻,纳食少,或伴有阴部瘙痒,口苦咽干,小腹作痛,小便短赤,舌红苔黄,脉濡数。

【护治法则】清热利湿。

5. 湿毒蕴结

【证候表现】带下量多,黄绿如脓,或赤白相兼,或五色杂下,状如米泔,臭秽难闻,小腹痛拒按,痛连腰骶,口苦咽干,小便赤短。舌红苔黄腻,脉滑数。

【护治法则】清热解毒。

(二)护理问题与相关因素

(1)带下量多——与脾阳虚弱、湿浊下注,肾阳不足、寒湿内盛有关。

(2)带下黄臭——与肾阴不足、感受湿邪,湿毒内侵、热毒蕴蒸有关。

(3)小腹疼痛——与湿毒蕴结、瘀阻脉络有关。

(4)腹冷——与肾阳不足、胞络失于温煦有关。

(5)阴部瘙痒——与湿热下注有关。

(6)头晕耳鸣——与肾虚髓海不足有关。

(7)神疲倦怠——与脾虚中阳不振有关。

(三)施护措施

1. 一般护理

(1)按妇科一般护理常规。

(2)病室整洁通风,避免潮湿。

(3)保持外阴清洁干燥,不憋尿,多饮水,不宜游泳,慎防湿毒或病虫乘虚而入。

(4)内裤宜宽松、柔软,每日更换清洗并暴晒,洗涤用品专用,宜淋浴,忌盆浴。

(5)观察病情,做好护理记录。观察带下量、色、质及气味的变化,根据情况取白带送检。如果带下量多,有恶臭等情况应报告医生进行处理。

2. 辨证施护

(1)临证施护　脾虚者注意休息,防过度疲劳,保持外阴清洁,用温水洗涤;肾虚者,注意保暖,以防寒湿内侵;湿热者,经期、产后保持阴部清洁。

(2)饮食护理　脾虚者指导患者多食山药、薏苡仁等健脾利湿食物,忌生冷、寒凉食物;肾阳虚者宜食温性食物;湿热下注者可食新鲜蔬菜、水果、绿茶等清热食物,不宜食辛辣、肥厚甘味食物。

(3)用药护理　观察用药后的反应及效果,局部外用药要注意观察有无过敏反应。清热解毒药可饭后凉服。

(4)情志护理　忧虑等不良情绪,可损伤脾气,使脾虚运化失职,水湿内停,湿邪下注,致任脉失调,带脉失约,而加重病情。因而应加强情志调护。

(四)健康指导

(1)起居有常,适当锻炼,避免劳累,节房事,防风寒。经期内足勿涉冷,下腹及足保暖,不坐冰凉潮湿之地。

(2)保持外阴清洁,经常清洗,勤换内裤。提倡淋浴,防止交叉感染,避免盆浴。做好计划生育及妇女保健工作。

(3)饮食有节,行经期间饮食忌生冷之品。

(4)定期门诊随访,及时诊治妇科疾病。

四、胎漏、胎动不安

胎漏是指在妊娠期阴道少量出血,时下时止而无腰痛、腹痛者,也称胞漏或漏胎。胎动不安是指妊娠期腰酸、腰部坠胀疼痛明显,或兼伴有少量阴道出血者。多因母体和胎儿两方面的因素,导致冲任气血不调、胎元失固,脾肾气虚等因素所致。病位为胎宫,相当于西医学的先兆流产和先兆早产。

(一)辨证分型与护治法则

1. 肾虚型

【证候表现】妊娠期阴道少量出血,色淡质稀,腰膝酸软,头晕耳鸣,小便频数。舌淡苔白,脉沉滑无力。

【护治法则】固肾安胎、佐以益气。

2. 气血虚弱

【证候表现】妊娠期腰疼腹痛,或坠胀,阴道有少量出血,色淡质稀,神疲肢倦,心悸失眠,头晕眼花,面色㿠白等。舌淡苔薄白,脉细滑无力。

【护治法则】补气养血,固肾安胎。

3. 血热型

【证候表现】妊娠期腰疼腹痛,或坠胀,阴道下血,色深红或鲜红,质稠,口干咽燥,心烦少寐,或伴有潮热,小便短黄,大便秘结等。舌红苔黄,脉滑数。

【护治法则】滋阴清热，养血安胎。

4. 外伤型

【证候表现】妊娠期受伤后，出现胎动下坠，腰酸腹胀，或伴阴道出血，神疲倦怠，脉滑无力等。

【护治法则】补气和血，安胎。

（二）护理问题与相关因素

(1)腰疼腹痛——与气虚冲任不固有关。

(2)神疲肢倦——与气虚中阳不振有关。

(3)头晕眼花——与血虚不能上养清窍有关。

(4)潜在血脱——与冲任失调、胎元不固有关。

(5)潜在坠胎、小产——与肾虚受胎不实、冲任不固，血虚冲任少血、不能养胎有关。

（三）施护措施

1. 一般护理

(1)按妇科一般护理常规。

(2)保持病室安静，避免噪声干扰，卧床休息静养。

(3)卧床休息，避免搬重物、拖地等增加腹部压力的活动，出血停止 3 日后方可下床活动。

(4)预防扰动胎气的活动。禁房事，不宜做阴道检查及灌肠。

(5)观察病情，做好护理记录。观察腹痛及阴道出血量、色、质的变化；若阴道出血量多、面色苍白，腹痛阵发加剧伴有下坠感，尿频等情况，为先兆流产症状，应立即向医生报告并配合救治。

2. 辨证施护

(1)临证施护　阴道有组织物排出，应保留好并及时报告医生送检，做好刮宫术准备；便秘者给予蜂蜜、水果、蔬菜等富含纤维食物，避免腹部按摩。肾虚者防止过劳。

(2)饮食护理　气血虚弱者，宜食生津补液之品，如母鸡汤、菠菜猪肝汤，不食辛辣煎炸、油腻之品以免损脾伤肾；肾虚者饮食以易于消化为主，以保持大便通畅；血热者宜多食生津止渴、养阴清热之品，少食辛辣助热之品。

(3)用药护理　观察用药后的反应及效果，并做好记录。中药汤剂宜热服，禁饮浓茶及禁食萝卜。外伤者不滥用活血药物，以免造成不良后果。

(4)情志护理　血热者禁暴怒；给予精神安慰，消除紧张恐惧心理，保持心情舒畅，安心养胎，慎节房事，预防跌倒及腹部受压。

（四）健康指导

(1)防坠胎和小产　绝对卧床休息，禁房事，避免活动过度。妊娠期不穿高跟鞋，忌烟酒，如受外伤不宜滥用活血药物。

(2)保持心情舒畅　减轻思想包袱，避免紧张情绪。

(3)加强饮食调护　进食易消化营养高的食物。多食新鲜蔬菜及水果，预防便秘。

(4)注意保持外阴清洁　勤换内裤并日光暴晒，以防外邪内侵；出血期间忌盆浴。

第四节　儿科病证辨证施护

一、肺炎喘嗽

肺炎喘嗽是小儿以发热、咳嗽、气促及呼吸困难为主要病证的肺部常见疾病。听诊肺部固定湿啰音、肺部 X 线检查有斑片状阴影等。或因感受风邪所致，或因小儿形气未充、脏腑娇嫩、抵抗力差所致。本病一年四季均可发生，但以冬春季节或气温骤变时多见。由于患儿体质、年龄因素均不同，感邪有风寒、风热之分，病情有轻重深浅之悬殊，故临床上可分为常证和变证两类：风邪犯肺、痰热闭肺等属常证，邪陷厥阴、心阳虚衰则属变证。病位在肺,涉及脾,亦可内窜心、肝。本病相当于现代西医学的小儿肺炎、毛细支气管炎等。

(一)辨证分型与护治法则

1. 常证

1)风邪犯肺　本病为疾病的早期,根据受邪不同,可分为风寒闭肺证和风热闭肺证。

(1)风寒闭肺证

【证候表现】发热,无汗,呛咳气急,痰白清稀,甚则呼吸急促,舌质淡,指纹青,苔薄白或白腻,脉浮紧。

【护治法则】疏风解表、辛温开肺。

(2)风热闭肺证

【证候表现】发热恶风,有汗热不解,口渴多饮,咳嗽气促,咳嗽黏痰或黄,咽部红赤,舌质红,苔薄黄或薄白而干,脉浮数。重症可见高热,烦躁,咳嗽剧烈,痰多黏稠,气急鼻煽,涕泪俱无,大便秘结,舌红苔黄,脉浮数。

【护治法则】轻证辛凉轻剂、宣肺化痰;重证辛凉重剂、化痰定喘。

2)痰热闭肺

【证候表现】发病较急,发热烦躁、咳嗽而喘、呼吸困难、气急鼻煽、口唇发绀、面赤口渴、喉间痰鸣、声如拽锯、胸闷胀满、泛吐痰涎,舌质红、苔薄黄、脉弦滑。

【护治法则】清热宣肺、涤痰定喘。

2. 变证

1)心阳虚衰

【证候表现】突然面色苍白而青,口唇发绀,呼吸浅促,额汗不温,四肢厥冷,虚烦不安,右肋下可出现瘀块,舌苔薄白,舌质略紫,脉微弱疾数。

【护治法则】温补心阳、救逆固脱。

2)内陷厥阴

【证候表现】壮热神昏,烦躁谵语,四肢抽搐,口噤项强,两目上视,舌质红绛,指纹青紫,可达命关或透关射甲。

【护治法则】平肝熄风、清心开窍。

(二)护理问题与相关因素

(1)痰阻气道——与外邪上犯、肺失肃降有关。

(2)四肢抽搐——与邪热炽盛有关。

(3)呛嗽频作——与肺失清肃有关。

(4)烦躁不宁——与阳气浮越有关。

(5)恶寒发热——与风热犯表、卫外失和有关。

(6)饮食调养的需要——与素体阴虚、脾失健运有关。

(三)施护措施

1. 一般护理

(1)按儿科一般护理常规护理。

(2)保持病室整洁安静,空气流通,温湿度适宜,避免灰尘及异常气味的刺激。风邪犯肺应采取避风措施,需保持室内凉爽湿润,穿衣盖被不宜过暖,防止闷热或燥热。心阳衰弱者,病室温度宜偏高,可四肢放置热水袋保暖,但要防止烫伤,避免强光、噪声刺激。

(3)发热喘咳期应卧床休息,禁止户外活动。喘憋明显应采取半卧位。

(4)注意口腔护理,饭前、饭后均可用银花甘草液或淡盐水清洗口腔。做好皮肤护理。

(5)观察生命体征、咳嗽、痰、喘、神色、汗出、二便等情况,做好记录。若见以下情况应立即报告医生配合救治:①面色灰暗、烦躁不安、呼吸急促、哭声低弱。②面色苍白、肢冷汗出、脉细微。③体温骤降或超高热、心率每分钟超过140次或出现间歇脉。

2. 辨证施护

(1)临证施护　呼吸困难、面唇发绀,应及时氧气吸入;肢冷汗出,脉细微者,可艾灸气海、关元穴,应注意保暖;痰热壅肺,气喘较重时宜静卧,不要随便更换体位;痰多黏稠不易排出时,遵医嘱给予服猴枣散,喉间痰鸣多者给予萝卜汁喂服,或采用药物蒸汽雾化吸入;大便秘结,可用大黄粉 10～30 g 加适量蜂蜜,敷于腹部。必要时灌肠;高热惊厥者,按相关护理常规护理。

(2)饮食护理　以清淡易消化的半流质饮食为宜,忌荤腥、油腻、辛辣之品,多饮水及果汁。阴虚肺热者可给予瘦肉、鱼类及蔬菜;脾虚大便稀溏时,用山药、梨汁、糯米各适量熬粥;肺虚不足者,宜食百合红枣汤等;恢复期可给予正常饮食。

(3)用药护理　中药汤剂宜温服。风寒闭肺者宜热服,药后可给予热米汤以助汗出;痰热闭肺者宜偏凉服。药后观察效果和反应,并做好记录。

(4)情志护理　做好心理护理,注意用语言及非语言的方式沟通,与患儿及家长建立信任与合作关系。尤其是起病急、症状明显、烦躁不安的患儿,家长易产生焦虑紧张情绪,此时首先要安慰家长,以精湛的技术取得患儿及家长的信任,积极配合治疗和护理。

(四)健康指导

(1)搞好个人环境和卫生。居室保持空气清新。冬春季节流行性感冒,尽量少去公共场所,预防各种时行疾病。

(2)提倡户外活动,多晒太阳,较大儿童可以进行一些力所能及的体育锻炼和劳动,以增强体质。

(3)营养不良,发育较差的儿童应加强饮食调节。

(4)气候骤变,及时增减衣服。积极治疗佝偻病、疳积、贫血等慢性病。发现呼吸道疾病,须及时来院检查治疗。

二、痄腮

痄腮多指因感受风温邪毒,毒邪壅塞脉络,气滞血瘀引起的以发热、下腮部肿痛为特征的急性传染性疾病。本病冬春季节易流行,以儿童为多见。其病位在经络,重症涉及心、肝。相当于现代西医学的流行性腮腺炎。

(一)辨证分型与护治法则

1. 温毒在表

【证候表现】轻微发热恶寒,一侧或两侧耳下腮部漫肿痛,边缘不清,触之痛甚,咀嚼不便,或伴头痛,咽红痛,舌红,苔薄白或淡黄,脉浮数。

【护治法则】疏风清热,散结消肿。

2. 热毒蕴结

【证候表现】壮热烦躁,头痛,口渴,呕吐,腮部肿胀明显,拒按,咀嚼困难,咽红,舌质红,苔黄腻,脉滑数。

【护治法则】清热解毒,散结消肿。

3. 邪陷心肝

【证候表现】在腮部尚未肿大或腮肿后 3～7 天,突然壮热,头痛项强,神昏,嗜睡,舌红绛,苔黄,脉洪数。

【护治法则】清热解毒,熄风镇痉。

4. 邪毒引睾窜腹

【证候表现】腮部肿胀渐退,一侧或双侧睾丸肿胀疼痛,或伴少腹疼痛,痛甚者拒按,呕吐、舌红,苔薄黄,脉数。

【护治法则】清泻肝火,活血镇痛。睾丸肿痛甚者用冷敷,并用提睾带托起。

(二)护理问题与相关因素

(1)腮部肿痛——与邪郁少阳经脉、气血相搏,邪毒蕴结、经脉受阻有关。

(2)高热不退——与热毒炽盛有关。

(3)睾丸肿痛——与邪毒引睾窜腹有关。

(4)饮食调养的需要——与缺乏调理知识有关。

(三)施护措施

1. 一般护理

(1)按儿科一般护理常规护理。执行呼吸道隔离至腮腺完全消肿后1周为止。

(2)病室空气新鲜,温湿度适宜。

(3)急性发热期,应绝对卧床休息。

(4)加强口腔护理,可用甘草液或生理盐水漱口,每日3～4次。

(5)观察腮部肿痛程度、体温、神志、腹部及睾丸有无肿痛等情况,以便及时发现变证。若见下列情况,应立即报告医生并配合治疗:①高热不退、热盛生风、睾丸肿痛、少腹剧痛;②突然壮热、头痛项强、嗜睡、昏迷、抽搐。

2. 辨证施护

(1)临证施护　轻者可用夏枯草10 g,菊花6 g,泡水代饮;温毒袭表,嘱咐患儿多饮水,可用青黛散或金黄散加麻油调敷,亦可用仙人掌剖开或去皮捣烂外敷腮腺肿胀处;热毒蕴结,高热不退失时进行物理降温,或遵医嘱针刺曲池、大椎穴;邪窜肝经睾丸肿痛者,采用"丁"字带将阴囊托起,局部冷敷。

(2)饮食护理　饮食宜清淡的流质食物或软食为宜,禁肥腻、酸性食物。

(3)用药护理　中药汤剂宜温服,高热者偏凉服。

(4)情志护理　让患儿家属了解本病性质及隔离时间,治疗方法及患儿饮食、用药情况。

(四)健康指导

(1)痄腮流行期间,易感患儿应尽量少到公共场所,以免相互传染。

(2)发现痄腮患儿应及时隔离治疗,直至腮肿完全消退。

(3)有接触史的易感患儿应留观3周,可用板蓝根15～30 g煎服,配合治疗。

(4)食具及口、鼻污染用品,应煮沸消毒,衣被等物品暴晒处理。

三、小儿泄泻

小儿泄泻是指大便次数增多,粪质稀薄或如水样而不夹有脓血等为主要特征的一种小儿常见病。多由感受外邪,内伤饮食,或脾肾虚寒所致。病位在脾胃。婴幼儿发病率高,以夏季发病较多。相当于西医学中的感染性腹泻或其他腹泻。

(一)辨证分型与护治法则

1. 伤食泄泻证

【证候表现】大便酸臭,或如败卵,腹部胀满,口臭纳呆,便前腹痛吵闹,腹痛拒按,嗳气或呕吐,夜寐欠安,舌淡红,苔厚腻或黄垢,脉滑或指纹滞。

【护治法则】消食导滞、健脾分利止泻。

2. 风寒泄泻证

【证候表现】大便清稀,色淡夹有泡沫,臭气不甚,肠鸣腹痛,或伴恶寒发热,鼻流清涕,咳嗽,喉痒或恶风寒,口不渴,舌淡,苔薄白,脉浮紧或指纹淡红。

【护治法则】祛寒化湿。

3. 寒湿泄泻证

【证候表现】大便稀薄如水,淡黄不臭,腹胀肠鸣,口淡不渴,唇舌色淡,不思乳饮,或食入即吐,小便短少,面黄腹痛,神疲倦怠,苔白厚腻,脉濡指纹淡。

【护治法则】温中祛寒、益气健脾。

4. 湿热泄泻证

【证候表现】下利垢浊,稠黏臭秽,便时不畅,似痢非痢,次多量少,肛门赤灼,发热或不发热,渴不思饮,腹胀,面黄唇黄,舌红苔黄腻,脉濡数或指纹紫。

【护治法则】清利湿热。

5. 脾虚泄泻证

【证候表现】久泻不止或反复发作,大便稀溏,或呈水样,带有奶瓣或不消化食物残渣,神疲纳呆,面色少华,舌偏淡,苔薄腻,脉弱无力或指纹淡。

【护治法则】健脾止泻。

6. 脾肾阳虚泄泻证

【证候表现】大便稀薄,完谷不化,形体消瘦,或面目虚浮,四肢欠温,舌淡苔白,脉细弱无力或指纹色淡。

【护治法则】温肾阳、益中气、健脾强胃。

上述腹泻,如果治疗不当或不及时,常可发生伤阴或伤阳变证。

(二)护理问题与相关因素

(1)泄泻——与脾胃虚弱、运化失职,湿热蕴结、传化失司有关。

(2)四肢不温——与久泻伤阳、阳气不能充养四肢有关。

(3)肛门皮肤完整性受损——与泻下不止有关。

(4)营养失调——与津液耗伤、阴损及阳有关。

(5)体液不足——与腹泻、营养摄入,低于机体需要有关。

(三)施护措施

1. 一般护理

(1)按儿科一般护理常规护理。

(2)病室管理　病室要清洁通风,排泄物及时妥善处理。

(3)皮肤护理　保持臀部皮肤清洁干燥,尿布柔软,勤更换,便后及时温水清洗擦干,可涂植物油保护皮肤,防止臀红。发现肛门周围有红肿湿疹,可用10%黄连水冲洗局部,擦干后用红外线照射15 min,再涂黄连油膏。

(4)加强口腔护理　保持口腔清洁、湿润,防止鹅口疮的发生。可用银花甘草液或生理盐水漱口,每日3～4次。

(5)消毒隔离　患儿食具要定期消毒;尿布清洗后要开水浸烫并暴晒;大便培养显示有传染性病菌时按消化道病菌隔离。

(6)观察病情　做好护理记录。观察大便的次数、色、质、量、气味;患儿的体温、精神、哭声、指纹及腹痛腹胀情况。若见下列情况,应立即向医生报告并配合治疗:①腹泻严重,尿少,皮肤干瘪,眼眶及囟门凹陷等;②面色苍白,四肢厥冷,冷汗时出,便如稀水,脉细微弱等休克症状。

2. 辨证施护

(1)临证施护　伤食泻,腹痛腹胀可做腹部按摩;风寒泻腹部宜保暖,贴暖脐膏;湿热泻可给予患儿饮绿茶、淡盐水、橘子水,以助清热利尿。

(2)饮食护理　以清淡的流质或半流质饮食为宜,禁肥腻、荤腥、生冷食物。哺乳儿减少乳量和次数,伤食泻控制饮食,或禁食;寒泻可给予生姜糖茶饮服;湿热泻给予山楂、果汁饮料;脾虚泻可给予山药、薏苡仁粥等健脾利湿之品;脾肾阳虚泻饮食宜热而软,少量多餐。

(3)用药护理　中药汤剂宜温服。脾虚泻、风寒者可偏热服,服药后观察效果及反应。

(4)情志护理　多关心爱护、安抚,让患儿家属了解本病性质及消毒隔离方法。配合治疗,合理安排患儿饮食,用药。

(四)健康指导

(1)注意饮食卫生及饮食有节,不食腐败变质食物,餐前洗手,剪指甲。

(2)合理喂养、提倡母乳喂养,避免在夏季及小孩生病时断奶。添加辅食时做到循序渐进,不可突然改变饮食结构。

(3)注意气候变化时的护理,避免过冷或过热。

(4)让家长了解本病的性质,勿滥用抗生素,避免肠道菌群失调。

(5)多到户外活动接触阳光,提高身体素质,使脾旺而不受邪。

(6)感染性腹泻注意消毒隔离。

四、麻疹

麻疹是外感麻毒时邪引起的出疹性急性传染病。以发热,咳嗽、结膜炎,鼻塞流涕,眼泪汪汪,满身发红疹为特征。疹点隆起,状如麻粒,故名麻疹,为儿科四大要证之一。病位在肺、脾二经,四季皆可发病,冬春较多见,传染性极强。好发于儿童,以6月以上、5岁以下多见,患病后可获得终身免疫。

(一)辨证分型与护治法则

1.顺证

1)疹前期　从开始发热到出疹,3日左右。

【证候表现】起病急,发热咳嗽,流涕喷嚏,眼睑红赤,泪水汪汪,或微恶寒,小便短赤,大便稀溏,颊黏膜臼齿处可见白色黏膜斑,纳差,苔薄白或微黄,脉浮数。

【护治法则】辛凉透表,清宣肺卫。

2)出疹期　皮疹从见点到透齐,3日左右。

【证候表现】发热不退,咳嗽加剧,疹点先见耳后、发际、头面,躯干及手足心等。疹点初起细小而稀,逐渐加密,疹色先红后暗红,触之碍手,伴有烦躁,嗜睡,口渴,小便黄赤,大便稀软,舌红苔黄,脉洪数。

【护治法则】清热解毒,佐以透发。

3)疹回期

【证候表现】发热减退,咳嗽减轻,纳食及精神好转,疹点依次渐回,疹退处皮肤呈糠状脱屑,留有色素沉着,舌红,苔薄净,脉细弱或细数。

【护治法则】养阴益气,清解余邪。

2.逆证

1)热毒闭肺

【证候表现】高热烦躁,咳嗽气促,鼻翼煽动,喉间痰鸣,疹点暗紫或隐没,甚者面色青灰,口唇发绀,舌红苔黄腻,脉细。

【护治法则】宣肺开闭,清热解毒。

2)热毒攻喉

【证候表现】身热不退,咽喉肿痛,咳声重浊,喉间痰鸣,甚则呼吸困难,胸高肋陷,面色发紫,烦躁不安,舌红苔黄腻,脉滑数。

【护治法则】清热利咽,解毒消肿。

3)毒陷心肝

【证候表现】身热不退,烦躁谵妄,皮肤疹点密集成片,色泽暗紫,甚则神昏抽搐,舌红绛起刺,苔黄糙,脉数。

【护治法则】清营解毒,平肝熄风。

(二)护理问题与相关因素

(1)体温过高——与感受麻毒时邪,邪毒内盛有关。

(2)舒适的改变——与流泪、咳嗽有关。

(3)皮肤完整性受损——与全身皮疹有关。

(4)低效性呼吸——与喉头水肿有关。

(三)施护措施

1.一般护理

(1)按儿科一般护理常规护理,执行呼吸道隔离至出疹后6日止。

(2)病室环境　室温 18～20 ℃,湿度 60%～70%,空气宜流通,避免直接吹风和强光刺激,保持病室安静,患儿卧床休息。

(3)皮肤、口腔、眼的护理　擦洗皮肤,清洁口鼻,用生理盐水或 2%硼酸液冲洗眼睛。

(4)预防局部感染　保持皮肤清洁,勤洗手,修剪指甲,防止患儿用手挖耳、鼻腔或皮肤。

(5)观察麻疹各期的发热、咳嗽、神志、哭声、出汗情况及麻疹透发顺序、分布、色泽的变化,做好护理记录。若出现下列情况,应立即报告医生并配合抢救:①头面部无疹点,或疹出不畅,疹色紫暗,身热剧降,面色苍白,四肢不温,呼吸微弱;②咳嗽声哑,烦躁不安,唇甲发紫,喉头水肿,呼吸困难;③身热不退,烦躁谵妄,呕吐抽搐,喉间痰鸣,气促鼻煽。

2. 辨证施护

(1)临证施护　麻疹透发不畅,可用毛巾蘸药液外擦等方法助于透疹;出疹期注意补充水分;麻毒攻喉时,要注意观察呼吸及全身情况,及时给氧,吸痰及气管切开准备。

(2)饮食护理　疹前期、出疹期以清淡的流质或半流质饮食为宜。恢复期加强营养,多食蔬菜、水果,补充维生素。

(3)用药护理　中药汤剂宜热服,出疹期宜温服。

(4)情志护理　让患儿家属了解本病性质,多安慰指导,消除恐惧心理,主动配合治疗,防止发生目疾、哮喘等后遗症。

(四)健康指导

(1)麻疹流行期间,易感儿童应尽量少到公共场所,以免相互传染。

(2)合理喂养,注意饮食调节。多做户外活动,提高儿童抗病能力。

(3)冬末春初气候变化大的季节,注意增减衣服,避免风寒。

(4)麻疹流行期,可注射麻疹减毒活疫苗,或注射丙种球蛋白,提高免疫力。

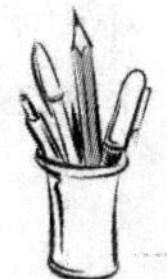

本章小结

本章主要介绍了临床常见疾病的辨证及施护措施,将中医护理的整体观念及辨证施护特色与现代护理临床发展趋势紧密结合,分析了内、外、妇儿科常见疾病的护理问题及相关因素,并从临证施护、饮食护理、用药护理、情志护理方面作了详细的论述,同时十分重视健康教育的内容,对常见病提出了有针对性的健康指导。

(柯　娟)

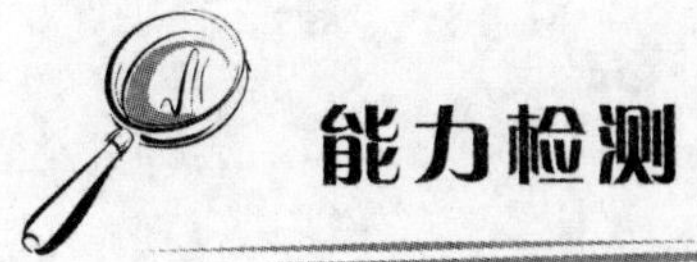

能力检测

(1～3 题共题干)

某女,因"头痛身痛、鼻塞流清涕、喉痒咳嗽 1 天"就诊,检查:吐稀白痰、口不渴、寒重、发热轻、无汗,苔薄白,脉浮紧等。

1. 根据临床表现,此患者属于何种证型的感冒?(　　)

A. 外感风热　B. 外感风寒　C. 气虚感冒　D. 阴虚感冒　E. 外感暑湿

2. 上述患者的护治法则是(　　)。

A. 以辛温解表为主　B. 以辛凉解表为主　C. 解表清暑

D. 益气解表　E. 滋阴解表

3. 上述患者中药汤剂宜(　　)。

A. 凉服　　B. 热服　　C. 少量多饮　　D. 热服后加衣盖被　　E. 没有要求

4. 下列哪项对鉴别外感咳嗽与内伤咳嗽无明显意义？(　　)

A. 起病的缓急　　B. 感邪的不同　　C. 病程的长短　　D. 属虚属实的不同　　E. 咳嗽的多少

5. 下列哪项不属于阴虚火旺型心悸的主证？(　　)

A. 心悸不宁　　B. 头晕目眩　　C. 心烦少寐　　D. 下肢浮肿　　E. 腰酸耳鸣

6. 身肿，以腰以下为甚，按之凹陷不起，脘闷腹胀，纳减便溏，面色萎黄，神倦肢冷，小便短少，舌质淡，苔白滑，脉沉缓。护治原则为(　　)。

A. 散风清热、宣肺行水　　B. 清热利湿、疏理气机　　C. 温阳健脾、利水祛湿　　D. 泻肺行水　　E. 温肾助阳、化气行水

7. 肾阳虚衰型泄泻的特征是(　　)。

A. 饮食不慎即泻　　B. 感寒即泻　　C. 情绪紧张时泄泻　　D. 黎明即泻　　E. 泻下粪便臭如败卵

8. 消渴病的预防调养不包括(　　)。

A. 戒嗜欲　　B. 节喜怒　　C. 减滋味　　D. 适当锻炼　　E. 限制饮水

9. 王某，男，55 岁，患高血压 6 余年，常感头晕肢麻，耳鸣，少寐多梦。两天前突发口眼歪斜，言语不利，右半身不遂，神清，口苦咽干，尿赤便干，舌红，苔薄黄，脉弦滑，护治原则为(　　)。

A. 平肝泻火、熄风通络　　B. 祛风化痰通络　　C. 益气活血　　D. 通腑化痰　　E. 育阴熄风通络

10. 关于感冒，下列哪项护理措施错误？(　　)

A. 多食新鲜蔬菜和果汁　　B. 汗出后切忌受风　　C. 保持大便通畅　　D. 高热伴恶寒者，用酒精擦浴或冷敷降温　　E. 密切观察病情，防止变证发生

第三篇

常用中医护理技术

第十一章 针灸法及护理

学习目标

掌握:腧穴的概念、作用及体表定位方法;灸法护理及注意事项;针刺意外情况的护理要点。

熟悉:灸法的适宜证、禁忌证及灸法操作的要点。

了解:十四经常用腧穴的定位。

第一节 腧　　穴

腧穴是人体脏腑经络之气血输注于体表的特殊部位,也是针灸治疗疾病的刺激点与反应点。腧与"输"义通,有输注、转输的含义,"穴"即孔隙的意思。腧穴通过经络内连脏腑,外连肌肉、皮肤。所以脏腑的病变可通过经络反映到体表的腧穴上,作用于体表腧穴的刺激也可以通过经络传导至脏腑,起到疏通经络、调理气血和脏腑的作用。

一、腧穴的分类

腧穴在《内经》中有"节""会""气穴""气府""骨空""溪"等名称。《甲乙经》中称为"孔穴",《圣惠方》中称为"穴位"。

腧穴可分为十四经穴、奇穴、阿是穴三类。

1. 十四经穴　位于十二经脉和任督二脉的腧穴,简称"经穴"。分布在十二经脉的腧穴为双穴,左右对称;任督二脉上的腧穴为单穴,分别分布于人体前、后正中线上。经穴的特点是有具体的名称、固定的位置且归经明确。它与经脉关系密切,不仅反映本经经脉及其所属脏腑的病证,也可反映本经脉所联系的其他经脉、脏腑之病证。

2. 奇穴　又称"经外奇穴",是指归属于十四经脉之外的腧穴,它既有具体的穴名,又有明确的定位。这类腧穴对某些病证具有特殊的治疗作用,主治范围较窄。有些在经脉线内,如印堂、肘尖;有些位于经脉线外,如中泉、中魁;有些是穴位组合之奇穴,如四神聪、四缝、八邪等穴。

3. 阿是穴　又称压痛点、天应穴、不定穴,是以压痛点为穴。这类腧穴既无具体名称,又无固定位置,多位于病变的附近,也可在距离病变较远的部位。

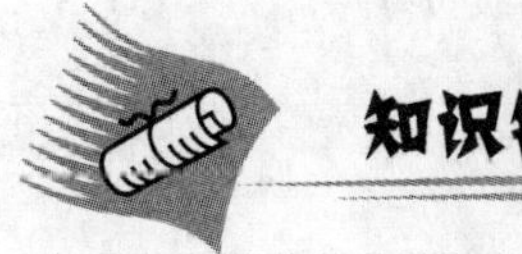

知识链接

阿　是　穴

相传在古时有医者为患者治病,但一直不得其法。有一次无意中按到病患某处,患者的痛症得到舒缓。医者于是在该处周围摸索,患者呼喊"啊……是这里,是这里。"医者加以针灸,果然使病情转好了。于是就把这个特别的穴位命名为"阿是穴"。

二、腧穴的作用

腧穴作为人体脏腑经络之气血输注于体表的特殊部位，其主要作用表现在反映病证、协助诊断和接受刺激、防病治病两个方面。

1. 诊断作用　由于腧穴有沟通表里的作用，内在脏腑气血的病理变化可以反映于体表腧穴，相应的腧穴会出现压痛、酸楚、麻木、结节、肿胀、变色、丘疹、凹陷等反应。因此，利用腧穴的这些病理反应可以帮助诊断疾病。

2. 治疗作用

(1)近治作用　这是所有腧穴主治作用的共同特点，即任一腧穴均能治疗该穴所在部位及邻近组织、器官的病变。如睛明、四白、鱼腰等穴均能治疗眼病；耳门、听宫、听会等穴均能治疗耳病等。

(2)远治作用　这是十四经腧穴主治作用的基本规律，即十四经腧穴中，尤其是十二经脉在四肢肘、膝关节以下的腧穴，不仅能治疗局部病证，而且还能治疗本经循行所涉及的远隔部位的组织、器官、脏腑的病证，有些甚至具有治疗全身疾病的作用。如足三里具有调整消化系统的功能，甚至有提高机体防卫功能的作用。

(3)特殊作用　某些腧穴的治疗作用具有特异性，或具有双向良性调节作用。如按压大椎、曲池、合谷可退热；艾灸至阴可矫正胎位；针刺天枢既能止泻又能通便。

三、腧穴的定位

1. 体表标志定位法　这是根据人体表面的自然解剖标志来取穴的方法。

(1)固定标志定位法　利用人体体表固定不移的有明显特征的部位如五官、爪甲、乳头、肚脐等作为取穴标志的方法。其特点是不受人体活动影响。如两眉之间取印堂，肚脐正中取神阙，两乳之间取膻中等。

(2)活动标志定位法　这是依据人体某局部活动后出现的隆起、凹陷、孔隙、皱纹等作为取穴标志的方法。如屈肘取曲池，张口取耳门、听宫，闭口取下关等。

2. 骨度分寸定位法　这是以人体体表骨节为主要标志折量全身各部位的长短、大小，并依其比例折算尺寸作为定穴标准的方法。此法适用于任何年龄、任何体型的患者。全身各部位常用的骨度分寸见图11-1及表11-1。

表11-1　常用骨度分寸表

部位	起止点	折量寸	度量法	说明
头面部	前发际至后发际	12	直量	如前、后发际不明，可从眉心量至大椎穴作为18寸(眉心至前发际3寸，大椎穴至后发际3寸)
胸腹部	胸剑结合中点至脐中	8	直量	胸部与胁部取穴直寸，一般根据肋骨计算，每一肋骨折算为1.6分
	脐中至耻骨联合上缘	5	直量	
	两乳头之间	8	横量	
腰背部	肩胛骨内侧缘至后正中线	3	横量	背部腧穴根据脊椎定穴
上肢部	腋前纹横头至肘横纹	9	直量	用于手三阴经、手三阳经的骨度分寸
	肘横纹至腕横纹	12	直量	
下肢部	耻骨联合上缘至髌底	18	直量	用于足三阴经、足三阳经的骨度分寸
	胫骨内侧髁下缘至内踝尖	13	直量	
	股骨大转子至腘横纹	19	直量	
	腘横纹至外踝尖	16	直量	

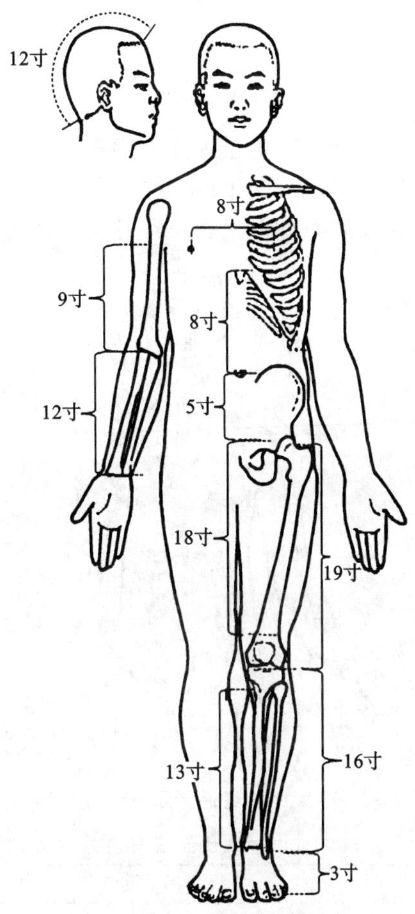

图 11-1 常用的骨度分寸

3. 手指同身寸定位法 又称“指量法”“指寸法”，是指以被取穴者本人手指的长度为标准来取穴的方法(图 11-2)。

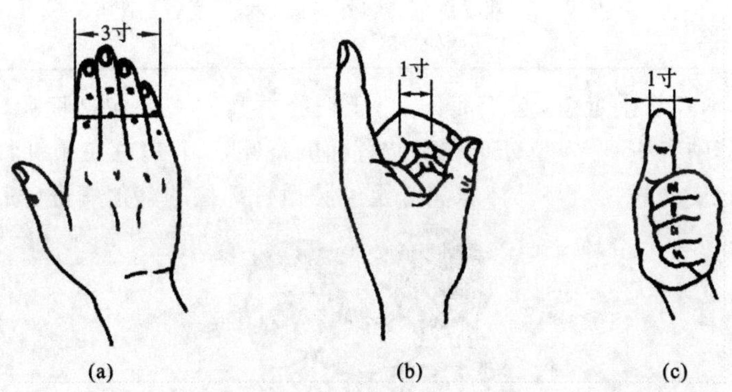

图 11-2 手指同身寸定位法

(1)拇指同身寸法 以被取穴者拇指指关节的横度为 1 寸的方法称为拇指同身寸法，此法适用于四肢部的直寸取穴。

(2)中指同身寸法 以被取穴者的中指中节屈曲时内侧两端纹头之间的距离为 1 寸的方法称为中指同身寸法，此法可用于四肢部取穴的直寸和背部取穴的横寸。

(3)横指同身寸法 又称“一夫法”，是令被取穴者将食指、中指、无名指和小指并拢，以中指中节横纹处为准，四指横量作为 3 寸。

4. 简便取穴法 此法是在长期临床实践中总结出来的一种简便易行的取穴方法。如站立位，垂手中指端取风市穴；两手虎口自然平直交叉，在食指端到达处取列缺穴等。此法应用时必须以骨度分寸法和体表标志法为基础，以提高取穴的准确度。

四、常用腧穴

(一)十四经穴

1. 手太阴肺经 本经从胸走手,起于中府,止于少商。腧穴包括中府、云门、天府、侠白、尺泽、孔最、列缺、经渠、太渊、鱼际、少商 11 个穴位,其中 9 个穴位分布在上肢掌面桡侧以及手掌和拇指桡侧,2 个穴位在前胸上部。本经腧穴主治咳、喘、咽喉痛等肺系疾病及经脉循行部位的其他病证(图 11-3 及表 11-2)。

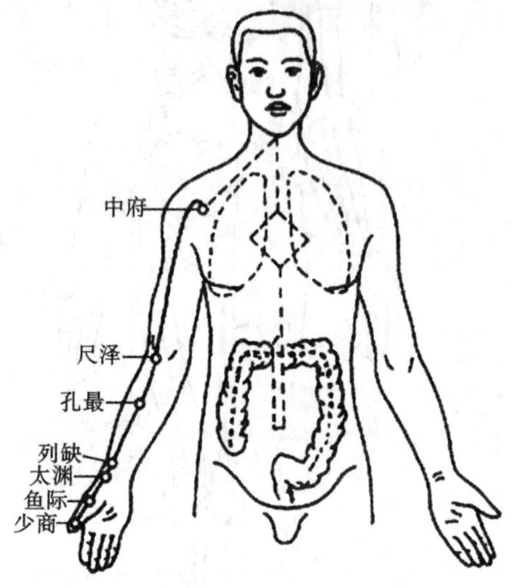

图 11-3 手太阴肺经循行及常用腧穴示意图

表 11-2 手太阴肺经常用腧穴

穴位	定位	主治	操作
尺泽	在肘横纹中,肱二头肌腱桡侧凹陷处	咳嗽,气喘,咯血,潮热,胸部胀满,咽喉肿痛,小儿惊风,吐泻,肘臂挛痛	直刺 0.5～0.8 寸或点刺出血,可灸
列缺	在前臂桡侧缘,桡骨茎突上方,腕横纹上 1.5 寸处	伤风,头痛,项强,咳嗽,气喘,咽喉肿痛,口眼歪斜,齿痛	向上斜刺 0.3～0.5 寸,可灸
少商	在手拇指末节桡侧,距指甲角 0.1 寸(指寸)处	咽喉肿痛,咳嗽,鼻衄,发热,昏迷,癫狂	浅刺 0.1 寸或点刺出血

2. 手阳明大肠经 本经从手走头,起于商阳,止于迎香。腧穴主要包括商阳、合谷、手三里、曲池、肩髃、迎香等 20 个穴位,其中有 15 个穴位分布在上肢背面的桡侧,5 个穴位在颈、面部。本经腧穴主治头面五官病证、咽喉病、热病、皮肤病、肠胃病、神志病等及经脉循行部位的其他病证(图 11-4 及表 11-3)。

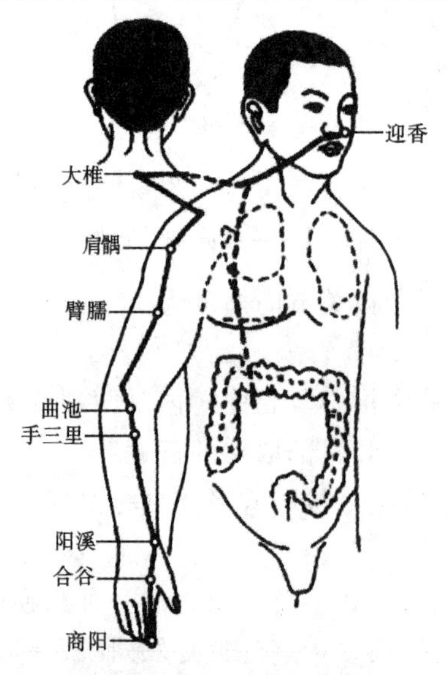

图 11-4 手阳明大肠经循行及常用腧穴示意图

表 11-3　手阳明大肠经常用腧穴

穴位	定位	主治	操作
商阳	在手食指末节桡侧，距指甲角 0.1 寸	咽喉肿痛，牙痛，热病昏迷，食指端麻木，耳聋	浅刺 0.1 寸或点刺出血，可灸
合谷	在手背，第 1、2 掌骨间，当第 2 掌骨桡侧的中点处	头痛，目赤肿痛，鼻渊，鼻衄，牙痛，牙关紧闭，耳聋，痄腮，面肿，面瘫，发热，热病无汗，汗出不止，痛经，滞产，胃痛，腹痛，便泌，泄泻，痢疾，小儿惊风，狂躁，各种疼痛及精神紧张等	直刺 0.5～1 寸，可灸（孕妇不宜针）
曲池	在肘横纹外侧端，屈肘，当尺泽与肱骨外上髁连线中点	热病，咽痛，疟疾、肩痛不举，头痛，目赤肿痛，视物不清，牙痛，月经不调，风疹，荨麻疹，瘰疬，腹痛，癫狂	直刺 1.0～1.5 寸，可灸
肩髃	在肩部，三角肌上，臂外展，或向前平伸时，当肩峰前下方凹陷处	上肢不遂，肩痛不举，瘰疬，风疹	直刺或向下斜刺 0.8～1.5 寸
迎香	在鼻翼外缘中点旁，当鼻唇沟中	鼻塞，不闻香臭，鼻衄，鼻渊，口眼歪斜，面痒，胆道蛔虫症	直刺、斜刺或平刺 0.3～0.5 寸

3. 足阳明胃经　本经从头走足，起于承泣，止于厉兑。腧穴包括承泣、四白、地仓、颊车、头维、天枢、犊鼻、足三里、丰隆、内庭、厉兑等 45 个穴位，其中 15 个穴位分布在下肢的前外侧面，30 个穴位在腹、胸部和头面部。本经腧穴可治疗胃肠疾病、神志病、热证、头面五官病证和经脉循行部位的其他病证（图 11-5 及表 11-4）。

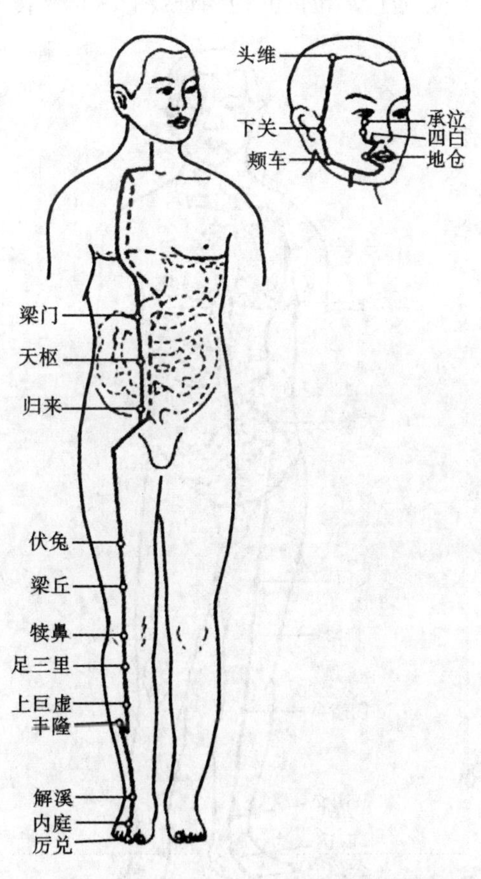

图 11-5　足阳明胃经循行及常用腧穴示意图

表 11-4 足阳明胃经常用腧穴

穴位	定位	主治	操作
地仓	在面部,口角外侧,瞳孔直下,当口角旁 0.4 寸	口歪,流涎,齿痛	斜刺或平刺 0.5～0.8 寸;向颊车方向平刺 1.0～2.5 寸,可灸
颊车	在面颊部,下颌角前上方约一横指(中指),当咀嚼时咬肌隆起,按之凹陷处	口歪,齿痛,颊肿,口噤不语	直刺 0.3～0.4 寸;向地仓方向平刺 0.5～1.0 寸;可灸
天枢	在腹中部,距脐中 2 寸	腹胀,腹痛,泄泻,便秘,痢疾,月经不调,痛经	直刺 1.0～1.5 寸
犊鼻	屈膝,在膝部,髌骨与髌韧带外侧凹陷中	膝痛,下肢麻痹,屈伸不利	正坐屈膝位,向后内斜刺 0.5～1.0 寸
足三里	在小腿前外侧,当犊鼻下 3 寸,距胫骨前缘一横指	胃痛,腹胀,呕吐,噎膈,泄泻,痢疾,便秘,乳痈,肠痈,下肢痹痛,水肿,失眠,虚劳羸瘦	直刺 1.0～2.0 寸,可灸
丰隆	在小腿前外侧,当外踝尖上 8 寸,条口外,距胫骨前缘二横指	头痛,眩晕,痰多咳嗽,呕吐,便秘,癫狂,下肢痿痹,水肿	直刺 1.0～1.5 寸,可灸

4. 足太阴脾经 本经从足走腹,起于隐白,止于大包。腧穴包括隐白、大都、公孙、三阴交、阴陵泉、血海、冲门、大包等 21 个穴位,其中 11 个穴位分布在下肢内侧面,10 个穴位分布在侧胸腹部。本经腧穴主治脾胃疾病、妇科病、前阴疾病及经脉循行部位的其他病证(图 11-6 及表 11-5)。

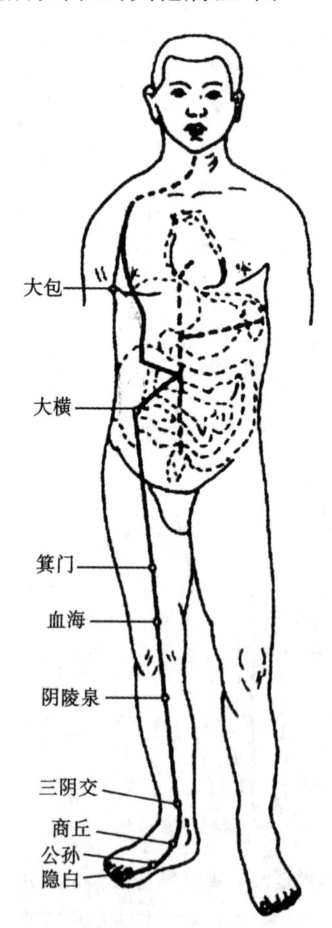

图 11-6 足太阴脾经循行及常用腧穴示意图

表 11-5　足太阴脾经常用腧穴

穴位	定位	主治	操作
隐白	在足大趾末节内侧，距趾甲角 0.1 寸	月经过多、崩漏，便血、尿血，癫狂、多梦，惊风，腹胀	浅刺 0.1～0.2 寸或用三棱针点刺挤压出血
三阴交	在小腿内侧，当足内踝尖上 3 寸，胫骨内侧缘后方	月经不调，崩漏，带下，阴挺，经闭，难产，产后恶露不尽，不孕，遗精，阳痿，阴茎痛，疝气，小便不利，遗尿，肠鸣腹胀，泄泻，便秘，失眠，眩晕，下肢痿痹，脚气	直刺 1.0～1.5 寸，可灸（孕妇禁针）
阴陵泉	在小腿内侧，当胫骨内侧髁后下方凹陷处	腹胀，泄泻，水肿，黄疸，喘逆，小便不利或失禁，阴茎痛，妇人阴痛，遗精，膝痛	直刺 1.0～2.0 寸，可灸
血海	屈膝，在大腿内侧，髌底内侧端上 2 寸，当股四头肌内侧头的隆起处	月经不调，痛经，经闭，崩漏，瘾疹，湿疹，丹毒	直刺 1.0～1.5 寸，可灸

5. 手少阴心经　本经从胸走手，起于极泉，止于少冲。腧穴包括极泉、青灵、少海、灵道、通里、阴郄、神门、少府、少冲 9 个穴位，其中 1 个穴位在腋窝部，8 个穴位在上肢掌侧面的尺侧。本经腧穴主治心、胸、神志疾病及经脉循行部位的其他病证（图 11-7 及表 11-6）。

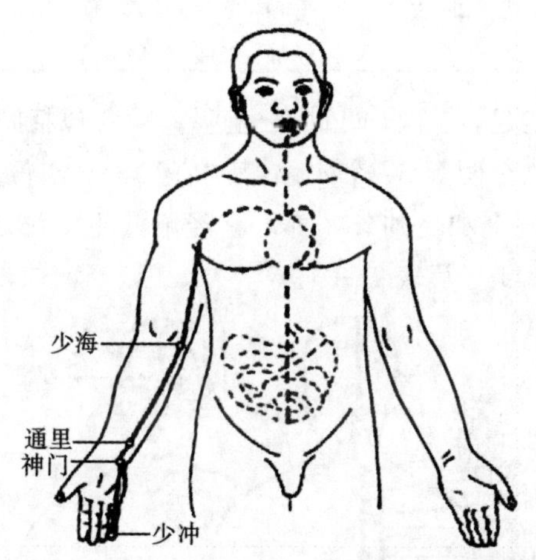

图 11-7　手少阴心经循行及常用腧穴示意图

表 11-6　手少阴心经常用腧穴

穴位	定位	主治	操作
少海	屈肘，在肘横纹内侧端与肱骨内上髁连线的中点处	心痛，肘臂挛痛，手颤，瘰疬，腋胁痛	直刺 0.5～1.0 寸，可灸
通里	在前臂掌侧，当尺侧腕屈肌腱的桡侧缘，腕横纹上 1 寸	心悸，怔忡，暴喑，舌强不语，腕臂痛	直刺 0.3～0.5 寸，可灸
神门	在腕部，腕掌侧横纹尺侧端，尺侧腕屈肌腱的桡侧凹陷处	心烦，惊悸，怔忡，健忘，失眠，癫狂痫，胸胁痛	直刺 0.3～0.5 寸，可灸

6. 手太阳小肠经　本经从手走头，起于少泽，止于听宫。腧穴包括少泽、后溪、腕骨、阳谷、小海、肩贞、臑俞、肩外俞、肩中俞、天窗、颧髎、听宫等 19 个穴位，其中 8 个穴位分布在上肢背面的尺侧，11 个穴位在肩、颈、面部。本经腧穴主治头颈耳目病证、神志病、热病及经脉循行部位的其他病证（图 11-8 及表 11-7）。

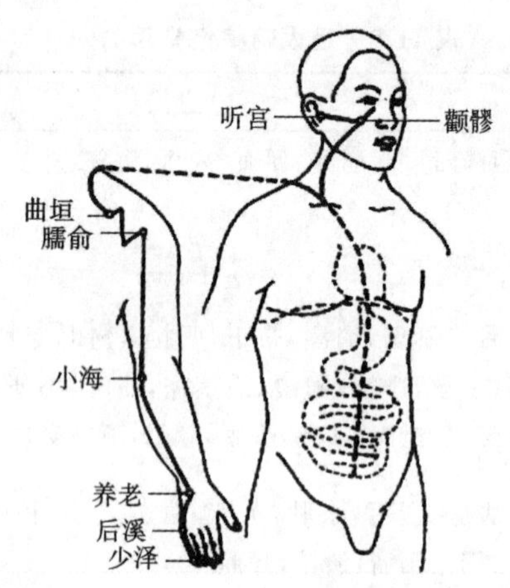

图 11-8　手太阳小肠经循行及常用腧穴示意图

表 11-7　手太阳小肠经常用腧穴

穴位	定位	主治	操作
少泽	在手小指末节尺侧,距指甲根角 0.1 寸(指寸)	乳痈,乳汁少,昏迷、热病,头痛,目翳,咽喉肿痛	浅刺 0.1～0.2 寸或点刺出血,可灸
小海	在肘内侧,当尺骨鹰嘴与肱骨内上髁之间凹陷处	肘臂疼痛,癫痫	直刺 0.3～0.5 寸,可灸
听宫	在面部,耳屏前,下颌骨髁状突的后方,张口时呈凹陷处	耳鸣,耳聋,聤耳,牙痛,癫狂痫,三叉神经痛,头痛,目眩头昏	微张口,直刺 0.5～1.0 寸,可灸

7. 足太阳膀胱经　本经从头走足,起于睛明,止于至阴。腧穴包括睛明、攒竹、天柱、大杼、风门、肺俞、心俞、肝俞、承扶、委中、承山、昆仑、至阴等 67 个穴位,其中有 49 个穴位分布在头面部、项背部和腰背部,18 个穴位分布在下肢后面的正中线上和足的外侧部。本经腧穴主治泌尿生殖疾病、神志病、肺病、咽喉疾病及本经循行部位的其他病证(图 11-9 及表 11-8)。

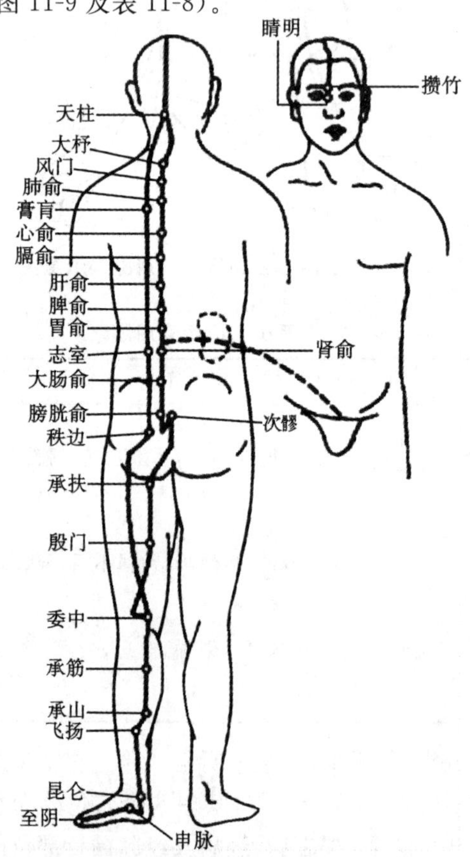

图 11-9　足太阳膀胱经循行及常用腧穴示意图

表 11-8　足太阳膀胱经常用腧穴

穴位	定位	主治	操作
睛明	在面部，目内眦角稍上方凹陷处	视物不明，近视，夜盲，色盲，目翳，目赤肿痛，迎风流泪，急性腰痛	嘱患者闭目，左手将眼球推向外侧并固定，右手持针沿眼眶边缘缓缓刺入 0.5～1.0 寸，不宜作大幅度提插、捻转，可灸
攒竹	在面部，当眉头陷中，眶上切迹处	眉棱骨痛，目视不明，目赤肿痛，呃逆，腰痛，膈肌痉挛	向下斜刺 0.3～0.5 寸或向鱼腰穴平刺 0.5～1 寸，禁灸
肾俞	在腰部，当第 2 腰椎棘突下，旁开 1.5 寸	遗尿，小便不利，水肿，遗精，阳痿，月经不调，带下，耳聋，耳鸣，咳嗽，气喘，中风偏瘫，腰痛，骨病	直刺 0.5～1.0 寸，可灸
委中	在腘横纹中点，当股二头肌腱与半腱肌腱的中间	腰脊疼痛，腘筋挛急，下肢痿痹，丹毒，皮疹，皮肤搔痒，疔疮，发背，腹痛吐泻，遗尿，小便不利	直刺 0.5～1.0 寸或点刺出血，可灸
承山	在小腿后面正中，委中与昆仑之间，当伸直小腿或足跟上提时腓肠肌肌腹下出现尖角凹陷处	痔疾，便秘，腰腿拘急疼痛，脚气	直刺 1.0～2.0 寸，可灸
昆仑	在足部外踝后方，当外踝尖与跟腱之间的凹陷处	急性腰痛，足跟肿痛，难产，头痛，项强，目眩，鼻衄，小儿惊风	直刺 0.5～1.0 寸，可灸
至阴	在足小趾末节外侧，距趾甲角 0.1 寸(指寸)	胎位不正，难产，头痛，目痛，鼻塞，鼻衄	浅刺 0.1～0.2 寸或点刺出血，胎位不正用灸法

8. 足少阴肾经　本经从足走腹，起于涌泉，止于俞府。腧穴包括涌泉、然谷、太溪、交信、筑宾、阴谷、气穴、阴都、腹通谷、幽门、灵墟、神藏、俞府等 27 个穴位，其中 10 个穴位分布在下肢内侧，17 个穴位分布在胸腹部前正中线的两侧。本经腧穴主泌尿生殖系统疾病、神志病、肺病、咽喉疾病及本经循行部位的其他病证(图 11-10 及表 11-9)。

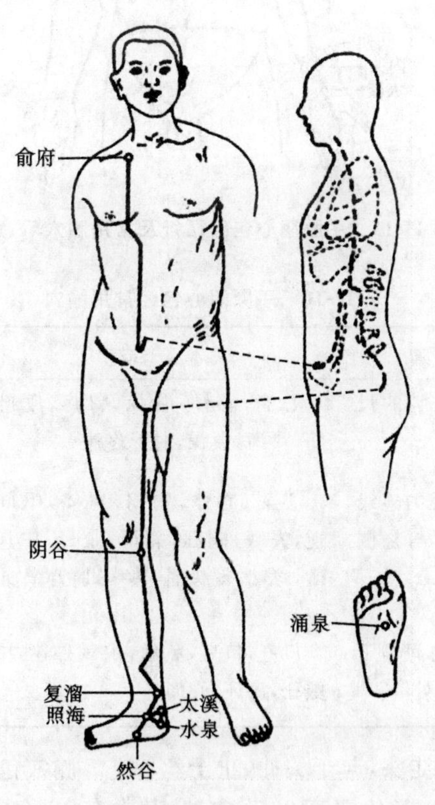

图 11-10　足少阴肾经循行及常用腧穴示意图

表 11-9 足少阴肾经常用腧穴

穴位	定位	主治	操作
涌泉	在足底部，卷足时足前部凹陷处，约当足底2、3趾的趾缝纹头端与足跟连线的前1/3与后2/3交点上。	头顶痛，头晕，眼花，咽喉痛，舌干，失音，小便不利，便秘，小儿惊风，足心热，癫狂，昏厥	直刺 0.5～1.0 寸，可灸
太溪	在足内侧，内踝后方，当内踝尖与跟腱之间的凹陷处	头痛目眩，咽喉肿痛，齿痛，耳聋，耳鸣，咳嗽，胸痛咯血，消渴，月经不调，失眠，健忘，遗精，阳痿，小便频数，腰脊痛，下肢厥冷，内踝肿痛	直刺 0.5～1.5 寸，可灸
照海	在足内侧，内踝尖下方凹陷处	咽喉干燥，痫证，失眠，嗜卧，惊恐不宁，目赤肿痛，月经不调，痛经，带下，阴挺，阴痒，疝气，小便频数	直刺 0.5～0.8 寸，可灸

9. 手厥阴心包经 本经从胸走手，起于天池，止于中冲。腧穴包括天池、天泉、曲泽、郄门、间使、内关、大陵、劳宫、中冲共9个穴位，其中8个穴位分布在上肢掌面，1个穴位在前胸上部。本经腧穴主治心胸疾病、神志病、胃部疾病及经脉循行部位的其他病证(图 11-11 及表 11-10)。

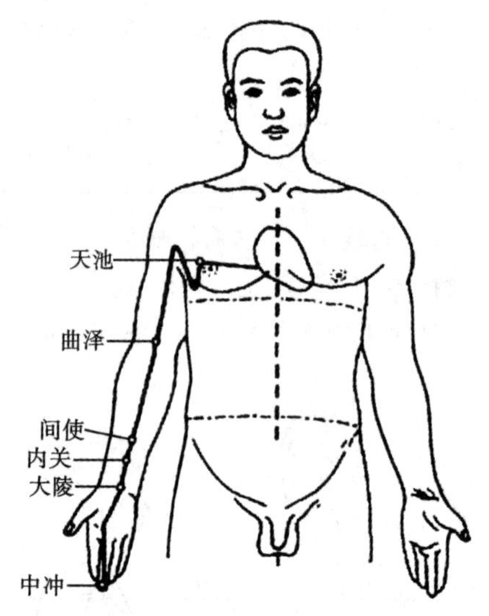

图 11-11 手厥阴心包经循行及常用腧穴示意图

表 11-10 手厥阴心包经常用腧穴

穴位	定位	主治	操作
曲泽	在肘横纹中，当肱二头肌腱的尺侧缘	心痛，心悸，善惊，胃疼，呕吐，转筋，热病，烦躁，肘臂疼痛	直刺 1.0～1.5 寸或三棱针刺血，可灸
内关	在前臂掌侧，当曲泽与大陵的连线上，腕横纹上2寸，掌长肌腱与桡侧腕屈肌腱之间	心痛，心悸，胸闷，胃痛，呕吐，呃逆，失眠，癫狂，痫证，眩晕，中风，偏瘫，哮喘，偏头痛，热病，肘臂挛痛	直刺 0.5～1.0 寸，可灸
劳宫	在手掌心，当第2、3掌骨之间偏于第3掌骨，握拳屈指时中指尖处	口疮，口臭，鼻衄，中风昏迷，中暑，癫狂，痫证，心痛	直刺 0.3～0.5 寸，可灸

10. 手少阳三焦经 本经从手走头，起于关冲，止于丝竹空。腧穴包括关冲、液门、中渚、阳池、外关、三阳络、四渎、天井、肩髎、翳风、耳门、丝竹空等23个穴位，其中有13个穴位分布在上肢背面，10个穴位分

布在颈部，耳翼后缘，眉毛外端。本经腧穴主治热病、头面五官病证、胸胁疾病及经脉循行部位的其他病证（图 11-12 及表 11-11）。

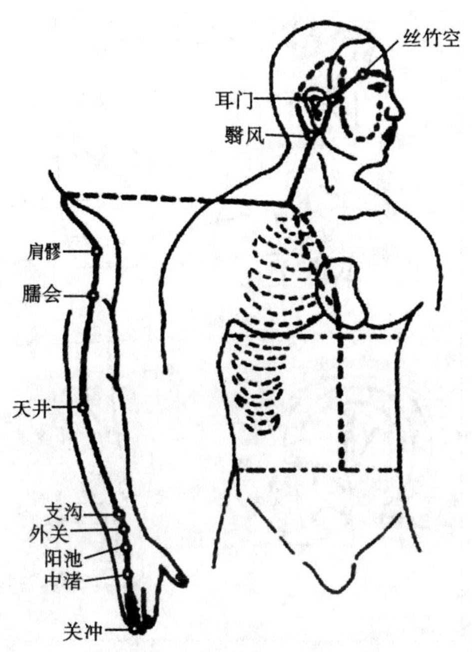

图 11-12　手少阳三焦经循行及常用腧穴示意图

表 11-11　手少阳三焦经常用腧穴

穴位	定位	主治	操作
关冲	在手无名指末节尺侧，距指甲根角 0.1 寸处	头痛，目赤，耳聋，耳鸣，喉痹，舌强，热病，晕厥	浅刺 0.1 寸或有点刺出血，可灸
中渚	在手背第 4、5 掌指关节后方凹陷中，液门穴直上 1 寸处	头痛，目眩，目赤，目痛，耳聋，耳鸣，喉痹，手指不能屈伸，热病	直刺 0.3～0.5 寸，可灸
外关	在手背腕横纹上 2 寸，尺桡骨之间，阳池与肘尖的连线上	目赤肿痛，耳鸣耳聋，鼻衄牙痛，上肢关节炎，桡神经麻痹，急性腰扭伤，踝关节扭伤，落枕，脘腹胀痛，大便秘结，肠痈霍乱，热病，感冒，高血压，心脑血管病，偏头痛，失眠	直刺 0.5～1.0 寸，或透内关穴，向上斜刺 1.0～1.5 寸
肩髎	在肩部，肩髃后方，当肩关节外展时于肩峰后下方呈现凹陷处	肩臂挛痛不举	直刺 0.5～1.0 寸，可灸
丝竹空	在面部，当眉梢凹陷处	头痛，目眩，目赤痛，眼睑跳动，齿痛，面瘫，癫痫	平刺 0.5～1.0 寸，不宜灸

11. 足少阳胆经　本经从头走足，起于瞳子髎，止于足窍阴。腧穴包括瞳子髎、听会、上关、阳白、风池、肩井、环跳、风市、阳陵泉、悬钟、足临泣、足窍阴等 44 个穴位，其中 15 个穴位分布在下肢的外侧面，29 个穴位在臀、侧胸、侧头部。本经腧穴主治头面五官病证、神志病、肝胆病变、热病以及经脉循行部位的其他病证（图 11-13 及表 11-12）。

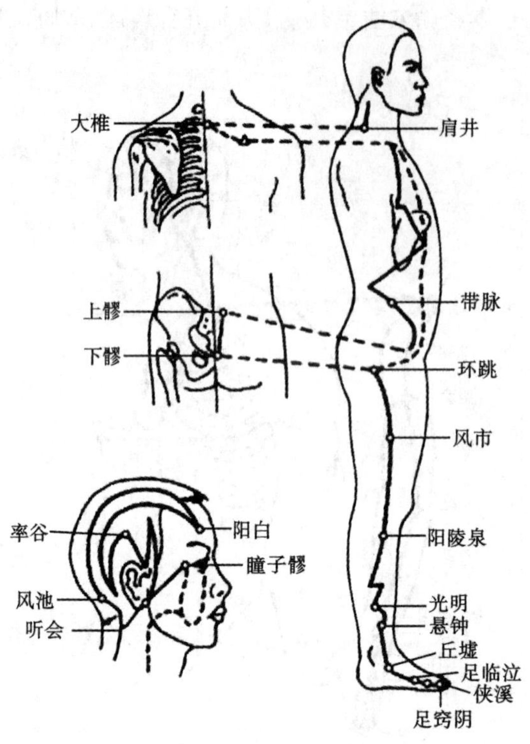

图 11-13 足少阳胆经循行及常用腧穴示意图

表 11-12 足少阳胆经常用腧穴

穴位	定位	主治	操作
瞳子髎	在面部,目外眦旁,当眶外侧缘处	头痛,目赤,目痛,怕光羞明,迎风流泪,远视不明,内障,目翳	向后刺或斜刺 0.3～0.5 寸或用点刺出血,可灸
听会	在面部,当耳屏间切迹的前方,下颌骨髁突的后缘,张口有凹陷处	耳鸣,耳聋,流脓,齿痛,下颌脱臼,口眼歪斜,面痛	张口,直刺 0.5～1.0 寸,可灸
风池	在项部,当枕骨之下,与风府相平,胸锁乳突肌与斜方肌上端之间的凹陷处	头痛,眩晕,颈项强痛,失眠,目赤痛,目泪出,鼻渊,鼻衄,耳聋,中风,口眼歪斜,疟疾,热病,感冒	向鼻尖方向斜刺 0.8～1.2 寸或平刺透风府穴,可灸
肩井	在肩上,当大椎穴与肩峰连线的中点取穴	肩背痹痛,手臂不举,颈项强痛,乳痈,中风,瘰疬,难产,诸虚百损	直刺 0.3～0.5 寸,深部正当肺尖,忌深刺,可灸
环跳	在股外侧部,侧卧屈股,当股骨大转子最凸点与骶骨裂孔的连线的外 1/3 与内 2/3 交点处	腰胯疼痛,半身不遂,下肢痿痹,挫闪腰疼,膝踝肿痛不能转侧	直刺 2.0～3.0 寸,可灸
阳陵泉	在小腿外侧,当腓骨头前下方凹陷处	半身不遂,下肢痿痹、麻木,膝肿痛,胁肋痛,口苦,呕吐,黄疸,小儿惊风,破伤风	直刺或斜向下刺 1.0～1.5 寸,可灸
足窍阴	在足第 4 趾末节外侧,距趾甲角 0.1 寸(指寸)	偏头痛,目眩,目赤肿痛,耳聋,耳鸣,喉痹,胸胁痛,足跗肿痛,多梦,热病	浅刺 0.1～0.2 寸或点刺出血,可灸

12. 足厥阴肝经 本经从足走腹,起于大敦,止于期门。腧穴包括大敦、行间、太冲、中封、蠡沟、中都、膝关、曲泉、阴包、足五里、阴廉、急脉、章门、期门共 14 个穴位,其中 2 个穴位分布于腹部和胸部,12 个穴位分布在下肢部。本经腧穴主治肝胆病证、妇科疾病、前阴病变及经脉循行部位的其他病证(图 11-14 及表 11-13)。

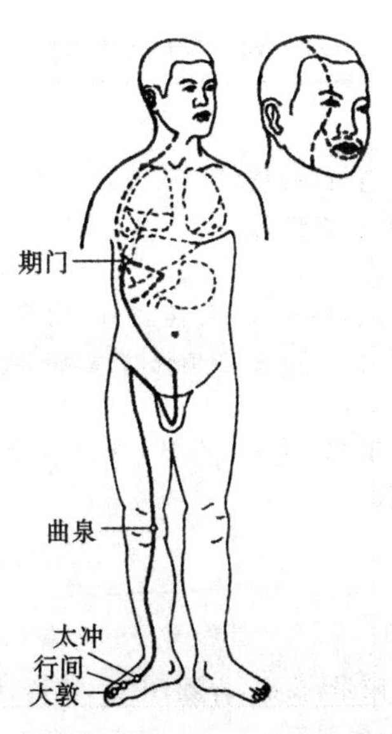

图 11-14　足厥阴肝经循行及常用腧穴示意图

表 11-13　足厥阴肝经常用腧穴

穴位	定位	主治	操作
大敦	在足大趾末节外侧，距趾甲角0.1寸	疝气，遗尿，崩漏，阴挺，经闭，癫痫	浅刺 0.1～0.2 寸或点刺出血，可灸
太冲	在足背侧，当第一跖骨间隙的后方凹陷处	头痛，眩晕，目赤肿痛，口眼歪斜，郁证，胁痛，黄疸，腹胀，呃逆，下肢痿痹，月经不调，崩漏，疝气，遗尿，癫痫，小儿惊风	直刺 0.5～0.8 寸，可灸
曲泉	在膝内侧，屈膝，当膝关节内侧面横纹内侧端，股骨内侧髁的后缘，半腱肌、半膜肌止端的前缘凹陷处	小腹痛，小便不利，遗精，阴挺，阴痒，外阴疼痛，月经不调，赤白带下，痛经，膝股内侧痛	直刺 1.0～1.5 寸，可灸
期门	在胸部，当乳头直下，第 6 肋间隙，前正中线旁开 4 寸	郁证，胸肋胀痛，乳痈，腹胀，呃逆，吞酸	斜刺或平刺 0.5～0.8 寸，可灸

13. 督脉　本经分布于人体后正中线，起于长强，止于龈交。腧穴包括长强、腰俞、命门、大椎、哑门、风府、百会、水沟、龈交等 28 个穴位。本经腧穴主治神志病、热病、头项腰背局部病证及相应的内脏疾病（图 11-15 及表 11-14）。

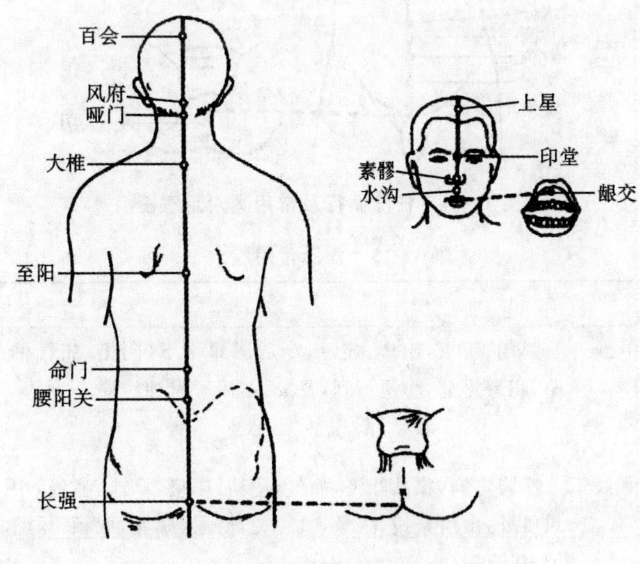

图 11-15　督脉循行及常用腧穴示意图

表 11-14 督脉常用腧穴

穴位	定位	主治	操作
命门	在腰部，当后正中线上，第 2 腰椎棘突下凹陷中	遗精，阳痿，尿频，月经不调，带下，泄泻，腰脊强痛	直刺 0.5～1 寸，可灸
大椎	当后正中线上，第 7 颈椎棘突下凹陷中	热病，疟疾，骨蒸盗汗，周身畏寒，感冒，目赤肿痛，头项强痛，癫痫，咳喘	斜刺 0.5～1 寸，可灸
风府	在项部，当后发际正中直上 1 寸或枕外隆突直下，两侧斜方肌之间凹陷中	中风，头痛，癫狂，颈痛项强，眩晕，咽痛	伏案正坐，头微前倾，项肌放松，向下颌方向缓慢刺入 0.5～1 寸，可灸(针尖不可向上，以免刺入枕骨大孔，误伤延髓)
百会	在头部，当前发际正中直上 5 寸，或两耳尖连线的中点处	眩晕，头痛，昏厥，中风，不语，脱肛，阴挺，癫狂不寐	平刺 0.5～0.8 寸，可灸
水沟(又名人中)	在面部，当人中沟的上 1/3 与下 2/3 交点处	晕厥，中暑，中风昏迷，精神障碍，牙关紧闭，癫狂，痫症，急性腰痛，胃疼，口歪面肿	向上斜刺 0.3～0.5 寸(或用指甲按切)，不灸

14. 任脉 本经分布于人体前正中线，起于会阴，止于承浆。腧穴包括会阴、中极、关元、气海、神阙、膻中、天突、承浆等 24 个穴位。本经腧穴对腹、胸颈、头面的局部病证及相应的内脏器官病证有较好的作用，部分腧穴有强壮作用，少数腧穴可治疗神志病(图 11-16 及表 11-15)。

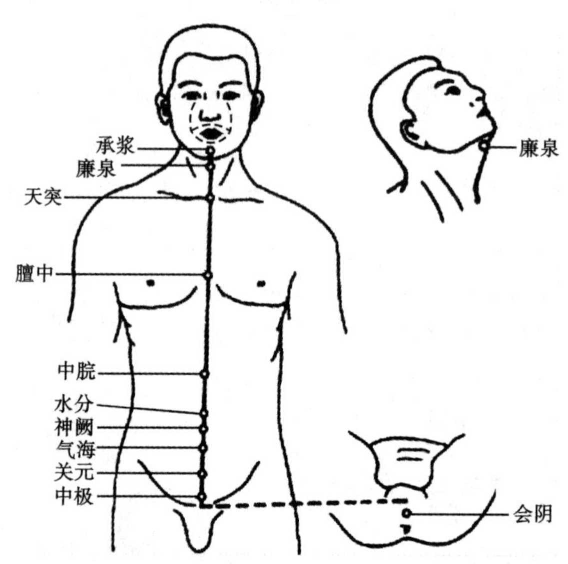

图 11-16 任脉循行及常用腧穴示意图

表 11-15 任脉常用腧穴

穴位	定位	主治	操作
中极	在下腹部，前正中线上，当脐下 4 寸	癃闭，带下，阳痿，痛经，产后恶露不下，阴挺，疝气偏坠，积聚疼痛，小便不利，肾炎，产后子宫神经痛	直刺 0.5～1 寸，可灸(需在排尿后进行针刺，孕妇禁针)
关元	在下腹部，前正中线上，当脐下 3 寸	小腹疼痛，霍乱吐泻，疝气，遗精，阳痿，早泄，痛经，中风脱证，虚痨羸瘦，眩晕，盆腔炎，遗尿，尿血，尿频，尿潴留，尿道痛	直刺 0.5～1 寸，可灸(需在排尿后进行针刺)

续表

穴位	定位	主治	操作
气海	在下腹部，前正中线上，当脐中下 1.5 寸	遗尿，阳痿，小便不利，遗精，痛经，疝气，泄泻，中风脱证，虚痨羸瘦，水肿	直刺 0.8～1.2 寸，宜灸
神阙	在腹中部，脐中央	中风虚脱，四肢厥冷，风痫，水肿鼓胀，脱肛，泄利，便秘，小便失禁，妇女不孕	禁刺，宜灸
膻中	在胸部，前正中线上，平第 4 肋间，两乳头连线的中点	咳嗽，气喘，心悸，心烦，少乳，噎嗝，胸痛，呃逆	平刺 0.3～0.5 寸，可灸

（二）经外奇穴

常用经外奇穴的定位、主治及操作见表 11-16。

表 11-16　常用经外奇穴

穴位	定位	主治	操作
四神聪	在头顶部，当百会前后左右各 1 寸处，共 4 个穴位	头痛，眩晕，失眠，健忘，癫痫，精神病，脑血管病后遗症，大脑发育不全等	平刺 0.5～0.8 寸，可灸
印堂	在前额部，当两眉头间连线与前正中线之交点处	头痛，头晕，鼻炎，目赤肿痛，三叉神经痛，小儿惊风，失眠	向下平刺 0.3～0.5 寸或点刺出血，可灸
太阳	在颞部，当眉梢与目外眦之间，向后约一横指的凹陷处	偏正头痛，神经血管性头痛，三叉神经痛，目赤肿痛，视神经萎缩，齿痛	直刺或斜刺 0.3～0.5 寸或点刺出血，可灸
定喘	在背部，第 7 颈椎棘突下，旁开 0.5 寸	支气管炎，支气管哮喘，百日咳，落枕，肩背痛，上肢疼痛不举	直刺或针尖向内斜刺 0.5～1.0 寸，可灸
四缝	在手指，第 2～5 指掌侧，近端指关节的中央，每侧 4 个穴位	小儿疳积，腹泻，百日咳，蛔虫病等	点刺 0.1～0.2 寸，挤出少量黄白色透明样黏液或出血
八邪	在手指背侧，第 1～5 指间，指蹼缘后方赤白肉际处，左右共 8 个穴位	手指关节疾病，手指麻木，头痛，咽痛，烦热	向上斜刺 0.5～0.8 寸或点刺出血，可灸

第二节　毫针刺法及护理

针刺法，又称针法、刺法，是以中医理论为指导，运用针具刺激人体一定部位（腧穴）防治疾病的一种方法。此法可通过刺激腧穴、激活经络，达到疏通经络、行气活血、调和阴阳、扶正祛邪的目的。临床常用的针刺法有毫针刺法、皮肤针法、皮内针法、火针法、水针法、三棱针法等。

毫针刺法是临床上应用最广泛的一种针刺疗法。毫针材质有金质、银质和不锈钢三种，目前临床应用以不锈钢为多。

一、概述

1. 毫针的结构　由针尖、针身、针根、针柄及针尾五个部分构成（图 11-17）。

2. 毫针的规格　毫针的规格主要是以针身的长度和直径来区分的，临床上一般以长度 25～75 mm（1～3 寸）和直径 0.32～0.38 mm（28～30 号）者最为常用。具体见表 11-17 及表 11-18。

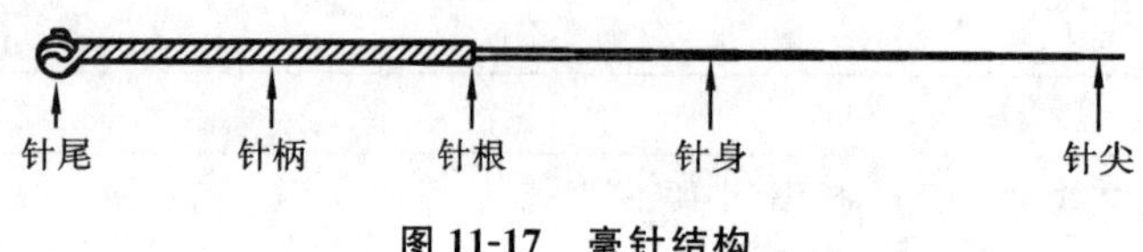

图 11-17　毫针结构

表 11-17　毫针长度规格表

寸	0.5	1.0	1.5	2.0	2.5	3.0	4.0	4.5	5.0
毫米	15	25	40	50	65	75	100	115	125

表 11-18　毫针直径规格表

号数	26	27	28	29	30	31	32	33	34	35
直径/mm	0.42	0.42	0.38	0.34	0.32	0.30	0.28	0.26	0.23	0.22

二、针刺前准备

1. 思想准备　施术者应严肃认真，专心致志。针刺前应向患者解释说明，尽量消除或减轻恐惧心理，取得患者的合作。

2. 选择针具　选择针具应根据患者的性别、年龄、形体的肥瘦、病情虚实、病变部位及所取穴位的具体位置，选用长短粗细适宜的针具。

3. 选择体位　体位的选择应以既有利于腧穴的正确定位，又便于针灸的施术操作和较长时间的留针而患者不感到疲劳为原则。临床上常用的体位有仰卧位、俯卧位、侧卧位、仰靠坐位、俯伏坐位、侧伏坐位。

4. 取穴与定穴　对于初次接受针刺疗法者，一般应尽量选择不易疼痛或针感不是很强烈的腧穴，且取穴数目宜少。根据处方选穴的要求确定所选腧穴的位置后，还应以指甲在选定穴位上切掐"＋"字，以作为针刺时进针的标记。

5. 消毒　针刺前必须严格注意消毒灭菌，消毒灭菌范围应包括针具器械、施术者的手指和施针部位。针具消毒方法很多，应尽量采用高压蒸汽灭菌法；施术部位用 75％酒精的棉球擦拭，应从中心点向外绕圈擦拭或先用 2％碘酊涂擦，稍干后再用 75％酒精涂擦脱碘；施术前医生应用肥皂水洗刷双手，再用 75％酒精棉球擦拭才能持针操作。

三、针刺操作

(一)进针法

针刺操作中，一般将持针的手称为"刺手"；按压穴位辅助操作的手称为"押手"。

1. 单手进针法　刺手拇指、食指持针，中指指端紧靠腧穴，中指指腹抵于针身下段，当拇指和食指向下用力按压时，中指随势屈曲将针刺入，直至所需深度。此法多适用于短针进针。

2. 双手进针法

(1)指切进针法　以左手(临床上通常指押手)拇指或食指指端切按在所刺腧穴部位旁，右手(临床上通常指刺手)持针，紧靠左手指甲缘刺入腧穴。此法多用于短针进针。

(2)夹持进针法　左手拇、食两指持捏消毒干棉球，夹住针身下端，将针尖固定于所刺腧穴的皮肤表面，右手持针柄，使针身垂直。右手指力下压捻动针柄时，左手拇指、食指同时用力，将针刺入皮肤。此法适用于长针进针。

(3)提捏进针法　左手拇、食两指将所刺腧穴处的皮肤捏起，右手持针于捏起的上端刺入。此法适用于皮肉浅薄部位(如印堂、列缺)的进针。

(4)舒张进针法　左手拇、食两指将所刺腧穴部位的皮肤向两侧撑开，使皮肤绷紧，右手持针从拇、食二指中间快速刺入。此法主要适用于皮肤松弛或有皱褶部位的腧穴。

(二)针刺角度和深度

1. 针刺角度　进针时针身与针刺部位皮肤表面所形成的夹角称为针刺角度，它是由腧穴部位、病情需要及受刺者形体胖瘦等因素决定的。通常有直刺、斜刺和平刺三种。

(1)直刺　针身与皮肤表面成90°刺入。此法适用于人体大部分腧穴。

(2)斜刺　针身与皮肤表面成45°刺入。此法适用于肌肉较浅薄处或内有重要脏器或不宜直刺、深刺的腧穴。

(3)平刺　又称横刺,沿皮刺,针身与皮肤表面成15°沿皮刺入。此法适用于皮薄肉少部位的腧穴。

2.针刺深度　针身刺入人体内的深浅度。针刺深度应适当,过深易伤及内部组织脏器,过浅则达不到治疗效果。此外,针刺深度应结合受术者年龄、体质、病证、针刺部位等情况而定。

(1)年龄　年老体弱及小儿娇嫩之体,宜浅刺;中青年身强体壮者,宜深刺。

(2)体质　身体瘦弱,宜浅刺;身强体肥者,宜深刺。

(3)病证　阳证、新病宜浅刺;阴证、久病宜深刺。

(4)部位　头面和胸背及皮薄肉少处的腧穴,宜浅刺;四肢、臀、腹及肌肉丰满处的腧穴,宜深刺。

(5)时令　春夏宜浅刺;秋冬宜深刺。

总之,针刺深度是以既有针感,同时又不伤及脏器为宜。《针灸大成》曰:“凡此浅深,惊针则止”。

(三)得气与行针

1.得气　古称“气至”,现称“针感”,是指针刺入腧穴后施以一定的行针手法使针刺部位产生经气的感应。得气包括两个方面:一是患者对进针后的针刺感觉,常表现为酸、麻、重、胀,且这种感觉可沿一定部位、方向扩散;二是施术者手指对针刺入皮肤以后的感觉,又称“手感”,施术者根据手感去寻找、调整针感,使针感达到治疗疾病所需要的程度。

得气与否以及气至的速度直接关系到针刺的治疗。故《针灸大成》曰:“针若得气速,则病易痊而效亦速也,若气来迟,则病难愈而有不治之忧。”

2.行针　又称“运针”,广义上是指进针至出针的整个过程;狭义上是指进针后为促使得气或调节针感而采取的操作方法,一般指狭义上。行针一般分为基本手法和辅助手法两类。

1)基本手法

(1)提插法　将针刺入腧穴的一定深度后,使针在穴内进行上、下进退的操作手法。提插的幅度、层次、频率及时间应根据患者的体质、病情和腧穴的部位以及医者所要达到的目的而灵活掌握,以达到最佳治疗效果。

(2)捻转法　将针刺入腧穴的一定深度后,以右手拇指和中、食二指持住针柄,进行一前一后的来回旋转捻动的操作手法。捻转的角度、频率、操作时间等应根据患者的体质、病情和腧穴的特征以及医者所要达到的目的,灵活运用。

2)辅助手法

(1)刮柄法　又名划柄法,是将针刺入腧穴一定深度后,使拇指或食指的指腹抵住针尾,用食指或中指爪甲,由下而上地频频刮动针柄的方法。此法能促使得气和增强针感。

(2)弹柄法　将针刺入腧穴的一定深度后,以手指轻轻叩弹针柄,使针身产生轻微的震动,使经气速行的方法。

(3)循法　以左手或右手于所刺腧穴的四周或沿经脉的循行部位进行徐和循按的方法。此法能疏通气血、激发经气。

(4)震颤法　将针刺入腧穴一定深度后,右手持针柄,用小幅度、快频率的提插、捻转动作使针身产生轻微的震颤,以促使得气或增强祛邪扶正的作用。

(四)补泻手法

补泻手法是提高针刺疗效的一种手法,是根据《灵枢·经脉》中“盛则泻之,虚则补之,热则疾之,寒则留之,陷下则灸之”这一原则确立的。针刺补泻是针刺治病的一个重要环节,也是毫针刺法的核心内容(表11-19)。

表 11-19　针刺常用补泻手法

手法名称	补法	泻法
提插补泻	得气后,先浅后深,重插轻提,幅度小,频率慢,时间短	得气后,先深后浅,轻插重提,幅度大,频率快,时间长
捻转补泻	得气后捻转角度小,用力轻,频率慢,以顺时针方向为主,时间短	得气后捻转角度大,用力重,频率快,以逆时针方向为主,时间长
徐疾补泻	缓慢进针,快速出针	快速进针,缓慢出针
开阖补泻	出针后按揉针孔	出针时摇大针孔
迎随补泻	针尖随经脉循行方向顺经而刺	针尖向经脉循行方向逆经而刺
呼吸补泻	呼气时进针,吸气时出针	吸气时进针,呼气时出针
平补平泻	得气后均匀地提插、捻转,即行出针	

(五)留针与出针

1. 留针　针刺入腧穴后,行针得气并施以补法或泻法后,将针留置在穴内一定时间。留针的目的是增强针感和延长刺激。留针与否和留针时间,应视患者体质、病情、腧穴位置等而定,一般病证只要针下得气并施以适当补、泻手法后,即可出针,亦可留针 10～20 min;但对一些慢性、顽固性、痉挛性疾病,可适当延长留针时间,甚至长达数小时。

2. 出针　又称起针、退针,在行针或留针达到预定针刺目的和治疗要求时,即可出针。出针时一般以左手拇、食两指持消毒干棉球轻轻按压于针刺部位,右手持针做轻微的小幅度捻转,并随势将针缓缓提至皮下,静留片刻,然后迅速出针。出针是整个针刺过程中的最后一个操作程序,预示针刺结束。

四、针刺注意事项

(1)过于饥饿、疲劳、醉酒及精神过度紧张者,不宜立即针刺;体质虚弱者,刺激不宜过强,并应尽量选用卧位。

(2)皮肤有感染、溃疡、瘢痕及肿瘤者,局部不宜针刺。

(3)自发性出血或损伤后出血不止的患者,不宜针刺。

(4)小儿囟门未闭合时,头顶部的腧穴不宜针刺。此外,因小儿不能配合针刺,不宜留针。

(5)妇女怀孕 3 个月内,不宜针刺小腹部的腧穴;若怀孕 3 个月以上者,腹部、腰骶部腧穴也不宜针刺,如三阴交、合谷、昆仑、至阴等一些通经活血的腧穴,在怀孕期亦应予禁刺;如妇女行经时,上述穴位最好不针刺。

(6)避开血管,防止出血。

(7)避免损伤脏器:

①胸、胁、腰、背脏腑所内居之处的腧穴,不宜直刺、深刺。肝、脾肿大,肺气肿者更应注意。

②对尿潴留等患者在针刺小腹部腧穴时,应掌握针刺方向、角度、深度等,以免误伤膀胱。

③针刺眼区腧穴和项部的风府、哑门等穴以及脊椎部的腧穴,要注意掌握一定的角度,不宜大幅度地提插捻转和长时间留针,以免伤及重要组织器官。

(8)出针后应清点针数,以防漏针。

(9)针具用后集中处理。

五、针刺异常情况的预防及护理

(一)晕针

1. 表现　患者突然出现精神疲倦、头晕目眩、面色苍白、恶心欲吐、多汗、心慌、四肢发冷、血压下降,甚至突然神志昏迷,扑倒在地,唇甲青紫,二便失禁,脉微细欲绝。

2. 原因　患者体质虚弱、精神紧张、疲劳、饥饿、津液大伤或体位不当,或针刺手法过重,或天气闷热等。

3. 护理 立即停止针刺，将针全部起出，使患者平卧，注意保暖，轻者仰卧片刻或让其饮温糖水后即可恢复正常；重者在上述处理基础上，可配合针刺人中、素髎、内关、足三里，灸百会、关元、气海等穴位，即可恢复。对于仍不省人事，呼吸细微，脉细弱者，可考虑配合其他治疗或采用急救措施。

4. 预防 对于初次接受针刺治疗或精神过度紧张，身体虚弱者，应先做好解释工作，消除对针刺的顾虑；选择舒适持久的体位，最好采用卧位，选穴宜少，手法要轻。当患者饥饿、疲劳、大渴时，应嘱其进食、休息、饮水后再予针刺。同时注意保持室内通风。医者在针刺治疗过程中，要随时注意观察患者的神色，询问患者的感觉，一旦有不适等晕针先兆，可及早采取处理措施。

（二）滞针

1. 表现 行针时或留针后医者感觉针下涩滞，捻转、提插、出针均感困难，同时患者感觉剧痛。

2. 原因 患者精神紧张，当针刺入腧穴后，患者局部肌肉强烈收缩；或行针手法不当，向单一方向捻针太过，以致肌肉组织缠绕针体而成滞针。若留针时间过长，有时也可出现滞针。

3. 护理 当患者精神紧张，局部肌肉过度收缩时，嘱患者放松心情，同时稍延长留针时间，或于滞针腧穴附近进行循按或叩弹针柄，或在附近再刺一针，以宣散气血，而缓解肌肉的紧张。若行针不当，或单向捻针而致者，可向相反方向将针捻回，并用刮柄、弹柄法，使缠绕的肌纤维回释，即可消除滞针。

4. 预防 对精神紧张者，应先做好解释工作，消除患者不必要的顾虑。注意行针的操作手法和避免单向捻转，捻转时应注意与提插配合，可避免肌纤维缠绕针身，防止滞针的发生。

（三）弯针

1. 表现 针柄改变了进针或留针时的方向和角度，提插、捻转及出针均感困难，患者感到疼痛。

2. 原因 医者进针手法不熟练，用力过猛、过速，以致针尖碰到坚硬组织将针折弯；或患者在针刺或留针时移动体位，或因针柄受到某种外力压迫、碰击等造成弯针。

3. 护理 出现弯针时，不得再行提插、捻转等手法。如针轻微弯曲，应慢慢将针起出。若弯曲角度过大，应顺着弯曲方向将针起出。若因患者移动体位所致，应使患者慢慢恢复原来体位，待局部肌肉放松后，再将针缓缓起出，切忌强行拔针，以免将针断入体内。

4. 预防 医者进针手法要熟练，指力要均匀，避免进针过速、过猛。选择适当体位，在留针过程中，嘱患者不要随意变更体位，注意保护针刺部位，使针柄免受外物碰撞和压迫。

（四）断针

1. 表现 行针或出针时针身折断，断端部分针身尚露于皮肤外，或断端全部没入皮肤之下。

2. 原因 针具质量欠佳，针身或针根有损伤剥蚀。进针前未检查。针刺时将针身全部刺入腧穴。行针时强力提插、捻转，肌肉猛烈收缩。留针时患者随意变更体位，或弯针、滞针未能进行及时正确的处理。

3. 护理 发现断针，医者要从容处之，嘱患者切勿变动原有体位，以防断针向肌肉深部陷入。若残端部分针身显露于体外时，可用手指或镊子将针起出。若断端与皮肤相平或稍凹陷于体内者，可用左手拇、食二指垂直向下挤压针孔周边，使断针暴露于体外，右手持镊子将针取出。若断针完全陷入皮下或肌肉深层时，应在 X 线下定位，手术取针。

4. 预防 针刺前医者应认真仔细地检查针具，不符合针刺要求的针具，应剔除不用。避免过猛、过强的行针。行针或留针时，应嘱患者不要随意更换体位。针刺时更不宜将针身全部刺入腧穴，应留部分针身在体外，以便于针根断折时取针。在进针行针过程中，如发现弯针时，应立即出针，切不可强行刺入、行针。对于滞针等亦应及时正确地处理，不可强行硬拔。

（五）血肿

1. 表现 出针后，针刺部位肿胀疼痛，继而皮肤呈现青紫色。

2. 原因 针尖弯曲带钩，使皮肉受损，或刺伤血管所致。

3. 护理 若微量的皮下出血而致局部小块青紫，一般不必处理，可以自行消退。若局部肿胀疼痛较剧烈，青紫面积大而且影响到活动功能时，应先冷敷止血，再热敷或在局部轻轻揉按，以促使局部瘀血消散吸收。

4. 预防 针刺前医者仔细检查针具，熟悉人体解剖部位，避开血管针刺，出针时应立即用消毒干棉球揉按压迫针孔。

第三节 灸法及护理

灸法是借助艾药或其他药物烧灼或温熨人体一定部位，借灸火的温度和热力以及药物的作用刺激经络，或者以某些材料(对皮肤有刺激作用的药物或其他物质)直接接触皮肤表面后产生的刺激起到温经通络、活血行气、散寒祛湿、消肿散结和回阳救逆的作用，达到治疗疾病和预防保健目的的一种外治疗法。《灵枢·官能》曰："针所不为，灸之所宜。"

一、适应证与禁忌证

1. 适应证 多种慢性虚寒湿邪性疾病，如：中焦虚寒所致的胃脘痛、呕吐、便溏；脾肾阳虚所致的遗尿、遗精、阳痿、月经不调；风寒湿痹所致的腰肩腿痛等。

2. 禁忌证 凡实证、热证及阴虚发热证，如阴虚劳热、高热神昏、中风闭证、肝阳头痛、多梦遗精等。

二、常用灸法

(一)艾炷灸

将艾绒捏成规格大小不等圆锥状艾炷，燃烧一个艾炷称一壮。

1. 直接灸 又称着肤灸、明灸，将艾炷直接放在体表一定部位上施灸的方法。根据治疗目的和燃烧程度的不同，分为瘢痕灸和非瘢痕灸。

(1)瘢痕灸 又称化脓灸，灸前于施灸处涂少量凡士林或大蒜汁(每换一壮艾炷时也需涂)，然后放置小艾炷点燃，待燃尽后除去灰烬，更换艾炷再灸。一般灸7～9壮，使局部皮肤起疱化脓，3～4周灸疮愈合并留瘢痕。

(2)非瘢痕灸 又称非化脓灸，灸前于施灸处涂少量凡士林或大蒜汁，然后放置艾炷点燃，待艾炷燃剩约2/5、患者感觉灼痛时，及时更换艾炷再灸。一般3～7壮，以局部皮肤充血、红润为度，灸后不发灸疮，无瘢痕。此法适用更广泛。

2. 间接灸 又称间隔灸、隔物灸，是指在艾炷与皮肤之间垫隔某种药物施灸的方法。因垫隔药物的不同而异。此法火力温和，具有艾灸和垫隔药物的双重作用，患者易于接受，较直接灸法常用，适用于慢性疾病和疮疡等。

(1)隔姜灸 将新鲜生姜切成厚0.2～0.5 cm的薄片，中间用针穿刺数孔，上置艾炷，放在施灸部位点燃施灸，当患者感到灼痛时，可将姜片稍许上提，或更换艾炷再灸。一般灸5～10壮，以局部潮红为度。此法应用广泛，多用于虚寒性疾病及风寒湿痹证候，如呕吐、腹痛、泄泻、阳痿等。

(2)隔蒜灸 将新鲜独头大蒜切成厚0.1～0.3 cm的薄片，中间用针穿刺数孔，上置艾炷，放在施灸部位点燃施灸，当患者感到灼痛时，可将蒜片稍许上提，或更换艾炷再灸。每灸3～4壮，更换蒜片，每穴一次可灸5～7壮。因大蒜液对皮肤有刺激性，灸后容易起疱，故应注意防护。大蒜味辛，性温。有解毒，健胃，杀虫之功。本法多用于治疗肺痨、腹中积块及未溃疮疖等。

(3)隔盐灸 又称神阙灸，本法只适用于脐部。嘱患者仰卧屈膝，以纯净干燥的食盐，填平脐孔，再放上姜片和艾炷施灸。一般灸3～9壮，此法对急性腹痛、吐泻、痢疾、四肢厥冷和虚脱等证，具有回阳救逆的作用。凡大汗亡阳、肢冷脉伏之脱证，可用大艾炷连续施灸，不拘壮数，直至汗止脉起，体温回升，症状改善为度。

(4)隔附子(饼)灸 以附子片(取熟附子用水浸透切成厚0.3～0.5 cm的薄片，中间用针穿刺数孔)或附子饼(将附子切细研末，以黄酒调和做成饼，厚约0.5 cm，直径约2 cm)做间隔，上置艾炷灸之。由于附子辛温大热，有温肾补阳的作用，故用来治疗各种阳虚证，如阳痿、早泄以及溃疡久溃不敛等。

（二）艾条灸

艾条灸是将点燃艾条置于腧穴或病变部位上进行熏灼的艾灸方法。一般艾火距皮肤有一定距离，以局部有温热而无灼痛感为宜，此为悬起灸，它又分为温和灸、雀啄灸和回旋灸。

(1)温和灸　将艾条的一端点燃，对准施灸部位，距离皮肤 2～3 cm，进行熏烤，使患者局部有温热感而无灼痛为宜，一般每个穴位灸 10～15 min，至皮肤红晕为度。此法多用于治疗慢性疾病。

(2)雀啄灸　施灸时，艾卷点燃的一端与施灸部位的皮肤并不固定在一定的距离，而是像鸟雀啄食一样，一上一下地移动施灸。一般每个穴位灸 15 min。

(3)回旋灸　施灸时，艾卷点燃的一端与施灸部位的皮肤虽保持一定的距离，但位置不固定，而是均匀地向左右方向移动或反复旋转地进行灸治。

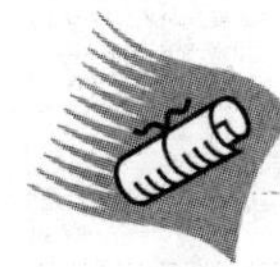

知识链接

温和灸治疗青光眼

青光眼是由于眼内压升高而引起的视乳头凹陷、视野缺损、视力损害甚至导致失明的严重眼病，属中医学的“绿风内障”“青风内障”范畴。温和灸治疗青光眼的方法是，点燃艾卷，置于施灸穴位上方，调整至温度适合时即固定不移，灸至皮肤稍有红晕即可，一般需 5～10 min。选用的基本穴位有太阳、阳白、翳风、合谷。热邪甚者加曲池，肝肾不足者加肝俞、三阴交，气血不足者加足三里。每日施灸 1～2 次，灸时注意艾卷与皮肤及双目要保持一定的距离，以免产生不良后果。

（三）温针灸

温针灸又称温针，是针刺与艾灸结合应用的一种方法。将针刺入腧穴得气后，将纯净细软的艾绒捏在针尾上，或用一段长约 2 cm 的艾条插在针尾上，点燃施灸，待艾绒或艾条烧完后除去灰烬，将针取出。此法通过针身将热力传入体内，因此适用于湿寒所致筋骨痹痛诸证。

三、护理及注意事项

(1)施术者应严肃认真，专心致志，精心操作。施灸前应向患者解释说明，消除恐惧心理，取得患者的合作。若需选用瘢痕灸时，必须先征得患者的同意。

(2)施灸时应选择正确的体位且患者舒适，这样既有利于准确选定穴位，又有利于艾炷的安放和施灸的顺利完成。

(3)施灸顺序临床上一般是先上后下；先腰背部后胸腹部；先头身后四肢；先阳经后阴经。艾炷灸的施灸量常以艾炷的大小和灸壮的多少为标准。一般情况下，初病、体质强壮的艾炷宜大，壮数宜多；久病、体质虚弱的艾炷宜小，壮数宜少；按施灸部位的特点，在头面胸部施灸不宜大炷多灸；在腰腹部施灸可大炷多壮；在四肢末端皮薄而多筋骨处不可多灸；肩及两股皮厚而肌肉丰满处，宜大炷多壮。更应结合病情施灸，如属沉寒痼冷，阳气欲脱者，非大炷多灸不可奏效；若属风寒外感、痈疽痹痛，则应掌握适度，否则易使邪热内郁产生不良后果。

(4)施灸时，头面部、黏膜附近、大血管处不宜选用直接灸。妊娠期妇女的腹部及腰骶部不宜施灸。

(5)施术时，应注意通风，保持空气清新，避免烟尘过浓，污染空气，伤害人体。

(6)在施灸或温针灸时，要注意防止艾火脱落，以免造成皮肤及衣物的烧损。

(7)若灸疗过程中或灸后局部出现水疱，只要不擦破，可任其自然吸收。若水疱过大，可用消毒针从疱底刺破，放出水液后，再涂以龙胆紫药水。对于化脓灸者，在灸疮化脓期间，不宜从事体力劳动，要注意休息，疮面勿用手搔抓，严防感染。若有继发感染，应及时对症处理。

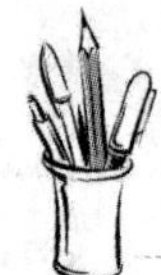

本章小结

腧穴是人体脏腑经络之气血输注于体表的特殊部位，也是针灸、推拿治疗的刺激点。毫针刺法是临床运用最广泛的一种针刺疗法。治疗时依据患者腧穴部位、病情需要及患者形体等因素决定进针深度及角度。进针得气后根据需要使用补泻手法，留针与否及出针的快慢视具体情况而定。针刺操作前注意评估有无禁忌证及患者心理，操作时注意观察患者表现，及早发现问题并及时调整治疗，治疗结束认真清点针具，防止漏针。注意针刺治疗时常出现的异常情况的预防及护理。

灸法是借助艾药或其他药物烧灼或温熨人体一定部位用来防病治病的一种外治方法。艾灸是最常用的灸法，它主要分为艾炷灸、艾条灸和温针灸三种。临床上根据需要选择不同的治疗方法。灸法操作时注意做好操作前、中、后的护理。

（张玉贤）

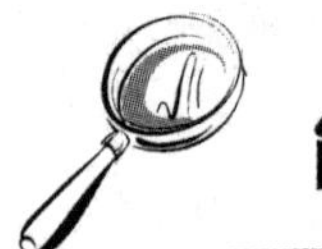

能力检测

1. 灸法操作前对患者评估的内容不包括（　　）。

A. 核对医嘱，了解临床诊断、发病原因、相关因素及既往史

B. 了解患者用药史、过敏史、治疗效果、不良反应及有无药物依赖情况等

C. 了解患者心理，施灸前应向患者解释说明，消除恐惧心理，取得患者的合作

D. 了解患者当前的主要症状、病情及施灸部位的皮肤情况：颜色、温度，有无感染；有无感觉障碍及对热的耐受程度等

E. 了解患者体内有无金属移植物：起搏器、金属假关节、固定钢钉或钢板等

2. 艾条灸的类别不包括（　　）。

A. 温和灸　　B. 雀啄灸　　C. 间接灸　　D. 回旋灸　　E. 瘢痕灸

3. 温和灸操作中艾条应距离皮肤（　　）。

A. 1～2 cm　　B. 2～3 cm　　C. 2.5～3.5 cm　　D. 3～4 cm　　E. 4～5 cm

4. 下列不属于艾炷灸的是（　　）。

A. 回旋灸　　B. 无瘢痕灸　　C. 隔蒜灸　　D. 瘢痕灸　　E. 雀啄灸

5. 施行无瘢痕灸换炷再灸，最佳时间为（　　）。

A. 当艾炷燃剩 1/2 时　　B. 当艾炷燃剩 2/3 时　　C. 当艾炷燃剩 3/4 时

D. 当艾炷燃剩 2/5 时　　E. 当艾炷燃剩 3/5 时

6. 无瘢痕灸施灸前要先在应灸的腧穴部位或患处涂少量的凡士林的目的是（　　）。

A. 导热作用　　B. 有利于艾炷的黏附　　C. 保护皮肤

D. 润滑皮肤　　E. 增强疗效

7. 隔蒜灸的功效包括（　　）。

A. 清热解毒、杀虫　　B. 回阳救逆、固脱之功　　C. 温肾补阳

D. 消瘀散结　　E. 散寒止痛、温胃止呕

8. 施行隔附子饼灸时，最佳的调和剂为（　　）。

A. 酒精　　B. 麻油　　C. 黄酒　　D. 醋　　E. 凡士林

9. 最符合隔姜灸的施灸条件是（　　）。

A. 皮肤出现轻微水疱　B. 皮肤出现大片发红　C. 皮肤如正常颜色
D. 皮肤出现红晕而不起疱　E. 局部皮肤起疱化脓

10. 针刺意外不包括（　　）。
A. 滞针　B. 弯针　C. 骨折　D. 气胸　E. 断针

11. 艾炷灸法的间接灸不包括（　　）。
A. 隔姜灸　B. 隔蒜灸　C. 隔盐灸　D. 隔葱灸　E. 隔附子灸

12. 有关艾炷灸说法错误的是（　　）。
A. 艾炷灸可分为直接灸和间接灸两种
B. 无瘢痕灸一般要灸 3～7 壮，以局部皮肤灸至红晕、充血为度
C. 瘢痕灸临床上常用于肺痨、瘰疬、瘿瘤、初起的肿疡等病证
D. 隔盐灸法有回阳救逆、固脱之功
E. 隔姜灸多用于虚寒性疾病及风寒湿痹证候

13. 有关温针灸操作注意事项中说法不正确的有（　　）。
A. 施灸部位，宜先上后下；先阳后阴；先灸头顶、背腰部；后胸腹部、四肢
B. 施灸后，若皮肤局部出现灼热微红，应及时处理
C. 施灸过程中要密切注意观察患者的病情、生命体征及对施灸的反应
D. 施灸过量，时间过长，致使局部出现小水疱，注意勿擦破，它可自然吸收
E. 妊娠期妇女的腹部及腰骶部不宜施灸

14. 睛明穴属于哪一条经脉？（　　）
A. 足阳明胃经　B. 足太阳膀胱经　C. 手太阳小肠经　D. 手阳明大肠经　E. 手少阳三焦经

15. 当足趾趾屈时呈凹陷中的腧穴是（　　）。
A. 涌泉　B. 大横　C. 公孙　D. 解溪　E. 昆仑

16. 下列不属于经外奇穴的是（　　）。
A. 四神聪　B. 八邪　C. 太阳　D. 内关　E. 印堂

17. 不宜灸的穴位是（　　）。
A. 水沟　B. 百会　C. 大椎　D. 会阴　E. 命门

18. 某女，孕 30 周，胎位不正，下列可以帮助调整胎位的腧穴是（　　）。
A. 委中　B. 肾俞　C. 至阴　D. 昆仑　E. 承山

19. 下列关于阿是穴的描述，不正确的是（　　）。
A. 又称“天应穴”　B. 简称“经穴”　C. 无具体的名称
D. 表现为压痛点疼痛　E. 无固定的部位

20. 进针角度类型不包括（　　）。
A. 直刺　B. 斜刺　C. 挑刺　D. 平刺　E. 横刺

第十二章 推拿法及护理

第一节　概　　述

推拿，又称按摩、按跷、跷引、案杌，是指在中医基础理论的指导下，医者运用各种手法在人体体表腧穴或特定的部位（受伤的部位、不适之所在、疼痛的地方）进行按摩，以期达到疏通经络、调和气血、扶伤止痛、祛邪扶正、调和阴阳的疗效。

传统中医学理论认为，推拿疗法具有行气活血、化淤消肿、舒经通络、解痉止痛、滑利关节、调整脏腑功能等作用。现代医学研究证明，推拿有利于调节神经系统和内脏功能，改善血液与淋巴循环，修复创伤组织，整体复位，松解粘连与挛缩的组织，改善关节活动范围，改善肌肉功能状态，消除肌肉疲劳，防止肌肉萎缩，改善皮肤营养，防止压疮。

一、适应证与禁忌证

1. 适应证　①内科：胃炎、胃下垂、胃肠功能紊乱、胃十二指肠溃疡，高血压等。②神经科：脑血管意外、外伤截瘫、周围神经损伤、脊髓炎、神经衰弱等。③外科手术后肠粘连、肢体循环障碍、乳腺炎等。④骨科：腰椎间盘突出、颈椎病、脊柱骨关节炎。⑤儿科：小儿夜尿、小儿脑瘫、小儿消化不良、小儿腹泻、小儿支气管炎、小儿肺炎等。

2. 禁忌证　①久病体弱、年老体虚患者。②烫火伤患部不宜推拿；患部周围忌重推拿。③开放性软组织损伤、骨结核、化脓性骨髓炎、肺结核、血友病、血小板减少症等有严重出血倾向者。④怀孕 5 个月以下，或有怀孕征兆者；经期、产后恶露未净时（子宫尚未复原），小腹部不可推拿，以免发生流产或大出血。⑤急性传染病（如伤寒、白喉等），各种肿瘤以及其他病情严重的患者。⑥极度疲劳和酒醉的患者，不宜推拿。

二、推拿前准备

（1）推拿部位的准备　暴露推拿部位，注意保暖。

（2）选择体位　一般颈背肩胛部采取坐位，其他部位采用卧位。

（3）用物准备　推拿床、枕头、按摩棒、按摩巾、介质（葱姜水：温热、发散作用。滑石粉：润滑、吸水、清凉作用。麻油：透热作用。冬青膏：透热作用。红花油：活血化瘀、消肿止痛作用。）等。

（4）环境准备　温度适宜，屏风。

（5）手的准备　洁净，温暖，指甲不长不短或不留指甲。

第二节　常用推拿手法

一、推拿手法的基本要求

用手或肢体其他部位，按各种特定的技巧动作，在体表操作的方法，称为推拿手法。手法是推拿疗法的主要手段，其熟练程度及如何适当地运用手法对治疗效果有直接影响。推拿手法的基本要求是持久、有力、均匀、柔和。“持久”是指手法能够持续运用一定时间，保持动作和力量的连贯性；“有力”是指手法必须具备一定的力量，并根据治疗对象、体质、病证虚实、施治部位和手法性质而变化；“均匀”是指手法动作的节奏、频率、压力要稳定、有序；“柔和”是指手法动作要轻而不浮，重而不滞，不能用蛮力或突发暴力，变换动作要自然。

以上要求密切相关、相辅相成。持久能使手法逐渐深透有力，均匀协调的动作可使手法更趋柔和，而力量与技巧相结合则使手法既有力又柔和，即所谓“刚柔兼济”。在手法的掌握中，力量是基础，手法技巧是关键，两者必须兼有。

二、常用推拿手法

根据推拿手法动作形态的不同，可将其分为摆动类、摩擦类、振动类、挤压类、叩击类及运动关节类六种。

1. 摆动类手法 以指或掌、腕关节做协调的连续摆动，称摆动类手法。本类手法包括一指禅推法、滚法和揉法等。

(1)一指禅推法 用拇指指端、罗纹面或偏峰着力于一定部位或经络穴位上，沉肩、垂肘、悬腕、虚掌，以肘部为支点，前臂作主动摆动，带动腕部摆动和拇指关节做屈伸运动，使产生的力持续地作用于治疗部位上的一种手法。

【动作要领】操作者取坐位或站姿。操作腕部放松，肘关节略低于手腕。沉肩、垂肘、悬腕、虚掌、指实。压力、频率、摆动幅度要均匀，动作要灵活。手法频率每分钟 120～160 次。

【临床应用】本法接触面积较小，但深透度大，适用于全身各部穴位。临床上常用于头面、胸腹及四肢等处。对头痛、胃痛、腹痛及关节筋骨疼痛等疾病常用本法治疗，具有舒筋活络、调和营卫、祛瘀消积、健脾和胃的功能。

(2)滚法 小指掌指关节背侧着力于一定的部位上，以肘部为支点，通过前臂的旋转运动带动腕关节做伸屈运动，使之产生的力持续地作用于治疗部位上的一种手法。

【动作要领】手法吸定的部位要紧贴体表，不能拖动、辗动或跳动。压力、频率、摆动幅度要均匀，动作要协调有节律。操作时要注意肩、臂尽量放松，腕关节自然悬垂，肘关节微屈约 120°并下垂，手握空拳呈圆筒状前后滚动，幅度均在 45°左右。手法频率每分钟 120～160 次。

【临床应用】滚法压力大，接触面也较大，适用于肩背、腰臀及四肢等肌肉较丰厚的部位。对风湿酸痛、麻木不仁、肢体瘫痪、运动功能障碍等疾病常用本法治疗。其具有舒筋活血，滑利关节，缓解肌肉、韧带痉挛，增强肌肉、韧带活动能力，促进血液循环及消除肌肉疲劳等作用。

(3)揉法 用掌根，或大、小鱼际，或手指罗纹面，或肘尖着力于一定部位或穴位上，通过手臂轻柔和缓地主动回旋运动带动着力部皮肉回旋运动的一种手法。

【动作要领】手法吸定的部位紧贴体表，不能移动。操作时压力要轻柔，动作要协调而有节律。手法频率每分钟 120～160 次。

【临床应用】本法轻柔和缓，刺激量小，适用于全身各部位。常用于脘腹痛，胸闷胁痛，便秘，泄泻等肠胃疾病，以及因外伤引起的红肿疼痛等症。具有宽胸理气，消积导滞，活血祛瘀，消肿止痛等作用。

2. 摩擦类手法 以掌、指或肘贴在体表做直线或环旋运动的一类手法。

(1)摩法 用掌面或食指、中指、无名指三指指面着力于一定部位上，以腕关节为中心，连同前臂在皮肤上做有节律的环旋摩擦的一种手法。

【动作要领】操作时肘关节自然放松，腕部放松，掌指自然伸直，用力均匀、动作协调、轻快柔和。手法频率每分钟 60～120 次。

【临床应用】本法轻柔和缓，是胸腹、胁肋部常用手法。对脘腹疼痛，食积胀满，气滞及月经不调等病证常用本法治疗。具有和中理气，消积导滞，调节肠胃蠕动等作用。

(2)擦法 又称平推法，用掌根，或掌面，或大、小鱼际着力于一定的部位上，做直线往返摩擦的一种手法。

【动作要领】操作时腕关节伸直，使前臂与手接近相平。手指自然伸开，整个掌指要贴在患者体表的治疗部位上，以肩关节为支点，上臂主动带动手掌做前后或上下往返移动，向掌下的压力不宜太大，但移动的幅度要大。用力平稳,动作均匀、连续,呼吸自然。手法频率每分钟100～120次。

【临床应用】本法是一种柔和温热的刺激,具有温经通络,行气活血,消肿止痛,健脾和胃等作用。常用于治疗内脏虚损及气血功能失常的病证。尤以活血祛瘀的作用为更强。掌擦法多用于胸胁及腹部;小鱼际擦法多用于肩背、腰臀及下肢部;大鱼际擦法在胸腹、腰背、四肢等部均可运用。

擦法注意事项:治疗部位要暴露,并涂适量的润滑油或配制药膏,既可防止擦破皮肤,又可通过药物的渗透以加强疗效。

(3)推法　用指端,或掌根,或大、小鱼际,或肘尖着力于一定部位或穴位上,做缓慢的单方向直线移动的一种手法。

【动作要领】操作时指、掌或肘要紧贴体表,用力平稳、均匀,速度缓慢,不可耸肩、滑动或跳动,不可用力下压。手法频率一般每分钟30～60次。

【临床应用】本法可在人体各部位使用,能增高肌肉的兴奋性,促进血液循环,并有舒筋活络的作用。

(4)搓法　用双手掌面挟住肢体的一定部位,相对用力进行快速搓揉,同时做上下往返移动的一种手法。

【动作要领】操作时双手用力对称,松紧适宜,搓动要轻快、柔和、均匀、连续,移动要缓慢。手法频率一般每分钟120次以上。

【临床应用】本法适用于腰背、胁肋及四肢,以上肢最为常用,一般作为推拿治疗的结束手法。具有祛风散寒,调和气血,舒筋通络的作用。

(5)抹法　用单手或双手拇指罗纹面紧贴于一定部位上,做上下或左右往返移动的一种手法。

【动作要领】操作时用力要轻而不浮,重而不滞,移动缓慢或轻快。

【临床应用】本法常用于头面及颈项部,头晕、头痛及颈项强痛等证常用本法作为配合治疗。抹法有开窍镇静,醒脑明目等作用。

3.振动类手法　以较高频率的节律性轻重交替刺激,持续作用于人体的一类手法。

(1)抖法　用双手握住肢体远端,用力做连续的小幅度上下抖动的一种手法。

【动作要领】被抖动的肢体要自然伸直、放松。抖动要连续、均匀,频率由慢到快,再由快到慢;抖动的幅度小而频率快,用力不要过大。一般上肢的频率约每分钟250次,下肢抖动频率宜稍慢,一般约每分钟100次。

【临床应用】本法常用于四肢,以上肢为主。本法具有疏松经脉,通利关节,松解粘连,消除疲劳的功效。临床上常与搓法配合,作为治疗结束手法。

(2)振法　用掌或指吸附于治疗部位,术者前臂伸、屈肌群小幅度、快速地交替收缩所产生的轻灵震颤持续作用于体表的一种手法。

【动作要领】操作者着力部位不离开吸附部位,指端或手掌不可过分地用力下压。震颤动作连续,动作幅度小而频率快。手法频率一般每分钟300次以上。

【临床应用】本法适用于全身各部和穴位,尤其适用于头面部和胸腹部。具有镇静安神、明目益智、温中理气、消积导滞、调节胃肠蠕动等作用。

4.挤压类手法　用指、掌或肢体其他部位按压或对称性挤压体表的一类手法。

(1)按法　用指(拇指端或指腹)或掌按压体表一定部位或穴位,并逐渐加力,按而留之的一种手法。

【动作要领】操作时着力部位要紧贴体表,不可移动,用力要平稳并由轻而重,不可用暴力猛然按压。按压时间一般10 s～10 min。

【临床应用】按法在临床上常与揉法结合应用,组成“按揉”复合手法。指按法适用于全身各部穴位;掌按法常用于腰背和腹部。本法具有放松肌肉,开通闭塞,活血止痛的作用。胃脘痛、头痛、肢体酸痛麻木等病证常用本法治疗。

(2)点法　用指端或屈指后第一近端指间关节为着力部位,在体表一定部位或穴位上用力下压的一种手法。

【动作要领】操作时用力平稳,并随呼吸逐渐加重,但点的时间不可太长,应视患者体质、耐受情况等因素进行调整。

【临床应用】本法刺激很强，使用时要根据患者的具体情况和操作部位酌情用力。常用在肌肉较薄的骨缝处。脘腹挛痛，腰腿痛等病证常用本法治疗。具有开通闭塞，活血止痛，调整脏腑功能的作用。

(3)捏法 用大拇指与食、中两指或大拇指与其余四指夹住肢体，对称用力做连续挤压的一种手法。

【动作要领】做相对用力挤压动作时要循序渐进，均匀而有节律性。

【临床应用】本法适用于头部、颈项部、四肢及背脊，具有舒筋通络，行气活血的作用。

(4)拿法 用大拇指和食、中两指或大拇指和其余四指相对用力，在一定的部位和穴位上进行有节律的提捏的一种手法。

【动作要领】操作时用力要由轻而重，不可突然用力，动作和缓而有连贯性。

【临床应用】临床上常配合其他手法使用于颈项、肩部和四肢等部位。具有祛风散寒，开窍止痛，舒筋通络等作用。

(5)捻法 用拇、食两指罗纹面捏住一定部位，两指相对用力做搓揉动作的一种手法。

【动作要领】操作时动作要灵活、快速，用力缓和、持续且不呆滞。

【临床应用】本法一般适用于四肢小关节。具有理筋通络、滑利关节的作用，常配合其他手法治疗指(趾)间关节的疼痛、肿胀或屈伸不利等症。

5. 叩击类手法 用指、掌、拳或其他工具有节奏地拍打或击打体表的一类手法。

(1)击法 用拳背、掌根、鱼际、指端或棒为施力工具，叩击体表一定部位或穴位的一种手法。

【动作要领】操作时叩击部位要准确，用力平稳、快速且短暂，速度均匀而有节律，力度由轻到重。

【临床应用】本法具有舒筋通脉，调和气血，消除疲劳等作用。拳背击法常用于腰背部；掌根击法常用于头顶、腰臀及四肢；小鱼际击法常用于腰背及四肢；指尖击法常用于头面、胸腹部；棒击法常用于头顶、腰背及四肢。临床上常配合滚法、拿法等手法，是常用的辅助治疗手法和保健推拿方法。

(2)拍法 用虚掌或拍子拍打体表一定部位的一种手法。

【动作要领】操作时手指自然并拢掌指微屈，平稳而有节奏地拍打体表部位。

【临床应用】除胸腹部外，适用于全身各个部位，尤其以颈肩部、腰骶部、大腿部及臀部常用。风湿酸痛、局部感觉迟钝或肌肉痉挛等证常用本法配合其他手法治疗。具有舒筋通络，行气活血的作用。

6. 运动类手法 用一手握住(或扶住)被摇关节近端，另一手握住关节远端，做环旋活动。

1)摇法

(1)颈椎摇法 用一手扶住患者头顶后部，另一手托住患者下颏，做前后、左右的环转摇动。

(2)腰椎摇法 术者坐于其后，用一手按住其一侧腰部，另一手扶住对侧肩部，两手协调用力，将腰部缓缓摇动。

(3)肩关节摇法 术者用手扶住患者肩部，另一手握住患者腕部或托住肘部，做环转摇动。

(4)髋关节摇法 患者取仰卧位，髋膝屈曲。术者一手托住患者足跟，另一手扶住膝部，做环转摇动。

(5)踝关节摇法 术者一手托住患者足跟，另一手握住患者大踇趾部，做环转摇动。

【动作要领】操作时用力均匀、动作和缓，幅度应视被摇关节的活动受限情况由小渐大、由慢到快。

【临床应用】本法适用于四肢关节、颈项及腰椎等部位，对关节强硬、屈伸不利等症具有滑利关节、增强关节活动功能的作用。

2)背法 术者和患者背靠背站立，术者两肘套住患者肘弯部，然后弯腰屈膝挺臀，将患者反背起，使其双脚离地，以牵伸患者腰脊柱，同时以术者臀部着力，颤动或摇动患者腰部的一种方法。

【动作要领】颤动或摇动时应有节律，幅度可大可小，但频率不宜过快，整个动作要协调。

【临床应用】本法可使腰脊柱及两侧伸肌过伸，促使小关节复位，并有助于缓解腰椎间盘突出症的症状。急性腰扭伤、腰椎间盘突出症慢性腰肌劳损等症常用本法配合治疗。

3)扳法 术者用双手向同一方向或相反方向用力，使关节伸展或旋转，进行扳动肢体的一种方法。

(1)颈椎扳法：

①颈椎斜扳法 患者正坐，头部略向前倾。术者一手托住下颏(或对侧面颊)，一手扶住枕后部，先摇动颈椎，待其放松后，然后使头向一侧旋转到最大限度后，双手再反向用力搬动颈椎。

②颈椎定位扳法 患者正坐，头部略向前倾。术者站其侧后方，一手肘关节屈曲用肘窝将其颏部托

住,并用前臂与上臂(胸壁外上方)将其头部夹紧,另一手用拇指面顶按住患者颈椎棘突偏歪侧的后外侧缘。先拔伸,再左右摇动,待其放松后,一手旋转头部至阻力位,再做突然的扳动,另一手推拨棘突,使其归位。

③胸背部扳法:

a.扩胸牵引扳法　患者取坐位,两手交叉扣住置于颈部。术者站在患者身后,用一侧膝关节顶住偏歪的棘突,用两手托住患者两肘。术者膝关节向前顶,两手向后上托至最大限度,嘱患者放松、头后伸,瞬间用力。

b.胸椎对抗复位法　患者取坐位,两手交叉扣住置于颈后。站在患者身后,胸部顶住患者背部,两上肢从上臂之前绕至颈后,并且交叉扣住置于患者颈后。先环旋摇动患者,待患者放松后,术者两上肢迅速向后上方提拉,同时胸部向前顶。

(2)腰部扳法:

①腰部斜扳法　患者侧卧位,患侧下肢在上,屈髋屈膝;健侧下肢在下,自然伸直。术者以一肘或手抵住其肩前部,另一肘或手抵于臀部。两肘或两手协调施力,先做数次腰部小幅度的扭转活动。待腰部完全放松后,再使腰部扭转至有明显阻力时,略停片刻后做一个突然的,增大幅度的快速扳动。

②腰部旋转扳法:

a.直腰旋转扳法　以腰部向右旋转受限为例。术者站在患者的左前方与患者面朝同一方向,用两腿夹住患者的左膝部以固定,左手置于患者的左肩后,右手置于患者的右肩前。术者两手协调用力,使患者的腰部右旋至最大限度后,瞬间用力,加大患者腰部右旋的角度。

b.弯腰旋转扳法　以腰部向右旋转受限为例。患者取坐位,腰前屈至一定角度,术者站在患者右后方,用左手拇指按住需扳动的脊柱棘突,右手勾住患者项背部,使其腰部在前屈位时再向右侧旋转,至最大限度时做扳法。

③腰部后伸扳法　患者取俯卧位,术者站在患者侧方,一手托住患者两膝部,缓缓向上提起,另一手按压腰部患处,两手相对用力,使患者腰部后伸至最大限度后,瞬间用力,加大后伸程度以达到治疗效果。

【动作要领】两手用力稳实,力度恰当,动作干脆利落,发力快、时机准,收力及时。操作位置准确,不可硬扳或施以暴力。幅度应视病变关节的活动情况而定,一般由小到大、循序渐进。

【临床应用】临床上本法常与其他手法配合治疗,常用于脊柱及四肢关节。关节功能障碍或关节错位等症常用本法治疗。具有舒展筋脉、滑利关节、松解粘连、帮助复位等作用。

4)拔伸法　又称“拔法”“拽法”“牵拉法”“牵引法”,使用对抗力量对关节或肢体进行牵拉,使关节伸展的一种方法。

(1)颈部拔伸法　患者正坐。术者站在患者背后,用双手拇指顶在枕骨下方,掌根托住两侧下颌角的下方,并用两前臂压住患者两肩,两手用力向上,两前臂下压,同时向相反方向用力。

(2)肩关节拔伸法　患者取坐位。术者站在患者患侧的前方,双手握住患者腕部(患者手掌朝里),逐渐向上拔伸患肢。拔伸过程中,也可瞬间加大拔伸的力量。

(3)腕关节拔伸法　术者一手握住患者前臂下端,另一手握住其手部,两手同时向相反方向用力,逐渐牵拉。

(4)掌指关节与指指关节拔伸法　术者一手捏住被拔伸关节的近侧端,另一手捏住其远端,两手同时向相反方向用力牵拉。

【动作要领】操作时动作平稳柔和,用力均匀且持续,力度由小到大,不可突发用力。

【临床应用】本法常用于关节错位、伤筋等。对扭错的肌腱和移位的关节有整复作用。

第三节　护理及注意事项

一、推拿异常情况的护理

(一)晕厥

(1)表现　患者突然感到头晕、恶心,继而出现面色苍白,四肢发凉,出冷汗,神呆目定,甚至意识丧失而昏倒等。

(2)原因　过饥、过饱、过度劳累、身体虚弱、紧张、推拿时间过长等。

(3)处理　一旦患者出现晕厥，应立即停止推拿。让患者平卧于空气流通处，头部保持低位，可适当地把下肢抬高，适当给予少量葡萄糖温水饮用。如果患者严重晕厥，可采取掐人中、掐十宣等方法，促使其苏醒，也可配合针刺等方法。

(二)破皮

(1)表现　局部有较明显的灼热感或剧痛，随即可发现皮肤表层有不同程度的破损。

(2)原因　擦法粗蛮、掐法错误、推法生硬、揉法时间太长等。

(3)处理　保持伤口清洁，以防继发感染，局部可外涂汞溴红溶液或龙胆紫药水，无需包扎。

(三)皮下出血

(1)表现　局部疼痛、微肿，皮下可见大小不等的瘀斑。

(2)原因　手法过于猛烈或生硬，或手法刺激量过大，或接受治疗的患者有出血倾向。

(3)处理　局部加压包扎或用冰袋冷敷；有条件的可用中药止血粉剂(如三七粉)等调成糊状外敷患处。

(四)骨折

(1)表现　局部肿胀、疼痛、肢体畸形、具有活动能力的骨骼功能出现障碍。

(2)原因　暴力推拿、过度屈伸关节的运动、骨质疏松患者。

(3)处理　尽快进行 X 线检查，确定骨折的具体情况。夹板或胶布固定，以减少骨折部位的运动。

二、推拿注意事项

(1)患者在过于饥饿、饱胀、疲劳、精神紧张时，不宜立即推拿治疗。

(2)推拿须在诊断明确的情况下方可实施。对推拿中或推拿后可能出现的身体反应，如疲劳、局部轻度肿胀甚至疼痛加剧等，应先做好解释工作。

(3)推拿前应根据个体情况选择最适当的体位，既让患者感到舒适，便于放松肌肉，同时又便于术者操作。

(4)推拿时术者精力要集中，能随时观察患者的反应，以便根据实际情况及时调整手法、强度及持续时间。

(5)推拿要循序渐进，推拿手法的次数要由少到多，推拿力量由轻逐渐加重，推拿穴位可逐渐增加。

(6)推拿要求力度渗透，但力量应适宜，避免医源性损伤，特别是运动关节类手法，如颈椎斜扳法，常引发医疗事故。

(7)推拿前术者应剪指甲，保持双手洁净且温暖。

(8)推拿时尽量使用介质，防止皮肤破损。

(9)推拿后有出汗现象应避风，以免感冒。

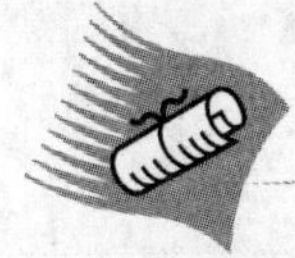

知识链接

闸门学说与推拿镇痛机理

闸门学说认为在脊髓后角存在疼痛的闸门控制系统。当神经纤维兴奋时，能打开“闸门”，让疼痛信号通过；抑制时可阻止疼痛信号通过。粗纤维的活动可以抑制细纤维的活动已经成为神经学的一般原则。按照这一学说，推拿镇痛机理可能在于手法刺激并激活了大量外周粗神经纤维，此信号传入到脊髓后角，抑制了神经纤维的疼痛信号的传递，从而关闭了疼痛的闸门，达到镇痛的目的。

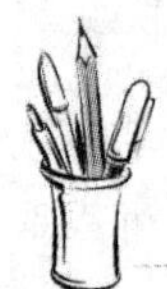

本章小结

推拿手法讲求持久、有力、均匀、柔和，常用的推拿手法有摆动类、摩擦类、振动类、挤压类、叩击类及运动关节类六种手法，临床上根据具体情况选用不同的推拿手法且常几种手法配合使用，推拿者应做好推拿准备避免因手法原因造成的异常情况发生。

(张玉贤)

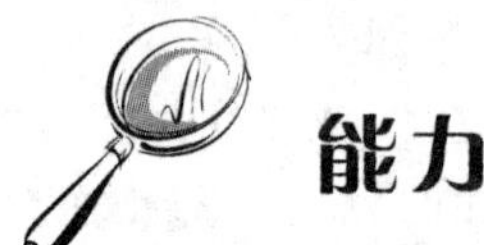

能力检测

1. 用手掌大鱼际、掌根或拇指指腹着力，腕关节或掌指做轻柔缓和的摆动，属于推拿手法中的(　　)。

A. 推法　B. 揉法　C. 摩法　D. 搓法　E. 按法

2. 推拿操作过程中用力不正确的描述是(　　)。

A. 均匀　B. 柔和　C. 持久　D. 连续　E. 小力

3. 下列不属于推拿禁忌证的是(　　)。

A. 各种出血疾病　B. 肩周炎　C. 关节脱位　D. 妇女月经期　E. 皮肤破损

4. 一指禅推法的最佳频率为(　　)。

A. 80～100 次/分　B. 100～120 次/分　C. 120～140 次/分

D. 120～160 次/分　E. >300 次/分

5. 推拿介质不宜选用(　　)。

A. 葱姜水　B. 麻油　C. 酒精　D. 红花油　E. 滑石粉

6. 有关推拿操作步骤，说法错误的是(　　)。

A. 操作过程中随时观察患者的一般情况，如对取穴手法的反应，若有不适，仍继续操作

B. 根据医嘱准确取穴，并选用适宜的手法和刺激强度，进行按摩

C. 安排合适的体位，必要时帮助解开衣服

D. 向患者解释穴位按摩的作用、方法，以取得合作

E. 推拿后有出汗现象应避风，以免感冒

7. 关于推拿的频率，说法错误的是(　　)。

A. 一指禅推法的频率为每分钟 120～160 次　B. 揉法的频率为每分钟 100～120 次

C. 摩法的频率为每分钟 120 次左右　D. 擦法的频率为每分钟 100～120 次

E. 推法频率为每分钟 30～60 次

8. 关于抹法，说法正确的是(　　)。

A. 又称平推法　B. 操作时用力要尽可能重

C. 用单手或双手手掌紧贴皮肤，做直线往返摩擦的一种手法

D. 本法适用于头面及颈项部　E. 以上都正确

9. 捏法不适用于(　　)。

A. 头部　B. 尾骶部　C. 颈项部　D. 四肢　E. 额面部

10. 关于搓法的注意事项，不正确的是(　　)。

A. 适用于腰背、胁肋及四肢部位　B. 操作时双手用力要对称

C. 手法由重到轻，再由轻到重　D. 搓动要快，移动要慢

E. 具有祛风散寒、调和气血、舒筋通络的作用

11. 不适用于腹胀的按摩手法是(　　)。

A. 摩法　　B. 捏法　　C. 推法　　D. 揉法　　E. 按法

12. 治疗便秘取穴不包括(　　)。

A. 中脘　　B. 内关　　C. 天枢　　D. 长强　　E. 大肠俞

第十三章 其他疗法的护理技术

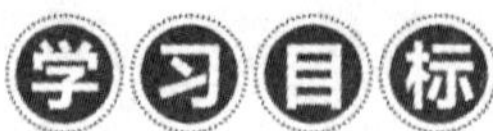

掌握：中医其他疗法的护理及注意事项。

熟悉：中医其他疗法的适宜证和禁忌证。

了解：中医其他疗法操作方法

第一节 拔 罐 法

拔罐法是一种以罐为工具，借助热力或其他方法排出罐内空气，形成负压，使之吸附于腧穴或应拔部位的皮肤上，造成局部皮肤充血、瘀血，达到温经通络、祛风散寒、消肿止痛、吸毒排脓目的的一种治疗方法。

一、适应证与禁忌证

（一）适应证

（1）风寒湿痹而致的关节疼痛、腰背酸痛等症状。

（2）外感风寒，咳嗽气喘等症状。

（3）疮疡及毒蛇咬伤的急救排脓等。

（二）禁忌证

（1）高热抽搐及凝血机制障碍者。

（2）皮肤过敏、皮肤溃疡、水肿及大血管处。

（3）孕妇腹部及腰骶部不宜拔罐。

二、用物准备

治疗盘、罐具（玻璃罐、竹罐、陶罐）、长镊子、止血钳、纱布、95%的酒精棉球、火柴或打火机、小口瓶、毛巾等。

三、操作步骤

（1）核对医嘱，备齐用物，做好解释，取得合作。

（2）遵医嘱选择拔罐部位，协助患者取舒适体位，暴露拔罐部位，注意保暖。

（3）拔罐：

①拔火罐法　一手持火罐，另一手持止血钳夹取酒精棉球并点燃，然后伸入罐内中下端，绕1～2圈后迅速抽出，立即将罐叩至已经选择的拔罐部位上，轻轻摇动罐体，检查火罐是否吸附牢固，防止火罐脱落。用过的棉球放入小口瓶。

②拔水（或药）罐法　煮锅内加水，拔药罐者放入适量的中药，煮沸后将竹罐投入锅内煮5～10 min，用长镊子将罐夹出，罐口朝下，甩去沸水，并用折叠的冷毛巾捂住罐口，然后趁热迅速将罐口扣在选定的拔

罐部位。

③穴位负压吸引法　将罐口对准选定的穴位，扣好，用抽气筒抽去罐内的空气；若用橡皮排气球抽气罐时，用手挤捏橡皮球数次，使罐内形成负压吸住穴位。

(4)留罐　拔罐后一般留罐 10～15 min，留罐过程中要随时观察罐口吸附情况、皮肤的颜色和患者的全身情况。待局部皮肤充血，出现皮下瘀血时起罐。

(5)起罐　一只手扶住罐体，另一只手的拇指或食指按住罐口的皮肤，使罐口与皮肤之间形成空隙，待空气进入罐内即可起罐。

(6)操作完毕，协助患者穿好衣服，整理床单位，安排舒适体位。

(7)整理用物，消毒罐具，做好记录并签名。

四、护理及注意事项

(1)拔罐时应选择舒适的体位，局部应放松、舒展，勿移动体位。

(2)拔罐的部位应选择肌肉丰厚的部位，骨骼凹凸不平或毛发较多处不宜拔罐。

(3)拔罐前要检查罐口边缘是否光滑、有无裂缝。

(4)拔火罐时，勿将罐口烧热，火应伸入罐内，以罐口与罐底的外 1/3 与内 2/3 处为宜。

(5)拔罐时，动作要稳、准、快。起罐时切勿强拉。

(6)起罐后如果局部出现水疱，可不必处理，可自行吸收。如果水疱较大，消毒局部皮肤后，用注射器吸出液体，覆盖消毒敷料。

(7)拔罐过程中若出现头晕、心慌、面色苍白、四肢厥冷、呼吸急促、冷汗淋漓等现象，应立即起罐，让患者采取头低足高位卧床休息，严重者可饮温开水或温糖水。

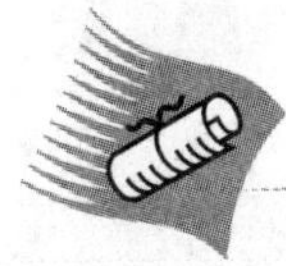

知识链接

拔罐的作用

负压作用　在罐内负压作用下，拔罐局部的皮肤毛孔充分扩张，汗腺和皮脂腺的功能受到刺激而加强，皮肤表层衰老的细胞脱落，从而使体内的毒素、废物得以加速排出而产生通经络、活气血的作用。

温热作用　以火罐和水罐最为明显。拔罐局部的温热刺激使局部血管扩张、血流量增加，淋巴循环加速，新陈代谢增强，起到了温经散寒、消肿止痛的作用。

第二节　刮　痧　法

刮痧法是用边缘钝滑的器具，如牛角刮板、瓷匙等物，在人体体表一定部位反复刮动，使局部皮下出现瘀斑或痧痕，以疏通腠理、逐邪外出的一种治疗技术。

一、适应证与禁忌证

(一)适应证

外感疾病引起的高热头痛、恶心呕吐、腹痛腹泻、中暑等。

(二)禁忌证

(1)体形过于消瘦者、有出血倾向者、皮肤病变处禁用此法。

(2)孕妇的腹部、腰骶部及妇女的乳头部禁刮。

二、用物准备

治疗盘、刮具(牛角刮板、瓷匙等)、盛有少量清水或药液的治疗碗、植物油。

三、操作步骤

(1)核对医嘱,备齐用物,做好解释,取得合作。

(2)协助患者取合理体位,暴露刮痧部位,注意保暖。

(3)遵医嘱确定刮痧部位。

(4)检查刮具边缘是否光滑,有无缺损,以免划破皮肤。

(5)蘸湿刮具在确定的刮痧部位从上至下,由内向外,按单一方向刮擦,直至皮肤出现红色或紫色痧斑或痧点为宜。

(6)刮痧过程中注意询问患者有无不适,观察局部皮肤颜色变化,调节手法和力度。

(7)刮痧完毕,清洁局部皮肤后,协助患者衣着,安置舒适体位。

(8)清理用物,做好记录并签字。

四、护理及注意事项

(1)保持室内空气新鲜,以防复感风寒而加重病情。

(2)刮痧用具边缘要光滑,操作中用力均匀,勿损伤皮肤。

(3)刮痧过程中随时观察病情变化,发现异常,立即停刮,必要时报告医生及时处理。

(4)刮痧后嘱患者稳定情绪,饮食宜清淡,忌食生冷油腻之品,30 min 内忌冷水浴。

(5)刮痧次数一般是第 1 次刮完等 3～5 天,痧退后再进行第 2 次刮痧。出痧后 1～2 天,皮肤可能会出现轻度疼痛、瘙痒,忌搔抓。

(6)使用过的刮具,应消毒后备用。

第三节　刺　络　法

刺络法是指用三棱针刺破络脉,通过放出少量血液,使里蕴热毒随血外泄,具有清热解毒、消肿止痛、祛风止痒、开窍泄热、通经活络、镇吐止泻等作用。

一、适应证与禁忌证

(一)适应证

(1)内科疾病　感冒、肺炎、高热、哮喘、中暑、头痛等。

(2)外科疾病　外伤、脉管炎、荨麻疹等。

(3)妇科疾病　痛经、更年期综合征等。

(4)儿科疾病　高热惊风、小儿腹泻、营养不良等。

(二)禁忌证

(1)饥饿、疲乏、精神高度紧张者不宜针刺。

(2)皮肤有感染、瘢痕或肿痛者不宜针刺患处。

(3)出血倾向及高度水肿者不宜针刺。

(4)小儿囟门未闭合时头部不宜针刺。

(5)贫血严重、低血压、孕妇、年老体虚者忌刺。

(6)静脉曲张或血管瘤患者局部忌刺。

二、用物准备

治疗盘、无菌三棱针、皮肤消毒液、棉签、干棉球等。

三、操作步骤

(1)核对医嘱,备齐用物,做好解释,取得合作。

(2)协助患者取合理体位,暴露针刺部位,消毒局部皮肤。

(3)遵医嘱选择不同的针刺方法。

①点刺法　在腧穴部位迅速点刺出血的一种方法。针刺前先推按被刺穴位,使血液积聚于针刺部位,经常规消毒后,左手拇指、食指、中指三指夹紧被刺部位或穴位,右手持针,对准穴位迅速刺入 0.3 cm,随即将针退出,轻轻挤压针孔周围,使出血少许,然后用消毒干棉球按压针孔。此法多用于手指或足趾末端穴位,如十宣、十二井或头面的印堂、攒竹等。

②散刺法　针对病变局部周围进行点刺的一种方法,根据病变部位大小的不同,可刺 10～20 针以上,由病变外缘呈环形向中心点刺,以消除瘀血或水肿,达到活血化瘀、通经活络的作用,刺时速度要快、要浅,出血数滴即可。此法多用于局部瘀血、肿痛、顽癣等。

③缓刺法　用三棱针缓慢刺入浅静脉,使之少量出血的一种方法。常规消毒皮肤,左手拇指按压在被刺部位下端,上端用橡皮管结扎,或用手指按压,充分暴露静脉,右手持三棱针对准被刺部位静脉,缓慢刺入 0.5cm,然后出针,使其流出少量血液,出血停止后,以消毒干棉球按压针孔。在出血时,也可轻按静脉上端,以助瘀血排出,毒邪得泄。此法常用于肘窝、腘窝等处的浅静脉,以治疗中暑、急性腰扭伤等。

(4)操作过程中注意观察患者表情,并询问有无不适。

(5)操作结束时用消毒棉球擦去放出的血液,并对局部皮肤消毒,以防感染。

(6)协助患者穿好衣服,整理床单位。

(7)清理用物,记录并签名。

四、护理及注意事项

(1)严格无菌技术,三棱针必须严格消毒,防止感染。

(2)放血时应注意进针不宜过深,创口不宜过大,以免损伤其他组织。

(3)一般放血量为 5 滴左右,宜 1 日或 2 日 1 次;放血量大者,1 周放血不超过 2 次。如出血不止,要进行压迫止血。放血后局部暂不沾水或接触污染物。

第四节　熏　洗　法

熏洗法是将药物煎汤,趁热在患处熏蒸、淋洗,以达到疏通腠理、祛风除湿、清热解毒、杀虫止痒目的的一种外治方法。

一、适应证与禁忌证

(一)适应证

(1)关节疼痛肿胀、屈伸不利及皮肤瘙痒等。

(2)眼部红肿疼痛、糜烂等。

(3)肛肠疾病的伤口愈合。

(4)妇女阴部瘙痒、糜烂等症状。

(二)禁忌证

妇女月经期、妊娠期禁止坐浴。

二、用物准备

治疗盘、药液、熏洗器具(治疗碗、坐浴盆配带有孔木盖、木桶、浴盆)、水温计、纱布、镊子;必要时准备屏风及换药用品、毛巾等。

三、操作步骤

(1)核对医嘱,备齐用物,携至床旁,做好解释。

(2)根据熏洗部位安排患者体位,暴露熏洗部位,必要时用屏风遮挡,注意保暖。

(3)熏洗方法与部位有关。

①眼部熏洗法　把药液趁热倒入治疗碗中,碗口盖一层纱布,将患眼贴近纱布,接受熏蒸。待药液不烫时,用镊子夹住纱布轻轻擦洗患眼,擦洗时注意避免药液刺激眼睛。擦洗完毕,擦干眼睛,协助患者取舒适体位,整理用物。

②四肢熏洗法　将药液趁热倒入木桶中,一般药液温度为 70 ℃左右,将下肢或上肢架于木桶上,直接接受药液蒸汽的熏蒸。待药液温度降至 38～45 ℃时,将患肢浸入药液中泡洗。药液偏凉时可再次加热,一次熏洗 10～20 min。熏洗完毕,擦干患肢,协助患者取舒适体位,整理用物。

③坐浴法　将药液倒入坐浴盆中,将水加至所需容量,盖上有孔木盖。患者暴露臀部坐在木盖上,使患部对准盖孔,进行熏蒸。待药液温度降至 40 ℃左右时,拿掉木盖,直接坐入盆中泡洗。熏洗完毕,擦干臀部,协助患者穿好衣裤,取舒适体位,整理用物。

④全身药浴法　遵医嘱将药液倒入浴盆内,药液温度为 50 ℃左右时,协助患者脱去外衣,浴巾包裹,坐于浴盆坐架上进行熏蒸,待药液温度降至 38～45 ℃时将躯体及四肢直接浸泡于药液中。一次浸泡 20～40 min。全身药浴结束,用清水冲洗干净,擦干。协助患者穿好衣服,取舒适体位,整理用物。

四、护理及注意事项

(1)冬季注意保暖,除全身药浴外,暴露部位尽量加盖衣被。室温控制在 25～28 ℃。

(2)熏洗药温不宜过热,温度适宜,以防烫伤。

(3)在伤口部位进行熏洗时,按无菌操作技术进行。

(4)包扎部位熏洗时,应揭去敷料。熏洗完毕,更换消毒敷料。

(5)所有物品需清洁消毒,用具一人一份一消毒,避免交叉感染。

第五节　药　熨　法

药熨法是将药物、水或其他物品(白酒或食醋)加热后在人体局部或一定穴位,适时来回移动或回旋运转,利用温热之力,将药性通过体表毛窍透入经络、血脉,从而达到温经通络、活血行气、散热止痛、祛瘀消肿等作用的一种治疗方法。

一、适应证与禁忌证

(一)适应证

(1)脾胃虚寒引起的脘腹冷痛、呕吐泄泻等。

(2)跌打损伤引起的局部瘀血、肿痛。

(3)风湿痹证引起的关节疼痛肿胀、麻木酸胀、屈伸不利等。

(二)禁忌证

(1)身体大血管处、皮肤损伤早期、溃疡、炎症、水疱等禁用。

(2)腹部包块性质不明、孕妇腹部、腰骶部,局部麻木或感觉迟钝者禁用。

(3)急性软组织损伤、麻醉未醒者禁用。

二、用物准备

遵医嘱准备药物、治疗盘、凡士林、棉签、弯盘、白酒或食醋、双层纱布袋2个、炒具(竹铲或竹筷)、炒锅、电炉、大毛巾,必要时备屏风。

药熨袋制作:将准备好的药物用少许白酒或食醋搅拌后置于锅中,用文火炒,炒时用竹铲或竹筷热翻拌,使药物受热均匀,至药物温度达60～70℃时,装入纱布袋,用大毛巾包裹备用。

三、操作步骤

(1)核对医嘱,备齐药物,携至床旁,做好解释。

(2)协助患者取合适体位,暴露药熨部位或穴位,注意保暖。

(3)给患者药熨部位涂少量凡士林,将药袋置于患处或相应穴位处,用力均匀,来回推熨或回旋运转,开始时用力轻,速度稍快。随着药袋温度的降低,力量增强,同时减慢速度。药袋温度降低时,可更换药袋。每次持续15～30 min,每日1～2次。

(4)热熨过程中注意观察局部皮肤的颜色情况,同时询问患者的反映,防止烫伤。

(5)药熨完毕,清洁皮肤,协助患者穿好衣服,整理床单位。

(6)整理用物,记录并签名。

四、护理及注意事项

(1)药熨过程中保持药袋的温度,冷却后应及时更换或加热。

(2)热熨过程中密切观察患者病情变化,若皮肤出现水疱或感到疼痛时,应立即停止操作,并做相应处理。

(3)药熨温度适宜,婴幼儿、老年人实施药熨治疗时,温度不宜过高,避免灼伤。

第六节 贴 药 法

贴药法是将膏药或膏药上掺药粉或将新鲜中草药直接贴于体表局部或穴位上,达到舒筋通络、活血祛瘀、散结止痛、消肿拔毒等作用的一种治疗方法。按剂型的不同分为膏贴、饼贴、叶贴、皮贴、药膜贴等。

一、适应证与禁忌证

(一)适应证

适用于内、外、妇、儿、骨伤、五官等多种疾病,如疔肿疮疡、慢性咳喘、胸痹、偏头痛、慢性腹泻、跌打损伤、腰腿疼痛等。

(二)禁忌证

皮肤过敏者慎用。

二、用物准备

遵医嘱准备药物、膏药、治疗盘、酒精灯、火柴或打火机、剪刀、胶布、绷带、棉花、纱布、棉签。

三、操作步骤

(1)备齐药物,携至床旁,做好解释,核对医嘱。

(2)协助患者取合适体位,暴露贴药部位或穴位,注意保暖。

(3)揭下原来的贴药,擦洗皮肤上的贴药痕迹,观察皮肤情况及贴药效果。

(4)遵医嘱使用已经调制好的药物并根据病变范围,选择大小合适的膏药,剪去膏药周边四角,将膏药背面置酒精灯上加温,使之烊化,贴于患处。根据病情添加掺药,添加掺药后边加温边在膏药外面挤捏使掺药与膏药均匀混合。

(5)贴药完毕,协助患者穿好衣服,整理床单位。

(6)整理用物,记录并签名。

四、护理及注意事项

(1)膏药应逐渐加温,以烊化为度,烘烤过久易烫伤皮肤或使药物外溢。

(2)使用膏药后,如局部皮肤出现发红,起丘疹、水疱、瘙痒、糜烂时,停止用药,及时报告医生。

(3)膏药不宜去之过早,以防创面不慎受伤,再次感染。

第七节　敷　药　法

敷药法是将新鲜中药捣烂,或将中药研成细末,加适量赋形剂调成糊状,敷于患处或穴位,以达到舒经活络、去瘀生新、消肿止痛、清热解毒、拔毒排脓作用的一种治疗方法。常用的赋形剂有水、酒、蜜、醋、饴糖、植物油、鸡蛋清、葱汁、姜汁、茶汁、凡士林等。临床上多用蜂蜜或饴糖调制,它具有与皮肤亲和力好,能保持敷药的黏性和湿润,作用持久。一般用酒调制的,有助行药力、温经散寒之功;用醋调制的,有散瘀解毒、收敛止痛之效;用油或凡士林调制的,有润滑肌肤之效;用葱汁、姜汁调制的,有辛散作用。

一、适应证与禁忌证

(一)适应证

(1)凡毒邪散漫不聚或结毒不化均适宜。可用于疖、痈、疽、疔疮、跌打损伤、烫伤、流注、肠痈等。

(2)慢性咳喘、肺痈、慢性腹泻、腮腺炎等。

(二)禁忌证

皮肤过敏者慎用。

二、用物准备

遵医嘱准备药物、生理盐水棉球、治疗盘、油膏刀、无菌棉垫或纱布、棉纸、胶布、绷带等。

三、操作步骤

(1)备齐药物,携至床旁,做好解释,核对医嘱。

(2)协助患者取合适体位,暴露敷药部位或穴位,注意保暖。

(3)用生理盐水棉球擦洗皮肤,观察创面情况及敷药效果。

(4)遵医嘱使用已经准备好的药物并根据敷药面积,取大小合适的棉纸,用油膏刀将所需药物均匀地平摊于棉纸上,厚薄适中。

(5)将摊好药物的棉纸四周反折后敷于患处或穴位上,以免药物受热溢出而污染衣被,加盖敷料或棉垫,用胶布或绷带固定,松紧适宜。

(6)贴药完毕,协助患者穿好衣服,整理床单位。

(7)整理用物,记录并签名。

四、护理及注意事项

(1)敷药摊制的厚薄要均匀,一般以 0.2～0.3 cm 为宜,固定松紧适宜。

(2)对初起有脓头或成脓阶段的肿疡,宜在中间留空隙,围敷四周。

(3)乳痈敷药时,可在敷料上剪孔或剪一缺口,使乳头露出,以免乳汁溢出污染敷料及衣被。

(4)敷药面积大于患处,超过1～2cm,并保持一定的湿度。如药物较干时,应用所需的药汁、酒、醋、水等进行湿润。

(5)观察局部及全身情况,敷药后,若出现红疹、水疱、瘙痒、糜烂等过敏现象时,停止用药,及时向医生报告。

第八节　喷雾药法

喷雾药法是使用喷药器直接将药物喷入到口腔、咽喉、鼻腔、耳窍等病变部位,使药物直达病位,以达到清热解毒、消肿止痛、疏风化痰、祛腐生肌、芳香开窍作用的一种治疗方法。常用的制剂有锡类散、珠黄散、冰硼散、通关散、西瓜霜等。

一、适应证与禁忌证

(一)适应证

口腔、咽喉、耳、鼻腔疾病。

(二)禁忌证

鼓膜穿孔、意识不清或不能配合者禁止喷药。

二、用物准备

治疗盘、治疗药物、喷药器、压舌板、手电筒、消毒长棉签、纱布、清洗溶液(漱口液、生理盐水或1%～3%的过氧化氢溶液)、治疗碗。必要时备镊子、弯曲管钳、开口器、鼻窥器、耳镜、额镜。

三、操作步骤

(1)备齐用物,携至床旁,做好解释,取得合作。

(2)根据喷药的部位,选取舒适体位。

(3)具体的喷药步骤如下。

①口腔、咽喉喷药　患者取坐位或仰卧位,协助患者用漱口液漱口,如有脓性分泌物或痰涎,宜用棉签擦拭干净。遵医嘱将药物装入喷药器内,嘱患者头部后仰张口。左手用压舌板压低舌根部,嘱患者暂屏气,右手持喷药器迅速将药物均匀地喷于患处,嘱患者闭口。喷药后嘱其闭口30 min再进食或饮水。

②耳内喷药法　患者取侧坐位。用棉签蘸取生理盐水为患者擦净耳道分泌物并擦干。将喷药器的长嘴轻轻插入外耳道,对准患处,用手指按压喷药器,然后用指尖轻压外耳道数次,使药粉黏附于病变处。

③鼻喷药法　患者取坐位,头向后仰。用棉签蘸取生理盐水为患者擦净鼻腔分泌物并擦干。嘱患者暂时屏气,随即将药物均匀喷于患处,拇指和食指轻捏鼻翼数次,使药物黏附于患处。

(4)操作结束,协助患者取舒适体位。

(5)清理用物,洗手并记录。

四、护理及注意事项

(1)喷药操作动作要轻柔而敏捷,药物要均匀撒于整个病变部位。

(2)小儿口腔、咽喉喷药时禁用玻璃器具,以防咬碎。

(3)口腔、咽喉喷药时气流不宜过大,以防药物吸入气管引起呛咳。

(4)喷药过程中随时询问患者有无不适。耳道、鼻腔有痛痒或异物感时不能搔抓,以免损伤黏膜组织。

(5)喷药器的喷头每次用后均需清洁灭菌处理,以防交叉感染。

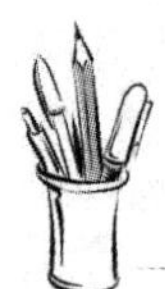

知识链接

中药保留灌肠法

中药保留灌肠法是将中药药液从肛门灌入肠道的方法，具有导便通腑、清热解毒的作用。适用于肠道疾病、大便秘结患者等。操作时患者取侧卧屈膝位，暴露臀部，将适量中药液加温至40°左右，倒入灌肠器内，连接导管，将药液徐徐灌入，灌完后轻轻拔出导管，用棉球拭净肛门，稍作按摩，嘱患者忍耐20～30 min，再解大便。此法操作简便，对结肠以下疾病的治疗效果较好，而且还可用于全身疾病，如尿毒症患者等。

本章小结

拔罐法适用于风寒湿痹、外感风寒、疮疡及毒蛇咬伤的急救排脓。刮痧法适用于外感疾病引起的高热头痛、恶心呕吐、腹痛腹泻、中暑等。刺络法适用范围广。熏洗法适用于关节疼痛肿胀、屈伸不利，皮肤瘙痒，眼部红肿疼痛、糜烂，肛肠疾病的伤口愈合，妇女阴部瘙痒、糜烂等症状。药熨法适用于脾胃虚寒、关节肿痛等症状。贴药法和敷药法适用范围广，皮肤过敏者慎用。喷药法适用于口腔、咽喉、耳、鼻腔疾病。在学习时除了要掌握其基本的操作方法外，还要注意其适应证及禁忌证，注意操作步骤，防止意外事故发生。

（王萍丽）

能力检测

1. 不属刮痧疗法适应证的是(　　)。

A. 高热头痛　B. 恶心呕吐　C. 皮肤出疹　D. 腹痛腹泻　E. 中暑

2. 药熨温度不宜超过(　　)。

A. 30 ℃　B. 40 ℃　C. 50 ℃　D. 60 ℃　E. 70 ℃

3. 全身熏洗法的时间最好不超过(　　)。

A. 30 min　B. 1 h　C. 40 min　D. 15 min　E. 20 min

4. 敷药法的药物厚度最好为(　　)。

A. 0.1～0.2 cm　B. 0.15～0.2 cm　C. 0.2～0.3 cm　D. 0.15 cm　E. 0.3 cm

5. 口腔、咽喉喷药的患者再进食或饮水最好在其闭嘴后多长时间进行？(　　)

A. 0.5 h　B. 1 h　C. 立即　D. 4 h　E. 2 h

附录　常用中医护理技术实训指导

实训一　针法与灸法基本手法操作

【实训目的】

(1)熟练掌握针法与灸法的操作程序。

(2)熟悉操作要点及注意事项。

(3)了解针刺意外的处理方法。

【实训内容】

(1)观看针法与灸法示范或录像。

(2)通过人体或模拟棉垫练习,初步掌握毫针进针、行针、出针的操作。

(3)练习艾柱灸、艾条灸、隔姜灸法操作。

(4)模拟针刺意外的护理。

【知识链接】

1. 操作要点

(1)毫针刺法是临床上应用最广泛的一种针刺技术。

(2)常用进针法有单手进针法和双手进针法,其中双手进针法包括如下几种。

①指切进针法:适宜短针的进针。

②夹持进针法:适宜肌肉丰满部位及长针的进针。

③舒张进针法:适宜皮肤松弛或有褶皱部位的腧穴。

④提捏进针法:适宜皮肉浅薄部位。

(3)针刺的角度:进针时针身与皮肤表面构成的夹角。

(4)针刺的深度:根据患者的体质、年龄、病情及针刺部位而定。

2. 注意事项

(1)过饥、过饱、醉酒、过度劳累、精神过度紧张者一般不宜针刺。

(2)有自发出血倾向者,孕妇腹部或腰骶部,皮肤感染、溃疡处禁忌针刺。

(3)针刺时应尽量采取卧位,进针后盖好衣被,以防受凉。

(4)针刺过程中随时观察患者的全身状态有无不良反应,发现问题及时报告处理。

(5)严格执行无菌操作,一个穴位使用一支无菌针,以防交叉感染。

(6)针刺时应记录针数,出针后再进行核对,以防遗漏。

(7)注意针刺意外的预防。常见意外有晕针、滞针、弯针、断针、血胸、气胸等几种。

【实训用物】

教学光盘;一次性毫针(合适型号)、碘伏、棉签、无菌镊、弯盘,必要时备毛毯、屏风等

【实训流程】

(一)实训前准备

(1)复习毫针法的相关知识点。

(2)仪表大方,衣帽整洁,态度认真和蔼,爱护实训用物。

（二）针法与灸法实训步骤

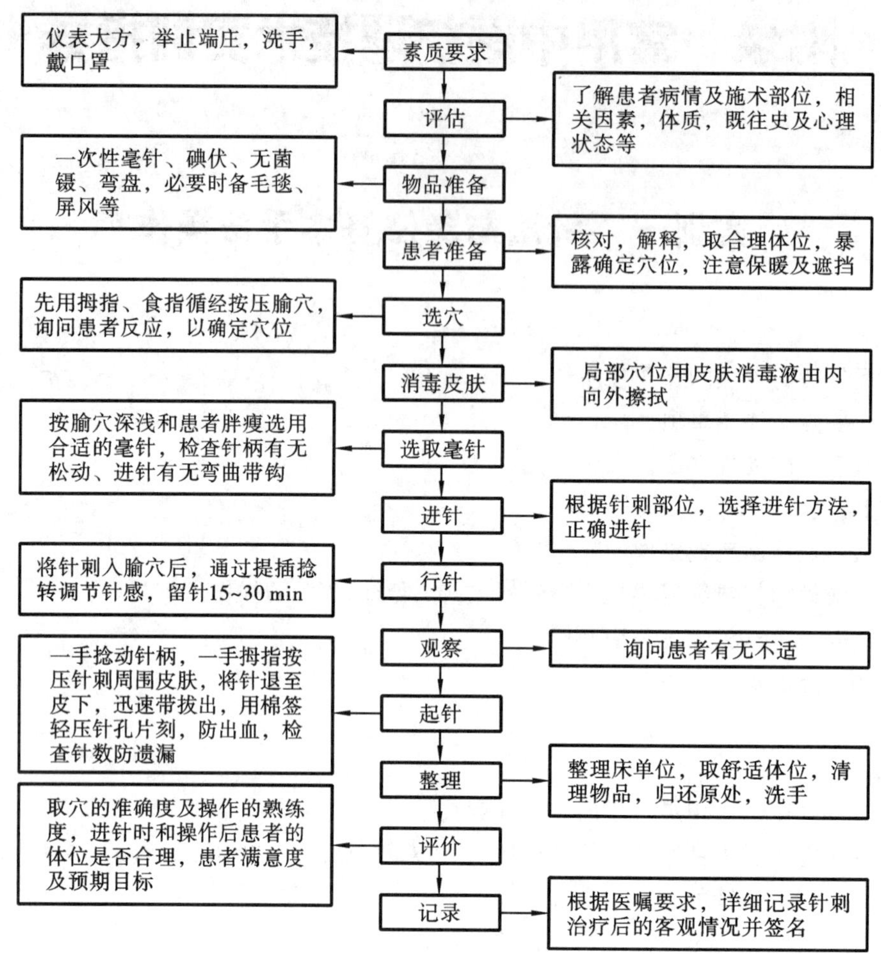

（三）效果评价

(1)能否熟练进行毫针的基本操作。

(2)针刺手法正确，手法稳、准、快。

（四）实训后整理

整理床单元，物品归位，清洁用物，关闭门、窗等。

【操作评分标准】

项目		操作实施要点	应得分		扣分	得分	说明
素质要求		仪表大方，举止端庄，态度和蔼	5	10			
		服装、衣帽整洁	5				
操作前准备	操作者	评估患者正确、全面	4	25			
		洗手、戴口罩	2				
	物品	一次性毫针（合适型号）、碘伏、无菌镊、棉签、弯盘，必要时备毛毯、屏风等	12				
	患者	核对，解释，关窗户，松开衣裤	5				
		取合理体位，暴露针刺部位	2				

续表

项目		操作实施要点	应得分		扣分	得分	说明
操作流程	定穴	先用拇指、食指循经按压腧穴，询问患者反应，以确定穴位	4	35			
	消毒	局部穴位用皮肤消毒液由内向外擦拭	4				
	进针	正确选用毫针，检查毫针质量	3				
		进针方法合适正确	10				
	行针	产生酸、麻、胀，向远端扩散，即“得气”	8				
	观察	无晕针、弯针、滞针、断针、皮下血肿及气胸	2				
	起针	一手捻动针柄，一手拇指按压针刺周围皮肤，将针退至皮下，迅速拔出，用棉签轻压针孔片刻，防出血，检查针数防遗漏	4				
操作后护理	整理	整理床单位，协助衣着，合理安排体位	5	15			
		清理用物，归还原处，洗手	2				
	评价	取穴的准确度及操作的熟练度，进针时和操作后患者的体位是否合理，患者的满意度及预期的目标	6				
	记录	按要求记录并签名	2				
技能熟练		无菌观念强，动作轻巧、稳重、准确，持针、进针、运针方法、穴位准确	5	15			
理论提问		回答全面、正确	10				
合计			100				
备注		不注意保护患者(保暖或保护隐私)扣 5 分					
		出现弯针、断针等意外，扣 20 分					

【实训报告】

实训内容：		
实训地点	实训时间	
班级：	姓名：	学号：

自我评价(实训前、中、后三个方面)

结果分析(学生)

实训评价(教师)

备注：

【思考题】

(1)简述针刺意外的预防及处理方法。

(2)提插和捻转如何协调?

实训二　推拿基本手法操作

【实训目的】

(1)通过人体练习,掌握常用推拿手法的操作流程。

(2)了解推拿的禁忌证和操作时的注意事项。

【实训内容】

(1)观看推拿手法示范或录像。

(2)练习推法、拿法、按法、摩法、揉法、摇法、掐法、搓法、抖法、叩击法。

【知识链接】

1. 常用推拿方法

(1)推法　分为指推、掌推、拳推、肘推等。

(2)拿法　单手或双手的拇指与其余四指相对呈钳形,施以夹力提拿施治部位或穴位处筋肉的方法。

(3)按法　分为指按法、掌按法、肘按法三种。

(4)摩法　分为指摩法、掌摩法两种。

(5)揉法　以指或掌吸定于施治部位,进行左右、前后的内旋或外旋揉动。

(6)摇法　有摇颈、摇肩、摇腕、摇髋、摇膝及摇踝。

(7)掐法　用拇指端甲缘重按穴位,或用拇指和食指上下对称地掐取某一部位或穴位,同时用力内收。

(8)搓法　用双手掌面挟住患处,相对用力,作快速揉搓,并同时作上下往返移动。

(9)抖法　分为上肢抖法和下肢抖法。

(10)叩击法　用手指、掌或拳轻击特定部位。

2. 禁忌证

严重心脏病、出血性疾病、急性炎症、急性传染病、恶性肿瘤、皮肤破损部位、骨折移位或关节脱位部位;孕妇及月经期妇女,禁止按摩腹部和腰骶部。

3. 注意事项

(1)根据患者的年龄、性别、患病部位,为患者选择合适体位。

(2)治疗前要洗手,修剪指甲。

(3)治疗中要保护患者隐私,注意保暖,并注意观察治疗反应。

(4)摇法、抖法操作时力量要均匀,避免扯、牵拉,施摇法时幅度应视患者情况而定,禁用暴力,以防组织牵拉损伤。

(5)腰腹部进行按摩时,应先嘱患者排尿。

【实训用物】

教学光盘;治疗盘、治疗巾、大浴巾、按摩床、滑石粉、酌情备外用药。

【实训流程】

(一)实训前准备

(1)复习推拿手法的相关知识点。

(2)仪表大方,衣帽整洁,态度认真和蔼,爱护实训用物。

（二）按摩法实训步骤

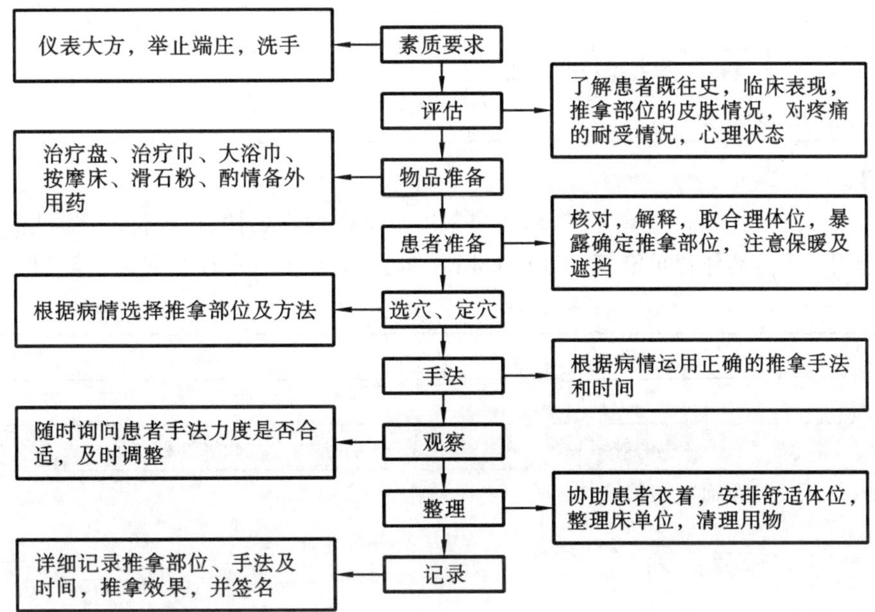

（三）效果评价

（1）能否清楚推拿法的禁忌证和注意事项。

（2）能否掌握常用推拿手法的操作方法及技巧。

（四）实训后整理

整理床单元，物品归位，清洁用物，关闭门、窗等。

【操作评分标准】

项目		操作实施要点	应得分		扣分	得分	说明
素质要求		仪表大方，举止端庄，态度和蔼	5	10			
		服装、衣帽整洁	5				
操作前准备	操作者	评估患者正确、全面	5	25			
		洗手	2				
	物品	治疗盘、治疗巾、大浴巾、按摩床、滑石粉、酌情备外用药	6				
	患者	核对，解释，关窗户，松开衣裤	6				
		取合理体位，暴露推拿部位	6				
操作流程	定穴	根据病情选择推拿部位及方法	5	35			
	手法	推拿手法运用的准确性	5				
		推拿适应证、禁忌证的熟悉程度	10				
		注意事项的熟练程度	10				
	观察	随时询问患者手法力度是否合适，及时调整	5				
操作后护理	整理	整理床单位，协助衣着，合理安排体位	5	15			
		清理用物，归还原处，洗手	2				
	评价	体位合理否，操作熟练度及局部皮肤吸附力；操作后皮肤情况；患者生理、心理感受，目标取得的效果	6				
	记录	按要求记录并签名	2				
技能熟练		推拿部位、方法正确，手法稳、准、快	10	15			
理论提问		回答全面、正确	5				

续表

项目	操作实施要点	应得分	扣分	得分	说明
合计		100			
备注	不注意保护患者(保暖或保护隐私)扣5分				
	出现组织损伤,扣20分				

【实训指导】

(1)推拿有效的关键在于力量、幅度、频率的控制以及动作的准确性、连续性、针对性等。

(2)操作的要求:一是动作尽可能模仿准确且用心体会;二是平时多加练习以提高耐力等。

【实训报告】

实训内容:		
实训地点	实训时间	
班级:	姓名:	学号:
自我评价(实训前、中、后三个方面)		
结果分析(学生)		
实训评价(教师)		
备注:		

【思考题】

(1)摇法、抖法操作时的动作要领是什么?

(2)推拿的禁忌证包括哪些?

实训三　拔罐操作

【实训目的】

(1)熟练掌握拔罐的操作程序。

(2)在操作中领会要点及注意事项。

【实训内容】

(1)观看拔罐法示范或录像。

(2)学会运用投火法、闪火法等方法将玻璃罐吸附在施术部位。

(3)练习走罐、闪罐的操作方法。

【知识链接】

1. 操作要点

(1)投火法　将95%酒精棉球点燃后投入罐内,迅速将罐罩在施术部位。

(2)闪火法　用止血钳夹住95%酒精棉球,点燃后在罐内中段绕1～2圈后(切勿将罐口烧热以免烫伤皮肤),迅速退出,立即将罐扣在施术部位,将酒精棉球放小口瓶灭火。

(3)根据病情需要选择如下方法。

①留罐　待罐内皮肤隆起并呈红紫现象，留置 10～15 min。

②闪罐　火罐吸着后，立即拔下，再闪火、再吸、再拔，反复多次。

③走罐　火罐吸着后，一手扶住罐体，用力上下左右，慢慢来回推动。

④刺血拔罐　用碘伏消毒皮肤后，先用梅花针叩打再拔罐，留置 10 min 后起罐，消毒皮肤。

取罐时，一手夹持罐体，另一手拇指按压罐口皮肤，使空气进入罐内，即可顺利取罐。

2. 注意事项

(1)选择适当的位置：拔罐时应注意采取合理体位，选择肌肉较厚的部位。骨骼凸凹不平和毛发较多处不宜拔罐。

(2)防止损伤皮肤：操作前一定要检查罐口周围是否光滑，有无裂痕。

(3)防止烫伤，拔罐时动作要稳、准、快，起罐时切勿强拉。

(4)凡使用过的火罐，均应消毒后备用。

(5)留罐期间，应为患者加盖衣被以免受凉。观察罐内皮肤隆起程度及皮色变化，既要防止吸力不够，火罐脱落，影响疗效，又要避免因拔罐时间过长、吸力过大而出现较大水疱。

(6)若拔出脓血，用碘伏消毒并覆盖无菌纱布。若局部出现较大水疱，则用无菌注射器抽出渗出液，用碘伏消毒并覆盖无菌纱布。

(7)禁忌证：高热抽搐及凝血机制障碍者；癫狂；皮肤过敏、溃烂、水肿及大血管处；孕妇的腹部和腰骶部均不宜拔罐。

【实训用物】

教学光盘；治疗盘内放不同口径的玻璃罐数个、95%酒精棉球、碘伏、棉签、止血钳、打火机、凡士林油膏、纸巾、弯盘、浴巾、屏风等。

【实训流程】

(一)实训前准备

(1)复习拔罐法的相关知识点。

(2)仪表大方，衣帽整洁，态度认真和蔼，爱护实训用物。

(二)拔罐操作实训步骤

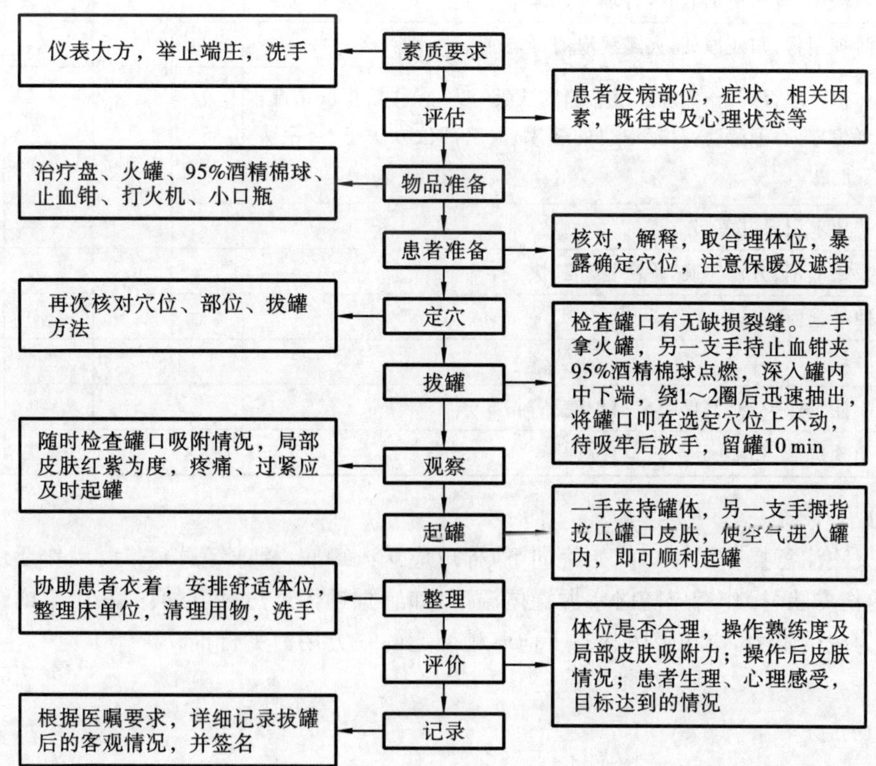

(三)效果评价

(1)能否熟练进行投火法、闪火法、留罐的基本操作。

(2)拔罐部位方法正确,手法稳、准、快。

(四)实训后整理

整理床单元,物品归位,清洁用物,关闭门、窗等。

【操作评分标准】

项目		操作实施要点	应得分		扣分	得分	说明
素质要求		仪表大方,举止端庄,态度和蔼	5	10			
		服装、衣帽整洁	5				
操作前准备	操作者	评估患者正确,全面	5	25			
		洗手	2				
	物品	治疗盘内放火罐数个、95%酒精棉球、止血钳、打火机、碘伏、棉签、凡士林油膏、纸、小口瓶	6				
	患者	核对,解释,关窗户,松开衣裤	6				
		取合理体位,暴露拔罐部位	6				
操作流程	定穴	核对部位	5	35			
	拔罐	检查罐口有无破损,酒精棉球干湿适当	5				
		点燃后在罐内中下段环绕,未烧罐口	5				
		吸附力强	8				
	灭火	稳妥投入小口瓶	2				
	观察	随时检查罐口吸附情况,局部皮肤红紫为度,留罐时间为10 min,询问患者是否有不适感	5				
	起罐	方法正确	5				
操作后护理	整理	整理床单位,协助衣着,合理安排体位	5	15			
		清理用物,归还原处,火罐浸泡消毒,洗手	2				
	评价	体位合理否,操作熟练度及局部皮肤吸附力;操作后皮肤情况;患者生理、心理感受,目标取得的效果;拔罐部位方法正确,手法稳、准、快	6				
	记录	按要求记录并签名					
技能熟练		拔罐部位、方法正确,手法稳、准、快		15			
理论提问		回答全面、正确					
合计			100				
备注		不注意保护患者(保暖或保护隐私)扣5分					
		出现烫伤,扣20分					

【实训指导】

(1)采用闪火法注意操作时罐口应始终向下,棉球应送入罐底,棉球经过罐口时动作要快,避免罐口因反复加热以致烫伤皮肤,操作者应随时掌握罐体温度,如感觉罐体过热,可更换另一个罐继续操作。

(2)走罐时为减少阻力,应在吸附状态下向着稍翘起的一方用力平行推动。

【实训报告】

实训内容：		
实训地点	实训时间	
班级：	姓名：	学号：
自我评价(实训前、中、后三个方面)		
结果分析(学生)		
实训评价(教师)		
备注：		

【思考题】

(1)简述拔罐法的注意事项。

(2)简述走罐和闪罐的操作要领。

实训四　刮痧操作

【实训目的】

(1)熟练掌握刮板进行刮痧操作。

(2)在操作中领会要点及注意事项。

【实训内容】

(1)观看刮痧示范或录像。

(2)进行刮痧法练习。

【知识链接】

1. 操作要点　刮痧部位一般先头颈部，再肩背部，然后胸部，最后四肢等处。使用刮板时用力正确，施术过程合理。

2. 注意事项

(1)保持室内空气流通，注意保暖，忌对流风以防复感风寒而使病情加重。

(2)操作时用力要均匀，切勿损伤皮肤。

(3)刮痧过程中随时观察病情变化，发现问题及时报告处理。

(4)刮痧后嘱患者休息片刻，饮食要清淡，忌食生冷油腻之品。

(5)使用过的刮具，应消毒后备用。

(6)皮肤有破损、炎症等不宜使用本法。

【实训用物】

教学光盘；刮板、治疗碗内盛适量润滑油或药液、纱布、弯盘，必要时备毛毯、屏风等。

【实训流程】

(一)实训前准备

(1)复习刮痧法的相关知识点。

(2)仪表大方，衣帽整洁，态度认真和蔼，爱护实训用物。

(二)刮痧操作实训步骤

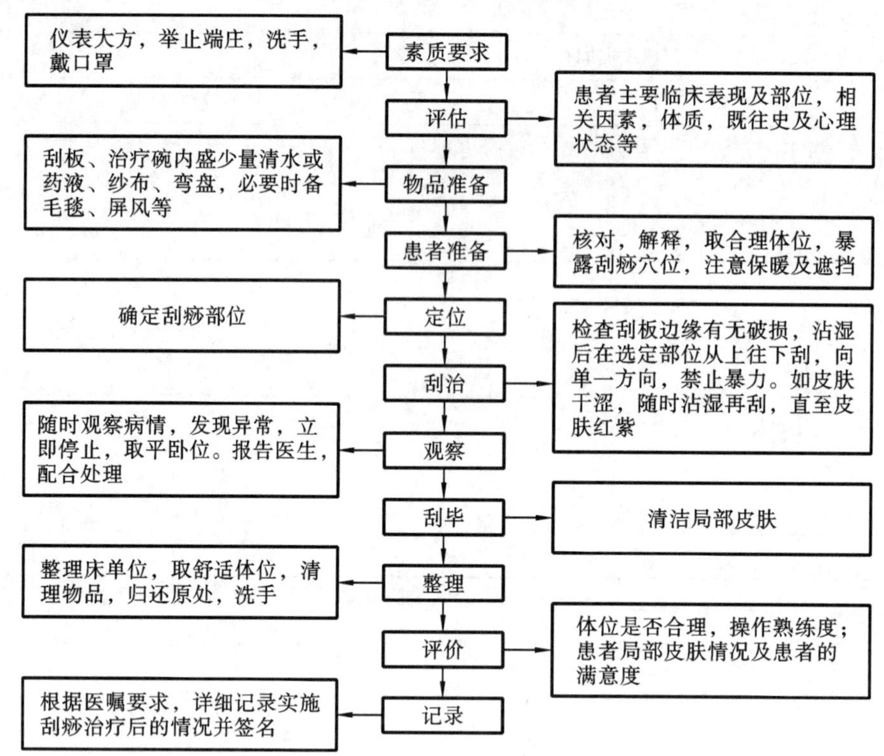

(三)效果评价

(1)能否掌握刮痧法的操作流程。

(2)患者局部皮肤情况及对操作的满意度。

(四)实训后整理

整理床单元，物品归位，清洁用物，关闭门、窗等。

【操作评分标准】

项目		操作实施要点	应得分		扣分	得分	说明
素质要求		仪表大方，举止端庄，态度和蔼	5	10			
		服装、衣帽整洁	5				
操作前准备	操作者	评估患者正确，全面	5	25			
		洗手、戴口罩	2				
	物品	刮板、治疗碗内盛少量清水或药液、纱布、弯盘，必要时备毛毯、屏风等	5				
	患者	核对，解释，关窗户，松开衣裤	6				
		取合理体位，暴露刮痧部位	7				
操作流程	定位	确定部位	5	35			
	手法	手法运用正确	10				
		方向符合要求	5				
		皮肤红紫，时间合理	5				
	观察	观察皮肤及病情变化，询问有无不适	5				
	刮毕	清洁局部皮肤	5				

续表

项目		操作实施要点	应得分		扣分	得分	说明
操作后护理	整理	整理床单位，协助衣着，合理安排体位	5	15			
		清理用物，归还原处，洗手	2				
	评价	体位是否合理，操作熟练度；患者局部皮肤情况及患者的满意度	6				
	记录	按要求记录并签名	2				
技能熟练		刮法正确，动作熟练，用力均匀适当	5	15			
理论提问		回答全面、正确	10				
合计			100				
备注		不注意保护患者(保暖或保护隐私)扣 5 分					
		刮破皮肤扣 20 分					

【实训指导】

刮板边缘要平滑，用手腕部力量，操作时边蘸边刮，避免干刮，用力均匀平稳，按单一方向运动，注意避风防寒。

【实训报告】

实训内容：		
实训地点	实训时间	
班级：	姓名：	学号：
自我评价(实训前、中、后三个方面)		
结果分析(学生)		
实训评价(教师)		
备注：		

【思考题】

(1)刮痧的注意事项是什么？

(2)操作时的动作要领及操作顺序是什么？

实训五　刺络法操作

【实训目的】

(1)熟练掌握刺络法的操作程序。

(2)在操作中领会刺络法的要点及注意事项。

【实训内容】

(1)观看刺络法示范或录像方法。

(2)学会运用点刺法、散刺法等不同的刺络放血法。

【知识链接】

1. 操作要点

(1)取合理体位,暴露、消毒皮肤,严格遵循无菌操作。

(2)遵医嘱选择不同的针刺方法,具体方法如下。

点刺法是指在腧穴部位迅速点刺出血的一种方法。此法多用于手指或足趾末端穴位,如十宣、十二井或头面的印堂、攒竹等。

散刺法是针对病变局部周围进行点刺的一种方法,此法多用于局部瘀血、肿痛、顽癣等。

缓刺法是指用三棱针缓慢刺入浅静脉,使之少量出血的一种方法。此法常用于肘窝、腘窝等处的浅静脉,以治疗中暑、急性腰扭伤等。

2. 注意事项

(1)严格无菌技术,三棱针必须严格消毒,防止感染。

(2)放血时应注意进针不宜过深,创口不宜过大,以免损伤其他组织。

(3)一般放血量为5滴左右,宜1日或2日1次;放血量大者,1周放血不超过2次。如出血不止,要采取压迫止血。放血后局部暂不沾水或接触污染物。

(4)禁忌证:饥饿、疲乏、精神高度紧张者不宜针刺,皮肤有感染、瘢痕或肿痛者不宜针刺患处,出血倾向及高度水肿者不宜针刺。小儿囟门未闭合时头部不宜针刺。贫血严重、低血压、孕妇、年老体虚者忌刺。静脉曲张或血管瘤患者局部忌刺。

【实训用物】

教学光盘;治疗盘、无菌三棱针、碘伏、棉签、无菌手套、干棉球、弯盘等。

【实训流程】

(一)实训前准备

(1)复习刺络法的相关知识点。

(2)仪表大方,衣帽整洁,态度和蔼,工作认真,爱护实训用物。

(二)刺络法操作实训步骤

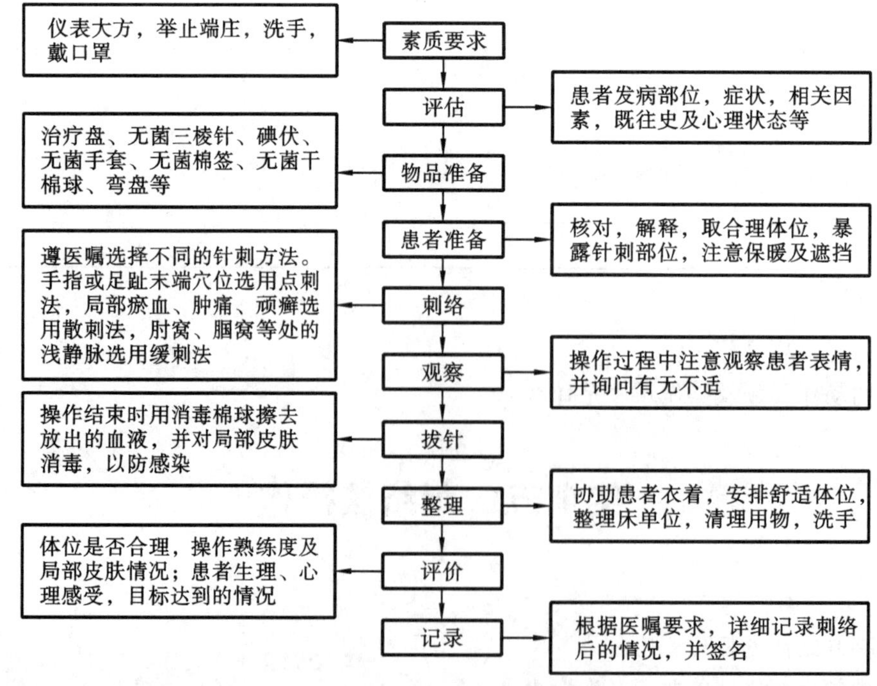

(三)效果评价

(1)能否熟练进行刺络放血法的基本操作。

(2)是否严格遵循了无菌原则。

(四)实训后整理

整理床单元,物品归位,清洁用物,关闭门、窗等。

【操作评分标准】

项目		操作实施要点	应得分		扣分	得分	说明
素质要求		仪表大方,举止端庄,态度和蔼	5	10			
		服装、衣帽整洁	5				
操作前准备	操作者	评估患者正确、全面	5	25			
		洗手、戴口罩	2				
	物品	治疗盘、无菌三棱针、碘伏、无菌手套、无菌棉签、无菌干棉球、弯盘等	6				
	患者	核对,解释,关窗户	6				
		取合理体位,暴露刺络部位	6				
操作流程	刺络	核对部位,消毒局部皮肤	8	35			
		刺络方法选择适当	5				
		放血时应注意进针不宜过深,创口不宜过大,以免损伤其他组织	8				
		用消毒棉球擦去放出的血液,并对局部皮肤消毒,以防感染	7				
	观察	注意观察患者表情,并询问有无不适	7				
操作后护理	整理	整理床单位,协助衣着,合理安排体位	5	15			
		清理用物,分类处理,用物浸泡消毒,洗手	2				
	评价	体位是否合理,操作熟练度及局部皮肤情况;患者生理、心理感受,目标达到的情况	6				
	记录	按要求记录并签名	2				
技能熟练		刺络部位、方法正确	5	15			
理论提问		回答全面、正确	10				
合计			100				
备注		未遵循无菌原则扣10分					
		出现损伤扣20分					

【实训指导】

(1)严格无菌技术,三棱针必须严格消毒,防止感染。

(2)放血时应注意进针不宜过深,创口不宜过大,以免损伤其他组织。

【实训报告】

实训内容:			
实训地点	实训时间		
班级:	姓名:	学号:	
自我评价(实训前、中、后三个方面)			
结果分析(学生)			
实训评价(教师)			
备注:			

【思考题】

(1)刺络法的注意事项有哪些?

(2)刺络法的适应证和禁忌证有哪些?

实训六　药液熏洗操作

【实训目的】

(1)掌握药液熏洗的操作流程。

(2)在操作中领会要点及注意事项。

【实训内容】

观看药液熏洗示范或录像。

【知识链接】

1. 操作要点

(1)熏洗时间:根据部位、方法而定。

(2)一锅一人使用,以防交叉感染。

(3)熏洗时注意保温,加盖浴巾。

2. 注意事项

(1)熏洗前告知患者温度不宜过高,以防烫伤。

(2)使用电炉加热时,注意安全,防止发生意外。

(3)冬季熏洗时注意保暖,防止感冒。

(4)熏洗后不要立即外出活动,防止关节再次受寒降低熏洗效果。

【实训用物】

教学光盘;药液(根据处方准备)、熏洗盆,水温计,必要时备屏风和换药用品。

【实训流程】

(一)实训前准备

(1)复习熏洗的相关知识点。

(2)仪表大方,衣帽整洁,态度认真和蔼,爱护实训用物。

(二)药液熏洗操作实训步骤

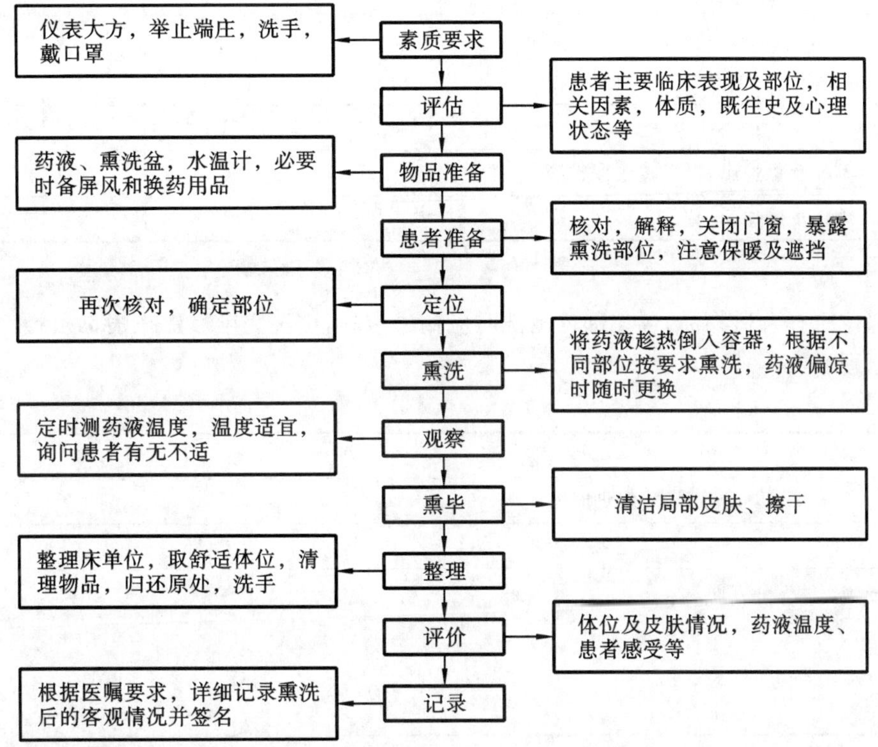

(三)效果评价

(1)患者体位、局部皮肤情况及药液温度。

(2)患者对操作的满意度。

(四)实训后整理

整理床单元,物品归位,清洁用物,关闭门、窗等。

【操作评分标准】

项目		操作实施要点	应得分		扣分	得分	说明
素质要求		仪表大方,举止端庄,态度和蔼	5	10			
		服装、衣帽整洁	5				
操作前准备	操作者	评估患者正确,全面	5	25			
		洗手、戴口罩	2				
	物品	药液、熏洗盆,水温计,必要时备屏风和更换药用品	5				
	患者	核对,解释,关窗户	6				
		取合理休位,暴露熏洗部位	7				
操作流程	定位	再次核对,确定部位	5	35			
	熏洗	药液温度、药液量适宜	15				
		药液未沾患者衣裤、被单,熏洗时间适宜	5				
	观察	观察皮肤及病情变化,询问有无不适	5				
	熏毕	清洁局部皮肤、擦干	5				

续表

项目		操作实施要点	应得分		扣分	得分	说明
操作后护理	整理	整理床单位,协助衣着,合理安排体位	5	15			
		清理用物,归还原处,洗手	2				
	评价	体位及皮肤情况,患者的满意度及预期的目标	6				
	记录	按要求记录并签名	2				
技能熟练		熏法正确,动作熟练	5	15			
理论提问		回答全面、正确	10				
合计			100				
备注		不注意保护患者(保暖或保护隐私)扣5分					
		烫伤皮肤扣20分					

【实训指导】

根据熏洗部位选择合适物品,包扎部位熏洗时应揭去敷料,熏洗完毕后更换消毒敷料。在伤口部位熏洗时注意无菌原则。

【实训报告】

实训内容:		
实训地点	实训时间	
班级:	姓名:	学号:
自我评价(实训前、中、后三个方面)		
结果分析(学生)		
实训评价(教师)		
备注:		

【思考题】

(1)熏洗的注意事项是什么?

(2)如何选择熏洗的物品?

实训七　药熨操作

【实训目的】

(1)掌握药熨的操作流程。

(2)在操作中领会要点及注意事项。

【实训内容】

观看药熨示范或录像。

【知识链接】

1. 操作要点

(1)掌握药熨温度、时间：一般药物温度达 60～70 ℃，用大毛巾包裹放置治疗部位，避免直接接触；每日 1～2 次，每次 15～30 min。

(2)根据病情取合理体位，注意保暖。

(3)药熨中要询问患者的感受，注意观察皮肤，防止烫伤。

2. 注意事项

(1)药熨前告知患者安全温度，局部皮肤可能有红肿、痒感。

(2)嘱其排空小便，冬季注意保暖。

(3)婴幼儿、老年人实施药熨治疗时，温度不宜过高，防止烫伤。

(4)操作中药袋应保持一定温度，温度降低后需更换或加热。

(5)随时询问患者，出现烫伤及时处理。

【实训用物】

教学光盘；治疗碗、持物钳、棉签、凡士林、双层纱布袋，另备大毛巾、炒锅、药物、白酒或醋。

【实训流程】

(一)实训前准备

(1)复习药熨的相关知识点。

(2)仪表大方，衣帽整洁，态度认真和蔼，爱护实训用物。

(二)药熨操作实训步骤

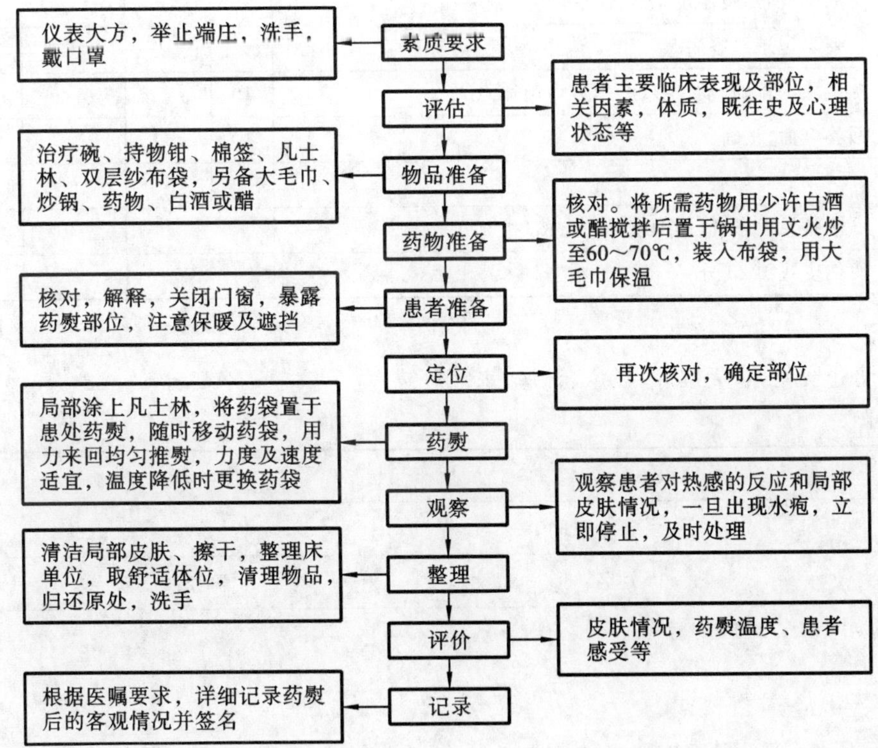

(三)效果评价

(1)患者体位、局部皮肤情况及药袋温度。

(2)患者对操作的满意度。

(四)实训后整理

整理床单元，物品归位，清洁用物，关闭门、窗等。

【操作评分标准】

<table>
<tr><th colspan="2">项目</th><th>操作实施要点</th><th colspan="2">应得分</th><th>扣分</th><th>得分</th><th>说明</th></tr>
<tr><td colspan="2" rowspan="2">素质要求</td><td>仪表大方，举止端庄，态度和蔼</td><td>3</td><td rowspan="2">6</td><td></td><td></td><td></td></tr>
<tr><td>服装、衣帽整洁</td><td>3</td><td></td><td></td><td></td></tr>
<tr><td rowspan="6">操作前准备</td><td rowspan="2">操作者</td><td>评估患者正确、全面</td><td>5</td><td rowspan="6">24</td><td></td><td></td><td></td></tr>
<tr><td>洗手、戴口罩</td><td>2</td><td></td><td></td><td></td></tr>
<tr><td>物品</td><td>治疗碗、持物钳、棉签、凡士林、双层纱布袋，另备大毛巾、炒锅、药物、白酒或醋</td><td>5</td><td></td><td></td><td></td></tr>
<tr><td>药物</td><td>药物用酒或醋拌好，放锅中炒热、装袋、保温</td><td>5</td><td></td><td></td><td></td></tr>
<tr><td rowspan="2">患者</td><td>核对，解释，关窗户</td><td>3</td><td></td><td></td><td></td></tr>
<tr><td>取合理体位，暴露药熨部位</td><td>4</td><td></td><td></td><td></td></tr>
<tr><td rowspan="5">操作流程</td><td rowspan="4">药熨</td><td>局部涂油脂，回旋转到药袋符合要求</td><td>10</td><td rowspan="5">35</td><td></td><td></td><td></td></tr>
<tr><td>移动药袋的力量均匀</td><td>5</td><td></td><td></td><td></td></tr>
<tr><td>药袋温度降低时，速度减慢，力量增加</td><td>5</td><td></td><td></td><td></td></tr>
<tr><td>药袋温度过低时，及时更换</td><td>5</td><td></td><td></td><td></td></tr>
<tr><td>观察</td><td>观察患者对热感的反应，局部皮肤情况</td><td>10</td><td></td><td></td><td></td></tr>
<tr><td rowspan="4">操作后护理</td><td rowspan="2">整理</td><td>整理床单位，协助衣着，合理安排体位</td><td>5</td><td rowspan="4">15</td><td></td><td></td><td></td></tr>
<tr><td>清理用物，归还原处，洗手</td><td>2</td><td></td><td></td><td></td></tr>
<tr><td>评价</td><td>皮肤情况，药熨温度、患者感受等</td><td>6</td><td></td><td></td><td></td></tr>
<tr><td>记录</td><td>按要求记录并签名</td><td>2</td><td></td><td></td><td></td></tr>
<tr><td colspan="2">技能熟练</td><td>药熨手法正确，动作熟练，用力均匀适当</td><td>10</td><td rowspan="2">20</td><td></td><td></td><td></td></tr>
<tr><td colspan="2">理论提问</td><td>回答全面、正确</td><td>10</td><td></td><td></td><td></td></tr>
<tr><td colspan="2">合计</td><td></td><td colspan="2">100</td><td></td><td></td><td></td></tr>
<tr><td colspan="2" rowspan="2">备注</td><td>不注意保护患者(保暖或保护隐私)扣 5 分</td><td colspan="2"></td><td></td><td></td><td></td></tr>
<tr><td>烫伤皮肤扣 20 分</td><td colspan="2"></td><td></td><td></td><td></td></tr>
</table>

【实训指导】

注意温度，防止烫伤，有无红肿、丘疹、奇痒、水疱等。

【实训报告】

<table>
<tr><td colspan="3">实训内容：</td></tr>
<tr><td>实训地点</td><td>实训时间</td><td></td></tr>
<tr><td>班级：</td><td>姓名：</td><td>学号：</td></tr>
<tr><td colspan="3">自我评价(实训前、中、后三个方面)</td></tr>
<tr><td colspan="3">结果分析(学生)</td></tr>
</table>

续表

实训评价(教师)
备注:

【思考题】

(1)药熨的注意事项有哪些?

(2)如何保护患者药熨部位的皮肤?

实训八 贴药操作

【实训目的】

(1)熟练掌握贴药的操作程序。

(2)在操作时领会要点及注意事项。

【实训内容】

(1)观看贴药法示范或录像。

(2)练习贴药的操作方法。

【知识链接】

1.操作要点

(1)根据贴药部位选择合适体位。

(2)根据病灶范围选择大小合适的膏药。

(3)若病情需要可根据医嘱掺入药粉,对于脓液较多的疮口,应在膏贴中心剪孔。

2.注意事项

(1)贴药的时间一般根据病情而定,用于肿疡,1～2天换1次。

(2)膏药应逐渐加温,以烊化为度,过久烘烤易烫伤皮肤。

(3)使用膏药后,如出现皮肤发红,起丘疹、水疱、瘙痒、糜烂等,应停用膏药,皮损处以青黛散软膏外擦。

(4)膏药不可去之过早,以防创面不慎受伤,再次引起感染。

(5)皮肤过敏者禁用此法。

【实训用物】

教学光盘;治疗盘、治疗卡、贴药所需的药物,贴膏药时备酒精灯、火柴、剪刀、棉花,必要时备纱布、胶布、绷带、保险刀、滑石粉、棉签。

【实训流程】

(一)实训前准备

(1)复习贴药法的相关知识点。

(2)仪表大方,衣帽整洁,态度认真和蔼,爱护实训用物。

（二）贴药操作实训步骤

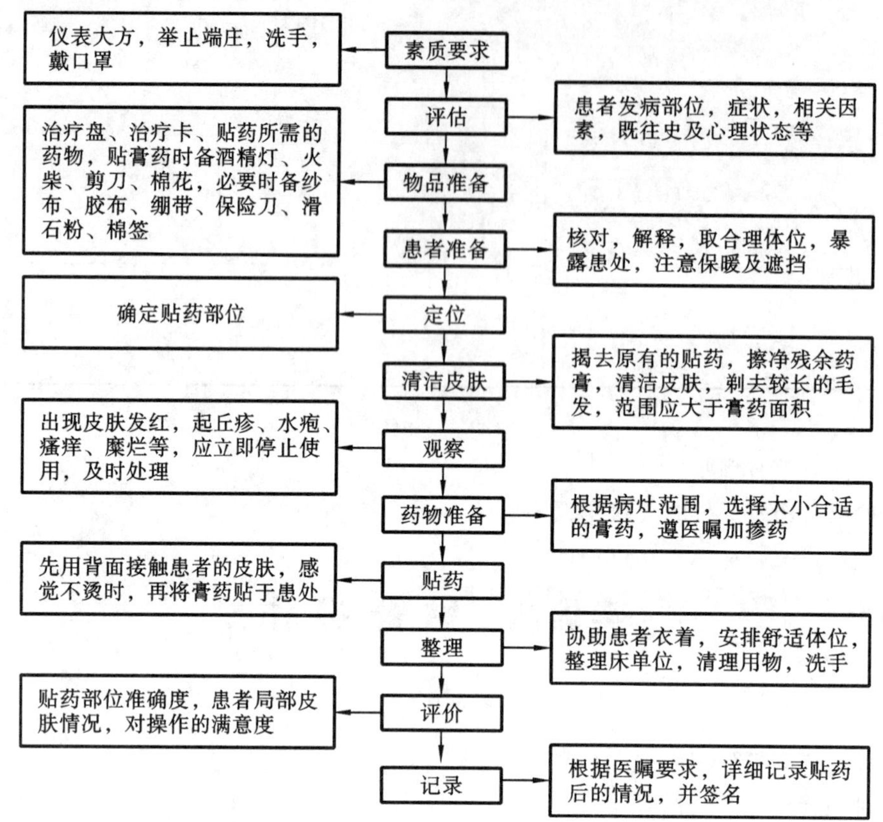

（三）效果评价

（1）贴药时患者的体位安排是否合理。

（2）贴药部位的方法、程序、准确度、操作的熟练度及局部皮肤情况。

（3）患者对操作的满意度。

（四）实训后整理

整理床单元，物品归位，清洁用物，关闭门、窗等。

【操作评分标准】

项目		操作实施要点	应得分		扣分	得分	说明
素质要求		仪表大方，举止端庄，态度和蔼	3	6			
		服装、衣帽整洁	3				
操作前准备	操作者	评估患者正确、全面	4	24			
		洗手、戴口罩	2				
	物品	治疗盘、治疗卡、贴药所需的药物，贴膏药时备酒精灯、火柴、剪刀、棉花，必要时备纱布、胶布、绷带、保险刀、滑石粉、棉签	10				
	患者	核对，解释，关窗户，注意保暖及遮挡	4				
		取合理体位，暴露贴药部位，剃去毛发	4				

续表

项目		操作实施要点	应得分		扣分	得分	说明
操作流程	定位	核对部位，揭去原贴药，不增加患者痛苦	5	35			
	清洁皮肤	以棉签蘸油擦去残余药迹	2				
	观察	观察伤口痒、红、肿情况	3				
	药物准备	剪去药膏四角，烘烤方法正确	5				
		加掺药、烘药符合要求	5				
		贴药部位准确，不污染他物	5				
	贴药	温度掌握恰当，覆盖纱布，包扎固定	10				
操作后护理	整理	整理床单位，协助衣着，合理安排体位	5	15			
		清理用物，归还原处，用物浸泡消毒，洗手	2				
	评价	体位合理否，操作熟练度及患者满意度，贴药部位、方法、程序准确度	6				
	记录	按要求记录并签名	2				
技能熟练		贴药部位、方法正确，手法轻巧熟练	10	20			
理论提问		回答全面、正确	10				
合计			100				
备注		不注意保护患者(保暖或保护隐私)扣5分					
		出现烫伤扣20分					

【实训指导】

(1)膏药加热烘烤时，不宜过热。

(2)注意观察皮肤反应。

(3)膏药不可去之过早。

【实训报告】

实训内容：		
实训地点	实训时间	
班级：	姓名：	学号：
自我评价(实训前、中、后三个方面)		
结果分析(学生)		
实训评价(教师)		
备注：		

【思考题】

(1)贴药的注意事项有哪些？

(2)贴药有哪些禁忌证和适应证？

实训九　敷药操作

【实训目的】

(1)熟练掌握敷药的操作程序。

(2)在操作中领会要点及注意事项。

【实训内容】

(1)观看敷药示范或录像。

(2)练习敷药的操作方法。

【知识链接】

注意事项：

(1)敷药摊制的厚薄要均匀,固定松紧适宜。

(2)对初起有脓头或成脓阶段的肿疡,以中间留空隙,围敷四周为宜。

(3)辅料面积应大于患处且保持一定的湿度。

(4)夏天如以蜂蜜做敷剂时,应加少量苯甲酸以防变质。

(5)敷药后若出现过敏现象应立即停止使用,及时处理。

(6)皮肤过敏者禁用此法。

【实训用物】

教学光盘;治疗盘、治疗卡、0.9%生理盐水、棉签、药物、油膏刀、无菌棉垫、无菌棉纸、胶布、绷带;若需临时准备药物,备治疗碗、原料药物。

【实训流程】

(一)实训前准备

(1)复习敷药法的相关知识点。

(2)仪表大方,衣帽整洁,态度认真和蔼,爱护实训用物。

(二)敷药操作实训步骤

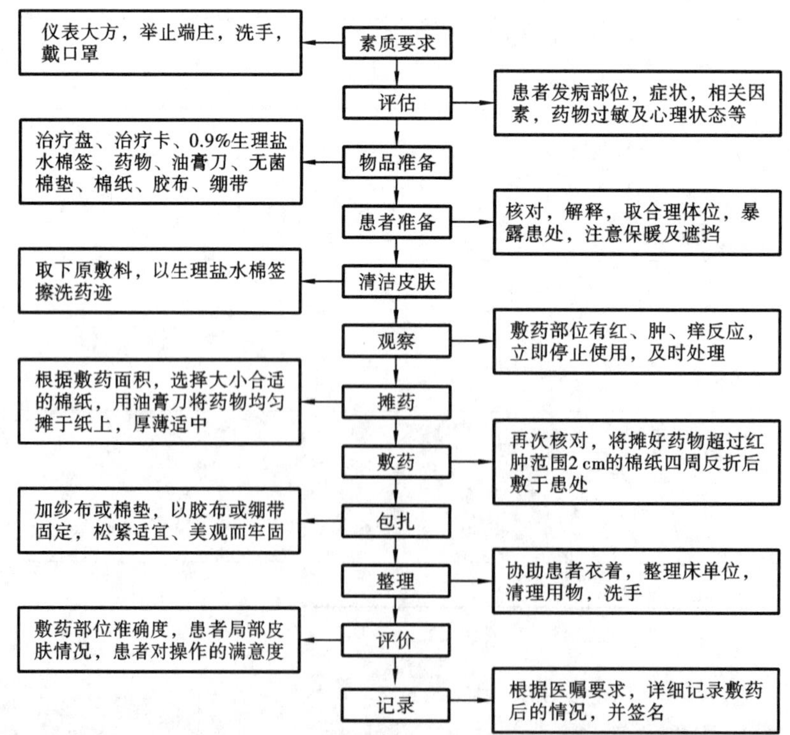

（三）效果评价

（1）敷药时患者的体位是否安排合理。

（2）敷药调和是否符合要求，操作方法是否正确。

（3）患者对操作的满意度。

（四）实训后整理

整理床单元，物品归位，清洁用物，关闭门、窗等。

【操作评分标准】

项目		操作实施要点	应得分		扣分	得分	说明
素质要求		仪表大方，举止端庄，态度和蔼	3	6			
		服装、衣帽整洁	3				
操作前准备	操作者	评估患者正确、全面	4	24			
		洗手、戴口罩	2				
	物品	治疗盘、治疗卡、0.9%生理盐水棉签、药物、油膏刀、无菌棉垫、棉纸、胶布、绷带	10				
	患者	核对，解释，关窗户，注意保暖及遮挡	4				
		取合理体位，暴露敷药部位	4				
操作流程	清洁皮肤	取下原敷料的操作方法正确	5	40			
		以盐水棉签擦去原药迹	5				
		观察伤口情况	5				
		摊药方法正确，不污染他物	5				
	摊药	摊药均匀，厚薄适中	5				
		面纸四周反折	5				
	敷药	敷药部位准确	5				
		敷药面积大小适中	2				
	包扎	包扎松紧适宜，固定正确	3				
操作后护理	整理	整理床单位，协助衣着，合理安排体位	3	10			
		清理用物，归还原处，用物浸泡消毒，洗手	2				
	评价	体位合理否，操作熟练度及患者满意度，敷药部位、方法、程序准确度	3				
	记录	按要求记录并签名	2				
技能熟练		敷药部位、方法正确，手法轻巧熟练	10	20			
理论提问		回答全面、正确	10				
合计			100				
备注		不注意保护患者（保暖或保护隐私）扣5分					

【实训指导】

（1）揭去原有敷药时要注意动作轻，不得增加痛苦。

（2）注意观察有无皮肤破损。

【实训报告】

实训内容：			
实训地点	实训时间		
班级：	姓名：	学号：	
自我评价(实训前、中、后三个方面)			
结果分析(学生)			
实训评价(教师)			
备注：			

【思考题】

(1)敷药的注意事项有哪些?

(2)敷药有哪些禁忌证?

实训十　喷雾药物操作

【实训目的】

(1)掌握喷雾药物的操作流程。

(2)在操作时领会要点及注意事项。

【实训内容】

观看喷雾药物示范或录像。

【知识链接】

1. 操作要点

(1)喷雾药物操作动作要轻柔而敏捷,药粉要均匀撒于整个病变部位。

(2)耳喷雾药物后,患者取侧坐位;鼻喷雾药法:患者取坐位,头向后仰。

2. 注意事项

(1)小儿口腔、咽喉喷雾药物时禁用玻璃器具,以防咬碎。

(2)口腔、咽喉喷雾药物时气流不宜过大,以防药粉吸入气管引起呛咳,喷雾药物后嘱患者闭口半小时再进食或饮水。

(3)喷雾药物过程中随时询问患者有无不适。耳道、鼻腔有痛痒或异物感时不能搔抓,以免损伤黏膜组织。

(4)喷药器的喷头每次用后均需清洁灭菌处理,以防交叉感染。

【实训用物】

教学光盘;治疗盘、药粉(或药液)、喷药器、压舌板、手电筒、消毒长棉签、纱布、清洗溶液(漱口液、生理盐水或1%～3%过氧化氢溶液)、治疗碗。必要时备镊子、弯曲管钳、开口器、鼻窥器、耳镜、额镜。

【实训流程】

（一）实训前准备

(1)复习喷雾药的相关知识点。

(2)仪表大方，衣帽整洁，态度认真和蔼，爱护实训用物。

（二）喷雾药物操作实训步骤

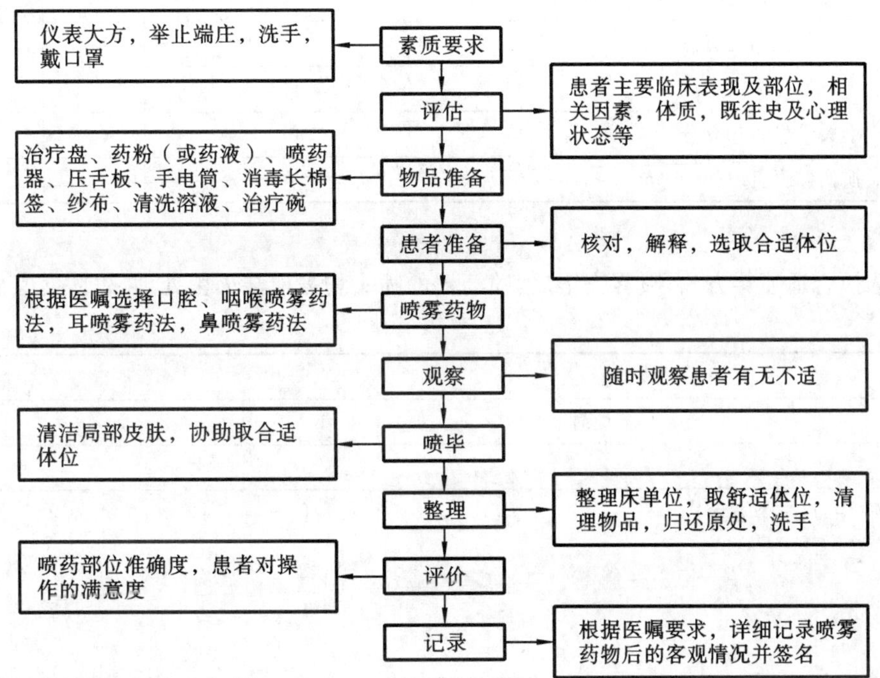

（三）效果评价

(1)喷药部位的准确度。

(2)患者对操作的满意度。

（四）实训后整理

整理床单元，物品归位，清洁用物，关闭门、窗等。

【操作评分标准】

项目		操作实施要点	应得分		扣分	得分	说明
素质要求		仪表大方，举止端庄，态度认真，姿态和蔼	5	10			
		服装、衣帽整洁	5				
操作前准备	操作者	评估患者正确、全面	5	25			
		洗手、戴口罩	2				
	物品	治疗盘、药粉（或药液）、喷药器、压舌板、手电筒、消毒长棉签、纱布、清洗溶液、治疗碗	5				
	患者	核对，解释，关窗户	6				
		取合适体位	7				
操作流程	喷药	再次核对，确定部位	6	34			
		根据医嘱选取吹药方法	10				
		药液未沾患者衣裤、被单	6				
	观察	随时观察患者有无不适	6				
	喷毕	清洁局部皮肤，协助取合适体位	6				

续表

<table>
<tr><th colspan="2">项目</th><th>操作实施要点</th><th colspan="2">应得分</th><th>扣分</th><th>得分</th><th>说明</th></tr>
<tr><td rowspan="4">操作后护理</td><td rowspan="2">整理</td><td>整理床单位，协助衣着，合理安排体位</td><td>5</td><td rowspan="4">16</td><td></td><td></td><td></td></tr>
<tr><td>清理用物，归还原处，洗手</td><td>3</td><td></td><td></td><td></td></tr>
<tr><td>评价</td><td>喷药部位准确度，患者对操作的满意度</td><td>6</td><td></td><td></td><td></td></tr>
<tr><td>记录</td><td>按要求记录并签名</td><td>2</td><td></td><td></td><td></td></tr>
<tr><td colspan="2">技能熟练</td><td>喷雾方法正确，动作熟练</td><td>5</td><td rowspan="2">15</td><td></td><td></td><td></td></tr>
<tr><td colspan="2">理论提问</td><td>回答全面、正确</td><td>10</td><td></td><td></td><td></td></tr>
<tr><td colspan="2">合计</td><td></td><td colspan="2">100</td><td></td><td></td><td></td></tr>
<tr><td colspan="2" rowspan="2">备注</td><td>不关爱患者扣 5 分</td><td colspan="2"></td><td></td><td></td><td></td></tr>
<tr><td>损伤黏膜组织扣 20 分</td><td colspan="2"></td><td></td><td></td><td></td></tr>
</table>

【实训指导】

根据病情选择合适喷雾方法，喷雾完毕后，喷药器的喷头均需清洁灭菌处理，以防交叉感染。

【实训报告】

<table>
<tr><td colspan="3">实训内容：</td></tr>
<tr><td>实训地点</td><td>实训时间</td><td></td></tr>
<tr><td>班级：</td><td>姓名：</td><td>学号：</td></tr>
<tr><td colspan="3">自我评价(实训前、中、后三个方面)</td></tr>
<tr><td colspan="3">结果分析(学生)</td></tr>
<tr><td colspan="3">实训评价(教师)</td></tr>
<tr><td colspan="3">备注：</td></tr>
</table>

【思考题】

(1)喷雾药法的注意事项有哪些？

(2)喷雾药法的适应证和禁忌证是什么？

(柯　娟)

自测题答案

绪论

1.B　2.C　3.B　4.D　5.A　6.B

第一章　阴阳五行学说

1.C　2.A　3.B　4.D　5.D　6.B　7.A　8.A　9.C　10.A

第二章　藏象

1.D　2.C　3.A　4.A　5.D　6.A　7.A　8.D　9.B　10.D　11.D　12.C　13.A　14.C　15.A　16.D　17.B　18.C　19.D　20.A　21.C　22.C　23.A　24.C

第三章　经络

1.D　2.C　3.C　4.A　5.C　6.A　7.E

第四章　病因与病机

1.C　2.D　3.A　4.D　5.E　6.E　7.E　8.A　9.A　10.D　11.B　12.B　13.B　14.B　15.D　16.C　17.B　18.E　19.B　20.D　21.D　22.E　23.C　24.E

第五章　诊法

1.E　2.A　3.A　4.A　5.B　6.E　7.E　8.B　9.C　10.C　11.C　12.D　13.B　14.A

第六章　辨证

1.D　2.C　3.B　4.A　5.A　6.B　7.C　8.E　9.C　10.A　11.A　12.D　13.C　14.A　15.B　16.D　17.B

第七章　中医护理原则

1.B　2.D　3.A　4.E　5.D

第八章　中医一般护理

1.A　2.C　3.D　4.D　5.C　6.B　7.A　8.A　9.B　10.B　11.A　12.A　13.B　14.C　15.B　16.B　17.C　18.A

第九章　中医护理程序与中医护理病历

1.E　2.D　3.E　4.A　5.E　6.E　7.E　8.B　9.E　10.A

第十章　临床常见病的辨证施护

1.B　2.A　3.D　4.E　5.D　6.C　7.D　8.E　9.A　10.D

第十一章　针灸推拿法及护理

1.B　2.C　3.B　4.A　5.D　6.B　7.A　8.C　9.D　10.C　11.D　12.C　13.B　14.B　15.A　16.D　17.D　18.C　19.B　20.C

第十二章　推拿法及护理

1.B　2.E　3.B　4.D　5.C　6.A　7.B　8.D　9.B　10.C　11.B　12.B

第十三章　其他护理技术

1.C　2.D　3.C　4.C　5.A

参考文献

[1] 徐桂华,刘虹.中医护理学基础[M].北京:中国中医药出版社,2012.
[2] 贾春华.中医护理[M].北京:人民卫生出版社,2004.
[3] 李家邦.中医学[M].北京:人民卫生出版社,2012.
[4] 刘革新.中医护理学[M].北京:人民卫生出版社,2010.
[5] 邓铁涛.中医诊断学[M].北京:人民卫生出版社,2008.
[6] 孙秋华.中医护理学[M].北京:人民卫生出版社,2012.
[7] 张翠娣.临床常用中西医护理技术操作教程[M].北京:清华大学出版社,2011.
[8] 中华中医药学会.中医护理常规技术操作规程[M].北京:中国中医药出版社,2006.
[9] 徐国华,陈力,万迎辉.中医护理技术[M].武汉:华中科技大学出版社,2011.
[10] 陆寿康.刺法灸法学[M].北京:中国中医药出版社,2004.
[11] 王虹.实用中医专科护理常规及操作规程[M].北京:中国医药科技出版社,2012.
[12] 刘秀英.中医护理技术[M].北京:人民卫生出版社,2005.
[13] 陈文松.中医学概要[M].北京:人民卫生出版社,2006.
[14] 王琦.中医临床病证护理学[M].北京:人民卫生出版社,2007.
[15] 高学敏.中药学[M].北京:中国中医药出版社,2003.
[16] 惠纪元.方剂学[M].北京:中国中医药出版社,2004.
[17] 王新明.针灸学[M].南京:江苏科学技术出版社,1988.
[18] 沈雪勇.经络腧穴学[M].北京:中国中医药出版社,2003.
[19] 王国才.推拿手法学[M].北京:中国中医药出版社,2003.
[20] 雷新强,刘道清.中医学[M].北京:人民军医出版社,2004.
[21] 张玫,韩丽莎.中医护理学[M].北京:北京医科大学出版社,2002.
[22] 杨燕玲.中医护理技术[M].北京:北京出版社,2010.
[23] 陈力,姚军汉.中医学[M].武汉:华中科技大学出版社,2011.
[24] 黄涛,朱宏建.中医护理学[M].郑州:郑州大学出版社,2010.
[25] 李正安.中医护理学[M].上海:上海科技出版社,2007.